KB070248

• 개정판 •

보건경제학

나남
nanam

나남신서 1718

보건경제학

2013년 9월 10일 발행
2013년 9월 10일 1쇄
2015년 3월 5일 개정판 발행
2020년 9월 5일 개정판 2쇄

지은이_ 양봉민·김진현·이태진·배은영
발행자_ 趙相浩
발행처_ (주) 나남
주소_ 413-120 경기도 파주시
　　　 교하읍 회동길 193
전화_ (031) 955-4601 (代)
FAX_ (031) 955-4555
등록_ 제 1-71호(1979. 5. 12)
홈페이지_ www.nanam.net
전자우편_ post@nanam.net

ISBN 978-89-300-8718-6
ISBN 978-89-300-8001-9(세트)
책값은 뒤표지에 있습니다.

나남신서 1718

· 개정판 ·

보건경제학

양봉민 · 김진현 · 이태진 · 배은영 지음

Health Care Economics
· 2nd Edition ·

by

Yang, Bong-min
Kim, Jin-hyun
Lee, Tae-jin
Bae, Eun-young

nanam

추운 겨울 뒤엔 무더운 여름이 온다고들 얘기하는데, 설마 그 말이 맞으려나 하였으나 틀림없이 그렇게 된 2013년 여름이다. 처서(處暑)가 바로 코앞인데 폭염은 그칠 기세가 없고, 전기수요 예측 착오로부터 비롯된 정부의 에어컨 사용 억제정책은 책의 출간을 위해 땀을 흘려야 하는 우리들에겐 상당한 고통을 주고 있다. 폭염으로 하루하루가 괴로운 여름이지만 그래도 새로운 책을 낼 수 있다는 희망에 마음이 한껏 부풀어, 힘들지만 책의 마무리 작업을 마칠 수 있었다.

경제학을 전공하고 보건경제학을 세부전공으로 택한 1982년 이후 30여 년이라는 적지 않은 세월이 흘렀다. 때로는 힘이 들어 '왜 보건경제학이냐?'라는 후회스러운 물음을 본인 스스로에게 묻기도 하였고, 반대로 훌륭한 제자들을 보면서 보건경제학을 전공하였기에 참 다행이었다는 생각을 하기도 했다. 옷장에 백 벌의 옷이 있어도 당장 입을 수 있는 옷은 단 한 벌이듯이, 나는 다수의 가능성 중에서 보건경제학의 옷을 걸쳤고, 의료계와의 갈등으로 순탄치만은 않았던 30년의 세월을 이래저래 헤쳐 나온 셈이다. 그러면서 세월이 30여 년 지나고 나니 이제는 '이것이 나의 갈 길이었다'는 생각을 새삼스럽게 하게 되며, 그래서 행복하였노라 하는 자부심도 가져 본다. 힘들었기에 행복할 수 있었던 나의 길에서 실로 많은 것을 경험하고 배울 수 있었으며, 그 결과로 이 책《보건경제학》이 만들어졌다고 감히 얘기하고 싶다.

보건의료부문에서 학문적 영역으로 보건경제학이 요구되는 배경과 이유에 대해서는 굳이 설명이 필요치 않을 것이다. 건강보험제도와 같은 보건의료의 중요한 제도가 하나둘 우리 사회 속에 자리를 잡으면서 보건의료에 대한 사회과학적 접근이 요구되었고, 특히 희소자원 배분의 효율성 및 형평성을 추구하는 측면에서 경제학적 시각이 그 역할을 부여받게 된 것이다. 그 결과로 보건경제학은 독립적 학문영역으로 자리매김을 하게 되었으며, 그러한 사회적 필요에 의하여 대학의 장에서 보건경제학이 연구영역 혹은 전문가를 배출하는 교육영역으로 점차 확대되어 왔다.

저자가 1989년에 쓴 《보건경제학원론》을 출발점으로 하여 1999년에는 저자의 견해가 많이 녹아내린 《보건경제학》이 출간되었고, 그 이후 14년 만에 세 사람의 저자가 추가로 참여하는 새 책 《보건경제학》을 발간하게 되었다. 새 《보건경제학》은 1999년 《보건경제학》의 틀을 거의 그대로 유지하면서 새로 참여하는 세 사람 공동저자의 전문성을 최대한 반영하는 선에서 수정 및 보완이 이루어졌다. 지난 30년간 학문영역으로서 보건경제학은 우리나라에서 그 영역이 크게 확대되고 심화되었으며, 어느 한 사람이 모든 주제를 섭렵하여 내용을 소개하는 것보다는, 세분화된 분야의 전문가들이 각자의 영역에서 내용을 정리하고 소개하는 것이 독자를 위하여 필요하다는 판단하에 김진현, 이태진, 그리고 배은영 교수가 각자의 세부 전문영역에서 저자로 새 책의 저술에 참여하였다.

이 책의 내용은 많은 국내외 학자나 연구자들의 연구결과를 참고하면서 쓰기는 하였으나, 4인 저자 각자의 독창적 전문성과 연구결과가 강하게 묻어 있다고 얘기하고 싶다. 보건경제학 분야 국내외 다른 저술들과는 달리 제2장 '보건의료제도'는 거시경제학적 안목을 위해 그대로 유지되었고, 최근 들어 보건경제학 영역에서 그 중요성이나 역할이 지속적으로 커져온 '경제성 평가'부분이 확대 재편되었다. 이는 특히 보건의료기술이 보건의료 자원배분에서 차지하는 몫이 커지면서 희소자원의 관리 측면에서 경제성 평가가 많이 응용되었고, 이에 상응하여 제도나 정책도 그 부분에서 크게 발전되는 현상에 근거를 두고 있다. 이러한 변화를 이 새 책에서는 가능한 한 많이 담아내고자 노력하였다. 그래서 개론적 수준에서 보건경제학을 공부하는 사람들이 주요한 주제를 빠짐없이 공부하고 동태적으로 변화하는 학문영역을 잘 따라가면서 전문가의 길을 가도록 하는 방향으로 책의 내용을 구성하였다. 그리고 2013년 9월 초판에 이어 1년 6개월 만에 새로 출간되는 개정판에서는 각 장의 후미에 부록 형식으로 첨부된 경제학의 기초이론과 개념을 한데 묶어서 책의 후미에 '부록 : 기초경제학'으로 재구성하였다. 경제학 기초가 취약한 사람들은 기존의 경제학 교과서를 참고하거나 아니면 본 교과서의 부록을 먼저 공부함으로써 각 장에 소개된 보건경제학 각론의 내용을 비교적 쉽게 소화하는 데 도움을 주고자 함이었다. 제대로 된 기초는 탄탄한 전문성의 필요조건이듯이 이 책이 보건경제의 세부 전문가가 되기 위한 기초 교과서로 그 역할을 잘 해내기를 기대해 본다.

지극히 바쁜 나날 속에서 각자 맡은 바 내용을 차질 없이 작성해 달라는 무리한 나의 재촉에 새로 참여하는 세 저자는 많이 힘들었으리라고 생각된다. 하지만 하나 불평 없이 책의 완성에 기여해 준 것에 대하여 깊이 감사드리며, 이전의 《보건경제학》에서도 그러했듯이 이 책이 완성되어 독자들의 손에 제대로 전달되기까지 도움을 아끼지 않은 나남출판사에 또한 감사드리고 싶다. 많은 사회과학 저술이 그러하듯 결과물로서 이 책이 있기까지 숨은 공로자는 강의실이나 연구소에서 나와 함께 보건의료의 사회적 이슈를 풀기 위해 머리를 맞댄 서울대학교 보건대학원 석·박사 과정 학생들이다. 비록 배움의 목적으로 나와 시간을 같이 하긴 하였으나 나 스스로가 그들에게서 실제로 많이 배웠으며, 그들이 있었기에 이 책도 존재한다고 감히 얘기하고 싶다. 세 사람의 공동저자, 대학원 학생들, 그리고 보이지 않는 지지를 해준 학교 동료교수들에게도 심심한 감사를 드린다.

2015년 3월
개정판을 내면서
책임저자 양봉민

나남신서 1718

· 개정판 ·

보건경제학

차 례

01 경제학과 보건의료

대부분의 사람은 일생에 적어도 한 번은 보건의료를 접하게 되며, 개인에 따라 보건의료가 삶에서 차지하는 비중이 다를 수 있으나, 정상인의 경우 출생의 순간에서부터 사망의 순간까지 보건의료의 틀 속에서 살아간다고 보아도 무방할 것이다. 이처럼 보건의료는 우리의 삶과 밀접한 관련을 맺고 있으며, 따라서 우리 개개인의 주된 관심의 대상이 되고 있다.

이러한 현상과 관련하여 대부분의 나라에서 나타나는 공통적인 현상은 생활수준의 향상과 함께 건강한 삶에 대한 욕구가 증대되며, 욕구의 증가와 비례하여 보건의료부문에 투입하는 경제자원의 양도 증가한다는 것이다. 자원의 투입이 늘면서 대두되는 가장 일반적이고 자연스런 과제는 투입되는 자원의 경제성 문제이다. 바로 이런 점에 경제학이 보건의료부문에 도입될 여지가 있는 것이다. 즉, 경제학은 보건의료의 자원배분에 관련된 수많은 문제에 대한 해답을 제시하는 데 유용한 도구이며 보건의료부문에 대한 자원의 투입이 증가할수록, 그리고 보건의료의 생산과 배분의 구조가 복잡해질수록 경제학의 역할은 더욱 커지게 된다.

1. 보건경제학의 개념

보건경제학은 보건의료분야에 경제학의 분석기법 및 모형을 응용하는 응용경제학이다. 보건의료의 생산, 분배, 그리고 소비와 관련된 제반 문제를 다루는 데 종래의 경제이론이 수정 없이 적용되기도 하고, 전통적 경제이론이 그대로 적용되지 못하는 경우에는 보건의료 서비스라는 재화의 특성에 맞게 수정되어 적용됨으로써 독특한 경제학의 한 영역을 형성하기에 이르렀다.

보건경제학이 독립적인 학문영역을 갖는다는 것은 보건의료의 문제를 다루는 데 경제학이 적절하게 사용될 수 있음을 의미하기도 한다. 그것은 우선 경제학이라는 학문이 성립되는 일반적인 상황을 보건의료에서도 찾을 수 있기 때문이고, 다음으로는 경제학이 보건의료라는 나름대로의 특성을 가진 분야에 보건경제학으로 성립할 수 있을 만한 분석도구를 제공할 수 있기 때문이기도 하다. 이제 위의 두 이유를 좀 더 자세히 살펴보도록 하자.

2. 경제학과 보건경제학

1) 희소성의 문제와 보건의료

경제의 여타 분야와 마찬가지로 보건의료분야에도 희소성의 문제가 당연히 존재하므로 경제학의 도구와 기준을 사용한 독립적인 응용경제학의 한 분야가 성립될 수 있다. 보건의료부문에서 자원의 과잉사용을 의미하는 의료비의 과다와 그와 관련하여 불필요한 외과수술이나 필요 이상의 고가 의료장비를 포함한 고급의료기술이 사용되는 현실을 보면서 보건의료부문에 과연 희소성의 문제가 존재하는가 하는 의문을 가지는 사람도 있다. 하지만 좀 더 생각해 보면 사회 전체적인 면에서 볼 때 이러한 보건의료부문의 여러 가지 과잉소비 문제는 희소성 문제의 한 부분임을 알 수 있다. 즉, 자원이 무한히 존재한다면 문제가 되지 않을 것이나, 사회 전체적으로 보면 가용자원은 유한하고 그 유한한 자원으로 해야 할 일이 보건의료만이 아니기 때문에 보건의료부문에서 자원의 과다사용이 문제가 되는 것이다. 따라서 보건의료부문에서 자원의 과다사용을 문제시하는 것은 희소성 문제의 일부분임을 알 수 있다.

2) 자원배분의 세 가지 기준: 분배적 효율, 기술적 효율, 형평

경제의 다른 부문과의 관계에서도 그러하지만, 보건의료부문 내에서도 희소성의 문제는 여실히 존재한다. 유한한 자원의 사용으로 무한한 보건의료적 욕구를 가능한 한 합리적으로 충족하여야 하는 희소성의 문제는 두드러진다. 특히 최근 인구고령화와 경제수준·교육수준의 지속적 상승, 질병양상의 변화, 건강의식의 증대 그리고 신의료기술의 발달로 이러한 보건의료의 희소성의 문제는 선진국과 개발도상국을 포함한 전 세계 모든 국가에게 풀어야 할 사회적 과제로 대두되고 있다.

자원은 희소하기에 합리적으로 사용하여야 한다. 합리적 사용이란 부족한 자원을 사용하여 가능한 한 많은 건강상의 혜택을 얻는 것을 의미하며, 이러한 목적을 달성하려면 자원사용에서 우선순위에 따른 선택이 이루어져야 한다. 국가경제의 다른 부문과 마찬가지로 보건의료부문에도 자원사용의 선택기준은 크게 효율과 형평, 두 가지가 있다.

우선 낭비 없이 자원을 효율적으로 사용해야 한다는 효율성(效率性)의 기준이 있다. 그리고 만일 한 국가의 보건의료 제도상의 목표가 특정 개인이나 그룹의 건강보호가 아니라 국민 전체의 건강보호와 증진에 있다면 국민 모두에게 생존에 필요한 기본적인 건강유지 수단에의 접근이 공평하게 보장되어야 한다는 점에서, 자원이 어느 정도 형평성 있게 배분되어야 한다는 형평성(衡平性)의 기준이 있다. 즉, 보건의료부문의 자원은 크게 효율성과 형평성의 두 가지 기준에서 배분될 필요가 있다.

효율성은 다시 분배적 효율과 기술적 효율로 구분할 수 있다. 따라서 희소한 자원배분의 기준은 분배적 효율, 기술적 효율, 그리고 형평성의 세 가지로 나눌 수 있다. 이러한 세 가지 자원배분의 기준을 상술(詳述)하면 다음과 같다.

펠트스타인(Feldstein, 2012)에 따르면 어떠한 보건의료체제에서나 다음 세 가지의 기본적인 선택의 문제가 항상 존재한다. 첫째, 생산되는 보건의료 서비스의 양과 산출물 조합에 대한 선택이 이루어져야 한다. 이것은 희소한 자원을 배분하여 사회구성원들이 필요로 하는 재화를 필요한 양만큼 생산해야 함을 의미하며, 이는 자원의 배분과 관련된 문제이기 때문에 분배적 효율의 문제라고 한다. 만약 자원의 배분이 잘못되어 어떤 재화는 충분히 생산되지 못하는 반면 다른 재화는 지나치게 많이 생산되어 자원의 낭비가 있다면 우리는 이러한 현상을 분배적 비효율이라고 한다.

둘째, 결정된 양과 산출물 조합의 보건의료 서비스를 가장 효율적으로 생산하는 방법에 대한 선택이 있어야 한다. 즉, 이는 서비스의 생산에서 가장 저렴한 비용으로 주어진 양을 생산한다든지 혹은 주어진 비용으로 가장 많은 양의 재화를 생산하는 것을 의미하며, 최소의 비용으로 최대의 산출을 얻는 생산기술(경영기술)을 의미하기 때문에 기술적 효율의 문제라고 한다. 예를 들어 동일한 예산으로 어린이 예방접종을 하는 두 지방자치단체 갑과 을이 있는데, 갑은 10만 건의 접종을 한 반면에 을은 16만 건을 하였다면 갑은 을에 비하여 기술적 비효율을 갖는다고 할 수 있다.

셋째, 보건의료 서비스를 공평하게 분배하는 방법에 대한 선택이 있어야 한다. 우량재의 특성을 갖는 보건의료 서비스는 국민 누구나 생존에 필요한 최소한의 서비스를 누릴 권리를 갖는 것으로 인식되고 있다. 이것을 헌법에 보장된 건강권이라 하는데, 건강권을 보장하기 위하여 정부는 공공정책을 통하여 모든 국민에게 기본적인 보건의료 서비스에 대한 접근을 어느 정도 보장해야 하며, 접근의 보장은 서비스의 공평한 분배에서 비롯되기 때문에 형평성의 문제라고 한다. 국가마다 건강권의 범위에 대한 해석이 다르며, 예를 들어 OECD 국가 대부분은 넓게 해석하는 반면, 우리나라나 미국은 그 범위를 매우 좁게 해석하고 있기 때문에, 형평성의 추구에서도 OECD 국가들은 매우 적극적인 반면에 우리나라와 미국은 비교적 소극적인 편이다.

보건의료부문에 존재하는 이와 같은 세 가지 기본적인 선택의 문제가 이미 위에서 언급된 희소성에 관련된 문제임을 쉽게 알 수 있다. 보건의료에 관련된 제반 경제적인 문제는 위의 세 가지 자원배분상의 기준, 즉 세 가지 선택의 범주에 직접적, 때로는 간접적으로 포함된다. 예를 들어 국민건강 향상을 위한 투자를 1차 보건의료에 치중하느냐, 아니면 2·3차 보건의료에 치중하느냐 하는 보건투자의 문제는 첫 번째 선택의 문제, 즉 분배적 효율의 문제일 것이다. 환자후송체계의 범위와 방법에 관한 논의도 분배적 효율의 문제에 해당한다.

공급되는 의료서비스의 생산에서 최선의 방법선택, 예를 들어 총액계약제를 사용할 것인지 아니면 행위당수가제를 사용할 것인지, 대형병원 중심이 좋은지 아니면 소형 의원급 위주의 생산형태가 바람직한지, 주어진 공급구조 아래 의사, 약사, 한의사, 간호사, 의료기사와 같은 의료인력의 상대적 구성을 어떻게 할 것이며, 의료장비와 의료인력의 상대적 구성은 어떤 형태가 가장 효율적인지, 중소병원의 운영난을 타개할 방법의 모색 등의 문제는 기술적 효율의 범주에 속한다.

전국민의료보험의 실시나 의료보호제도의 운영은 형평성을 적극적으로 추구하는 정책에 해당한다. 그 이외에도 시장구조나 지불보상제도가 어떤 형태로 되어야 모든 국민으로 하여금 생존에 필요한 최소한의 보건의료 서비스를 받게 하느냐, 혹은 비용-효과가 큰 건강검진을 정부의 공공재정으로 하느냐 아니면 소비자 개인의 부담으로 맡기느냐도 세 번째 선택의 문제, 즉 형평성의 문제의 예가 된다. 형평성의 개념에 관하여는 좀 더 자세한 논의가 필요하며 그 내용은 다음과 같다.

3) 형평성의 개념

효율성의 개념, 특히 기술적 효율의 개념 및 그 개념의 응용에 관하여는 제13장 "보건의료사업의 경제성 평가"에서 구체적으로 다루어질 것이다. 여기에서는 형평성에 대하여 좀 더 자세한 개념설정을 하고자 한다.

정치체제나 사회발전 정도가 어떠하든 간에 세계 대부분의 국가는 보건의료자원이 공평하고 정의롭게 배분되도록 배려하고 있다. 세계보건기구(WHO, 2012. 5)는 현재 범세계적으로 진행되는 의료개혁의 핵심에 "성별차이의 극복, 형평성 제고, 인권신장"이 존재한다고 하면서 보건의료 형평성 제고의 중요성을 재삼 강조하고 있다.[1] 실제 대부분의 보건의료나 사회복지 관련 연구자들은 "대다수 국민은 형평성을

---

1 http://www.who.int/gender/about/ger/en/index.html (접속일자: 2013. 4. 11).

보건의료부문의 가장 중요한 사안으로 인식한다"고 주장하면서 형평성의 중요성을 역설하고 있다. WHO의 Council on Health Research Development(*The News Letter*, Issue 32, May 2003)는 "대부분 국가의 의료개혁에서 형평이 근간이 될 때에 전체 국민의 의료요구는 제대로 표출될 수 있으며, 이미 그러한 방향으로 각국의 의료개혁이 진행되고 있다"고 보고하였다. 앞서 언급된 대로 형평성이란 국민 모두에게 생존에 필요한 최소한의 보건의료를 제공하는 것으로 정의된다. 그러나 이러한 정의만으로는 현실에서 형평적인 자원배분과 관련된 제반문제를 이해하고 해결방안을 모색하기 어렵다. 형평성의 개념에 관하여 좀 더 구체적인 이해가 필요하다.

우선 형평성은 자선적 외부효과와는 다른 개념이다. 외부효과는 다른 사람의 소비행위나 생산행위로부터 비롯되는 파급효과를 일컫는 개념이며 자선적 외부효과는 부자가 가난한 사람들에게 보건의료의 혜택을 베푸는 것과 같이 개인적 차원에서 (부자의) 소비행위의 일부로서 나타나는 효과이다. 즉, 부자는 가난한 사람을 돕지 않으면 행복감을 느끼지 못하게 된다. 따라서 자선적 외부효과는 도움을 주는 사람(부자)의 입장에서 보면 형평의 개념이라기보다 오히려 효율의 개념에 해당한다. 이에 반해 형평성은 좀 더 넓은 개념으로, 제도권 안에서 자원의 배분이 빈자의 생존권을 보장할 때 성립한다. 즉, 위의 에에서 만일 사회의 소외계층들이 투표권 행사를 통해 부자나 가난한 사람이나 보건의료에 접근할 수 있는 동일한 권리를 제도적으로 얻어낸다면 형평성이 성립된다.

형평성은 또한 평등배분과는 다른 개념이다. 평등성은 동등하게 나누어 가진다는 개념으로서 반드시 공정하지는 않기 때문이다. 평등하다고 형평하지는 않으며, 형평하다고 평등해지지 않는다. 양자는 우연히 일치할 수도 있으나 대부분의 경우에는 전혀 다른 개념이다. 보건의료에서 많은 경우 불평등한 접근이 형평적인 자원배분이 된다. 예를 들어, 질병의 이환가능성이 높은 집단에게 좀 더 많은 보건의료자원이 배분되는 것은 형평적인 배분에 해당한다.

형평성의 목적은 공정한 건강수준의 달성에 있을까, 아니면 공정한 보건의료의 소비에 있을까? 현실적으로 다른 어느 나라의 의료제도도 공정한 건강수준의 달성을 목적으로 하지 않는다. 건강수준에 영향을 미치는 요인이 많이 있기 때문에 어느 사회도 제도적 장치를 통해 공정한 건강수준을 달성할 수 없기 때문이다. 또한

'좋은 건강'에 대한 개념이 분명하지 못한 것도 이유이다. 무엇이 좋은 건강인지 알아야 그것을 달성할 수 있을 것인데 이에 대한 가치기준이 개인마다 혹은 사회 계층마다 다를 수 있기 때문이다. 또한 공정한 건강수준을 달성하는 데는 엄청난 경제자원이 투입되어야 할 것이며 따라서 비효율이 너무 커진다. 만일 어떤 국가가 공정한 건강수준을 목적으로 자원을 배분한다면 궁극에 가서는 국민의 평균적 건강수준이 현재보다 오히려 더 악화될 수도 있을 것이다. 결과적으로 대부분의 국가는 형평성을 위하여 공정한 건강의 달성보다 자원의 공정한 배분을 제도화하게 된다.

보건의료에 형평은 하나의 개념으로 정의되기보다는 다양한 형태로 나타난다. 대니얼스(Daniels, 2008: 246)는 보건의료의 형평을 사회계층간 건강차이, 의료이용의 재정장벽, 비재정장벽, 혜택의 포괄성, 형평적 재원조달의 다섯 가지로 분류하고 있다. 로버츠 등(Roberts et al., 2004)도 보건의료형평성 추구를 제도적 차원, 행태 변화, 재원조달, 소외계층 건강상태, 수평적 형평, 수직적 형평, 지불보상제도, 의료수가, 민간의료보험, 공공의료(사회)보험, 공공보건 지출수준, 규제의 틀, 자원 배분 등 많은 각도에서 바라보고 있다.

이해의 편의를 위하여 많이 인용되는 개념을 소개하자면, 도날슨과 제랄드 (Donaldson & Gerard, 1993)는 형평성의 개념을 수직적 형평과 수평적 형평으로 양분 하여 〈표 1-1〉과 같이 정리하였다. 수평적 형평은 차원에 따라 네 가지로 구분된다.

〈표 1-1〉 형평의 개념

수평적 형평	• 동일한 건강수준 • 동일한 요구에 대한 동일한 비용지출 • 동일한 요구에 대한 동일한 의료이용 • 동일한 요구에 대한 동일한 의료에의 접근
수직적 형평	• 상이한 요구에 대한 상이한 치료 및 관리 • 부담능력에 따른 누진적 재원조달

동일한 건강수준이 가장 적극적인 형평성의 개념이며, 동일한 요구에 동일한 의료비가 지출되는 것이 비교적 광범위한 형평성의 개념이고, 그다음으로 동일한 요구에 동일한 의료이용이다. 그리고 가장 좁은 개념으로는 동일한 요구에 동일한 접근도가 있다. 정책적으로 접근 가능한 가장 현실적인 형평성의 개념은 네 번째 개념일 것이다. 동일한 요구에 동일한 의료에의 접근은 동일한 이용기회의 부여를 의미한다. 사회 모든 계층에게 동일한 기회를 부여하는 것은 의료서비스의 가격장벽을 제거함으로써 실현가능하며, 현실적으로 유럽의 많은 국가들과 대부분의 선진국연합(OECD: Organization of Economic Cooperation and Development) 국가들이 보건의료정책에서 적극적으로 반영하는 형평성의 개념이다. 그리고 많은 국가들이 정책적으로 1차 보건의료(*primary health care*)의 확대를 추진하는 것도 수평적 형평 실현의 차원에서 이해할 수 있다. 즉, 많은 국민이 가진 건강문제의 대부분이 전문의보다는 일반의의 진료를 필요로 하는 1차 보건의료의 문제이기에, 1차 보건의 저변확대를 통해 많은 사람들의 비슷한 의료요구를 제도가 수용하는 방법이다.

수직적 형평의 첫 번째 범주는 서로 다른 보건의료 요구에 대하여 차별적으로 대응하는 것이다. 근시교정에 대한 요구와 당뇨병 환자가 갖는 요구는 서로 다르다. 그런데 서로 다른 차원의 요구를 어떻게 잘 충족하느냐 하는 것이 형평성 달성에 중요한 요인이다. 실제로 갑의 요구가 을의 요구와 얼마나 다른지를 우선 정확히 파악해야 하는데, 이는 현실적으로 쉽지 않으며 따라서 성취하기가 어려운 개념이다. 두 번째 범주인 비용부담상의 수직적 형평은 비교적 접근하기 쉬운 형평성의 개념이다. 우리나라를 비롯하여 많은 국가에서 이러한 수직적 형평을 제도 속에 반영하고 있으며, 그 실질적인 효과를 누리고 있다. 그러나 중요한 것은 부담능력이 있는 사람이 그렇지 않은 사람에 비하여 실제로 많은 비용을 지불하느냐 하는 점이다. 제도는 그렇게 만들어 놓고서 실제로 운용이 그렇게 되지 않는 사례가 적지 않다. 우리나라는 전국민건강보험제도를 갖고 있으면서도 다른 나라들에 비교하여 수직적 형평이 약한 국가에 해당한다. [2]

---

[2] 양봉민 등(2003)과 Lee & Yang(2012)은 Kakwani 지수를 이용한 보건의료 재원조달의 형평성에 대한 논의에서 우리나라의 건강보험제도는 소득역진적이며, 다만 해가 거듭되면서(1996~2008) 점차 그 역진성이 개선되고 있음을 보여준다.

4) 보건경제학의 중요성

보건경제가 한 국가경제에서 차지하는 비중은 크며 그것이 계속 증가하고 있기에, 특히 희소자원의 배분의 측면에서 보건경제학은 중요한 학문영역으로 간주된다. 좀 더 구체적으로는 보건경제학적 연구의 중요성을 다음과 같은 이유들에서 찾아볼 수 있다.

첫째, 보건의료부문이 국가경제에서 차지하는 비중은 크며 그 중요성이 점차 커지고 있다. 2012년 현재 우리나라에서 보건의료부문이 GDP에서 차지하는 비중은 약 7.6% 정도인데(OECD, 2014), 이 비중은 그동안 지속적으로 증가해왔으며, 우리나라 보건의료부문의 비용증가적 구조를 감안할 때 앞으로 계속적으로 증가할 것으로 예측된다. 이러한 증가가 의미하는 것은 보건의료부문의 자원유입의 증가를 의미하며, 따라서 효율적이고 형평적인 자원배분 방안의 모색이 절실함을 의미한다. 경제학적 분석은 이러한 방안의 모색에 많은 도움을 줄 수 있을 것이다.

둘째, 보건의료부문의 소비자가격은 소비자물가보다 더 빠른 속도로 상승하고 있다. 현재 우리나라에서는 건강보험 수가가 정부에 의해 통제되기는 해도 소비자물가와 거의 비슷한 수준에서 상승하고 있으며, 보험수가보다 더 빠른 속도로 상승하는 비급여 항목에 대한 일반수가와 비급여 항목의 양적 팽창을 감안할 때 의료서비스 건당 소비자 부담가격은 물가상승을 앞지르는 것으로 보인다. 가격의 상승은 소비자의 실질소득을 감소시킴으로써 소비자의 효용을 떨어뜨리는 경제적 현상을 초래한다. 따라서 이러한 부담상승에 대한 적절한 대응책이 필요하며, 경제적 분석이 이에 대한 대응방안의 모색에 도움을 줄 수 있다.

셋째, 보건의료부문의 시장실패로 인해 인력, 시설, 기술과 같은 보건의료자원의 배분을 전적으로 시장기능에 일임하지 못하기 때문에 보건의료는 세계 어느 나라나 정부 공공정책의 주요 정책대상이 된다. 예를 들어 우리나라의 경우 전국민 의료보험제도를 사회보험으로 하여 정부주도하에 운영하며, 저소득층의 기본적 의료욕구 충족을 위한 의료급여제도를 정부의 조세수입으로 운영하고 있다. 경제학은 이러한 공공정책의 정책과제 및 내용에 대한 이해를 돕고 때로는 정책방향을 제시하기도 한다.

넷째, 보건경제학은 독과점이론, 가격차별 정책, 담합이론, 공급자 유인수요 등의 미시경제 이론을 습득하는 데 현실적인 도움을 제공한다. 보건의료부문에서 발생하는 여러 가지 경제현상은 미시경제학에서 공부하는 이론들을 이해하는 데 많은 도움을 줌으로써, 사회과학으로서의 경제학의 설명력을 높이는 데 큰 역할을 한다.

다섯째, 보건의료 서비스는 건강유지를 통하여 국민복지에 매우 중요한 역할을 담당한다. 많은 사람들은 그러한 중요성 때문에 보건의료 서비스는 거의 무상으로 대다수 국민에게 제공되어야 한다고 주장하기도 한다. 현실에서 그러한 주장이 그대로 받아들여질 수 없는 경우가 많지만, 아무튼 보건의료 서비스가 어떻게 소비자에게 전달되느냐, 그리고 어떠한 가격정책, 지불보상방법이 적용되느냐가 국민복지에 큰 영향을 미친다. 예를 들어 의료전달체계와 지불보상방법의 선택은, 누가 우선적으로 치료를 받고, 어떠한 질병을 우선적으로 해결해야 하는지, 진료방법은 어떤 것을 선택하고, 누가 의료서비스의 제공을 담당하는지, 서비스를 받은 환자는 어떻게 비용을 지불하는지 등의 제반 문제에 큰 영향을 미친다. 보건경제학은 의료전달체계, 지불보상방법, 보건의료 서비스의 수요 및 공급 등에 대한 연구 및 분석을 통하여 국민복지에 중요한 몫을 담당하는 보건의료 서비스의 효율적이고 형평적인 제공에 기여하게 된다.

교과서 사용 용어정리

저술에 따라서, 연구자의 선택에 의하여 혹은 외국어 번역상의 다양성 등에 기인하여 동일한 의미의 용어가 다양하게 기술되고 사용되는 것이 현실이다. 독자들의 혼란을 줄이고자 본 교과서에서 사용되는 용어는 다음과 같이 정리했으며, 해당 용어가 본 교과서에서는 일관성 있게 사용되도록 하였다.

- 의료보험: 우리나라 제도 용어로 '건강보험'이 사용되기는 하나 국내 제도를 지칭하지 않는 한 의료보험으로 통칭
- 의료보호: 우리나라 제도 용어로 '의료급여'가 사용되기는 하나 국내 제도를 지칭하지 않는 한 의료보호로 통칭
- 공급자 유인수요(*supplier induced demand*): 의사, 치과의사, 한의사, 병의원 등 의료공급자들이 유인하는 수요를 포괄하는 개념
- 행위당수가제(*fee-for-service*): 행위별 수가제를 포괄
- 총액제: 총액계약제, 총액예산제, 총액한도제를 포괄
- 급여(*benefit*): 보험자(정부, 제 3자)가 환자에게 제공하는 의료상의 혜택
- 상환(*reimbursement*): 보험자(정부, 제 3자)가 의료공급자에게 지불하는 금전적 상환
- 피보험자: 보험료를 지불하고 보험혜택을 받는 가입자로서 세대, 개인 혹은 혜택을 받는 구성원을 포함

기타 사용상 혼선이 있을 수 있는 용어는 필요에 따라 해당 부분에서 용어정리를 하였다.

3. 보건의료의 재화로서의 특성

국민경제의 적지 않은 부분을 차지하는 보건의료는 독특한 재화로서의 특성을 갖는다. 이러한 재화의 특성으로 인하여 보건경제학은 전통경제학의 한 장(chapter)이나 하나의 사례로서 분석되기보다는 독립적 학문영역으로 발전하게 됐다. 보건의료의 재화로서의 특성은 크게 '소비자 무지'(consumer ignorance), '불확실성'(uncertainty), '법적 독점'의 세 가지로 나뉘며 그 외에도 다른 재화와는 성격상 구분되는 몇 가지 특성이 있다. 이러한 특성들을 정리해 보면 다음과 같다.

1) 소비자 무지 [3]

보건의료 서비스의 제공에는 소비자 무지가 존재한다. 병이 났을 때, 어떤 종류의 병이며 어떤 치료를 받아야 하는지에 대한 지식이 보건의료 서비스의 공급자에게 편중되어 있다. 때문에 제공되는 서비스의 종류나 범위의 선택에서 소비자는 공급자인 의료인에게 크게 의존할 수밖에 없다. 이러한 정보나 지식의 비대칭성 때문에 의료인은 환자의 대리인 역할을 담당하게 되는데, 앞에서 말한 바와 같이 의료제공자가 환자의 이익을 대변하기보다는 주로 의료인 자신의 이익을 대변하게 될 때 의료윤리의 문제가 제기된다. 즉, 의료제공자는 소비자효용을 극대화하는 대리인의 역할과 그 자신의 수입을 극대화하는 직업인이라는 이중역할을 하게 되는데, 어느 역할을 담당하는지 혹은 어느 쪽으로 그의 역할이 치우치는지는 보건의료제도의 구성과 의료인 개인의 윤리수준에 따라 차이가 있다. 바람직한 것은 대리인 역할인데 전통적으로는 의료윤리(예: 히포크라테스 선서)를 강조함으로써 대리인 역할을 요구하였으나, 근년에 들어 각국은 보건의료제도 내에서 경제적 동기부여를 통하여 의료제공자로 하여금 대리인 역할을 하도록 유도하고 있다.

소비자 무지는 의사가 환자의 의료수요를 유발하는 의사유인수요의 직접적 원인이 되기도 하며, 따라서 보건의료부문에 '공급이 수요를 창출'한다는 고전경제학

---

3 소비자 무지는 학술적으로 정보의 비대칭(information asymmetry)으로 표현되기도 한다.

에서의 세이의 법칙(Say's Law)이 적용되는 기틀이 되기도 한다.4 만일에 공급자에 의하여 창출된 수요가 필요 이상의 서비스라면 우리는 이러한 부분을 수요자에 의하여 발생하는 도덕적 해이에 대하여 공급자에 의한 도덕적 해이라고 한다. 보건의료는 도덕적 해이가 수요자뿐만 아니라 공급자에 의해서도 발생하는 특이한 분야이다.

그 이외에도 소비자 무지는 보건의료부문에서 나타나는 여러 가지 특이한 현상의 직·간접 원인이 되고 있다. 예를 들어, 약값을 시장의 자율적인 가격경쟁에 맡기지 못하고 고시가격으로 규제하는 것도 소비자 무지에 기인하며, 이는 또한 규제를 통하여 부당한 가격담합이나 혹은 부적절한 약소비 관행으로부터 소비자를 보호하겠다는 정책수단으로 이해할 수 있다.

2) 수요의 불확실성 및 불규칙성

보건의료의 불확실성은 수요의 불확실성과 공급의 불확실성, 두 가지로 구분된다. 그 첫째는 수요의 불확실성 및 불규칙성이다. 언제 어떤 종류의 질병이 발생할지 알 수 없는 것이 보통이며, 일단 질병이 발생하면 막대한 비용이 소요될 때도 있다. 이러한 수요의 불확실성과 불규칙성에 집단적으로 대응하기 위한 경제적 수단으로 의료보험을 갖게 되며 보험을 통하여 미래의 불확실한 큰 손실을 현재의 확실한 적은 손실로 대체하는 것이다. 따라서 수요의 불확실성에 대한 경제적 대응책인 의료보험은 예기치 못한 재산상의 손실로부터 보험가입자를 보호하는 소득보호가 최우선 목적이다.

의료보험은 원칙적으로 가입자의 소득보호를 목적으로 하기 때문에 치료비용이 작은 질병보다 큰 질병을, 외래보다 입원서비스를 경제적 보호대상으로 삼으며, 불확실성이 적은 질병보다 큰 질병이 우선적으로 급여대상에 포함된다.

---

4 로머(M. Roemer)는 "공급된 병상은 채워지기 마련이다"(*Beds supplied are beds filled*)라는 표현을 통하여 보건의료부문에서 발생하는 공급에 의한 수요창출을 묘사하고 있다. 혹자는 이러한 표현을 '로머의 법칙'(Roemer's Law)이라고 칭하기도 한다.

3) 치료의 불확실성

불확실성의 두 번째는 공급측의 불확실성인 치료결과의 불확실성이다. 치료의 불확실성은 일반 국민에게 질병의 위험으로부터 조직적이고 체계적인 대응을 유도한다. 양질의 보건의료 서비스에 대한 국민의 욕구는 치료의 불확실성에서 비롯되는 것으로서 정부나 민간의료기관으로 하여금 규제나 통제 혹은 의료기관 간의 규제적 경쟁을 통하여 질적인 측면에서 적절한 대응을 하도록 유도해야 한다. 예를 들어 면허소유자인 의료인들로 하여금 일정기간 동안 직무와 관련된 재교육을 강제하는 것도 공급측 불확실성을 낮추는 방법에 해당한다. 경우에 따라 재교육의 내용을 위주로 면허 재교부를 위한 시험을 실시하는 것도 불확실성에 대한 대응책이 된다.

치료의 불확실성과 관련하여 공급자인 의료제공자가 명심해야 할 사항은 의료인은 환자에게 치료결과의 불확실성에 관하여 정확히 인지시켜야 할 의무가 있다는 것이다. 이것은 치료의 불확실성에 관하여 공급자인 의사가 할 수 있는 최소한의 의무이다. 불확실한 결과를 확실한 것처럼, 혹은 그 반대로 확실한 결과를 의도적으로 불확실한 것으로 오인시키는 행위는 의료윤리의 차원에서 자제되어야 함은 물론이다. 불행하게도 의료제도에 따라서는 이러한 비윤리적 행태가 나타나기도 한다.

4) 공급의 법적 독점

다른 재화와는 달리 보건의료 서비스는 그 생산권이 한정된 면허권자에게만 주어짐으로써 생산부문에서 독점이 형성되어 있다. 생명을 다루는 서비스이기 때문에 일정수준 이상의 자격과 훈련기간을 습득한 사람들만이 서비스 제공을 할 수 있게 하는 것이 의사를 비롯한 의료인력 면허제의 본질이다. 이러한 면허제에 입각한 공급자 자격의 제한은 법이 인정하는 독점이기 때문에 법적 독점이라고 하며, 보건의료 부문에 경쟁시장이 존재하기 어려운 제도적 원인이 된다.

근래에 들어 면허제는 그 본질을 상실한 채 의사를 비롯한 각종 의료인의 고소득 및 권위유지의 보호벽 구실을 하고 있다. 이들 피면허자인 의료인들은 이익단체를 결성하고 막대한 자금을 갹출하여 막강한 정치 로비력을 과시할 뿐만 아니라 정책당국의 보건의료정책이 그들의 의도와 다를 때에는 정치권, 언론계 또는 학계를 대상으로 반대 로비는 물론 진료거부나 투약거부 등의 불법행위를 함으로써 어떤 면에서는 국민건강을 위협하는 독소적 역할을 하고 있음도 사실이다. 이러한 의료계 이익단체의 행태는 정부의 규제나 정책구사를 통하여 어느 정도 조정이 가능한데, 만일 정부의 규제가 실패(government failure)한다면 국민의 연대인 시민단체가 대항할 수밖에 없는 어려운 상황이 전개될 것이다. 이런 상황은 의료제도의 조직적 구성이 비교적 약한 국가에서 흔히 목격되는 현상이다.

5) 우량재

보건의료 서비스는 우량재(merit goods)에 해당한다. 국민 누구나 생존에 필요한 최소한의 보건의료 서비스를 향유할 권리가 있으며 헌법에 명시된 건강권이 이를 뒷받침하고 있다. 교육(education service)이 그러하듯 보건의료 서비스 역시 소비를 통해 국민 개인뿐만 아니라 국가 전체에도 장기적 편익을 가져다주기 때문에 국가의 책임하에 기본적인 서비스의 제공이 이루어져야 한다.

즉, 질병으로 인한 개인의 건강파괴는 자신뿐 아니라 작게는 그 가족, 크게는 그 개인이 속한 사회조직의 경제적 혹은 비경제적 피해를 의미한다. 다시 말해 적절한 보건의료 서비스를 통하여 건강을 보호한다는 것은 질병의 파급효과를 줄이게 되며, 그 혜택은 당사자뿐만 아니라 그 가족 혹은 사회 전체에 돌아가게 된다. 예를 들어, 적절한 보건의료 서비스의 이용은 한 국가의 영아사망률을 감소시키며, 이는 또한 출산율 감소로 이어져 궁극적으로는 국가의 가족계획사업에 기여하게 되는 것이다(Hsiao, 1990). 이러한 파급효과는 국가경제에도 장기적으로 큰 영향을 미칠 것이다. 보건의료 서비스의 제공에 대한 사회적 연대책임이 강조되는 것도 바로 이러한 이유이다. 여기에 보건의료부문에의 국가개입의 당위성이 존재하며, 보건의료 서비스의 생산·소비·분배를 막연히 시장경제에만 맡길 수 없는 이유가 있다.

6) 외부효과

보건의료 서비스의 소비는 외부순효과(*externality*)를 낳는다.[5] 보건의료 서비스에서 외부효과란, 예를 들어 전염성 질환인 경우 본인이 예방접종이나 혹은 치료를 통하여 면역이 되었을 경우에 주위의 다른 사람들이 병에 걸릴 확률이 줄어드는 것을 말한다. 이것은 소비에서 외부순효과에 해당한다.

외부효과 때문에 보건의료 서비스의 생산 및 소비는 순수하게 시장기능에만 맡겨 놓을 수 없다. 예방서비스를 예를 들자면, 만일 보건의료 서비스가 민간시장에 의하여 전담되는 경우 서비스의 공급자들은 수익성이 큰 2·3차 서비스의 제공에 치중하는 반면, 수익성이 약한 1차 서비스나 예방서비스를 등한시함으로써 질병으로 인한 고통의 증대뿐 아니라 건강유지에 필요한 의료비의 증대까지 초래한다. 이러한 현상은 소비자들에게도 마찬가지이다. 정부가 적극적으로 개입하여 예방접종이나 기타 예방 보건의료 서비스를 제공하지 않을 때에는 당장 병에 걸리지 않은 소비자들은 예방접종 등을 선호하지 않게 된다. 이는 예방접종이 필요하기는 하나 요구되지는 않는다(*needed but not wanted*)는 것을 의미하기도 한다.

따라서 예방서비스를 민간시장에 맡겨 놓으면 사회적 편익을 최대로 하는 적정량(균형량)의 예방서비스는 제공되지 않게 된다. 이 경우 정부는 시장에 개입하여 직접 예방서비스를 제공하거나 가격보조를 통해 적정량의 서비스를 제공하는 정책을 구사하게 된다. 예방서비스나 1·2·3차 서비스의 적절한 배합은 외부효과를 증대시키므로 장기적으로 국민건강증진에 기여하게 될 것이다.

---

5 외부효과는 외부순효과와 외부역효과로 나누어진다. 외부순효과는 어느 경제주체의 생산이나 소비행위가 다른 경제주체에게 긍정적인 결과를 나타내는 경우이다. 예를 들어 과수원의 과일생산은 인근의 양봉업자에게 외부순효과를 가져다줄 것이다. 외부역효과는 외부순효과와 반대로 다른 경제주체에게 부정적인 결과를 발생시키는 생산이나 소비행위의 효과를 일컫는다. 예를 들어 아파트에서 스테레오를 크게 트는 소비행위는 이웃주민에게 외부역효과를 초래할 것이다.

	생산	소비
외부순효과	과수원과 양봉업	예방접종
외부역효과	환경오염	스테레오 소음

7) 간추림: 보건의료의 특성

이상에서 보건의료 서비스의 재화로서의 여러 가지 특성이 열거되었는데 이러한 특성으로 인하여 보건의료는 시장의 일반 재화와는 다른 산출물이 되며, 보건의료 서비스에 대한 전통적인 시장경제 논리의 적용은 예상하지 못한, 때로는 바람직하지 못한 결과를 빚게 된다.

　병원이나 제약회사와 같은 민간 공급자 간의 경쟁을 통하여 시장가격의 하락 및 재화의 질적 개선을 도모하는 정책을 예로 들어 보자. 여타 재화의 경우에 수요확보를 위한 공급자 간의 경쟁은 거의 예외 없이 가격하락과 함께 서비스의 질적 향상을 가져온다. 전통경제학의 시장원리가 제대로 적용되고 작동되면서 해당부문의 경제적 효율성이 커지게 된다. 그러나 재화의 특성으로 인하여 시장의 작동이 제대로 되지 않는 보건의료부문에서 이윤을 추구하는 민간공급자들은 불완전한 시장(즉, 정보의 비대칭)에서 비롯되는 전문성을 이용하여 서비스의 차별화 혹은 공급자 간의 결탁을 통하여 경쟁을 가능한 한 억제하게 된다. 제공되는 재화의 가격 및 내역에 대한 판별력을 거의 갖지 못하는 소비자들은 적절한 선택을 하지 못하며 공급자의 권유에 따른 소비행위를 하면서 공급자 간의 독점에 기반한 결탁 및 서비스차별화는 시장에서 별 무리 없이 수용된다. 즉, 서비스 차별화 및 공급자 결탁은 공급자의 독점력을 오히려 강화시키며, 가격은 하락보다 상승으로, 서비스의 질 역시 더 떨어질 가능성이 있다. 따라서 공급자 경쟁 및 소비자 선택에 의한 경쟁의 편익은 보건의료 시장에서는 쉽사리 나타나지 않는다.

　대부분의 시장에서 정부의 개입은 경제적 효율을 떨어뜨리며 민간자율화(privatization)보다 바람직하지 않다고 알려져 있다. 그러나 보건의료 시장에선 그렇지 않다. 메이날드(Maynard, 1993)를 포함한 대부분의 보건경제학자는 보건의료의 민영화는 공급자 간의 경쟁을 증가시키기보다 오히려 감소시키는 역할을 하며, 따라서 시장원리에 의한 자원배분보다 공공부문이 개입하는 계획된 보건의료제도가 바람직하다고 주장한다. 예를 들어, 최근 미국 보건부의 전문가위원회는 유방암 검진의 연령을 늦추고 횟수를 줄이라는 지침을 내놓았다(*New York Times*, 2009. 11. 16). 40대는 제외하고 50세부터 대상이 되어야 하며 연 1회보다는 2년 1회의 검사가 적절하다는 의과학적 근거로 지침을 만들었다. 이러한 정부의 권고는 보건의료부문에 정부의 역할이 상대적으로 미약한 미국의 경우라 보건경제학적 의미는 크다고 보인다.

보건의료는 사회경제적인 관점에서 보았을 때 특이한 재화에 해당한다. 히포크라테스 선서는 이러한 보건의료의 특이성을 실체화하고 여타 재화와의 차별성을 강조하는 의미를 가지며, 의료수혜를 상술(商術)이 아닌 인술(仁術)로서 규정짓는 선언에 속한다. 2,500여 년이 지난 현재 이러한 선서가 무의미하다고 어느 누구도 부정할 수 없듯이, 보건의료가 재화로서 갖는 공공성은 보건학도, 의사, 정부관리, 간호사, 학자 그 누구도 부인하기 어렵다. 정부의 보건의료 정책도 이러한 보건의료의 특성을 무시하지 않는 범위 내에서 마련되어야 하며 보건의료의 공공성이 경시되는 정책은 비효율과 비형평을 낳게 된다는 것을 예상해야 한다.

보건의료를 시장주의 논리로만 풀려고 하다가 막대한 사회적 비용을 치른 미국이 잘못된 보건의료 정책의 좋은 예가 되며, 그러한 시행착오의 결과 찾아낸 해법이 2014년부터 도입하게 된 미국의 전국민의료보험인 Obama Care이다(CNN, 2013). 그리고 시장자본의 지나친 보건의료제도 진입에 따른 폐해를 줄이기 위해 보건의료의 공공기능강화를 선언하면서 2012년까지 공적 건강보험제도를 전국민에게 적용하겠다는 중국의 전국인민대회 결의도(Chen, 2009), 혹은 민간의료주도의 틀을 벗어나 2022년까지 전국민의료보험제도(Universal health coverage)를 실현한다는 인도정부의 방향설정(NBR, 2012)도 이러한 보건의료 공공성의 불가피적인 특성에 기인한다고 볼 수 있다.

그래서 시장주의의 민간보험에 국민건강권을 위임하는 것은 신자유주의(neo-liberalism), 정부주도의 공적보험제도에 의존하는 것은 사회주의라고 진단하는 것은 잘못된 지적이다. 이것은 이념의 문제가 아니고, 시장이 작동하느냐 혹은 실패하느냐의 효율의 문제이다. 따라서 유럽 대부분의 국가들의 경우처럼 자본주의 아래서도 시장실패를 보정하며, 그 결과로 복지·형평의 개념과 합쳐지면서 보건의료 자원배분에의 공공부문의 역할은 정당화되는 것이다. 공공주도의 보건의료제도에서도 물론 시장은 존중된다. 소비자가 선택을 통해서 공급부문의 경쟁을 유도할 수 있고, 그 결과 질 좋은 서비스가 더 저렴하게 제공될 수 있다면, 그러한 시장기능은 적극 권장되어야 하며, 이러한 부분까지 공공이 자원배분의 역할을 담당해서는 안 된다. 공정한 시장경쟁은 시장기능에 의해 더 발전시켜야 한다. 문제는 보건의료의 어느 부분에서, 혹은 어느 부분의 어디까지에서 이러한 시장이 작동할 수 있느냐가 관건이다.

4. 보건의료에 대한 전통경제학의 응용가능성

보건의료라는 재화의 가장 두드러진 특성은 수요자인 환자와 공급자인 의사와의 관계가 일반경제학이 다루는 일반 재화의 수요자와 공급자의 관계와는 아주 다르다는 것이다. 앞서 재화의 특성에서 본 바와 같이 일반 재화의 수요자는 보통 자신이 수요하는 재화에 대하여 충분한 지식을 갖고 합리적인 수요를 하는 것으로 가정할 수 있지만, 보건의료라는 재화는 일반 재화에 비하여 전문성을 강하게 띠기 때문에 수요자인 환자가 그것에 대한 정확하고 충분한 지식을 갖기가 쉽지 않으며 합리적 수요를 한다고 가정하기가 어렵다.

　나아가 일반 재화는 소비자가 수요에 관련된 거의 모든 결정을 스스로 할 수 있는 반면에 보건의료는 그렇지 못한 경우가 많다. 때로는 의사를 통해서만 구입할 수 있는 경우도 있으며, 이 과정에서 공급자인 의사가 수요자인 환자에게 조언을 통해 소비자의 수요에 크게 영향을 미칠 수도 있다.6 이러한 어려움을 설명하고 분석하기 위해 펠트스타인(Feldstein, 2012)을 비롯한 많은 연구들은 의사가 환자의 대리인(*patient's agent*) 역할을 수행한다는 가설을 사용한다.

　여기서 대리인으로서의 올바른 역할은 의사가 환자를 대신해서 결정하는 수요가 환자가 의사와 동일한 정보와 지식을 가졌을 경우 선택했을 보건의료의 양이나 형태에 정확하게 일치하는 것을 의미한다. 이러한 가정이 충족된다면 의사가 극대화시키는 것은 소비자의 만족, 즉 효용이 되고 그의 선택은 소비자의 선택과 일치하게 되어 기존 경제학의 틀을 그대로 사용할 수 있게 되는 것이다.

---

6 전체 의료비 중 의사의 소득이 차지하는 비중은 보통 20~30%에 지나지 않으나 처치, 투약, 입원결정, 검사 등을 통해 의사들의 영향력이 미치는 의료비의 비중은 70~80%에 이르는 것으로 나타난다.

하지만 현실적으로 존재하는 의료윤리의 상당부분이 의사들로 하여금 환자의 올바른 대리인 역할을 하도록 도덕적으로 설득하는 내용이라는 점을 생각해 보면, 완전한 대리인으로서의 역할을 과연 의사가 수행하고 있는지에 대해서는 의문의 여지가 생긴다. 이러한 불완전한 대리인으로서의 역할을 하게 하는 요인으로는 비자의적인 것과 자의적인 것이 있다.

비자의적 요인은 의사와 환자가 갖는 정보의 형태와 양이라는 측면에서 현저한 비대칭성이 존재한다. 환자의 선택이나 기호에 관한 정보는 환자 자신이 대개는 의사보다 더 잘 알고 있으며 반면에 전문적인 진단이나 치료 등에 관해서는 의사가 더 잘 알고 있다. 정보의 형태와 양이 의사와 환자 간에 서로 다르게 존재하는 정보의 비대칭성은 의사가 완전한 대리인으로서 역할을 하려는 의도가 있다고 해도 실제의 결과가 그렇지 않을 수도 있음을 의미한다.

다음으로는 자의적 요인을 생각해 보자. 만약 의사들이 소득, 여가, 일의 재미와 같은 자신의 이익에 준하여 자의적으로 환자의 수요를 조절한다면 의사는 환자인 소비자의 효용을 극대화한다기보다 자신의 효용을 우선적으로 선택하는 것이 되기 때문에 의사는 환자의 완전한 대리인이 된다고 말할 수 없다.

그렇다면 기존 경제학의 합리성이 성립하기 위하여 필요했던 완전 대리인의 가정이 충족되지 않는다고 해서 보건의료분야에 우리가 현재 가지고 있는 경제학의 기존 모형의 사용을 포기해야 하는가? 우리는 그렇게 생각하지 않는다. 의사가 완전한 대리인의 역할에서 이탈하는 것이 가능하다고 생각할 수 있지만 그 이탈의 정도에는 제약이 있다. 즉, 대리인의 역할을 하지 않고 자신의 소득 극대화를 추구하는 경우에도 주어진 양을 공급하는 데 비용을 극소화시키는 생산방법을 선택하기도 한다. 그리고 의사가 소득극대화 외에 다른 것도 추구하는 좀 더 넓은 의미의 의사효용함수를 채택하는 경우에도 경제학의 명제가 성립될 수 있음을 알 수 있다(Pauly, 1980).

보건의료분야의 경제적 문제를 설명함에 있어 기존의 최적화 경제모형을 포기할 필요는 없다. 다만 보건의료분야의 특수성을 감안할 때 경우에 따라 기존의 모형을 수정하여 분석하고 해결방안을 찾아야 할 것이다. 즉, 수입 극대화, 비용 극소화, 수요-공급 등의 경제모형은 공급자나 수요자의 보건의료 행태를 상당부분 설득력 있게 설명할 수 있다. 그러나 경우에 따라서는 보건의료라는 재화로서의 특수성에 입각하여 기존 경제학의 도구와 기준을 수정하여 사용할 필요가 있다. 이 책은 이러한 보건경제학의 양면성을 함께 논의의 범주에 포함하고 있다. 즉, 보건경제학 특유의 분석이 내용의 근간을 이루기는 하지만, 일부 내용에서는 전통경제학의 명제가 그대로 적용되는 사례를 발견할 수 있을 것이다.

5. 보건의료부문의 산출

1) 산출의 개념

보건경제학적 분석에서 필수적인 지표는 투입과 산출이다. 효율, 형평, 성과를 비롯한 많은 개념들은 이들 지표를 바탕으로 가늠될 수 있기 때문이다. 이 중에서 특히 산출은 건강의 정도를 측정한다는 측면에서 그 중요성과 복잡성이 내재된다. 보건의료산업의 최종 산출을 무엇으로 볼 것인가에 관해서는 두 가지 견해가 있다. 하나는 보건의료 서비스를 최종 산출로 보는 견해이고, 다른 하나는 건강을 최종 산출로 보고 보건의료 서비스를 그에 대한 투입의 하나로 보는 견해이다. 보건의료 서비스가 효율적으로 생산되는지(기술적 효율)의 여부를 결정하는 데는 첫 번째 견해가 더 유용하고, 건강증진을 위한 가장 효율적인 자원배분(분배적 효율)을 결정하는 데는 후자의 견해가 더 유용하다.

보건의료산업이 존재하는 이유가 건강 때문이라는 것을 생각하면 최종 산출을 건강으로 보는 견해가 더 적합하다고 하겠으나 건강이라는 개념은 정의하기도 힘들고 또한 측정에도 상당한 현실적인 어려움이 따른다. 따라서 실제 보건의료 서비스를 최종 산출로 보는 견해가 그동안 지배적이며 대부분의 분석이 이러한 견해에 준하여 행해졌었다. 이는 첫째, 정상적인 보건의료 서비스가 건강에 유익하다는 가정, 즉 보건의료 서비스의 한 단위 이용이 건강증진 한 단위로 이어진다는 가정이 성립할 때, 둘째, 제공되는 보건의료 서비스의 질은 동질적(homogeneous)이라는 가정이 성립될 때 받아들일 수 있다. 만약 이러한 가정이 적합하지 않는 경우에는 최종 산출을 건강으로 보는 견해가 더 바람직하다고 할 수 있겠다. 이제 산출물로서의 보건의료 서비스와 산출물로서의 건강에 대하여 각각 상세히 논의해 보자.

(1) 산출물로서의 보건의료 서비스
보건의료 서비스는 의사, 한의사, 간호사의 서비스, 의료장비에 의한 서비스, 약품 등과 같은 투입요소가 보건의료 서비스라는 산출물을 얻기 위하여 다양하게 결합되는 과정 또는 활동을 말한다. 이 과정 자체가 산출물이며 또한 우리가 측정하고자 하는 개념이다.

병원을 방문하는 개개인은 의사나 한의사, 간호사, 사무요원, 보조요원, 그리고 의료장비 등의 도움을 받아 진료를 받는다. 이러한 투입요소에 의하여 제공되는 서비스는 환자마다 다를 수 있다. 어떤 환자는 다른 환자보다 더 친절한 진료를 받을 수도 있다. 그러므로 환자가 제공받는 서비스의 질은 같은 의사를 방문한 환자들 간에, 또 의사들 간에도 크게 다를 수 있다. 의료과정을 측정하기 어려운 이유가 바로 이러한 질적 요인에 연유한다.

만약 의사의 치료가 의사를 방문한 환자의 수로 측정된다면, 두 차례의 서투른 진료를 받은 환자는 두 번의 방문으로 처리될 것이다. 그러나 의사를 한 번 방문하여 더욱 철저한 정밀검사를 받은 환자는 비록 더 많은 의료를 제공받더라도 한 번의 방문으로 처리될 것이다. 즉, 질적으로 한 번의 정밀검사가 두 번의 서투른 검사보다 낫더라도 양적으로는 반대의 결과가 나타난다. 그러므로 의료의 질은 그 다양성으로 인해 측정하기가 매우 힘든 용어라는 사실을 주목할 필요가 있다. 따라서 질이라는 용어는 상황에 따라 여러 가지 의미를 가질 수 있고 측정방법도 달라질 수 있다.

병원진료 역시 동일한 주의를 요한다. 우리는 보통 병원의 산출을 입원일수, 진료일수, 내원 환자수 혹은 진료건수로 측정하지만 의료기술의 진보에 따라 환자 한 명당 하루 입원 시에 받는 의료서비스의 양이나 질은 과거에 비해 현저히 다르다. 가령 1969년에 입원한 환자 한 명이 하루에 받는 의료서비스의 정도와 1999년에 입원한 환자 한 명이 받는 진료의 정도는 분명히 다를 것이다.

이상과 같은 문제점에도 불구하고 의료인 치료의 산출을 측정하기 위해 의료인을 방문한 환자수를 이용하는 것은 이들 자료가 손쉽게 이용 가능하기 때문이다. 그러나 병원분야에서 입원시나 입원중 질병마다 다양한 투입요소의 질을 통합하는 측정 방법을 시도하기도 한다. 이의 일환으로 이용되는 자료가 지출의료비이다. 즉, 의료이용 횟수보다는 지출의료비로 산출을 측정하려는 시도로서 이용수량만이 고려되는 데 따르는 문제점을 어느 정도 해소할 수 있는 장점이 있다. 복잡하고 정밀해서 시간과 노력이 많이 소요되는 질병의 경우 진료의 비용이 많이 들 것이기 때문에 비용을 산출자료로 이용함으로써 의료서비스 간의 질적인 차이를 어느 정도 고려할 수 있는 장점을 가진다.

보건의료산업의 산출에서 그 변화를 측정하기 위해 외래 환자의 수나 입원 일수의 변화를 이용하는 것은 또 다른 비판을 불러일으키는데, 이는 보건의료산업의 산출물이 가지는 현실적인 특성과 관련 있다. 즉, 사람들이 추구하는 것은 보건의료 자체가 아니고 보건의료를 통하여 자신들의 건강을 유지하고 증진시키는 것이다. 이 때문에 보건의료부문의 산출은 보건의료 서비스 그 자체보다 보건의료가 생산하는 건강으로 파악해야 할 것이다. 이것이 사실이라면 우리는 보건의료산업의 산출물의 변화를 측정하는 수단으로서 건강을 진단하고 보건의료 서비스에 의해 변화된 건강상태를 측정하려고 노력해야 할 것이다. 이제 이 문제를 살펴보자.

(2) 산출물로서의 건강 상태

건강이란 개념은 우리에게 너무나 친숙하여 쉽게 정의할 수 있는 것처럼 보인다. 그러나 건강의 개념을 정확히 정의한다는 것은 장님이 코끼리를 정의하는 것만큼 어려운 것이다. 건강의 개념이 확실치 않기 때문에 건강을 측정하는 것도 그리 쉬운 일이 아니다.

과거에는 건강을 지역사회 내의 유병률 또는 사망률로 측정하였다. 즉, 사망률이 낮을수록 그 지역사회는 더 건강하다는 의미로 받아들여졌다. 그러나 최근에는 사망률이 낮아지고 있어, 낮은 사망률이 반드시 건강한 지역사회를 의미하지는 않는 것으로 인식되고 있다. 여기서 건강에 대한 새로운 연구가 필요하게 되었고 요즈음에 와서는 적극적 건강의 개념에 초점이 맞추어지고 있다.

건강을 진단하고 측정하려는 시도 중 가장 성공적인 것은 건강한 사람에게서 기대할 수 있는 특성에 초점을 맞춘 것이다. 그 특성이란 개인의 신체적 기능, 어떤 행동을 수행할 수 있는 신체적 능력, 타인과 어울릴 수 있는 사회적 능력, 그리고 개인의 감정 등을 말하며 이들이 어느 수준에 달하는가를 측정함으로써 건강을 측정하는 것이다.

건강 상태를 측정하기 위한 이러한 시도는 아직도 실험단계에 있는 것이 많다. 보건의료부문의 산출을 측정하려면 단순히 건강수준을 확인하는 정도에 그치지 말고 보건의료에 의한 건강수준의 변화 정도를 측정해야 한다. 그리고 의사진료와 병원진료, 의약품의 사용과 건강수준의 변화가 어떤 관계를 가지고 있는가를 측정할 수 있어야 한다. 물론 이것은 어려운 일이며 현 단계의 연구수준으로 이런 현상을 모두가 공감하는 수준에서 측정하기가 쉽지가 않다.

그러므로 보건의료부문의 산출에 대한 측정에서 적극적 건강의 개념이 호소력이 있을지라도 측정상의 어려움으로 인해 많은 경우에 전통적 방법을 사용하게 된다. 이제 건강의 전통적 측정방법을 먼저 간단히 소개하고자 한다. 그리고 건강의 긍정적 측면 즉, 안녕(social well-being)을 나타내는 데 있어, 근년에 들어 삶의 질이나 장애 정도를 측정하여 계량화한 QALY(질보정수명)와 DALY(장애보정수명) 지표들이 개발되어 사용되기 시작했는데, 이들을 기초적인 수준에서 소개하고자 한다.

2) 산출의 측정

산출의 측정은 보통 다른 산출측정방법과 비교하거나 다른 기준과 비교할 목적으로 행해진다. 산출을 비교하는 것으로는 시계열(時系列, time series) 비교와 횡단(cross-sectional) 비교가 있다. 시계열 비교는 각각 다른 시점에서 동일 품목의 산출과 현상을 측정하는 방법이고, 횡단비교는 동일 시점에서 각각 다른 집단에 의해 소비되거나 생산된 품목의 산출을 비교 측정하는 방법이다.

(1) 보건의료 서비스의 측정

보건의료 서비스의 산출은 두 가지 측면에서 측정될 수 있다. 첫째, 의료의 공급자 측면에서 보면 이들이 생산하는 의료의 양으로 측정될 수 있고, 둘째, 소비자의 측면에서 보면 이들이 소비하는 양으로 측정될 수 있다. 완벽하게 측정이 된다면 이 두 가지는 동일하게 나타나겠지만 측정의 어려움으로 인하여 어느 한쪽의 측정치가 다른 한쪽의 측정치보다 높거나 낮게 나타나는 것이 보통이다. 보통 보건의료 서비스의 산출로서 측정되는 것은 어떤 지역주민의 1인당 연간 병원방문 횟수, 의사 1인당 연간 진료환자수, 평균 재원일수, 평균 진찰시간, 총 진료수입 등이다.

(2) 건강의 측정

실질적으로 널리 알려진 건강에 대한 측정방법들은 모두 건강과 반대의 상태를 측정하는 것으로서 질병이나 사망 등이 이에 포함된다. 건강과 반대되는 개념으로 질병 발생률은 일정기간 내에 그 질병과 관계있는 어떤 증상이 질병을 일으키는 정도를 말하며, 유병률(prevalence rate)은 어떤 특정 시점에서 질병에 걸려 있는 사람의 수를 말한다. 그리고 질병의 잠복기간, 질병의 위중도, 완치 또는 사망과 같은 질병의 결과 등이 유용한 자료가 된다.

이상에서 언급한 것들은 원칙적으로 질병의 양상에 대한 하나의 추정치를 제공하는데 이 추정치는 질병으로 인한 결근일수나 심장질환으로 사망한 사람의 수와 같이 실제의 수치로 나타나거나 아니면 관련 인구의 비율로 나타날 수도 있다.

건강이나 질병에 대한 지표가 경제학적 분석에 사용되기 위해서는 두 가지 특성을 지녀야 한다. 첫째, 그 지표는 사용된 자원에 국한된 지표여야 하고, 둘째, 산출지표는 시간의 경과에 따른 건강지표의 변화에 의해 측정되거나, 혹은 집단·지역 또는 의료기관 간 지표의 차이에 의해 측정되어야 한다. 예를 들어 어떤 지역 내의 소아과 의사의 증가를 시계열 비교를 통해 살펴보면 건강의 지표로서 영아사망률이 최근 들어 감소했음을 알 수 있고, 횡단 비교를 해 보면 그 지역 내의 영아사망률이 타 지역에 비해 더욱 감소(혹은 증가)했다는 것으로 건강정도를 측정할 수 있을 것이다.

(3) QALYs

보건경제학자인 클라르만과 그의 동료학자들(Klarman, Francis & Rosenthal, 1968)에 의하여 개발되기 시작한 QALYs(Quality Adjusted Life Year, 質補整壽命)는 현재 보

건의료부문의 종사자나 연구자들에게 상당한 관심을 불러일으키고 있다. 정확히 무엇이 QALYs이냐에 관해서는 간단명료한 개념이 설정되어 있지 않으나 QALYs가 어떻게 측정되는가를 파악한다면 이에 대한 어느 정도의 해답은 구해진다.

사망률과 이환율이 포함된 '건강수준'의 척도로서 QALYs는 크게 세 가지 방법 — Analogue Scale, Time Trade-off, Standard Gamble — 에 의하여 측정되는데 그중 시간상계(時間相計, *time trade-off*) 측정방법을 예시하면 다음과 같다(Drummond et al., 2005).

이 방법은 다음과 같은 질문, 즉 "X와 Y라는 어떤 두 건강상태가 있을 때, 만일 X라는 상태가 Y라는 상태보다 더 건강한 상태라고 가정한 상황에서, 응답자에게 X 상태에서 10년을 사는 것과 Y 상태에서 20년을 사는 두 가지 경우 중 어떠한 경우를 선택하겠는가?"라는 질문을 하여 응답자의 반응을 통하여 X와 Y에 대한 응답자의 선호를 살펴보는 것을 출발점으로 삼고 있다. 만일 X라는 상태를 완전한 건강상태에서 10년을 사는 것이라고 가정하고, X보다 못한 Y상태에서 15년을 사는 것을 선택하는 문제에 대해, 어떠한 경우를 선택한다고 하더라도 상관없다 — 즉, X와 Y 는 무차별이다 — 는 반응을 보인다면, Y 상태는 완전한 건강상태인 X 상태의 2/3 (즉, 두 상태의 시간상의 비교인 10/15)으로 측정되어 0.67이라는 가중치를 갖게 된다. 이제 위에서 제기한 상황에서 만일 어떤 개인이 10년을 산다고 가정한다면 QALYs의 측정치는 $6.7(= 0.67 \times 10)$이 되고, 더 나아가 만일 그 개인이 10년에 걸쳐 완벽하지 못한 상태(Y)에서 완벽한 건강상태(X)로 옮겨갈 수 있다면 증가된 효용은 3.3이 된다. 즉, 완벽한 건강상태의 QALYs의 수는 $10(= 1 \times 10)$이고 완벽한 건강상태로 이전하기 전의 QALYs의 수는 6.7이므로 이전으로 인한 효용의 증가는 $3.3(= 10 - 6.7)$이 되는 것이다.

그리고 인구수가 더 많은, 즉 규모가 큰 집단을 고려한다면, QALYs의 가중치는 전체 인구가 그 QALYs에 부여한 '가치'(측정치)의 가중평균으로 결정된다. 그래서 위에서 언급한 경우에, 만일 어떤 한 집단의 증가된 효용, 즉 완벽한 건강상태로 이전해서 산 기간이 10년이라고 한 상황에서, 증가된 효용의 평균이 3.3이고 그 집단의 규모가 100명이라고 한다면 그 집단의 전체 효용증가는 $330(= 3.3 \times 100)$이라고 할 수 있다. 그리고 이 상황은 33명으로 구성된 어떤 집단이 완벽한 건강상황에서 그들의 삶을 10년 연장시킨 경우의 QALYs의 수치인 330(= 1 × 10 × 33)과 동일하다고 할 수 있다.

QALYs는 보건의료의 산출로서 매우 진보적이면서도 현실적인 접근방법임에 틀림없다. 특히 보건의료부문에 대한 경제적 평가에 매우 유용하게 사용될 것이다. 그러나 QALYs를 측정하는 시간상계 측정방법은 건강에 대한 측정치로서 여러 한계를 갖는다. 이들을 열거해 보면 다음과 같다.

첫째, 위의 측정방법은, 어떤 한 집단 내에 그 집단을 이루고 있는 각 구성원들이 가지는 건강 자체에 대한 각자의 선호상(選好上)의 차이를 고려하지 않았다. 예를 들어 생명이 10년 연장된 경우에 효용의 증가분은 개인마다 차이가 있을 수 있음에도 불구하고 모든 개인에게 동일하다고 가정하고 있다.

둘째, 건강 그 자체에 대한 선호도는 동일하다고 하더라도 특정한 건강상실에 대한 개인의 평가(가치부여)는 다를 수 있음을 시간상계 측정방법은 무시하고 있다. 즉, 팔이 절단된 경우에 피아니스트, 교수, 혹은 등산전문가 각자는 팔 절단에 대해서 서로 다른 가치부여를 할 것이 틀림없는데 이러한 차이를 무시하고 있는 셈이다.

셋째, 건강상태의 호전에 대한 한계효용(限界效用)이 체감(遞減)한다는 경험적인 경제학의 법칙을 이 측정방법에서는 고려하지 않았다. 이는 곧 사람들이 더욱더 많은 건강상의 이득을 얻게 됨에 따라 실제적으로, 추가적인 건강상의 이득을 통해 얻게 되는 효용이 감소하는 현상을 고려하지 않았음을 의미한다.

넷째, 건강상태의 호전이 이루어지는 미래의 시간대에 따른 시간선호가 분명히 존재함에도 불구하고 이 측정방법에서는 이러한 부분들이 고려되고 있지 않다. 일정시간 동안의 건강상태는 서로 종속성(interdependence)을 가지기 때문에 당 시점의 건강상태에 대한 평가는 이전 시점의 건강상태에 많은 영향을 받게 된다. 따라서 시간선호에서 시기차로 인한 건강상의 차이가 반드시 존재함에도 불구하고 QALYs에서는 이를 고려하지 않았다는 것이다. 그러나 최근에는 미래의 QALYs를 할인율로 할인하여 의사결정에 사용하도록 권장함으로써 이러한 문제점을 극복하는 경향을 발견하게 된다(Drummond, 2005).

건강산출로서의 QALY의 의미를 좀 더 쉽게 파악하기 위하여 다음의 사례를 그림으로 보고자 한다. 〈그림 1-1〉은 어떤 보건의료적 개입(예방사업, 치료, 약사용 등)의 효과가 산출로서 건강회복 혹은 건강증진으로 나타나는 경우이다. 예를 들어, 치료가 행해지지 않는 경우에 P_1의 곡선과 같은 QALY를 갖게 되지만, 적절한 치료가 동반되는 경우 P_2와 같은 QALY를 갖게 됨으로써, 사망 시점도 늦추어질 뿐더러(사망 1 < 사망 2) 더 나은 건강상태를 유지하게 된다(P_2 > P_1). 이 경우에 치료로 인한 건강산출의 증가는 QALY의 증가분으로 나타나며 그림에서 P_2와 P_1 사이의 면적(= P_2 - P_1)으로 측정된다.

〈그림 1-1〉 건강산출로서의 QALY 예시

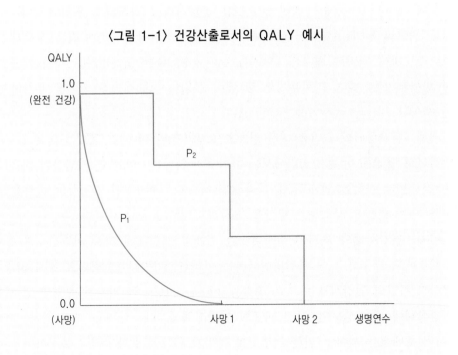

(4) DALYs

보건경제학자인 머레이와 로페즈(Murray & Lopes, 1996)가 WHO의 연구로 개발한 DALY(*Disability Adjusted Life Years*, 장애보정수명)는 현재 WHO가 세계 모든 국가의 보건의료 예산사용에 사용하도록 권장하는 건강의 지표이다. DALY는 질병으로 인한 장애(*disability*)와 장애의 극단적인 형태인 죽음으로 인하여 발생하는 수명의 손실을 추정하여 하나의 지표로 만들었다.

DALY = YLL + YLD

YLL(*years of life lost*) = N × L
N = 사망자수, L = 사망시의 잔여 표준수명, 표준수명 = 이상적 건강상태에서의 수명
YLD(*years lost due to disability*) = I × DW(*disability weight*) × L
I = 이환자수, DW = 장애가중치, L = 해당 질환의 질병완치 혹은 죽음까지의 평균기간(연수)

가장 중요한 지표인 장애가중치는 0(완전한 건강)에서 1(사망) 사이의 값으로 나타나며, 해당질환의 장애 정도를 환자가 아닌 보건의료 전문가 집단이 추정하는 수치로서 QALY 가중치를 환자가 개인선호(효용)의 측면에서 추정하는 것과는 대비된다. 장애가중치는 국가마다 다르게 되며, 질환이나 사고별 총 DALY의 크기는 물론이고, 질환별 순위도 나라마다 다르게 나타나게 된다. 예를 들어 우리나라는 암이나 교통사고로 인한 DALY가 큰 반면에 아프리카 나이지리아는 감염성질환이나 비위생관련 질환들로 인한 DALY가 큼을 알 수 있다.

WHO는 한정된 보건의료예산의 효율적인 사용을 위해, 각 국가마다 주요 질환이나 사고별로 DALY를 계산하여, 예를 들어, 1억 원의 예산투입이 DALY를 가장 크게 줄이는 곳에 예산사용의 우선순위를 두도록 권장하고 있다. 한국의 경우, 만일 교통사고로 인한 총 DALY가 고혈압으로 인한 총 DALY보다 더 적기는 하지만, 만일 1억 원의 예산을 투입하여 줄일 수 있는 DALY가 교통사고 예방에서 상대적으로 더 크다면 예산사용에 있어서 고혈압사업보다는 교통사고예방 프로그램에 정책의 우선순위를 두는 방법이다.

〈그림 1-2〉는 DALY를 사용한 국가를 비교한 예시이다. 프렌크(Frenk et al., 2010) 등은 GDB(*global burden of disease*) 연구에서 각국의 인구수에 비해서 DALY가 얼마나 크고 작은지를 계산하여 보기 쉽게 그림으로 국가 간 혹은 대륙 간 비교를 하고 있다.

그림에서 아프리카는 인구수에 비해서 DALY가 많이 크며, 아시아는 인구대비 DALY가 작고, 북미도 작은 반면, 남미는 인구대비 DALY가 크고, 유럽은 인구대비 DALY가 북미보다 오히려 더 작은 것으로 나타난다. 결국, 이 연구는 DALY의 관점에서 볼 때에 남미와 아프리카 사람들이 질병이나 사고로 인한 장애부담을 크게 안고 있으며, 이들에 대한 보건의료적 투자 혹은 지원이 절실함을 호소하고 있다. 이는 같은 1억 원의 투자로 아프리카나 남미대륙에서 훨씬 많은 DALY를 줄일 수 있음을 간접적으로 보여주며, 경제성 평가의 개념을 도입하면 쉽게 판단이 되기도 한다.

〈그림 1-2〉 인구와 DALY의 국제 간 비교

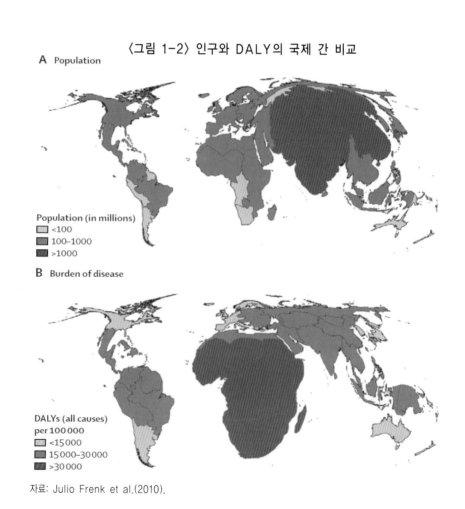

자료: Julio Frenk et al.(2010).

02 보건의료제도

현대 산업사회로 사회구조가 바뀌면서 보건의료 부문에서 자원의 희소성으로 인한 문제의 심각성이 심화되고 있다. 산업화, 교육수준의 상승, 경제력 향상, 보건의료에 관한 정보취득의 용이성, 의식수준의 향상, 노령화 등의 수요측 요인과 의료인력의 증가, 최근의 의료기술 발달과 같은 공급측 요인은 대다수 국민의 보건의료에 대한 욕구를 질적, 양적으로 확대시키고 있으며, 이로 인해 더 많은 자원의 배분이 요청되고 있다. 증가하는 보건의료에 대한 욕구를 충족시킬 수 있는 자원은 한정되어 있기에 희소성의 문제는 갈수록 심화되고 있으며, 이러한 현상은 비단 우리나라뿐만 아니라 세계 모든 나라가 직면하는 공통적인 문제인 셈이다.

그런데 희소성의 문제가 여러 나라에 공통된 문제이기는 하지만 그 문제를 풀어가는 방법은 국가마다 차이가 있으며, 따라서 이러한 방법의 차이에서 비롯되는 보건의료부문의 성과도 나라마다 다르게 나타난다. 어떤 나라는 같은 양의 자원을 사용하고서도 다른 나라보다 더 나은 국민 건강수준을 유지하고 있다. 즉, 국민의료비의 지출이 크다고 해서 평균수명이 반드시 높아지는 것은 아니라는 얘기다. 예를 들어 미국은 GNP의 약 16%를 보건의료에 투입하면서도(2009년 현재) 국민 건강수준은 OECD 선진국 중에서 중하위권에 머물고 있는 반면, 같은 OECD 소속 국가 중에서 영국이나 일본의 경우 보건의료에 투입하는 것은 GNP의 9%에 불과하지만 국민 건강수준은 최상위권에 속한다(OECD Health Data, 2009).

또한 19세기 이후 세계 각국은 의료서비스를 하나의 '권리'로 인정하게 되었다. 보건의료가 권리로 인정되면서부터 시장원리에 근거하여 의료서비스를 배분할 때 나타나는 문제점을 경험적으로 인지하게 되었으며, 따라서 체계적이고 공평한 서비스 제공을 위해 의료제도를 연구해야 할 필요성이 대두되었다. 의료제도 연구의 이론적 기초를 이루는 것은 의료제도 분석이다. 제도분석을 통해 의료제도를 연구하게 되면 자원배분 결정 및 국가보건 기획과 보건의료에 관련된 여러 가지 문제 해결을 위한 바람직한 의료제도 구성에도 도움을 줄 수 있다.

보건의료와 관련된 각종 정책에 대한 경제적, 사회적, 정치적 타당성을 판단하고 이 판단에 근거하여 발전방향을 제시하기 위해 의료제도를 정확하게 이해하여야 한다. 의료제도에 대한 분석과 이해는 보건경제학 연구뿐만 아니라 보건사회, 보건간호, 예방의학, 산업보건, 모자보건 등 보건의료부문의 다른 분야의 연구에도 필요하다. 이를 위하여 우선 의료제도의 구성요소를 간단히 살펴보자.

1. 보건의료제도의 구성요소[1]

보건의료제도의 구성요소는 크게 보건의료자원, 보건의료조직, 의료전달체계, 재원조달, 보건의료관리의 다섯 가지로 나눌 수 있다. 각 구성요소의 내용과 문제점을 세계 여러 나라의 의료제도를 기준으로 파악하면 다음과 같다.

---

[1] 이 절의 내용은 WHO(World Health Organization), *National Health Systems and Their Reorientation towards Health for All*, Public Health Papers, No.77, Geneva, 1984를 골격으로 삼았으며, 이후 발간된 국내 다른 문헌들로 구체적인 내용을 보완하였다.

1) 보건의료자원

(1) 자원의 종류

보건의료자원으로는 인력 자원으로서 보건의료인력, 물적 자원으로서 보건의료시설, 의료장비와 기타 공급물, 그리고 지적 자원으로서 보건의료지식 등을 들 수 있는데 세부적으로는 다음과 같이 나뉜다.

① 보건의료인력

의사, 치과의사, 약제사, 진단장비 기사, 영양사, 재활치료사, 위생사, 간호사, 보건행정 전문가, 기타 여러 형태의 보조인력이 있으며 이들은 보통 팀을 형성하여 보건의료 서비스를 생산한다.

② 보건의료시설

병원, 의원, 약국, 한의원, 한약국, 실험시설을 비롯하여 폐수처리 시설 및 상수처리 공정을 포함한 위생시설도 포함된다. 병원은 국공립병원과 민간병원으로 양분되며, 민간병원은 영리추구 여부에 따라 영리민간병원과 자선단체나 종교단체가 소유하는 비영리병원으로 구분된다. 영리추구를 기준으로 분류하면 국공립병원과 비영리 민간병원이 비영리기관으로 분류되고, 나머지는 영리추구 민간의료병원으로 분류된다. 대부분의 의원, 약국, 한의원, 한약국은 영리추구 의료기관이다.

③ 의료장비 및 공급물

질병의 치료와 예방을 위한 장비 및 공급물로서, 예를 들어 방사선 장비, 전산화단층촬영기를 비롯한 각종 고급장비, 생화학적 분석기, 그리고 각종 약품이 포함된다. 대부분의 정밀장비는 고가품이며 약품은 신약과 같이 특수한 경우가 아닌 한 상대적으로 값이 싼 치료방법이 된다.

④ 보건의료지식

건강과 질병, 질병의 예방 및 치료, 재활에 관한 다양한 방법에 대한 지식이 포함되는데 이들 지식은 연구 및 개발을 통하여 획득된다.

(2) 자원 관련 논의점

보건의료자원과 관련되어 각국은 나라마다 사정에 따라 서로 다른 문제를 안고 있는데 이를 열거하면 다음과 같다.

첫째, 후진국과 개발도상국의 대부분은 전반적인 보건의료자원이 부족해서 고심하고 있다. 의료자원이 부족하기는 선진국도 마찬가지지만 병상, 의사인력, 고가 의료장비의 경우에는 공급과잉이 문제점으로 지적되는 나라도 있다.

둘째, 국가마다 보건의료자원의 지역 간 불균형 분포가 문제된다. 우리나라도 예외는 아니다. 특히 새로 배출되는 의료인력은 좋은 보건의료시설이 집중되어 있고 보건의료 수요가 많아 고소득의 기회도 크며 기타 사회·문화적 여건이 좋다는 이유로 도시지역을 선호한다.

셋째, 일부 선진국과 개발도상국의 공통적인 문제점은 대다수의 국민이 갖고 있는 1차 보건의료에 대한 욕구는 무시되고 일부 도시지역의 고소득자들을 위한 고급 의료기술이 상대적으로 빨리 도입된다는 것이다. 의료기술뿐만 아니라 의료인력의 직역 간 분포의 문제도 크다. 즉, 일부 선진국이나 우리나라의 경우 1차 보건의료를 담당하는 의사나 의료인력이 부족한 반면 전문의는 과다하게 배출되어, 병원에 근무하는 상당수의 전문의나 의원급의 전문의사가 일반의나 가정의의 역할을 한다. 이로 인한 자원의 낭비는 분배적 비효율의 문제를 제기한다.

2) 보건의료조직

(1) 조직의 다섯 가지 범주

① 전국적 기구

보건의료업무를 수행하는 정부기관은 보통 보건부(Ministry of Health)라고 불린다. 우리나라에서는 보건복지부가 이에 해당한다. 나라마다 보건부의 역할과 책임은 조금씩 차이가 있다. 우리나라의 행정부 운영은 중앙정부 주도형으로 중요한 의사결정 및 재원조달을 보건복지부가 관할한다. 반면에 호주의 보건부는 의료법 제정이나 국비지출 및 배분에만 관여할 뿐 대부분의 세부사업은 지방보건과나 주단위의 보건국이 담당한다. 미국의 경우 연방보건부의 권한과 주정부 보건부의 권한이 분리되어 있다.

② 의료보험조직

대부분의 선진국을 포함한 세계의 절반 정도의 국가는 공적인 의료보험조직을 갖추고 있다. 보험적용 방법에는 직접방법과 간접방법이 있다. 직접방법은 보험조직이 의료공급자(의사나 병원)를 고용 또는 소유하여 피보험자에게 직접 서비스를 공급하는 형태로서 저개발국가가 주로 사용하는 방법이다(〈그림 2-1〉 참조). 간접방법은 피보험자가 공급자에게서 서비스를 제공받으면서 비용을 지불하고 보험조직이 지불한 비용을 피보험자에게 상환하는 방법으로 주로 선진국에서 사용하는 방법이다(〈그림 2-2〉 참조).

그러나 보험조직의 형태가 똑같은 나라를 찾기 어려울 정도로 각국의 조직은 서로 다른 형태를 갖고 있으며 또한 지속적으로 변모하고 있다. 따라서 몇 개의 항목만으로 세계 각국의 보험조직을 분류하기란 쉽지 않다. 우리나라만 해도 앞에서 설명한 직접방법도 아니고 간접방법도 아닌 중간적 형태를 취하며, 피보험자와 공급자 사이의 현금거래와 보험자와 공급자 사이의 금전적 상환관계가 동시에 존재한다. 이는 우리나라 보건의료 역사와 발전에 따른 특이한 형태라 할 수 있다(〈그림 2-3〉 참조).

③ 기타 정부기관

보건부 이외에도 정부의 보건의료조직은 많다. 예를 들어, 사회의 산업화와 함께 중요성이 점차 증대되고 있는 노동자의 건강을 관리하기 위한 노동부의 산업보건국이 있으며, 교육부는 학교보건 업무를 관장하며, 군인의 건강관리나 전시의 보건의료인력이나 시설의 동원체제는 국방부가 맡고 있다. 그리고 보건소 조직의 재정, 인사 및 의료급여업무를 관장하는 행정자치부도 보건의료와 관련된 정부기관이다.

〈그림 2-1〉 의료보험 적용방식: 직접적 방법

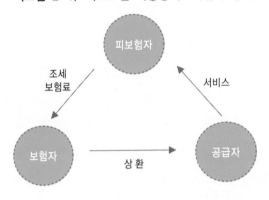

〈그림 2-2〉 의료보험 적용방식: 간접적 방법

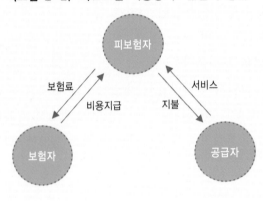

〈그림 2-3〉 우리나라의 의료보험 적용방식

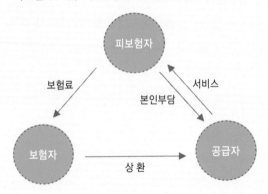

④ 자발적 민간단체(NGO: *Non-government Organization*)

나병, 결핵, AIDS와 같은 특정 질병을 퇴치하기 위한 자발적 집단이나 특정 대상 인구에 대한 의료서비스를 제공하는 자발적 단체가 있다. 이러한 단체는 주로 선진국에 많으며 후진국이나 개발도상국에는 선진국의 재정적 도움으로 결성된 자발적 단체가 주종을 이루고 있다.

⑤ 민간부문

공공의료의 보조적 역할을 담당하는 것으로 되어 있으나 공공부문이 취약한 곳에서는 민간부문이 주도하게 된다. 영국이나 캐나다, 그리고 유럽에서는 민간의료가 공공의료의 보조적 기능을 수행하지만, 우리나라 제도에 영향을 많이 준 미국에서는 민간의료가 주도적 역할을 하고 있다. 민간부문이 보건의료조직을 주도하는 대표적인 국가는 바로 우리나라이다. 현재 세계적으로 공공의료가 강화되는 전반적인 경향이 나타나고 있으나 우리나라에서는 오히려 전체 의료에서 (실질적으로) 영리를 추구하는 민간의료가 차지하는 비중이 증가하고 있으며 민간의료가 전반적인 보건의료에 미치는 영향력도 커지고 있다.

(2) 조직 관련 논의점

민간부문이 보건의료조직을 주도하는 나라에서는, 첫째, 보건의료자원의 분배가 시장의 원리에 의하여 결정되므로 보건의료에 대한 지역주민의 욕구가 경시되기 쉬우며, 둘째, 민간부문은 국가의 보건의료정책이 자신의 이익과 배치될 때 정책을 거부하거나 호응하지 않는 경우가 많고, 셋째, 민간부문은 공공부문과 협조가 잘되지 않기 때문에 자원의 낭비가 문제될 수 있다.

그 외에도 보건의료조직이 도시나 농촌의 가난한 사람을 외면하고 사회경제적으로 높은 위치를 차지하는 계층을 우선적으로 보호하는 경우가 많으며, 조직이 치료 중심으로 바뀌면서 예방이나 건강증진을 위한 서비스가 낙후되는 예가 세계 여러 나라에서 많이 발견되고 있다. 공적인 건강보험조직을 갖춘 나라라도 제도적 구성에 문제가 있을 경우에는, 첫째, 부유한 계층이 소외계층보다 상대적으로 더 큰 혜택을 받으며, 둘째, 건강보험의 원래 기능인 소득보호가 제대로 이루어지지 않거나, 셋째, 의료공급자에게 잘못된 동기를 부여하여 환자치료보다는 수입증대를 위한 의료행태를 나타내기도 한다.

3) 의료전달체계

(1) 분류

각종 보건의료 서비스가 생산되어서 소비되는 과정을 의료전달체계라고 하는데 실제로는 보건의료 서비스를 기능과 목적에 따라 분류하는 것을 의미한다. 서비스의 내용에 따라 크게 다섯 가지로 구분되는데, 건강증진서비스, 예방서비스, 치료서비스, 기능의 회복을 꾀하는 재활서비스, 그리고 재활이 되지 않는 환자에 대한 사회차원에서의 보호인 사회의학적 보호로 나눈다.

기능에 따라 분류하면 건강증진서비스, 예방서비스, 그리고 일반의에 의한 치료서비스를 1차 보건의료라고 하며, 전문의에 의한 치료서비스를 2차 보건의료, 재활 및 사회의학적 보호를 3차 보건의료라 한다.

환자의 후송체계에 따라 분류하면, 주로 지역에서 보건소나 의원급 의료기관에서 지역주민의 참여하에 저렴한 가격으로 제공되는 필수적인 보건의료를 1차 보건의료라고 하며, 20병상 이상의 병원급 의료기관에서 제공되는 전문적인 의료를 2차 보건의료, 그리고 전문화된 장비와 인력을 갖추고 고도로 전문화된 서비스를 제공하는 종합병원의 서비스를 3차 의료라고 한다. 보건의료 서비스를 1, 2, 3차로 분류하는 것은 1, 2, 3차가 한편으로는 서비스 요구 정도에 따른 서비스 수혜의 순서를 의미하기 때문이다.

(2) 전달체계 관련 논의점

세계 여러 나라의 의료제도를 살펴보면 여러 가지 문제점이 거론되는데, 우선 조직이 환자가 아닌 의사나 기타 공급자 중심으로 운영되고 있다는 점을 들 수 있다. 때때로 1차 서비스가 필요할 때 3차 서비스가 제공되는 등 소비자의 의료욕구에 부적절한 의료서비스가 제공되기도 하며, 환자와 서비스 공급자 사이의 불신 및 대화의 부족도 문제점으로 지적된다. 특히 환자와 의료제공자 사이에 직접적인 금전거래가 제도적으로 허용되면 불신의 문제가 부각되며, 한편 이런 불신이 의료분쟁과 같은 물리적, 혹은 법적인 문제로 이어지기도 한다.

전달체계상의 또 하나의 문제는 고급인력의 낭비 및 필요한 전문인력의 부족이다. 전문화된 인력이 1차 보건의료를 제공하거나 의사인력보다 덜 전문화된 인력이 할 수 있는 일을 의사인력이 할 경우에는 인력의 낭비가 발생하며, 혹은 지역에 따라 필요한 전문인력이 부족해지기도 한다.

4) 재원조달

(1) 재원의 종류

① 공공재원
각 국가의 보건부는 해마다 정부 총예산의 일부를 할당받는데 이와 같은 보건부의 예산이 공공재원의 기본이 된다. 그리고 건강보험을 사회보험으로 실시하거나 공적인 성격을 지닌 건강보험기구가 존재하는 나라에서는 건강보험료 또한 공공재원의 일부이다. 이외에도 기타 정부부처에서 조달한 정부예산 역시 공공재원에 속한다.

② 지역사회 재원
지역사회에서는 공공재원 외에 개인이나 단체의 기부로 얻은 기금을 통해 보건의료 서비스의 재원을 마련하거나 무료로 의료서비스를 제공한다.

③ 외국원조
포드재단, 게이츠재단, 종교단체, 유엔의 각종 기구, 그리고 세계은행이나 국제개발기구 등과 같은 세계기구는 자선이나 경제개발을 위한 사회보장제도 확보, 사회적 약자 보호, 특정 질환 치료, 혹은 예방을 위해 보건의료관련 재원을 원조해 준다.

④ 기타 가능한 재원
복권을 판매한 수익금으로 보건의료 재원을 마련하기도 한다. 그리고 건강에 해로운 소비품목 — 예를 들어 담배나 주류 — 에 특별부담금을 부과하여 재원으로 충당하기도 하는데, 담배의 경우 우리나라를 비롯하여 점차 많은 국가들이 소비감소를 목적으로 위해세(危害稅, sin tax)를 별도 부과하여 그 수입을 보건재원으로 사용하고 있다.

⑤ 민간기업

민간기업의 경우 사용자인 기업주가 근로자의 건강보험료의 일부를 부담하거나 근로자의 건강관리를 위하여 직접적으로 각종 서비스를 제공하기도 한다.

⑥ 일반 가계지출

공공재원이나 기타 재원을 통해 확보된 재원으로 모든 보건의료 서비스를 공급하지 못하거나 도덕적 해이가 발생하지 않도록 보건의료비의 일부를 개인에게 부담하게 할 경우에는 개인이 보건의료비와 건강보험료를 지출하게 된다.

위의 분류에서 민간기업과 일반 가계지출은 민간부문 재원을 나타내며 나머지 항목은 모두 공공부문 재원을 나타낸다. 각 재원조달방법은 각기 특유의 사회경제적 의미를 갖기 때문에 이들에 대한 충분한 이해가 필요하다. 각국은 정치적 상황, 행정관행, 문화적 배경에 따라 이들 방법들을 혼용하여 재원조달방법으로 사용하고 있다.

(2) 재원조달 관련 논의점

첫째, 개발도상국이나 후진국은 물론 미국, 독일, 일본을 위시한 선진국 등 거의 모든 국가에서는 각종 보건의료 서비스를 지원할 수 있는 자원의 부족이 가장 심각한 문제로 대두되고 있다. 특히 최근 몇 년 동안 의료서비스 가격의 급격한 상승과 의료서비스 이용의 증가로 재원부족의 현상이 더욱 심화되고 있다.

둘째, 몇몇 개발도상국에서는 민간부문의 재원조달이 공공부문을 크게 앞질러 보건의료 서비스의 배분에서 형평성의 문제가 제기되고 있다. 민간부문은 시장원리에 따라 움직이기 때문에 높은 가격을 지불하는 부유층을 우선적으로 진료하므로 한정된 자원이 보건의료 욕구가 큰 빈곤층보다 부유층의 욕구를 충족시키는 데 소요된다. 특히 민간부문의 재원이 무분별하게 조달되는 경우에는 이로 인한 분배상의 불평등이 심각한 사회문제를 야기할 수도 있다.

셋째, 국민의 보건의료비 지출이 증가해도 지출증가에 상응하는 국민 건강상의 편익을 얻지 못할 수도 있다. 의사나 병상의 증가와 같은 공급의 증가는 의료서비스의 특성상 수요의 증가를 유발하여 소비자의 의료이용률이 상승하며 따라서 의료비 지출이 증가한다. 그러나 공급이 증가해도 필요한 서비스보다 불필요한 서비스의 이용으로 연결된다면 의료비 지출은 늘어나지만 건강증진은 미미하여 결국 의료자원을 낭비하게 된다.

5) 경영 및 관리

(1) 개념

관리란 조직운영에 사용되는 기술을 말하며 경영이란 조직의 목표달성을 위한 방법의 선택, 문제해결, 변화의 구상 등을 일컫는다. 경영에는 지도력, 정책결정, 규제의 세 가지 측면이 있다. 독재적이지 않고 민주적이면서 구성원의 자발적이고 적극적인 참여를 유도할 수 있는 지도력이 요구된다. 정책결정에는 기획, 수행, 심사와 평가, 정보지원의 과정이 포함된다. 보건의료를 시장원리에 맡겨 놓으면 시장실패로 인하여 효율과 형평에 어긋나는 여러 가지 문제가 발생하게 되는데 이러한 문제를 해결하는 데 필요한 조치는 규제를 통해 마련한다. 즉, 적절한 규제는 형평과 효율의 목표를 달성하는 데 필수적이다.

(2) 관리 관련 논의점

몇 가지 논의점을 열거하면 다음과 같다. 첫째, 보건의료자원에 대한 경영이 비효율적이다. 특히 개발도상국의 경우 의사결정이 중앙으로 집중되어 지역단위의 자치권과 결정권이 미약하며 지역의 보건의료 욕구에 민감하게 대응하지 못하는 문제가 있다. 그리고 중앙행정부가 충분한 분석 없이 정책을 결정하여 시행착오가 많았다. 둘째, 보건부문과 다른 행정부문 간의 협조가 잘 이루어지지 않는다. 셋째, 정책결정 과정에 지역주민의 참여가 잘 이루어지지 않는다. 넷째, 기초분석을 위한 정보가 부족하거나 혹은 정확도가 떨어지는 자료가 많다. 다섯째, 효율적인 경영을 위해 전문적인 관리자가 필요하다. 병원의 경우 전문경영인이 병원의 경영에 참여할 수 있는 기회가 확대되어야 한다. 우리나라의 경우 병원경영이나 보건소와 같은 공공 보건기관의 경영을 책임지는 것은 주로 의사인데 전문 경영인의 참여를 늘리거나 의사에게 경영과 관련된 체계적인 교육을 받게 하는 것이 바람직하다. 경영도 하나의 기술이며 전문기술을 습득한 사람들이 경영과 관리를 담당하는 것은 개별 보건의료기관은 물론 전체 보건의료제도의 효율을 높이는 데 필수적인 요건이 된다.

2. 보건의료제도 분류

특정한 외과적 처치가 기술적으로 정당한가, 혹은 가격은 적당한가 등의 문제를 알아보기 위해 보건의료제도를 살펴보는 것은 아니다. 의료제도 연구에서는 전체 국민의 건강을 보호하는 데 필요한 시각과 국민건강 보호라는 목적을 가장 효과적으로 달성할 수 있는 제도적 장치가 과연 무엇인가에 초점을 맞춘다. 보건의료제도의 분류는 보는 관점에 따라 다양한 분류가 가능한데, 그중 비교적 의미가 있다고 생각되는 네 가지를 살펴보기로 하자.

1) 시대적 흐름에 따른 분류

(1) 자유방임제도
19세기 이전의 보건의료제도로서 민간의료기관에 의해서만 보건의료부문이 운용되는 제도이다. 의료서비스에 대해 현금이나 현물로 대가를 치렀으며 의료서비스의 가격이 형성되어 있는 경우에는 지불능력이 있는 자가 우선적으로 보호받았다. 현재 자유방임제도를 고수하고 있는 국가는 거의 없다.

(2) 혼합보건의료제도
산업화가 급진전되면서 첫째, 자연환경이 훼손되고 둘째, 도시화로 인한 집단거주에 의해 전염병을 비롯한 기타 질병의 발생가능성이 높아져 개인이 건강을 유지하는 데 한계가 드러났다. 또한 자본주의의 발달로 인한 빈부격차의 심화는 저소득계층의 의료이용을 가로막았다. 이로 인하여 빈자에 대한 건강보호가 정치 문제화되고 보건의료에 대한 국가의 적극적 개입이 이루어져서 민간의료와 공공의료가 혼합된 혼합보건의료제도가 성립하게 되었다. 우리나라를 비롯해서 일본, 미국, 호주, 독일 등 대부분의 나라가 이 제도를 채택하고 있다.

(3) 국가보건의료제도

세계 여러 나라가 혼합보건의료제도를 도입하였으나 최근에 와서 국민의료비의 증가와 건강권의 대두로 의료제도상의 변화가 계속되고 있다. 그 결과 정부에 의한 계획의료가 새롭게 등장하는 추세이다. 영국, 캐나다, 스웨덴, 이탈리아 등이 국가의료제도를 채택하고 있다.

영국의 보건경제학자인 아벨스미스(Abel-Smith, 1985)는 일찍이 소비자 수요와 시장의 경쟁기능을 통해 의료비 억제나 의료 질의 상승을 시도하는 것은 옳지 않다고 주장하였다. 불확실성과 정보의 편중이 특징인 보건의료에서 자원배분이 적절히 계획되거나 규제되지 않을 때, 필요 이상의 처치나 수술, 과잉투약, 효과 없는 시술의 채택, 전문의의 과다배출 및 경험부족 등은 의료비를 상승시키며 보건의료 서비스의 질은 오히려 떨어진다고 하였다. 이에 따라 아벨스미스는 각국의 정치적, 문화적, 법적 상황에 따라 약간의 차이는 있지만 내용 면에서 궁극적으로 계획의료 혹은 사회화된 의료를 선택할 수밖에 없다고 주장하였다.

주로 영국학자들이 중심이 되어 향후 각국의 의료개혁은 점진적으로 국가의료제도의 방향으로 진행될 것이라고 주장하며, 미국도 결국은 국가가 관장하는 제도로 이행할 것이라고 예견한다. 1960년 이후에 캐나다와 이탈리아가 국가의료제도와 유사한 형태로 이행을 하였으며, 자유방임적인 색채가 강한 미국조차도 2014년을 기점으로 ObamaCare를 통한 전국민건강보험제도를 실시하면서 변화의 물결을 타고 있어 일견 이들 영국학자들의 주장에 무게가 실리는 측면도 있다.

<表 2-1> 경제력과 조직 정도에 따른 보건의료제도의 분류

구분	조직구성 미약	보편적 조직	강한 조직
선진국	1	2	3
개발도상국	4	5	6
저개발국	7	8	9

자료: WHO (1984).

2) 경제력 및 조직 정도에 따른 분류

WHO(1984)는 국가의 경제력과 보건의료자원의 조직정도에 따라 보건의료제도를 분류하는 방식으로 아홉 가지 유형으로 구분했다(<표 2-1> 참조). 조직정도의 구분은 정부의 보건의료제도에의 개입정도를 나타내는데, WHO는 국가개입 정도가 강한 제도가 선호된다는 나름대로의 선호경향을 아래의 분류에 강하게 포함하고 있다.

여기에서 유형 1, 2, 3에 해당하는 국가는 1인당 국민소득이 3천 달러를 초과하며 대체로 풍부한 의료자원을 갖고 있고, 유형 4, 5, 6의 국가는 4백~3천 달러의 소득군에 속하며 의료자원이 대체로 부족한 편이다. 유형 7, 8, 9의 국가는 1인당 국민소득 4백 달러 미만의 국가로 의료인력이나 의약품을 비롯한 의료자원의 부족이 심각하여 국민의 건강이 위협받고 있다.[2]

의료서비스의 생산 및 배분에서 유형 1, 4, 7에 속하는 국가에서는 민간부문의 역할이 크고, 유형 3, 6, 9의 국가에서는 보건의료의 전반에 걸쳐 공공부문이 주도적 역할을 하며 민간부문은 극히 보조적인 역할을 수행한다. 유형 2, 5, 8의 국가에서 보건의료는 공공부문이 주도하고 있으나 외래 서비스와 같은 전문성이 약한 서비스는 민간부문에 의하여 제공되고 있다.

---

2 선진국 미화 3천 달러 이상, 후진국 4백 달러 이하 등의 이 분류기준은 1984년 기준이라 30여 년이 지난 현시점에서 이를 그대로 받아들이기는 어려울 것이다. 2010년 현재의 통념은 선진국 2만 달러 이상, 후진국은 1천 5백 달러 미만으로 보기도 한다.

이러한 분류를 통하여 WHO가 주장하고자 하는 바는, 유형 1, 4, 7의 국가들은 유형 3, 6, 9 국가들을 귀감으로 하여 제도적 발전을 도모해야 한다는 것이고, 그러한 변화의 필요성은 유형 2, 5, 8의 국가들에게도 다소 정도의 차이는 있지만 마찬가지로 적용된다는 주장이다. 이러한 주장의 배경은 무엇보다 보건의료에서 효율과 형평이 중요한데, 형평은 말할 필요도 없고 효율에 있어서도 시장실패를 감안한다면 국가에 의한 보건의료 체계상의 개입이 많을수록 좋다는 논리이다.

3) 재원조달방법에 따른 분류

보건의료 재원, 특히 의료보장 재원을 조달하는 주된 방법에 따라 보건의료제도를 분류할 수 있다. 노만드와 토마스(Normand & Thomas, 2009)는 보건의료제도를 주요 재원조달방안에 따라 크게 세 종류로 분류하였는데, 〈표 2-2〉는 각 군에 속한 대표적인 나라들을 보여준다.

전국민사회보험형은 국가가 모든 국민을 포괄하는 보험제도를 운영하는 형태로서, 보험은 사회보험의 성격을 띠며 국민이 부담하는 보험료는 준조세에 해당한다. 스웨덴이 이런 유형의 대표적인 국가이며 1960년대 중반에 캐나다가 혼합형에서

〈표 2-2〉 의료보장의 주요 재원조달방안에 따른 각국 보건의료제도의 분류

전국민사회보험제도	조세형제도	민간보험제도
프랑스	영국	
독일	덴마크	
네덜란드	아일랜드	
한국	스웨덴	미국
일본	이탈리아	
대만	뉴질랜드	

주: 한국, 일본, 대만은 추가되었음.
자료: Normand & Thomas(2009: 160).

전국민보험형으로 전환하면서 본보기로 많이 거론되고 있다. 그리고 아시아에서 2004년에 이웃 대만이 재원조달 혼합형에서 전국민보험형으로 성공적 변화를 이루었으며, 중국은 2012년에 전국민보험제도를, 인도네시아가 2014년, 그리고 인도는 2022년에 전국민의료보험 실시를 목표로 설정하여 열심히 추진하고 있다.

조세형제도는 국가나 지방자치단체가 보건의료의 실질적인 제공자가 되며 국민의 조세로서 재원을 조달하는 형태이다. 계획경제와 같이 보건의료의 자원배분은 계획된 대로 집행되며, 국민은 보건의료 서비스를 이용할 때 조세 이외의 비용은 거의 부담하지 않는다. 이에 속하는 대표적인 국가는 영국과 스웨덴이다. 한편 말레이시아는 조세재원 국가의료제도에서 전국민보험형으로 전환하고자 2012년 현재 시도하고 있다.

민간보험이 주요 보건재원이 되는 국가로는 미국이 유일하다고 평가된다. 2013년 현재 미국에서도 Midicare, Medicaid와 같이 국민의 일부는 공적 건강보장제도의 대상이 되기도 하나 대다수의 국민은 보험혜택이 없거나 민간보험에 의존하는 형태이다. 보건의료 공급부문은 민간이 주도하나 병원부문에는 민간과 공공이 혼재하면서 역할을 분담하고 있는 형태이다. 다만 미국의 경우에도 Obama Care에 의해 2014년부터 공적 보험이 주도하는 제도로 변환되면서 이제 민간보험이 주도하는 의료제도는 선진국이나 중진국에서 실질적으로 존재하지 않게 되었다.

이러한 분류 이외에도 OECD(2011)는 기초보장(basic coverage)을 민간보험이 하느냐 혹은 공공보험이 하느냐, 그리고 1차 보건을 위한 문지기(gate keeper)가 제도적으로 존재하느냐 아니냐, 문지기가 있더라도 환자의 의료제공자 선택권이 크냐 작으냐에 따라서 제도를 좀 더 복잡한 차원에서 분류하기도 한다. 그러나 이들 내용의 고차원성을 감안하여 여기서는 참고문헌으로만 소개하고, 관심 있는 독자들은 해당 논문을 읽어 볼 것을 권유한다.

4) 기본 시각의 차이에 따른 분류

자원은 희소하기 때문에 보건의료가 제공할 수 있는 모든 것을 모든 사람에게 제공할 수 없다는 것은 분명한 사실이다. 결국 선택이 필요하며 보건의료에는 선택의

〈표 2-3〉 기본시각의 차이에 따른 보건의료제도의 분류

분류항목	제도 X (기본권)	제도 Y (시장원리)
• 의료보장 형태	전국민의료보험(공공) 혹은 국가의료제도	민간의료보험
• 재원조달	보험료(준조세), 조세	본인부담, 보험료
• 소외계층	부유계층	빈곤계층
• 소외계층 위한 보완적 장치	민간의료보험	의료급여제도
• 의료기관 소유형태	병원: 국공립 혹은 비영리민간	병원과 의원:
	의원: 국공립 혹은 영리민간	다수의 영리추구 민간기관
• 지불보상제도	선불제(인두제, 총액계약제)	후불제(행위당수가제)

잣대로서 두 가지의 시각이 존재하고, 보건의료제도도 이러한 시각에 준하여 두 가지로 양분된다. 보건의료 수혜를 각 개인의 기본권으로 보느냐 아니면 시장경제 내의 다른 상품과 동일하게 보느냐 하는 시각에 따른 분류이다. 의료서비스 이용의 측면에서 전자의 경우는 개인의 경제적 능력과 관계없이 의료적 필요에 따라 서비스를 이용할 수 있고, 후자의 경우는 시장기능에 의해 보건의료자원이 배분되며 소비하는 보건의료의 양과 질이 경제적 능력에 따라 결정된다.

보건의료를 기본권으로 보는 견해를 가질 경우 의료기관은 소유상태가 민간이든 공공이든 공익성이 커지고 재원조달 및 의료자원의 지역 간 분포는 중앙정부나 지방정부에 의하여 계획되고 통제된다. 보건의료 서비스는 국민 개개인이 갖는 보건의료에 대한 욕구에 따라 배분된다. 따라서 보건의료 서비스의 이용기회는 모든 사회계층에게 동일하게 주어진다. 하지만 의료자원의 불균형 분포, 사회계급의 존재, 일반적 의식이나 교육수준의 차이로 실제 보건의료 이용에는 차이가 있으며 건강수준 또한 계층에 따라 달라진다. 그리고 최소 비용으로 최대 산출을 얻고자 하는 자원의 효율적 사용에 대한 동기가 미약한 편이다.

보건의료를 경제 내의 다른 상품과 동일하게 보는 견해의 경우, 의료기관은 민간소유가 대부분이며 의료비의 재정적 장애 때문에 경제력이 약한 소외계층의 보건의료 이용이 상대적으로 제한된다. 시장기능에 의하여 자원이 배분되기 때문에 지역

간 의료시설 및 인력의 불균형 분포가 두드러지며 이러한 자원의 불균형 분포는 지역 간 불공평한 이용기회의 원인이 된다. 이윤을 추구하는 공급자는 경제적 부가가치가 높은 서비스의 공급에 주력하기 때문에 의료기관이나 의사는 양질의 서비스 제공이라는 명목으로 고가의 의료장비나 값비싼 신기술을 선호한다. 이로 인해 고급 의료기술이 빠른 속도로 도입되어 사용되므로 국민의료비의 앙등현상이 나타나 저소득계층의 보건의료 이용이 더욱 어려워지고 보건의료 부문의 형평성이 저하되어 계층 간의 갈등이 야기되는 등 사회적 문제가 된다.

〈표 2-3〉에서는 위의 두 제도를 편의상 '제도 X'와 '제도 Y'로 구분하여 기본시각, 의료보장, 재원조달, 소외계층, 의료기관 소유형태, 지불보상제도별로 두 제도의 차이를 살펴본 것이며, 〈표 2-4〉는 두 제도의 성과(*performance*)를 항목별로 비교하여 나타내고 있다. 이 두 제도 간의 각 항목별 차이를 자세히 검토해 보면 결국 기본권과 시장원리가 모든 항목에 묻혀서 제도 간에 상당한 내용적 형태적 차이가 존재함을 알 수 있다.

위의 사항 이외에도 제도 X와 제도 Y는 다음과 같은 차이가 있다. 제도 X를 택하고 있는 국가는 제도 Y의 국가에 비해 대체적으로 의료인, 특히 의사의 윤리의식이 강한 편이며 의료인은 금전적 보상보다 의료인이라는 직업 자체에 만족감을 갖고 있다. 제도 X에서는 계층 간에 의료이용기회가 동등하게 주어지므로 의료접근도는 균등하나 실질적인 보건의료 서비스의 이용은 사회경제적 요인에 의해 차이가 난다. 즉, 동등한 이용기회가 주어지기는 하나 실질적 이용에서는 사회계층 간에 차이가 있다.

제도 Y는 제도 X에 비하여 경제적 낭비가 심하며 의료비 상승과 소외계층에 대한 기본적인 보건의료욕구 충족의 실패는 정부개입의 여지를 증가시키고 따라서 제도 X의 요소인 의료보호나 의료급여를 소외계층을 위하여 가미하게 된다. 미국의 Medicare, Medicaid 제도가 좋은 예이다. 제도 X도 모든 서비스 제공을 국가가 주도하지는 않고 실질적인 제공자로 민간의료를 허용하고 그 역할을 맡기게 되며, 필요한 경우 민간보험을 보충적으로 소개하여 국민의 다양한 욕구충족을 허용한다. 즉, 서로의 모자라는 점을 보충하기 위하여 각 제도는 다른 제도의 장점을 보완적으로 사용하는 경향이다.

〈표 2-4〉 제도 X와 제도 Y의 성과 비교

비교항목	제도 X (기본권)	제도 Y (시장원리)
• 국민의료비	의료비 통제 가능	의료비 억제의 어려움
• 인력 및 시설 자원의 분포	지역 간 분포가 계획적	지역 간 불균형 분포가 심함
• 이용시점에서의 의료비 부담	(거의) 무상으로 제공됨 :	본인부담이 있음:
	서비스 이용기회의 균등	소외계층의 보건의료 이용에 제한
• 국민 건강상태	의료비에 비하여 국민의	높은 의료비에 비하여
	건강상태는 양호함	건강상태가 좋지 못함
• 의료기술의 도입 및 사용	도입이 신속하지 못함	빠른 도입, 신속한 이용 확산
• 공급자와 수요자의 관계	양자 간의 협상에 의한	공급자의 독점력에 대응할
	계획된 의료배분	수요 독점력의 부족
• 공급자의 윤리의식	높음	낮음
• 낭비적 요소	소비자에 의한 도덕적 해이	공급자에 의한 과잉진료 및
		과다 · 허위 청구

제도 X나 제도 Y 중 어느 것이 우월한가는 철학적이고도 사회현상적인 선택의 문제이기 때문에 순위를 정할 수는 없다. 따라서 한 국가의 보건의료제도가 X형이 되어야 한다든지 혹은 Y형이 되어야 한다는 등의 결론을 도출하는 것은 무리이다. 그러나 현재 세계의 장기적 추세는 Y형보다 X형이 더 선호되고 있으며, 한국, 대만, 중국과 같이 이전에 Y형을 선택했던 국가들이 Y형의 일부를 포기하고 X형을 선택하기도 한다. 이러한 사실에 비추어 Y형보다는 X형에 더 큰 의미를 부여할 수도 있는데, 경제학에서는 이러한 판단의 이론적 근거를 현시선호이론(*revealed preference theory*)에 두고 있다.

한 국가의 입장에서 어떠한 제도를 선택하느냐에 대한 가장 기본적인 것은 기본시각, 즉 철학적 자세 혹은 원칙의 확립이다. 예를 들어 제도 내에서 어느 계층을 소외시킬 것인가, 즉 부유계층과 빈곤계층 중 누구를 중심으로 하는 의료제도를 구성할 것인가 등의 기본적 사항에 대한 정책방향이 먼저 정립되어야 한다. 기본시각에 대해서 정부와 국민 간의 합의가 먼저 이루어져야 하며 보건의료 제공자도 이러한 시각을 수용할 수 있어야 한다. 기본시각이 확립되고 나면 자원의 배분은 주어진 원칙 아래 효율과 형평을 기하며 이루어질 수 있다. 기본시각에 의한 원칙이 설정되지 않으면 바람이 부는 대로 나뭇가지가 흔들리듯이 자원의 배분이 이익단체의 로비나 특정기관의 힘에 따라 좌우된다. 미국의 예에서 잘 알 수 있듯이 이것은 보건의료부문의 비효율로 이어지며 궁극적으로 보건의료제도를 파국적 상황으로까지 몰고 간다. 시장실패가 존재하는 보건의료에서 제도는 만들어지는 것이 아니라 만들어가는 것임을 알 수 있다.

3. 우리나라 보건의료제도

이 절에서는 우선 우리나라 보건의료시장의 기본조건을 살펴보고 여기서 비롯되는 보건의료시장의 구조를 확인한다. 이러한 시장구조에서 나타나는 보건의료부문의 행태를 살펴본 후에 시장조건-구조-행태의 틀 속에서 우리나라 의료제도의 성과를 살펴보고 마지막으로 우리 제도의 발전방향을 가늠해 보고자 한다.

1) 우리나라 보건의료부문의 시장조건

보건의료부문의 시장조건은 보건의료 서비스가 갖는 재화로서의 특성과 밀접한 관련을 맺고 있다. 앞 장에서 언급한 바와 같이 보건의료 서비스는 대체로 소비자 무지와 불확실성이라는 두 가지 특성을 지니고 있다.

소비자 무지 때문에 보건의료에서는 공급자의 윤리, 즉 의료윤리가 강조된다. 이러한 의료윤리 때문에 대부분의 국가는 보건의료를 이윤을 추구하는 의원이나 민간병원과 같은 민간의료에 일임하지 않고 공공의료 영역을 설정하여 공적인 역할을 기대하게 된다. 불확실성의 특성은 건강보험이나 면허제와 같은 제도적 장치를 낳는다. 우리나라를 비롯하여 대부분의 국가는 공급자에 대한 면허제, 공공의료의 공급자 역할, 그리고 의료보장제도를 기본골격으로 갖추고 있다.

이러한 기본골격은 각종 제도적 장치를 통해 하나의 제도형태로 나타난다. 나라

〈그림 2-4〉 의료비의 구조 및 구성요소

선택진료료 ①	선택진료료 ②	
시장가격 ③	본인부담 (*Deductible, Copayment*) ④	보험급여 ⑤

비보험서비스   보험서비스

마다 보건의료제도의 형태가 각기 달리 보이는 것은 각 나라가 채택하고 있는 제도적 장치가 각기 다르기 때문이다. 그렇다면 우리나라 보건의료제도의 모습은 어떠하며 왜 그런 모습을 갖추게 되었을까? 우리나라 보건의료부문을 결정하는 기본조건은 크게 세 가지로 나누어 볼 수 있다. 즉, 보험적용 서비스와 비보험서비스로 나누어진 건강보험 체계, 지불보상체계로서 행위당수가제, 그리고 정부의 미약한 규제로서, 이들을 개략적으로 살펴보면 〈그림 2-4〉와 같다.

(1) 의료보험체계

우리나라의 건강보험은 매우 특이한 체계를 갖고 있다. 1989년 전국민건강보험이 실시됨으로써 모든 국민이 건강보험의 혜택을 받게 되었으나 재원이 충분하지 못한 상태에서 다급히 실시하다 보니 급여일수나 급여내용에 제한을 가할 수밖에 없었다. 상당수의 값비싼 서비스는 건강보험 급여에서 제외되었으며(비보험서비스), 급여대상이 되는 보험서비스를 이용할 때에도 상당한 수준의 본인부담금을 부담해야 한다.

〈그림 2-4〉는 우리나라 건강보험의 특성을 소비자 비용부담의 측면에서 요약한 것이다. 의료서비스는 보험서비스와 비보험서비스로 양분되며 각각의 경우 선택적으로 특진료가 추가된다. 그리고 보험서비스에는 정부가 고시한 보험수가가 적용되며 비보험서비스에는 공급자가 자의적으로 요구하는 시장가격이 부과된다. 소비자의 부담이라는 측면에서 본인부담을 나타내면 〈그림 2-4〉에서 ①+②+③+④이다.

우리나라의 경우 전액 환자부담인 비보험서비스와 보험서비스 내의 환자부담을 합친 본인부담률(①+②+③+④ / 전체)은 2012년 우리나라 본인부담금 비율은 37.5%로 2004년 38.7%에 비해 8년 사이에 1.2% 정도 감소하였으나 OECD 국가들의 평균 본인부담률이 2012년 기준 19.0%인 것을 고려하였을 때 우리나라의 본인부담률 비율이 여전히 높은 것을 확인할 수 있다(국민건강보험공단, 2012; OECD Health Data, 2014). 이처럼 높은 수준의 본인부담률은 소비자가 필요한 서비스를 이용하는 데 장벽으로 작용하고 보험서비스 내용이 제한되어 필요한 서비스조차 제공받지 못하는 경우가 발생한다.

(2) 행위당수가제

우리나라의 지불보상제도는 의료서비스의 행위마다 가격이 지불되는 전형적인 행위당수가제다. 독일이나 캐나다가 총액계약제의 틀 속에서 행위당수가제를 사용하는 것과는 달리 우리의 제도는 의료행위의 양이 곧바로 공급자에 대한 금전적 보상이나 소비자의 비용부담과 직결되는 그래서 국민의료비의 증가요소가 강한 행위당수가제를 견지하고 있다.

건강보험이 적용되는 의료서비스에 대해 병원과 의원 등의 공급자는 정부가 책정한 수가에 의거해 상환을 받는다. 정부는 수가를 정하는 데 주도적인 역할을 하며 매년 관련 공급자단체의 대표들과 협상한다. 정부는 비용을 감안하여 대부분의 공급자가 최소한의 이윤을 남길 수 있는 수준에서 수가를 산정한다. 즉, 소비자 물가지수의 변화, 표본조사한 공급자 이윤폭의 변화, 의료인력의 임금변화, 기타 생산비용 등의 요소를 고려하여 매년 수가를 다시 검토하고 자체 조사한 결과를 갖고 공급자대표와 협상한다.

(3) 정부의 미약한 규제

보건의료부문은 그 특성상 정부의 적절한 규제가 필요한 영역이라고 누차 논의가 되었다. 그러나 적절한 내용의 규제를 집행하지 못하면 시장실패와 함께 정부실패로 인한 폐해를 함께 겪어야 한다. 즉, 시장이 실패하기에 공적 규제가 필요한데, 만일 공적 규제가 어떤 이유로든 부적절하면 효율이나 형평을 얻기가 대단히 어려우며,

특히 공적 규제가 제도의 주인에 해당하는 환자에 대한 혜택보다는 규제대상인 의료재화 공급자들의 이익을 챙기게 되면 우리는 흔히 말하는 정부실패(*government failure*)를 안게 된다. 3

　부적절한 규제의 한 예로 의약품 시장의 경우를 들 수 있다. 우리나라의 경우 의약품의 오·남용을 막기 위하여 2000년부터 의약분업이 실시되었으나 과다한 처방을 억제하기 위한 제도적 장치가 미흡하여 기대한 정책효과를 얻는 데 성공적이지 못하다. 반면 일상적으로 복용하고, 효능과 복용방법 및 부작용 등에 대해 이미 소비자가 상당한 정보를 갖고 있으며 안전성에 별 문제가 없는 일부 의약품조차 약국에서만 판매하도록 해서 야간이나 휴일에 잘 알려진 필수의약품을 구입하기가 어렵고, 시장에서 가격경쟁이 존재하지 않기 때문에 가격 측면에서도 소비자는 불이익을 감수하고 있다. 이는 부적절한 규제의 한 예이다. 반면에 환자후송체계, 지불보상제도, 고가의료장비 등은 오히려 규제가 필요하지만 적절한 규제가 이루어지지 않는 부분이다. 이로 인해 의료의 고급화, 상업화 현상이 심화되고 있다.

　의료제공자의 행태에 대해서도 적절한 규제가 필요하다. 면허를 받은 각종 의료제공자(의사, 치의사, 한의사, 약사, 간호사 등)는 자신의 독점이윤을 늘리기 위해 때로는 집단행동의 방법을 선택하기도 한다. 이들의 집단행동은 때로는 사회적 허용한계를 넘어서 사회적으로 상당한 비용을 발생시키기도 한다. 그러나 이러한 집단이기주의에 대한 대처가 적절하게 이루어지지 못한다고 보인다. 정부는 보건의료서비스의 비(非)시장성(*non-marketability*) 및 시장실패를 간과한 채 보건의료부문을 적절하게 규제하지 못할 뿐 아니라 동시에 민간의료의 확대를 간과하고 있어, 장기적으로는 시장개방에 따른 외국 의료자본의 국내시장 잠식의 가능성도 조장하는 것으로 비추어진다.

3　조선시대 정조대왕은 1787년 봄에 심환지를 충청지역으로 보내면서 "백성을 감싸 보호할 수령이 제 역할을 하지 못한다면 가난한 시골 백성들이 시름과 원망을 누구에게 하소연하겠는가? 그리하여 내가 너를 … 에 보낸다"고 하시었다. 암행어사를 파견하여 정부실패를 바로잡겠다는 정책의지에 해당한다. 그러나 현대에는 이러한 제도적 장치를 기대하기는 어렵고, 정부실패에 대한 대응이 어느 나라의 경우나 시민단체의 몫으로 남게 된다. 말하자면 시민단체가 정부실패에 대한 감시자가 되는 셈이다.

2) 시장구조: 민간의료 주도

위에서 언급한 대로 우리나라 보건의료의 시장조건은 민간부문이 급격히 성장할 수 있는 배경이 되었으며, 선진국 어느 나라에서도 비슷한 예를 발견할 수 없을 정도이다. 즉, 행위당수가제, 공급자에 대한 정부의 미약한 규제, 그리고 높은 본인부담률로 나타난 보험제도의 경제적 유인장치(incentive)는 민간의료가 성장하는 데 좋은 밑거름이 되었다. 위의 세 가지 조건은 그 자체로 또는 상호 간에 영향을 주고받으면서 지속적으로 민간의료의 성장을 부추겨 왔으며, 그 결과 우리나라는 OECD 선진국뿐만 아니라 세계 어느 나라보다 보건의료에서 민간부문이 차지하는 비중이 큰 나라가 되었다(Yang, 2005).

민간부문의 성장을 설명할 수 있는 요인으로는 크게 세 가지를 들 수 있다. 첫째, 보건의료의 수요 측면에서 국민소득의 성장, 연령구조의 변화, 건강보험제도의 확대, 높은 교육수준, 그리고 건강의 중요성에 대한 인식의 향상과 같은 요인에 의해 수요가 급속하게 증가하였으며, 이러한 수요의 증가를 공공부문에서 방치하면서 민간부문에서 성공적으로 흡수할 수 있었던 것이다. 둘째, 공급 측면에서는 보건의료 시장에서의 이윤성이 활발한 민간투자를 유도하였다. 또한 의료의 소비자 무지 특성 상 투자의 불확실성이 낮다는 사실도 자본시장으로부터 활발한 투자를 유도하는데 기여하였다. 즉, 이윤획득의 가능성 및 투자회수의 확실성에 의해 삼성, 현대, (구)대우 등 여러 재벌기업들이 병원산업에 진출하여 시장점유율을 높여 가고 있는데, 이런 현상은 OECD 선진국에서는 발견하기 어려운 한국 특유의 현상이다. 셋째, 정부 측면의 요인인데, 지난 수십 년간 경제정책에서의 큰 성공과 더불어 민간기업의 역할이 중요하다는 시장중심주의가 정부의 경제정책 운영에서 우세를 점했다는 점을 들 수 있다. 이러한 경제정책은 보건의료부문에까지 영향을 미쳐 민간에게 의료시장의 상당부분을 할애하는 결과를 낳게 되었다.

3) 보건의료부문의 행태

(1) 보건의료의 고급화

의료서비스가 보험서비스와 비보험서비스로 구분된 특이한 보험체계, 영리를 추구하는 민간의료 중심의 의료전달체계, 정부의 규제자로서의 미약한 역할, 그리고 후불제인 행위당수가제는 우리나라 의료제도의 행태에 직접적 영향을 미치게 되었다.

우리나라 의료는 매우 고급화되어 있다. 2004년도를 기준으로 하였을 때, 우리나라의 1인당 국민소득이 세계 31위인 데 비하여 CT, MRI, Mammographs, 신장투석 장치, 핵치료 장치, 체외충격파 결석분쇄기와 같은 OECD가 선정한 대표적인 고가의료장비의 단위 인구당 보급수준은 모든 기기부문에서 세계 상위권을 점하였다. 예를 들어, 인구 100만 명당 우리나라 장비보유현황은 CT 세계 2위, MRI 8위, Mammographs 8위, 신장투석장치 5위, 핵치료장치 12위, 체외충격파 결석 분쇄기 3위로 OECD는 보고하였다(2004). 2010년을 기준으로 우리나라의 인구 100만 명당 CT(전산화단층촬영장치) 수는 35.5개로 OECD 평균인 19.5개보다 1.8배 많았으며, MRI(자기공명영상촬영장치) 수는 인구 100만 명당 19.9개로 OECD 평균 12.0개에 비해 1.7배 많았다(OECD Health Data, 2012). 또한 우리나라는 독특하게도 CT의 70% 이상과 MRI의 50% 이상이 상급종합병원과 종합병원을 제외한 병원급과 의원급에 배치되어 있다(김혜련 외, 2012). 이러한 상황의 의미는 국민과 의료제도에 가져올 비용과 편익을 평가하지 않고 민간의료기관은 영리증대를 위해 고가장비를 도입하고 있는 것으로 해석된다. 고가의료장비는 각종 의료기관에 의해 경쟁적으로 도입되었으며 이러한 과정을 통해 의료의 고급화 현상이 나타나고 있다.[4] 의료의 고급화는 대부분의 국민에게 경제적 부담의 증가를 의미하며 2차적으로 저소득계층의 의료에 대한 접근성을 저하시키는 형평성의 문제를 야기한다.

---

[4] 일부 고가장비가 보험급여에서 제외되어 고가장비 도입을 유도하였고, 장비의 과다한 도입은 공급자 유인수요로 이어지면서 파행적인 의료관행이 제도 속에 고착화되는 의료공급상의 비효율 문제를 야기하였다. 이러한 현상은 일반 의료기관, 치과, 한의기관도 마찬가지여서 수익성이 낮은 급여서비스보다 수익성이 높은 비급여 항목에 치중함으로써 의료의 고급화, 상업화 및 자원의 낭비를 야기하였다.

(2) 의료의 상업화

우리나라에서 의료의 고급화와 상업화는 심각한 양상을 띠고 있다. 현재 의료는 고급화를 통해 상업화되고 있으며 또한 상업화를 위하여 고급화되는 추세다. 병원급 의료기관의 90% 이상이 이윤을 추구하는 민간의료기관인데5 이들은 본질적으로 영리를 목적으로 하기 때문에 이윤을 증가시킬 수 있는 방향으로 의료행태를 변형시켜 간다. 따라서 이들은 환자에 대한 최선의 진료나 환자의 건강보호보다는 더 많은 이윤추구를 위해 환자를 소득원으로 간주하게 되며 따라서 의료의 상업화를 재촉하게 된다. 건강보험 비급여 서비스의 지속적인 확대와 이들 서비스의 과잉진료는 의료의 상업화와 맥을 같이하고 있다.

(3) 1차 의료의 미비

현재 우리나라에는 1차 보건의료가 제대로 갖추어져 있지 않다. 이것은 다음과 같은 사회적 현상에서도 잘 나타난다. 즉, 대부분의 사람은 자신의 건강문제를 상담할 의료전문인이 없기 때문에 질병이 발생하면 당황해 하며 많은 경우 스스로의 판단으로 치료의 방향을 결정하거나 주위에 있는 비전문인의 충고를 따르게 된다. 약국에 가야 하는지, 한방병원을 찾아야 하는지, 동네의 내과를 찾아야 하는지, 혹은 자가치료가 되는 질병인지, 전통요법이 유용한지, 응급실에 가야 하는지 등의 문제로 혼란스러워 한다.

이와 더불어 이윤을 추구하는 민간의료 공급자에 대한 불신은 환자가 적절한 의료제공자를 찾는 데 어려움을 한층 높이게 된다. 어떤 사람은 효과가 검증되지 않은 검사나 치료를 받고 있는데 이것은 심각한 위험을 초래할 수 있으며 비용도 많이 든다. 필요할 때 알맞은 전문의를 찾지 못하고, 때로는 필요가 없을 때에도 전문의를 찾게 되거나 검사를 받고 심지어 수술까지 받게 된다. 이로 인한 사회적 비용은 직접 드러나지는 않지만 엄청난 액수에 달할 것이다. 이 모든 결과는 문지기

---

5 2013년 현재, 현행 의료법상 민간의료기관은 영리추구가 허용되지 않으나 수많은 민간병원들은 실질적으로 영리를 추구한다고 하여도 무방한 것이 현실이다. 한국정부는 2007년 이후 병원들의 영리추구를 허용하는 방향으로 의료법개정을 수차례 시도하였으나 성공하지 못하였으며, 2014년 이후에도 주로 경제부처를 중심으로 이러한 방향으로 기획과 시도가 계속되고 있다.

역할을 하는 1차 의료가 거의 존재하지 않기 때문이며 아직은 우리나라가 의료선진
국이 되기에 거리가 있음을 부인하기 어렵다.

4) 보건의료부문의 성과

보건의료부문의 성과는 대개 자원의 적절한 배분과 적절한 사용을 의미하는 효율과
자원의 공평한 배분 및 사용을 의미하는 형평으로 측정한다. 효율에 덧붙여 형평의
기준이 추가되는 것은 국민 누구나 건강할 수 있는 권리가 헌법에 보장되어 있기
때문이다. 국가에 따라 건강권에 대한 의미부여가 각기 다른데, OECD 선진국과
달리 우리나라는 이에 대해 최소한의 의미만을 부여하고 있는 셈이다. 우리나라 보
건의료부문의 성과를 형평과 효율로 나누어 살펴보면 다음과 같다.

(1) 비형평

우리나라 건강보험제도는 국제적으로 우수한 성과를 가진 제도로 평가받고 있음에
도 불구하고 보장률은 2011년 기준 63.0%로 조사되어, OECD 국가의 평균 보장률
(입원 86.6%, 외래 78.2%)에 비해 취약한 것으로 평가되었다(OECD, 2011). 이러
한 낮은 보장률에 기인한 우리 보건의료부문의 형평성에 대하여는 이미 앞에서 간
접적으로 언급하였다. 실제 의료서비스의 본인부담가격이 전체 가격의 40%를 초
과하는 수준에서 형평을 기대하기는 어렵다. 병원에서 진료거부를 당하는 계층은
주로 저소득층이며, 치료비를 지불하지 못하여 사회에 지원을 호소하는 사람 대부
분이 중산층 이하에 속한다는 사실은 우리 의료에서 접근상의 불평등이 문제되고
있음을 간접적으로 시사하고 있다.

많은 논문들이 우리나라 보건의료의 형평성에 관하여 언급하고 있다. 임국환 외
(2010) 연구에서는 외래 서비스 이용의 경우, 소득계층 간에 동일 필요에 대한 동
일한 의료이용의 형평성이 건강보험의 체계로 인하여 대체로 지켜졌으나, 의료기
관 종별로 구분한 결과 대형병원은 고소득층의 외래 의료이용이 많은 불평등 구조
를 보였다. 사공진 외(2012)는 의료필요를 보정하였을 때 만성질환 의료이용의 불
평등 정도가 심해지는 것을 확인하였다. 이는 중증질환일수록 고가의 치료가 요구

되기 때문에 저소득층의 경우 적절한 의료서비스를 받지 못하기 때문이라고 설명하였다. 다른 연구(Lee & Yang, 2012; 양봉민 외, 2003)는 재원조달 측면에서 거의 유사한 결과를 보여주고 있다. 우리네 건강보험체계에서 보험료는 소득비례 징수되고 있으나 임금소득 외에 금융소득 등 여타소득을 합한 총소득 대비 보험료 징수는 저소득층이 고소득층보다 더 높은 비율의 보험료를 부담하는 소득역진성을 나타낸다고 나타난다.

높은 본인부담률은 또한 우리네 제도에서 민간의료보험시장의 확대를 불러왔다. 높은 본인부담에 대한 대비로 소비자들은 보충적 민간보험을 구매하게 되며, 그 결과 국민의 약 34%가 민간보험에 가입하는 것으로 집계되었다(유창훈 외, 2010).[6] 민간보험은 선택은 다분히 소득수준에 의하여 영향을 받는데, 만약 민간보험가입 여부가 의료이용에 영향을 준다면, 민간보험이 없는 중·저소득층은 상대적으로 의료이용상의 어려움을 겪게 되어 이 또한 우리네 의료이용상의 비형평으로 간주된다.

OECD 여러 나라와는 달리 우리의 제도에서는 본인부담이 매우 높다. 따라서 계층 간 의료접근상의 불평등은 특히 비용부담률의 차이에서 비롯된다고 보아야 할 것이다. 따라서 형평성을 높이기 위해서는 저소득층의 비용부담을 줄여야 하며, 만일 본인부담률을 전반적으로 낮추지 못한다면 저소득층에게만이라도 낮은 본인부담률을 적용하는 차등부담률 제도를 시행하는 것이 하나의 대안이 될 수 있다.

(2) 비효율과 국민의료비

불완전한 건강보험체계, 행위당수가제, 그리고 정부의 미약한 규제와 같은 우리 보건의료부문의 시장조건은 결과적으로 과잉진료, 효과보다 값비싼 시술의 채택, 그리고 투약에 있어 오남용과 같은 자원의 낭비를 초래하고 있다. 또 한편 환자의 3차 진료기관 선호와 환자후송체계의 미비로 1차 기관에서도 충분히 처치받을 수 있는 환자가 2·3차 기관으로 몰리고 있으며 이로 인한 분배적 비효율은 자원의 낭비

---

6 우리나라 민간보험 가입률에 대한 통계는 매우 다양한데 연구자에 따라서 30%에서 66%까지이며, 이러한 다양한 결과는 아직 민간보험시장에 관한 정확한 통계가 없음을 의미하며, 여기서는 가장 최근의 결과를 인용하였다.

및 국민의료비 부담의 증가로 이어지고 있다. 7 예방이 중요하다, 1차 의료가 구심이 되어야 한다, 그리고 보건교육이 중요하다고 하지만, 정작 이루어지고 있는 것은 병원중심의 치료위주 의료이며, 이러한 상황에서 전체 국민의료비는 지속적으로 증가할 수밖에 없다.

현재 우리나라의 국민의료비는 두드러지게 지출이 증가하고 있는 것으로 나타난다. 2003년에서 2012년 사이에 GDP 대비 보건의료비 지출은 5.2%에서 7.6%로 그 비율이 약 1.5배 증가하였으며, 2012년 국민의료비는 97.1조 원으로 2003년 39.9조 원에 비하여 10년 동안 약 2.4배 증가하여 연평균 9.3% 증가하였다(OECD Health Data, 2014). 이는 2003년에서 2012년 사이 연평균 소비자 물가상승률 2.7%와 GDP 증가율 5.4%를 상회하는 값이다. 병·의원 총 진료비의 경우 2003년에서 2012년까지 9년간 연평균 9.73% 상승한 것으로 조사되었으며, 진료비 상승은 가격과 수량 양면에서 복합적으로 발생하는 결과로 환산지수(수가수준) 인상으로 인한 증가는 1.61%에 그친 반면, 방문일당 진료강도 증가로 인한 진료비 증가는 4.21%, 내원일수 증가로 인한 증가는 3.02%로 분석되었다(신현웅 외, 2013).

국민의료비나 총진료비의 증가 그 자체는 국민혜택의 증가로 보면 크게 문제될 것이 없다. 문제는 우리의 제도구조가 지속적인 의료비 증가를 억제할 만한 기전을 갖지 못하고 있다는 점이며, 그래서 앞으로 발생할 의료비의 상승이 자원소모적이고 낭비적이라 하더라도 그것을 억제할 만한 정책을 쉽게 마련하지 못한다는 점이다.

5) 의료전달체계의 개관

이제 위에서 개별적으로 논의된 시장조건-구성-행태-성과를 묶어서 이들의 유기적 관계를 살펴보고자 한다. 보건의료제도의 성과는 사실상 서로 관련을 맺고 있는 시장조건, 구성, 행태의 산물이다. 〈그림 2-5〉는 이들 요소의 유기적 관계에 관한 개괄적 모형이다.

---

7 이러한 문제에 대한 대처로 2011년 3월 정부는 경제적 인센티브를 정책수단으로 만성병환자의 3차 기관 이용을 억제하고 (본인부담액 인상) 의원급 1차 기관으로 환자이전을 기대하는 환자후송체계 개편안을 마련해 보기도 하였는데, 문제를 근본적인 대책보다는 경제적 인센티브로 풀려고 하는 이러한 정책이 기대하는 효과를 가져올 수 있을지가 관건이다.

〈그림 2-5〉 우리나라 보건의료부문의 유기적 구성과 성과

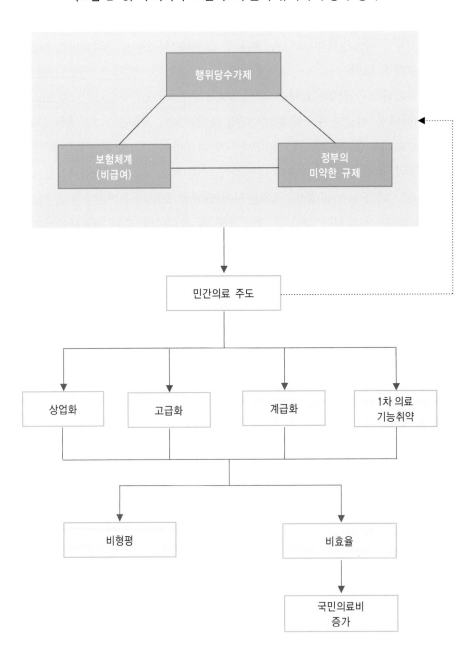

행위당수가제

보험체계
(비급여)

정부의
미약한 규제

민간의료 주도

상업화

고급화

계급화

1차 의료
기능취약

비형평

비효율

국민의료비
증가

비급여가 많은 보험체계, 행위당수가제, 정부의 부적절한 규제는 상호 관련되어 민간의료의 성장에 크게 기여했으며, 민간의료와 보험체계, 수가제, 정부의 미흡한 규제는 의료의 상업화나 고급화, 1차 의료의 미비, 그리고 계급화의 현상을 초래한다. 이러한 시장조건-구성-행태는 비효율과 비형평을 낳으며 또한 국민의료비 증가의 직접적 원인이 되기도 한다. 의료비의 증가는 저소득층의 보건의료 이용을 더욱 어렵게 만들며 이로 인해 형평성이 저하되어 계층 간의 갈등이 야기되기도 한다.

예를 들어 경제적 이윤이 큰 비급여의 인정은 의료기관으로 하여금 비급여서비스의 제공에 치중하는 경제적 유인을 제공하였으며, 의료기관들은 비급여에 해당하는 고가의 신기술을 경쟁적으로 도입하여 그 이용을 유도하였다. 이러한 현상은 의료의 상업화와 고급화를 초래하였으며, 값비싼 신기술을 이용하지 못하는 계층을 발생시켜 의료의 계급화가 심화되었다. 물론 신기술의 도입을 가능하게 하고 또한 유인수요를 가능하게 하는 것은 다름 아닌 지불보상방법이 행위당수가제이기 때문이다. 즉, 행위당수가제가 위와 같은 우리네 의료제도의 각 현상 간에 연결고리를 가능하게 하는 역할을 하였으며, 만일 지불보상제도가 행위당수가제가 아니었다면 우리네 제도의 시장조건-구성-행태-성과의 양상이 많이 달라졌을 것이다.

우리가 생각해야 할 또 다른 측면은 우리네 제도의 정치경제이다. 예를 들어, 민간부문의 의료인과 의료기관은 상업화와 고급화에 의해 발생된 독점이윤을 더 크게 하기 위하여 노력한다. 일례로 비급여를 축소하려는 정부정책에 대항하여 로비를 한다든지 행위당수가제 이외의 지불보상방법의 도입에 적극적인 반대 로비를 펼친다든지, 또는 주치의제도나 가정간호제도와 같은 1차 보건의료의 확대를 반대하면서 정부규제나 정부의 정책구사에 영향력을 행사한다. 이와 같은 정치경제적 현상이 현재 우리 보건의료부문에서 지속적으로 발생하고 있음을 목격할 수 있다.

6) 보건의료제도의 개선

(1) 보건의료제도상의 개혁

보건의료제도의 좀 더 나은 성과를 위해서는 건강보험을 포함한 보건의료제도 구성요소의 변화를 필요로 한다. 예를 들어 지불보상제도가 현재의 행위당수가제에서 선불제의 형태로 개편되어야 한다. 비용을 절감할 수 있으면서도 포괄적 의료와 예방의료가 강화될 수 있는 지불보상제도로 인두제, 총액제(총액예산제, 총액계약제, 총액한도제 포함) 등의 선불제가 흔히 거론된다. 이들 지불보상체계는 가입환자수, 혹은 전년도의 병원지출규모 등에 따라 일정한 지불금액이 사전에 결정되므로 불필요한 의료를 제공할 동기를 없앤다. 그리고 주어진 예산 내에서 가장 효율적인 방법으로 자원을 사용할 동기를 제공하게 되는 것이다. 8

현재 우리나라에서는 현행 행위당수가제의 문제점을 극복하기 위해 포괄수가제(DRG)의 도입을 검토하고 시범사업을 시행하고 있다. DRG 제도는 미국에서 행위당수가제로 인한 여러 폐해, 즉 의료의 남용을 줄여보고자 고안된 제도로 그 성과에 대해서는 상반된 평가가 제기되고 있다. 즉, 의료비 절감을 통해 효율적 의료제도를 이루어 나가는 데 긍정적으로 기여하고 있다는 평가에서부터 별 효과가 없었다는 지적에 이르기까지 다양한 평가를 받고 있다. DRG 역시 선불제의 일종이기는 하나 건수를 늘려감으로써 이윤을 증대시켜 나갈 수 있는 여지를 가지고 있으므로 선불제의 장점을 충분히 발휘하기에는 다소 미흡한 제도이며 오히려 행정비용만 지나치게 드는 제도라는 평가도 받고 있다. DRG에서 한 걸음 더 나아가 인두제나 총액예산제 등의 지불보상체계도 고려할 필요가 있다.

그러나 이러한 지불보상체계의 변화에 대해서는 정치적 저항 또한 만만치 않을 것이라고 생각된다. 장기적으로 지불보상체계의 변화를 통해 효율적 의료제공이 이루어질 수 있도록 유도되어야 하겠지만 합의가 이루어지지 못한 단계에서는 이미 짜여진 틀에서 효율을 높일 수 있는 제도적 장치가 필요하다. 그중 하나가 주치의제도와 가정간호제도이다. 주치의제도와 가정간호제도는 1차 의료를 강화함으로써 2, 3차

---

8 지불보상제도에 대한 구체적인 논의는 제 10장에서 자세히 이루어진다.

의료비용을 줄일 수 있고 지속적, 포괄적 의료제공이 가능한 제도적 장치이다. 이는 단지 비용억제의 측면뿐 아니라 양질의 의료를 제공하는 초석이 되는 제도이다. 현재 많은 전문의들이 반대를 하고 있기는 하나 이 제도가 갖는 장점을 생각할 때 제도의 지속가능성과 비용효과를 위해서 실시를 적극적으로 검토해야 할 것이다.

(2) 건강보험개혁

우리의 건강보험이 사회보험으로서 제 기능을 발휘하기 위해서는 건강보험제도상의 변화가 필요하다. 실제로 건강보험은 그동안 내용적으로 많은 발전을 하였으며, 그러한 변화는 지금도 이어지고 있다. 제도적으로 개선이 필요한 내용을 모두 열거하기는 지면상 어려우며, 다만 가장 핵심이 된다고 판단되며 아직도 개선의 여지가 있는 급여확대를 중심으로 변화의 내용을 간략히 짚어보고자 한다.

① 급여수준의 확대

건강보험제도 개선의 최우선과제는 보험급여를 확대하여 의료서비스의 대부분을 건강보험제도로 포괄하는 것이다. 우리나라 건강보험의 급여수준은 점차 개선되고 있으나 최근에 들어 답보수준이라 보장성 강화는 정책과제로 계속 대두되고 있으며 이전의 경험을 토대로 볼 때에 특히 재원조달이 관건이 되어 개선에 상당한 시간이 요할 것으로 판단된다(〈표 2-5〉 참조). 급여수준 확대는 건강보험제도의 급여수준이 개개인의 책임이 아닌 사회적 책임이 되도록 함으로써 OECD 선진국들처럼 개개인의 소득은 보호가 되고, 제도를 통하여 사회형평성이 제대로 추구되어야 할 것이다. 구체적인 개선방안은 다음과 같다.

첫째, 의료의 계급화를 조장하고 일부 계층을 의료접근성에서 소외시키는 병원의 선택지료 제도를 가능한 억제하여야 한다. 9 이는 선택진료제가 통용되는 종합병원의 수입감소로 이어질 것이기에 이러한 감소를 보상하기 위해 종합병원의 의료수가를 상향 조정하여 종합병원의 평균적인 수입에는 큰 변화가 없도록 하는 보완적 조치가 수반됨이 필요하다.

---

9 진료의사의 직함에 따라 의료서비스의 가격이 달라지는 선택진료제는 우리나라에만 있는 특이한 제도이다. 현재 이 제도는 양질의 의료서비스를 장려한다는 원래의 취지를 벗어나 병원의 수입증대 목적으로 남용되고 있다.

<표 2-5> 건강보험 급여수준

연도	건강보험보장률(%)	본인부담률(%)
2004	61.3	38.7
2005	61.8	38.2
2006	64.3	35.7
2007	64.6	35.4
2008	62.2	37.8
2009	64.0	36.0
2010	62.7	37.3
2011	63.0	37.0
2012	62.5	37.5

자료: 국민건강보험공단, 〈건강보험환자 진료비 실태조사〉, 각 연도.

그러나 이러한 변화가 소비자와 보험자에게 미치는 영향은 중립적이지 않다. 비급여이었던 선택진료료가 (수가상승분만큼) 급여대상에 들어가면서 소비자의 비용부담이 줄어드는 대신 보험자의 비용부담이 늘어나게 된다. 따라서 비용이 환자에게서 보험자에게로 이동한다(이동의 크기는 보험제도의 비용분담률에 따라 결정된다). 비록 장기적으로는 옮겨간 모든 비용의 대부분이 보험료 납부자(소비자)에게로, 일부는 정부로 다시 이전되겠지만 단기적으로는 재정부담의 측면에서 소비자에게는 유리하고 보험조합에는 불리하게 된다. 그렇지만 이러한 비용이전과 재이전은 형평성의 견지에서 볼 때 바람직한 것이다. 왜냐하면 선택진료제에 의한 본인부담금은 소득역진적인 반면에 건강보험료는 소득비례적이기 때문이다.

둘째, 미용관련 서비스를 제외한 모든 보건의료 서비스가 전국민건강보험(NHI)의 급여에 포괄되어야 한다. 그동안 급여범위는 진료일수 확대, CT 급여, 식대급여 포함 등 꾸준히 확대되었으나 아직도 급여범위확대는 건강보험정책상의 주요과제로 남아 있다. 한의학 서비스에 대해서도 주의 깊은 준비를 통해 상당 부분 국민건강보험의 급여에 포함시켜야 한다. 하지만 우선적으로는 서양의료의 포괄적인 급여가 시행되어 대부분의 의료지출이 그 속에 흡수되도록 해야 한다. 이러한 급여확대는 환자로부터 보험자로 상당한 규모의 비용 이전을 초래할 것이다. 물론 결국에는 보험자로부터 소비자인 피보험자에게로 비용 재이전(再移轉)이 건강보험료율의 상승이란 형태로 불가피하게 발생할 것이지만, 앞에서와 똑같은 이유로 이러한 비용이전은 형평성의 관점에서 권장된다. 결국 소비자는 이득을 보고 빈곤계층은 상대적으로 더 많은 보호를 받게 되며, 건강보험제도는 사회보험의 목적을 더욱 충실히 추구할 수 있는 장점을 얻게 된다.

② 급여확대의 효과

우선 보건의료 서비스의 이용을 통하여 소득계층 간에 (부자에서 빈자로) 상호원조가 일어날 것이다. 높은 보험료(소득비례 혹은 누진적)와 낮은 본인부담(소득역진적)을 함께 묶으면, 현행 낮은 보험료와 높은 본인부담의 묶음이라는 반대의 경우에 비하여, 분명히 부자로부터 빈자에게로 금전적 전이가 발생한다. 상호원조의 규모, 즉 건강보험의 소득재분배 효과는 — 비록 건강보험 그 자체는 소득재분배를 궁극적 목적으로 하지는 않지만 — 본인 직접부담분이 보험료로 대체되는 정도가 크면 클수록 더 커질 것이다. 그리고 보험제도의 비용분담률이 소득과 연계하여 책정될 수만 있다면(즉, 소득이 높을수록 비용분담률이 커질 때) 소득계층 간의 상호원조의 크기는 한층 더 커지게 될 것이다. 이러한 상황에서 부유한 계층이 내는 보험료는 '(강요된) 지불'이 아닌 진정한 의미의 '(사회에 대한) 기여'로서의 의미를 갖게 된다.

둘째, 급여확대에 의한 변화된 유인구조의 결과로 의료제도의 행태나 성과에서 일련의 변화가 따를 것이다. 이들 중 가장 중요한 것은 공급자 행태의 변화를 통한 효율성의 제고이다. 보험급여가 포괄적으로 되면 비급여서비스로 통하여 공급자들에게 주어졌던 왜곡된 유인이 제거될 것이다. 즉, 일부 고가장비의 지나친 도입도 비급여 고가장비 관련 서비스에서 비롯되는 이윤이 사라지면서 줄어들 것이다. 공급자가 고가장비와 관련한 서비스에 대한 수요를 창출하려는 유인이 줄어들 것이고, 따라서 소비자의 비용부담도 감소한다. 결국 의료제도 전체적으로는 자원을 절약할 수 있으며 절약된 자원은 건강증진을 목적으로 하는 다른 사업에 유용하게 사용될 수 있을 것이다.

셋째, 급여의 확대는 정부정책의 효과를 훨씬 크게 할 것이다. 의료비 억제정책, 혹은 효율증가를 위한 각종 정책은 비급여 부문이 비대한 상황에서는 그 효과를 기대하기 어려우며 경우에 따라 부작용만 초래할 뿐이다. 예를 들어, 보험수가 억제를 통한 비용억제 정책의 경우, 병의원은 수가억제를 통해 발생한 수입상의 손실을 비보험에서 만회하려 들기 때문에, 현재 우리가 경험하는 것처럼 보험부문에만 적용되는 수가통제는 효과가 미약하며 오히려 병의원 행태의 왜곡을 초래할 뿐이었다. 그리고 총진료비의 40% 이상이 비급여인 현재의 상황에서 포괄수가제니 수가 재조정을 논하는 것 역시 의료제도상으로는 큰 의미가 없다. 왜냐하면 보험부문에 대한 어떠한 가격정책의 실시도 비보험을 통하여 역으로 작용할 소지가 크기 때문이다. 따라서 비급여의 축소는 이러한 부정적인 결과의 여지를 줄임으로써 각종 보건정책의 기대효과를 훨씬 크게 할 것이 확실하다.

넷째, 포괄적인 급여를 함으로써 얻는 다른 간접적인 혜택은 정부가 공급자를 적절하게 관리하는 기관으로 건강보험이 작동할 수 있다는 점이다. 이전의 비급여서비스의 이용, 관련된 진료 수입, 그리고 비용에 관한 대부분의 정보가 보험급여 확대로 이제는 명시적으로 파악이 될 것이고 정책 입안자와 연구자는 이러한 정보를 유용하게 이용할 수 있게 될 것이다. 그리고 이러한 정보는 규제지침으로 사용되거나 가격설정과 공급행태를 연구하고 분석하는 기초자료로도 사용될 수 있다.

다섯째, 급여의 확대는 보험자(예: 건강보험공단, 건강보험심사평가원)의 보건의료정책 부문의 역할을 증대시킨다. 포괄적 급여로 재원의 흐름이 보험자에게 집중되며, 보험자는 재정의 배분권을 가지면서 의료공급자에게 대응할 수 있는 영향력 있는 집단이 될 수 있다. 보험자는 보험가입자인 소비자의 이익을 대변하는 차원에서 공급자집단과 협상하게 되며(쌍방독점의 형태), 의료수가, 급여수준, 의료의 질에 이르는 많은 영역에서 재정수단을 통하여 필요한 변화를 유도할 수 있다. 이러한 구조로 사회보험 하에서 보험자는 결국 국민의 이익을 대변하는 대변자 역할을 담당하는 것이다.

③ 차등본인부담률제도

우선 소득계층에 따른 차등 본인부담률제의 시행을 고려할 수 있다. 이미 언급한 대로 우리 건강보험의 본인부담률이 매우 높기 때문에 소득보호를 목적으로 하는 건강보험이 가계의 소득을 보호하지 못하고 있으며 큰 질병에 걸린 경우에 가산을 탕진하는 예를 우리의 주변에서 아직도 많이 목격하고 있다. 높은 본인부담은 그 자체로 소득역진적이며 저소득층이나 소외계층의 필요한 의료이용을 억제하는 문제를 안고 있다.

대부분의 선진국가에서는 본인부담이 거의 없거나, 있더라도 소액에 그치고 있는 데 반해 우리 건강보험은 건강보험의 실효성을 의심할 정도로 본인부담이 높은 수준이다. 본인부담을 인하해야 하며, 특히 소득계층에 따른 차등 본인부담제를 실시하여 저소득층이나 소외계층의 본인부담을 축소시킴이 바람직하며, 건강보험제도가 소득보호라는 진정한 의미의 의료보장으로 자리 잡을 수 있을 것이다.

본인부담과 관련한 또 하나의 대안은 전 소득계층이 아닌 저소득계층에 한하여 본인부담 상한제를 실시하는 방안이다. 높은 본인부담은 고소득자에게는 문제가 되지 않는 데 반해 대부분의 저소득자에게는 큰 경제적 부담이 되기 때문이다.

급여확대를 하느냐, 어느 수준으로 하느냐, 혹은 어느 대안을 선택하느냐 하는 것은 원칙론만으로 가능하지는 않다. 건강보험의 재정확대가 필수 요건이며, 재정확대는 재정을 부담하는 가입자인 국민의 동의가 필요한 부분이다. 만일 그것이 옳은 방향이라면, 연구를 통하여 급여확대의 장점과 단점을 체계적으로 분석함이 우선이고, 만일 타당하다면 정치경제를 포함한 다양한 접근 방법에 대한 구체적 논의가 필요하다. 제도의 형평성 제고에 대한 정확한 이해와 정치적 타당성, 그리고 사회적 합의가 전제되어야 할 것이다.

03 보건의료수요

1. 수요분석

1) 수요모형

경제학의 중요한 역할 중의 하나는 미래에 발생할 경제현상을 가능한 정확하게 예측하는 것이다. 경제현상 중 하나인 수요행위를 분석하고자 할 때 우리의 주된 관심사는 소비자가 구매하려고 의도하는 특정 재화나 용역의 양이 된다. 수요행위의 분석을 위하여 우리는 수요모형을 이용한다. 그것은 수요에 주된 영향을 미치는 요인들을 분류하고 그러한 요인들이 어떻게 수요에 영향을 미치는가에 대한 가설을 세우는 것이다.

그렇다면 구체적으로 모형(模型)이란 무엇인가? 모형이란 우리가 설명하고자 하는 현상의 특성과 관련된 주요 요인들을 고려함으로써 경제현상의 움직임을 파악하고 설명하고자 하는 하나의 도구 또는 분석의 틀이라고 할 수 있다. 모형은 현실을 완전하게 기술하는 것이 아니고 그것을 대표하는 가상의 형(型)이라고 할 수 있다. 복잡한 현실을 분석하기 위하여 모형은 가정(假定, assumption)을 사용한다. 그것은 복잡한 현실을 단순화시켜 분석을 가능하게 하는 도구에 해당한다. 따라서 현실을 왜곡하지 않는 한 가정은 분석을 위한 필수적 조건에 해당한다.

수요모형은 수요량과 그것에 영향을 미치는 여러 요인 간의 상관관계를 나타낸다. 수요모형을 통하여 "만약 X라는 요인이 증가(혹은 감소)한다면, 수요 또는 수요량은 증가(혹은 감소)하게 될 것이다"라는 형식의 설명을 할 수 있게 된다. 좋은 모형이 되기 위해서는 현상을 설명하는 주요 요인들을 잘 선정하여 논리적으로 결합시키는 것이 필수적이다. 그리고 모형은 반드시 이론적 배경을 가지고 있어야 한다. 연구자 개인의 자의적(恣意的) 판단이나 감성적 모형은 다른 사람의 공감을 얻을 수 없다. 이론적 배경이 없는 모형은 많은 경우 허구일 가능성이 높으며 연구자의 억지에 불과한 경우도 적지 않다.

일단 세워진 모형은 그 자체로서 완성된 것이 아니고 이것이 과연 실제 현상을 잘 설명하고 있는가에 대한 검증을 받아야 한다. 즉, 모형에 바탕을 둔 경제분석이나 모형에 의하여 예측된 경제행위가 실제 현실과 얼마나 정확하게 부합되느냐에 대한 검증을 거친 뒤에야 그 모형은 타당성을 인정받게 되는 것이다. 검증에는 주로 통계학적 기법이 많이 이용되며 경제학에서 이용되는 통계학적 기법을 중심으로 형성된 학문분야를 계량경제학이라고 한다.

2) 수요모형의 타당성

의료수요에 대한 연구가 그다지 중요하지 않다고 주장하는 사람들도 있다. 주로 임상의료인들이 그러한 생각을 갖고 있는데, 첫째, 아프면 의료이용을 하고 건강하면 의료이용을 하지 않으며, 둘째, 아플 때 치료하는 방법은 하나이지 여러 가지 다른 치료방법이 있을 수 없다는 논리에 바탕을 두고 있다. 이러한 기술적 견해에 의하면 의료이용을 결정하는 요인은 오직 질병유무(의료요구, medical need)이며 다른 요인은 의료이용에 영향을 미치지 못한다는 것이다. 실제로 이러한 견해에 의해 보건의료정책을 제시한 연구도 존재한다(Murphy et al., 2012; Lee & Jones, 1993; Schonfeld, Heston & Falk, 1972). 이들 연구는 필요한 의료인력을 산출하는 데 우선 전체 인구의 총질병 건수를 조사하여 모든 질병을 치료하는 데 '필요한' 의료인력의 수를 계산하는 방법을 사용했다. 예를 들어 머피 등(Murphy et al., 2012)은 이러한 방법을 사용해 캐나다에서 2007년에 약 1만 1천 명의 정규간호사가 필요하다고 추계하였다.

그러나 현실은 이러한 기술적 견해와는 차이가 있다. 일례로 이러한 견해는 소득

이 증가하면서 의료이용에 대한 수요가 증가하는 현상을 간과하고 있다. 의료수요
는 소득의 변화와 무관하다거나 소득효과는 제로라는 기술적 견해의 암묵적인 가정
은 현실과는 동떨어진 가정인 것이다. 기술적 견해는 소득효과뿐 아니라 대체효과
도 인정하지 않는다. 의료의 가격이 상승하면 의료이용을 줄이고 다른 재화의 이용
을 상대적으로 증가시키는 소비자의 현실적인 소비행태를 간과하는 것이다.

최근에는 의료요구(need)만이 의료이용의 유일한 결정요인이라는 기술적 견해에
대한 한계가 지적되고 있으며 이러한 결점을 보완하기 위해 가격효과, 소득효과, 그
리고 대체효과를 포함하는 의료수요이론이 대두되었다. 사람이 아프면 병원을 찾고
건강할 때는 병원을 찾지 않기 때문에 의료수요보다는 의료요구에 의해 의료이용이
이루어진다는 종래의 통설이 그 유용성을 상실하면서 의료수요이론이 보건경제학과
함께 등장하게 되었다. 수요모형은 이러한 수요이론에 바탕을 두고 의료이용과 관련
된 현상을 분석하고자 하며 분석된 현상을 토대로 정책적 함의를 찾는다.

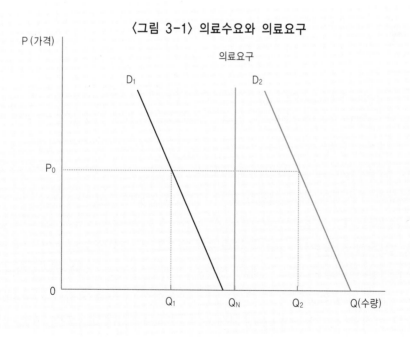

〈그림 3-1〉 의료수요와 의료요구

의료수요모형의 유용성은 다음의 논거에서도 잘 나타난다. 의료수요가 아닌 의료요구에 의해 보건계획이 수립될 때 자원의 부적절한 배분이라는 문제가 야기될 수 있음을 펠트스타인(Feldstein, 1993)은 〈그림 3-1〉을 통해 보여준다. 〈그림 3-1〉에서 Q_N은 전문가에 의하여 추정된 의료요구(medical need)의 수준이며 P_0은 가격수준을 나타낸다. 만약 의료수요가 D_1이라면 P_0의 가격수준에서 소비자는 Q_1만큼 소비를 하게 된다. 그러나 의료요구에 의하여 자원배분을 한다면 자원이 Q_N만큼 배분되며 따라서 $Q_N - Q_1$만큼 자원의 과다배분이 발생한다. 만약 의료수요가 D_2라면 P_0의 가격수준에서 소비자는 Q_2를 소비하며 따라서 의료요구를 기준으로 한 Q_N의 자원배분은 $Q_2 - Q_N$만큼의 부적절한 자원배분(자원의 과소배분)을 초래하며 그만큼의 자원배분과 관련한 경제적 비효율이 발생한다.

자원에 대한 수요에 공급이 미치지 못할 경우 우리는 이것을 분배적 비효율의 문제라고 하며 〈그림 3-1〉에서와 같이 의료수요가 아닌 의료요구를 기준으로 자원배분을 할 때에 분배적 비효율의 문제가 발생할 소지가 항상 있음을 알 수 있다. 따라서 보건의료부문에서 자원배분을 위한 기초자료로서의 의료수요 연구는 의의가 있는 것이다.

3) 수요분석의 의의

수요분석이 가지는 의의는 크게 두 가지로 나누어진다. 첫째, 수요분석을 통해 수요와 관련된 시장현상을 분석할 수 있다. 보건의료 이용과 이용량에 영향을 주는 요인을 규명하며, 그들 요인 간의 관계를 정립하고, 각 요인이 갖는 영향력의 차이도 비교해 볼 수 있다. 예를 들어 수요분석을 통해 인구계층 간 혹은 지역 간 의료이용 행태상의 차이점에 대한 이해를 한다. 나아가 사회정책적 관점에서 어느 특정인구집단의 의료이용 행태를 변화시키고자 할 때 우리는 수요모형과 수요분석으로부터 얻은 결과를 이용하여 바람직한 변화를 유도할 수 있다.

둘째, 분석된 현상을 토대로 장래의 변화를 예측할 수 있다. 올바른 장래예측은 적절한 보건계획 수립의 필수적인 요건이다. 예를 들어 소득의 증가가 가져오는 의료이용상의 변화를 수요모형을 통해 예측한다. 정책수립가와 보건전문가는 예측된 자료를 이용하여 국민에게 편의를 줄 수 있는 보건계획을 수립한다. 특히 의료보험 정책에서 수요측면의 이해는 매우 유용하고 필요한 정보이다.

2. 의료수요, 의료욕구, 의료요구

그렇다면 의료수요와 의료요구는 어떻게 다르며, 의료욕구(*want*)는 이 두 개념과 어떤 관련을 맺고 있는 것일까? 우선 의료욕구는 소비자가 신체적 이상을 느끼면서 의료서비스에 대한 소비의 필요성을 갖게 될 때 만들어지는 순수한 신체적 반응에 해당한다. 이에 반해 의료요구는 현존하는 의료지식에 근거하여 의사, 간호사, 한의사, 약사와 같은 전문의료인이 판단하기에 소비자가 의료서비스를 이용할 필요가 있다고 할 때 성립되며, 이것은 소비자의 주관보다 전문의료인의 판단에 의존한다.

의료요구와 의료욕구 간의 관계를 그림으로 나타내면 〈그림 3-2〉와 같다. 〈그림 3-2〉에서 의료요구(B + C)와 의료욕구(A + B)는 상당부분 일치하나 동일하지는 않은 것으로 나타난다. 예를 들어 예방접종 같은 예방보건서비스는 요구되지만 욕구되지는 않으며(C 부분), 일반 감기치료는 반대로 소비자에 의한 욕구는 있지만 요구되지는 않기 때문이다(A 부분). 그러나 대부분의 경우 의료요구와 의료욕구는 일치한다(B 부분).

신체적 이상이나 혹은 기대되는 이상상태를 사전에 예방하는 데에서 비롯되는 의료욕구나 의료요구의 전부가 의료수요로 되는 것은 물론 아니다. 두통의 정도가 똑같은 세 사람이 있을 때 각자가 두통을 해결하는 방법이 모두 다를 수 있듯이, 나이, 직업, 교육 정도, 소득수준, 의료가격, 성별, 종족 등 여러 사회경제적 요인들은 의료요구나 의료욕구가 의료수요로 전환하는 데 결정적인 역할을 한다. 예를 들어 어떤 의료욕구는 해당 개인이 처한 여건에 따라 의료수요가 될 수도 있고 안 될 수도 있으며, 일단 수요가 된다 하더라도 사회경제적 요인에 따라 병원수요, 한의원수요, 약국수요, 보건소수요 등 각기 다른 형태의 수요가 된다.

일단 형성된 의료수요는 의료공급과 만나 마침내 의료이용으로 나타난다. 그런

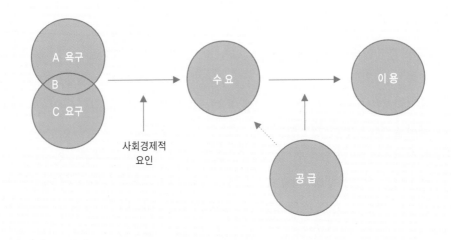

<그림 3-2> 의료수요, 의료욕구, 의료요구

데 소비자 무지와 같은 의료서비스의 특성 때문에 공급자가 의료수요에 영향을 미칠 수가 있으며(〈그림 3-2〉의 점선부분) 만일 공급자가 수입을 증가시킬 목적으로 필요 이상의 의료서비스를 소비자로 하여금 수요하게 한다면 수요는 의료요구나 의료욕구보다 훨씬 더 클 수도 있다. 따라서 요구나 욕구가 수요를 포함한다든지 혹은 그 반대로 수요가 요구나 욕구를 포함한다고 일률적으로 얘기하기는 어렵다.

〈그림 3-2〉에서 알 수 있는 것은 의료요구나 의료욕구보다는 제반 사회경제적 요인이 고려된 의료수요를 분석대상으로 하는 것이 의료시장이나 의료산업에 대한 정확한 진단 및 장래예측을 하는 데 더 유용하다는 것이다. 예를 들어 〈그림 3-1〉에 나타난 바와 같이 정부가 보건의료부문에 대한 공공투자를 의료요구에만 기준하여 시행할 때 자칫 과잉투자나 과소투자와 같은 자원낭비를 초래하기 쉬운 반면 의료수요에 근거한 투자액 결정은 자원낭비의 가능성을 훨씬 줄일 수 있다.

3. 수요곡선

어떤 재화를 소비하는 데 일반적으로 통용되는 법칙이 있다. "가격이 오르면 그 재화의 소비는 줄고 가격이 하락하면 소비는 증가한다"는 법칙이다. 물론 예외는 있으나 대부분의 소비자에게 대부분의 경우에 적용되는 이 법칙을 우리는 수요의 법칙이라고 한다. 수요의 법칙을 그림으로 나타내면 수요곡선이 얻어지며 〈그림 3-3〉에서처럼 수요곡선은 일반적으로 우하향(右下向)하는 형태를 갖게 된다. 그것이 우하향하는 것은 가격과 수요량(소비량) 간에 역(逆)의 관계가 성립하기 때문이다. 즉, 가격이 P_1일 때 수요량이 Q_1인데 가격이 P_2로 하락하면 수요량은 Q_2로 증가하기 때문이다.

보건의료 부문에서도 이러한 수요곡선이 존재하느냐에 대한 논란이 제기될 수 있다.

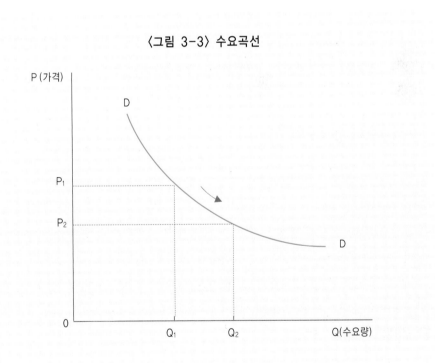

〈그림 3-3〉 수요곡선

아프면 병원을 찾고 아프지 않으면 병원을 찾지 않는데 병원이용의 빈도수가 병원비와 무슨 관계가 있을까 하는 의문이 제기되기도 한다. 그러나 우리의 경험은 이러한 의문제기를 일축한다. 즉, 의료수요곡선이 존재한다는 것이다. 만약 의료수요곡선이 존재한다면, 의료의 가격이 낮아지면 의료이용이 늘어나고 가격이 높아지면 의료이용이 줄어들 것이다. 1989년 전국민의료보험이 도입되면서 낮아진 본인부담 가격으로 인하여 국민의 의료이용이 크게 증가한 사실은 외래와 입원에서 공통적으로 위와 같은 형태의 의료수요곡선이 존재함을 의미한다.

이러한 우리의 공통적인 경험 이외에도 의료서비스 가격과 의료이용 간에 역의 상관관계가 있음을 입증하는 사례는 의료시장에서 무수히 많이 발견된다. 의료를 총체적인 하나의 재화로 보지 않고 개별 서비스로 분류하더라도 각각의 의료서비스에 대한 수요곡선은 물론 존재한다. 한방의료에 대한 수요, 약국서비스에 대한 수요, 보건소 이용에 대한 수요, 3차 의료기관에 대한 입원수요, 방문간호에 대한 수요 등 보건의료부문에서 많은 종류의 수요를 찾아낼 수가 있다. 이들이 갖는 수요곡선은 기울기와 굴곡에서 약간의 차이는 있겠지만 해당 재화의 가격과 수요량 간에는 항상 역의 관계가 성립됨을 알 수 있다. 즉, 이들 재화의 수요곡선은 의료가 아닌 여타 재화와 마찬가지로 우하향하는 형태를 취한다.

4. 의료수요의 결정요인

의료수요는 건강에 대한 수요에서 파생된 파생수요(*derived demand*)이다. 즉, 좋은 건강을 유지하기 위해 보건의료 서비스를 수요한다. 의료서비스를 통하여 건강을 추구하게 되지만 건강에 영향을 미치는 요인과 의료서비스에 영향을 미치는 요인은 약간의 차이를 갖는다. 이 절은 건강함수를 보기에 앞서 의료서비스의 수요에 영향을 미치는 요인을 우선 파악해 보고자 한다. 그들 요인은 유병(有病)요인, 사회·문화·인구적 요인, 경제적 요인, 그리고 기타 요인의 네 가지로 크게 나누어지며 그들 각각은 다음과 같다.

의료수요 = F(유병요인, 사회·문화·인구적 요인, 경제적 요인, 공급요인)

1) 유병요인

유병요인은 의료욕구를 대변하는 요인으로서 한 개인의 입장에서 보았을 때 그 개인의 건강상태와 연관을 갖는다. 의료수요 결정요인으로서의 유병요인은 여러 가지가 있겠으나 보편적으로 언급되는 두 가지는 연령과 성별이다.

(1) 연 령

대체로 연령에 따라 질병발생률이 다르기 때문에 다른 어느 변수보다 연령과 질병발생 간의 연관성에 관한 연구는 중요하다. 흔히 연령이 높을수록 건강상태가 좋지 않을 것으로 예상되기 때문에 연령이 높아짐에 따라 의료수요가 높아진다고 생각할 수 있다. 즉, 〈그림 3-4〉에서 d_1은 좀 더 젊은 계층의 의료수요를, 그리고 d_2는 나이든 계층의 의료수요곡선을 나타낸다.

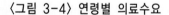

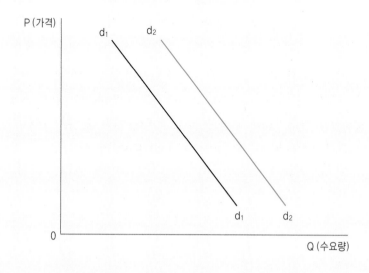

〈그림 3-4〉 연령별 의료수요

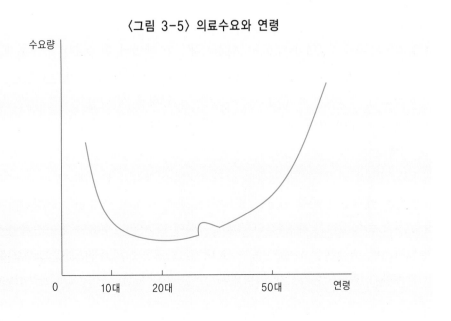

〈그림 3-5〉 의료수요와 연령

참고로 의료서비스의 가격을 제외하고 의료이용과 연령만의 관계를 그림으로 나타내면 〈그림 3-5〉와 같다. 의료이용과 연령은 U자형의 관계로 나타내는데 이러한 관계는 거의 모든 자료에서 입증되고 있다. U자형 가설에 의하면 신생아기 및 유아기에는 높은 의료이용을 보이다가 나이와 함께 이용량이 하락하여 10대 후반에서 20대 초반에 가장 낮은 이용을 나타내고 20대 후반부터 나이와 함께 수요가 꾸준히 증가하는 경향을 보인다. 20대 후반과 30대 초반에 걸쳐 조그만 돌출이 있는 것은 여성의 임신과 출산으로 인해 증가된 의료이용 때문이다.

(2) 성 별

성별에 따라 질병발생률이 다르다. 우리나라 상병조사에 나타난 질병양상에서 남녀의 차이를 보면 남자에게는 만성기관지염, 기종, 천식을 포함하는 호흡기질환이나 감염성 피부염 등이 여자보다 많다. 반면 여자에게는 빈혈증, 고혈압, 정신신경성 질환, 자궁염을 포함하는 비뇨생식기계 질환이 남자보다 많다. 외국의 경우도 심혈관계질환, 골다공증, 갑상선질환과 같은 면역병이나 정신질환, 그리고 알츠하이머병 등은 남자보다 여자에게서 많이 발생하는 것으로 보고되고 있다(Santerre & Neun, 1996).

김정순(1993)의 연구에 의하면 우리나라 농촌과 도시 영세지역의 의사진찰에 의한 상병조사에서 두 지역 모두 여자의 유병률이 높았고, 특히 출산기 연령 25세부터는 남자의 유병률보다 훨씬 높았다. 사망률은 남자가 여자보다 모든 연령에서 높고 반면에 유병률은 여자가 높은데 이러한 현상은 어느 종족에서나 공통적으로 나타난다.

여자의 유병률이 높은 것은 첫째, 여자가 남자보다 고통에 취약하여 사소한 불편에도 의료기관을 찾는 경향이 있고, 둘째, 여자의 경우 임신과 출산으로 인한 의료이용이 많다는 점, 셋째는 개발도상국이나 남존여비 사상이 남아 있는 곳에서는 의료이용 우선순위에서 남자가 여자보다 앞설 것이라는 점이 작용한 듯하다.

2) 사회 · 문화 · 인구적 특성

(1) 결혼 유무

결혼 유무는 가정에서의 치료가 가능하기 때문에 의료수요에 영향을 미친다. 가정에서 자신을 따뜻하게 돌봐줄 배우자를 가진 기혼자는 입원치료의 기회를 줄일 수 있을 것이다(Santerre & Neun, 1996).

이는 이미 공식화된 결혼상태별 사망률을 보아도 알 수 있다. 결혼상태별 사망률도 대체로 이혼의 경우가 가장 높고, 그다음은 미혼, 사별, 배우자가 있는 경우 순으로 나타난다. 이혼이 가장 높은 이유는 이혼으로 인한 정신적 충격과 그 후유증이 심각하기 때문인 것으로 보인다. 흥미 있는 것은 혼자 살게 되면 여자보다 남자가 훨씬 더 사망률이 높다는 사실이다. 그리고 미혼이 상대적으로 높은 것은 타고난 건강이 좋지 않거나 질병을 앓고 있는 사람은 결혼을 하지 않고 독신으로 살아가는 경향이 강하기 때문으로 보인다. 배우자가 있는 경우 사망률이 낮은 이유는 심리적 안정감 속에서 생활할 수 있고 질병이 발생해도 가족들의 따뜻한 보살핌이 환자의 회복의지를 고무시켜 줄 수 있기 때문일 것이다.

(2) 가족 구성원의 수

최근 들어 인구조절의 필요성이 대두되면서 가족구성 형태가 건강 및 질병 양상에 미치는 영향에 관한 연구결과가 나오고 있다. 대체로 형제수가 적을수록 영양 및 발육상태가 양호하고 모성의 연령이 20세 이후인 경우는 연령이 적을수록 아이들의 발육이 좋게 나타나 의료수요가 줄어든다. 그러나 대체로 가족수가 많을수록 가족 1인당 의료수요는 줄어드는 추세를 보인다. 그러므로 향후 핵가족화가 더욱 진행될수록 의료수요는 증가할 것으로 예상된다.

(3) 교 육

교육수준이 의료수요에 미치는 영향은 단정적으로 말하기 어렵다. 우선 교육수준이 높을수록 건강에 대한 의료의 영향을 잘 알기 때문에 건강상실을 예방하기 위해 의료서비스를 찾을 것이다. 왜냐하면 교육수준이 높을수록 건강증진에서 의료서비스의 한계생산성을 더 정확하게 측정할 수 있기 때문이다. 예를 들어 학력이 높을수록 정기적인 치아검진을 위해 치과병원을 더욱 많이 방문할 것이다.

반면에 학력이 높을수록 소득이 높다면 건강상실에 따르는 손실이 크기 때문에 가정에서의 건강생활에 더욱 적극적이 되어 의료시장에서의 수요는 줄어들 것이다. 예를 들면 고학력자는 적절한 식이요법이나 운동과 같은 예방활동의 중요성을 잘 알고 있기 때문에 사전 건강관리에 관심과 노력을 기울일 것이다. 게다가 그는 증후가 처음 나타났을 때 그 질병의 초기 증상을 자각하고 즉시 의사를 방문하여 적절한 치료를 받을 것이다. 이처럼 조기발견과 조기치료, 즉 성공가능성이 높고 비용이 적게 드는 조기치료는 장기적으로 볼 때 개인의 의료수요를 줄여줄 것이다. 이것은 교육수준과 의료수요 사이의 역(逆)의 관계를 보여준다. 특히 전염병과 같은 급성병 치료에는 더욱 두드러진다(Santerre & Neun, 1996).

(4) 새로운 의료영역

현대에 들어오면서 인구가 폭발적으로 증가하고 도시화가 촉진됨에 따라 한 세기 전에는 상상하지도 못했던 여러 건강문제들이 새롭게 등장하고 있다. 현대사회의 경쟁시스템은 정신적 스트레스와 정서불안을 가중시키고 있으며 근무환경의 악화로 인한 신종 직업병들은 이와 관련된 새로운 의료분야를 출현시킨다.

또한 최근에는 점차 사라지던 전염병들조차 속속 돌아오고 있다. 산업화가 진행됨에 따라 화석연료에서 발생하는 이산화탄소의 증가로 지구가 더워지자 병원체의 활동력이 강화되어 1980년대 이후 국내에서 사라졌던 말라리아가 최근 다시 발견되고 있으며 미국과 같은 선진국에서는 결핵환자가 다시 증가하고 있다.

그리고 용모와 같은 감각적 측면을 중시하는 현대적 경향은 성형외과나 건강클리닉에 대한 수요를 증대시키며, 현대인의 무분별한 성생활로 인해 AIDS와 같은 신종 전염병의 예방과 치료분야에 대한 의료수요도 증가하고 있다.

(5) 질병양상의 변화

시대의 흐름과 함께 질병의 양상도 크게 변하고 있다. 우리는 점차 전염병의 시대를 보내고 성인병 시대를 맞이하고 있다. 대부분의 전염병은 병원체가 분명하고 전염병의 발생시기나 유행기간도 알 수가 있으며 치료효과도 확실하다.

그러나 성인병은 그 직접적인 발생원인이 단순하지 않고 복합적이며 발생시기 역시 정확하게 알 수가 없다. 그리고 성인병은 일단 발병하면 치료기간이 장기적이며 치료효과도 불확실할 뿐만 아니라 합병증의 가능성도 높다. 이 때문에 전염병 시대에는 전염병 예방활동이나 모자보건, 그리고 가족계획 활동과 관련된 분야에 의료수요가 집중되었으나 성인병 시대에는 고가의료장비나 첨단의술에 대한 의료수요가 증가하게 된다.

3) 경제적 요인

(1) 소득

대체로 소비자의 소득이 증가하면 수요도 증가하는 것으로 알려져 있다. 왜냐하면 소득이 높을수록 질병으로 인한 기회비용(*opportunity cost*)이 커지므로 질병을 사전에 예방하기 위해 자신의 건강관리에 관심을 가질 것이기 때문이다. 또한 소득이 증가할수록 의료기관 이용에 따르는 예산상의 제약을 덜 받기 때문에 의료수요가 증대할 것으로 생각해 볼 수 있다.

이러한 관계는 책 부록인 기초경제학 부분의 〈표 Ⅱ-1〉과 〈그림 Ⅱ-10〉에서 살펴볼 수 있다. d_1은 최초의 소득수준에서의 수요를 나타낸다. 이제 소득수준이 증가했다고 가정하자. 그렇다면 종전에는 5천 원의 가격에서 4번 방문하던 것이 5번 방문하는 것으로 수요가 증가한다. 마찬가지로 모든 가격수준에서 수요가 증가하여 수요곡선은 d_2로 이동한다. 따라서 d_2는 최초보다 증가된 소득수준에서의 수요를 나타내는 곡선이다. 반대로 소득의 감소는 각각의 가격수준에서 소비자의 수요량을 감소시켜 수요곡선을 d_1보다 왼쪽으로 이동시킨다.

흔히 소득은 일정기간 동안에 벌어들이는 금액으로 정의된다. 본질적으로 소득이 가지는 의미는 소비자가 의료를 이용할 수 있을 정도의 경제적 능력이 있는가를 측정하는 것이라고 할 수 있다. 그런 의미에서 볼 때 일정기간에 벌어들이는 금액을 소득으로 측정하는 것은 정확한 측정치라기보다는 근사치라고 생각할 수 있다. 또 다른 근사치로서 개인의 부(富)의 수준을 들 수 있는데 그것은 개인이 소유하고 있는 은행예금, 채권, 부동산 등을 비롯한 여타의 다른 자산을 포함하는 개념이다.

의료를 이용할 수 있는 능력의 척도로서 또 하나 들 수 있는 것은 가처분 소득(*disposable income*)이다. 이것은 세율의 변화가 구매력에 미치는 영향을 생각해 볼 때 특히 중요한 개념이다. 어떤 척도를 이용하든지 의료이용 능력을 잘 반영할 수 있어야 한다.

대부분의 경우 소득이 증가함에 따라 소비도 증가한다. 이러한 재화를 우리는 정상재(*normal good*) 혹은 우등재라고 부른다. 보건의료 서비스의 경우 우등재이므로 소득증가에 따라 소비가 증가할 것으로 쉽게 예측할 수 있다. 그러나 특수한 경우에 소득이 증가함에 따라 소비가 감소할 수도 있는데 이러한 재화를 하급재(*inferior good*) 혹은 열등재라고 한다. 예를 들면 감자가 주식으로 되어 있는 가난한 사회에서 소득이 증가함에 따라 주식이 쌀이나 육식으로 전환되어 주식으로서의 감자의 위치가 점차 약화되는 경우가 그에 해당한다.

(2) 화폐가격

여기서 화폐가격이란 우리가 의료를 구입할 때 직접 지불해야 하는 비용을 의미한다. 수요의 법칙에 의해 다른 조건이 일정할 때 가격이 상승하면 수요가 감소한다는 사실은 의료에도 적용될 수 있다. 하지만 이러한 수요법칙이 의료분야에는 그대로 적용되지 않는 경우도 있기 때문에 상황에 따라 수정된 수요법칙을 적용시켜야 한다. 예를 들면 의료보험이 적용되는 항목의 경우 본인부담률에 따라 소비자가 부담하는 가격이 달라질 수도 있다. 의료수가가 인상된다 해도 보험자가 지불하는 비중이 커지면 소비자가 직접 지불하는 순가격은 줄어들 수도 있기 때문이다. 그러므로 의료수가가 인상되어도 소비자가 직접 지불하는 순가격이 낮아지면 의료수요가 증가할 수도 있다.

(3) 시간가격

소비자는 의료이용에서 단순히 화폐가격에만 의존하는 것은 아니다. 의료를 이용하는 데 소요되는 교통시간이나 병원에서의 대기시간과 같은 시간가격까지 고려한다. 따라서 총의료가격은 화폐가격과 시간가격으로 구성되기 때문에 의료수요의 정확한 예측을 위해서는 소비자의 시간가격까지도 반드시 포함시켜야 한다.

　　　총가격 = 화폐가격 + 시간가격 1

　다음의 각주 1에 예시되었듯이 총가격에서 시간가격이 차지하는 비중이 클수록 의료수요의 화폐가격탄력도는 작아지고 시간가격탄력도는 높아진다. 이것은 화폐가격보다 시간가격의 증가나 감소가 의료이용에 큰 영향을 미친다는 것을 의미한다. 즉, 총의료비에서 시간의 비중이 커질수록 화폐가격의 증감은 의료이용에 그다지 큰 영향을 미치지 못한다.

의료이용 증대를 위한 정부의 의료비 인하정책은 내재적 한계가 있으며, 특히 농어촌지역의 경우 화폐가격보다 시간가격이 높기 때문에 화폐가격의 감소보다는 시간가격의 감소를 통한 의료정책이 더욱 효과적일 수 있다. 이러한 이론은, 화폐가격의 변화에 의한 의료이용의 변화유도정책은 그 효과가 미미하고 단기적이기 때문에 의료인력이나 의료장비, 의료시설과 같은 의료자원을 국민의 의료수요 성향에 맞춰 재배치하는 등 정책적 차원의 배려가 불가피함을 함축하고 있다.

(4) 대체재의 존재

특정 재화에 대한 소비는 그 재화를 제외한 다른 관련 재화들의 가격에 의해서도 영향을 받는다. 상호 관련성이 있는 재화간의 관계는 다음의 두 가지로 나뉜다.

첫째는 어떤 재화를 소비할 때 함께 소비되는 재화로서 우리는 이것을 보완재(*complementary goods*)라고 한다. 어떤 두 재화가 보완재의 관계에 있을 때 한 재화에 대한 수요는 다른 재화의 가격이 하락함에 따라 증가하게 되고 같은 논리로 한 재화의 가격이 상승하면 그에 따라 그 재화와 보완관계에 있는 재화의 소비는 줄어들 것이다. 이러한 관련성을 가지는 재화들로서는 커피와 설탕, 페니실린과 주사기, 외과의사의 의료서비스와 외과간호사의 서비스 등이 있다.

---

1 여기서 의료이용에 있어서 시간가격의 의미를 살펴보기로 하자. 예를 들어 화폐가격이 1만 원이고 시간가격이 2만 원일 때 총의료가격은 3만 원이다. 만일 총의료비에 대한 수요탄력도가 −1이라고 가정하면 총의료비의 10% 증가는 의료이용의 10% 감소를 의미한다. 만약 의료보험의 실시로 화폐가격이 1만 원에서 5천 원으로 50% 하락한다면 그 결과 총가격은 3만 원에서 2만 5천 원으로 16.6% 감소하게 되며 수요탄력도가 −1이기 때문에 총가격에서의 16.6%의 감소는 의료이용의 16.6% 증가를 가져온다. 여기서 화폐가격의 변화와 의료이용의 변화 사이의 관계를 본다면 화폐가격의 50% 감소는 의료이용을 16.6% 증가시킴으로써 의료이용의 화폐비용 탄력성은 −0.33으로 나타난다. 즉, 위의 경우 화폐가격탄력성은 전체 가격탄력성의 1/3을 차지하는 셈이다. 이제 화폐가격이 1만 원이고 시간가격이 3만 원이며, 총의료비에 대한 수요탄력도가 앞서와 마찬가지로 −1이라고 가정해 보자. 이 경우 총비용에서 차지하는 시간비용의 몫이 앞의 경우보다 크다. 만약 화폐가격이 1만 원에서 5천 원으로 하락한다면 그 결과 총가격은 4만 원에서 3만 5천 원으로 12.5% 감소하며 −1의 수요탄력도에서 의료이용은 12.5% 증가할 것이다. 여기서 화폐가격의 변화(50%)에 기인한 의료이용량의 변화(12.5%)로 나타난 화폐가격탄력도는 −0.25가 된다. 즉, 이 경우 화폐가격탄력성은 전체 가격탄력성의 1/4을 차지하는 셈이다. 동일한 화폐가격의 변화에 대응하여 나타나는 의료이용의 변화는 앞의 경우보다 작게 된다.

둘째는 어떤 재화의 소비가 다른 재화의 소비를 대체할 수 있는 재화로서 대체재 (*substitute goods*)가 있다. 어떤 두 재화가 대체재 관계에 있을 때 한 재화의 가격이 하락하면 다른 재화의 수요는 감소한다. 왜냐하면 한 재화의 가격이 하락하면 해당 재화의 수요는 증가하는 반면 상대적으로 대체재의 가격을 상승시켜 대체재의 수요를 감소시키는 것이다.

예를 들어 효과가 비슷한 두 가지 감기약이 있다고 하자. 만일 A약의 가격이 상승하면 B약의 수요는 증가할 것이다. 물론 이때 A약의 가격이 올라갈 때 B약의 가격은 일정해야 한다는 가정이 전제되어야 한다. 만일 A약의 가격이 오를 때 B약의 가격이 하락한다면 A약 소비에서 B약 소비로의 대체 정도는 더욱 증가되어 B약의 수요는 B약의 가격이 불변일 때보다 더 많이 증가한다. 또한 두 대체재 간의 대체 정도는 두 대체적 재화가 서로 유사할수록 대체는 쉽게 이루어질 것이다.

보건의료분야에서는 간호사의 서비스와 간호조무사의 서비스가 일정 정도 대체관계에 있다고 볼 수 있는데, 보건의료분야에도 양질의 대체재가 존재한다면 소비자의 의료이용에 변화가 생길 수도 있을 것이다. 만약 보건진료원이나 가정간호사, 그리고 학교보건사업이나 산업장 보건사업 등 1차 보건의료제도가 제대로 조직되어 운영된다면 2, 3차 의료에 대한 수요가 감소될 것이고 전체 의료이용량도 줄어들 것이다.

4) 공급요인

제1장에서 본 것처럼 보건의료분야에는 소비자 무지가 존재하기 때문에 의료수요의 결정에서 공급자에 의한 유인수요 역시 그 비중이 작지 않다. 물론 유인수요에는 긍정적인 것도 있고 부정적인 것도 있을 수 있으나 어떤 형태로든 공급자의 의지가 의료수요에 영향을 미친다는 점은 여러 연구에서 뒷받침되고 있다.

의사수나 병상수의 증가도 의료이용 증대에 영향을 미친다. 우리나라의 경우는 의대신설이 제한되는 속에서 의사수의 증가보다는 병상수의 급격한 증가를 통해 의료서비스 공급을 늘려나가는 방법을 취하는 경향이 있다. 만약 이러한 공급요인이 배제된 채 의료수요가 추계된다면 그 결과의 정확성과 신뢰성에 문제를 내포하게 된다.

참고할 만한 연구로 프랑스의 연구가 있는데 우리와 유사한 행위당수가제(FFS)와 수가통제 하에서 프랑스 의사들이 의료수요에 영향을 미치는 정도와 그 원인을 살펴본 들라트르와 도르몽(Delattre & Dormont, 2003)의 논문을 들 수 있다.

5. 의료수요의 탄력성

1) 수요탄력성

아직 국내에는 수요함수를 이용하여 수요탄력치를 계산한 실증연구가 별로 없다. 이 분야에 대한 연구가 미흡한 가장 큰 원인은 자료의 부족 때문이다. 그 밖에도 의료보험 서비스 품목에 대한 가격통제도 하나의 원인이 되고 있다.[2] 제한적이나마 국내에서 이루어진 연구에 의하면, 우리나라의 의료서비스에 대한 가격탄력성은 소득세 부담이 일정 수준이상인 의료비 소득공제 계층을 대상으로 추정한 결과 -0.28로 나타났으며(전병목, 2009) 의료급여 대상자의 경우 -0.012로 더욱 비탄력적이었다(최지숙 외, 2010).

펠트스타인(Feldstein, 1999)에 의해 간추려진 외국의 연구결과를 간단히 소개하면 다음과 같다. 병원서비스 및 의사서비스는 일반적으로 가격 비탄력적이다. 입원 수요의 가격탄력성은 -0.14에서 -0.17, 의사방문의 가격탄력성은 -0.11에서 -0.35의 변이를 갖는 것으로 나타났다. 위의 수치가 의미하는 바는 가격의 변화가 가져다주는 의료이용상의 변화는 크지 않다는 것이다. 만일 정부가 가격하락이나 본인부담률 하락을 통하여 소비자의 의료이용을 제고하고자 한다면 그 정책의 효과는 크게 기대하기 어려울 것이다. 반대로 정액제를 실시하거나 본인부담률을 상향조정하여 소비자부담 의료수가를 인상함으로써 의료이용을 억제하고자 할 때에도 효과가 크지 않다는 것을 알 수 있다.

우리나라의 경우 전액 환자부담인 비급여와 급여 내의 환자부담을 합친 본인부담률은 의과외래의 경우 41.7% 수준이며 입원의 경우도 36.0%에 이르러 OECD 국

---

2 이에 대한 상세한 논의는 "2) 계량적 수요추계의 한계"에서 다루어질 것이다.

가들 중에서 상위수준에 속한다(OECD, 2012). 만일 우리나라의 탄력치가 앞에서 소개된 탄력치와 비슷한 수준이라면, 건강보험제도의 개선으로 본인부담률이 감소될 경우에 의료서비스의 수요는 다소 증가할 것이나 비탄력적 수요로 인하여 그 폭은 크지 않을 것이라고 유추해 볼 수 있다.

그렇다고 하여 높은 본인부담가격이 정당화되지는 않는다. 본인부담가격은 소득계층과는 무관하게 적용되기 때문에 동일한 가격이 저소득계층에게 특히 무거운 부담이 되기 때문이다. 소득계층별로 볼 때 저소득계층 의료서비스의 수요탄력성이 크기 때문에 본인부담률의 하락으로 인한 가격하락은 상대적으로 그들의 의료서비스 이용을 증대시켜 건강증진의 효과가 클 것이다. 만일 의료제도의 목표 중 하나가 소외계층의 건강보호라면 낮은 본인부담률이 올바른 선택이 될 것이다.

2) 계량적 수요추계의 한계

위에서 논의한 수요탄력치는 주로 외국의 자료로서 수요함수가 제대로 추계되는 경우에 얻을 수 있는 자료이다. 실제로 의료수요함수를 추계할 수 있느냐는 논란의 여지가 있다. 예를 들어 의료수가가 정부나 보험당국에 의하여 통제되는 경우에 시장에서 통용되는 가격은 수요와 공급에 의해 결정된 가격이라기보다 정부나 보험당국에 의하여 고시된 최고가에 해당된다. 〈그림 3-6〉에 나타난 바와 같이 균형가격(P_E) 이하의 통제수가($\bar{P}$)에서는 의료이용량은 수요와 공급이 만나서 결정되는 균형이용량(Q_E)이 아닌 공급곡선상의 한 점(Q_S)을 나타낸다. 그래서 시장에는 항상 초과수요($Q_D - Q_S$)가 존재하게 된다.

따라서 통계로 잡히는 의료이용은 공급곡선상의 한 점(Q_S)이 되기 때문에 의료이용량을 이용하여 의료수요를 추계한다는 것은 현실적으로 불가능하다. 따라서 수요의 탄력치를 계산하는 것도 불가능하다.

수요를 추계할 때 나타나는 또 하나의 한계점은 실제로 수요곡선이 존재한다고 하더라도 소비자 무지에 의하여 수요량 자체가 공급자에 의해 영향을 받기 때문에(유인수요의 존재), 측정된 수요곡선이 옳은 수요곡선인지에 대한 의문이 제기된다는 사실이다. 수요가 공급에 의해서 영향을 받기 때문에 안정된 수요곡선을 도출하기가 매우 어렵다.

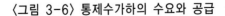

〈그림 3-6〉 통제수가하의 수요와 공급

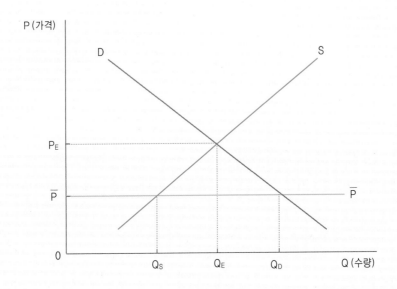

〈그림 3-7〉을 이용하여 이 상황을 간단히 묘사하면 다음과 같다.

공급곡선과 수요곡선이 각각 S_1과 D_1로 주어졌을 때 만일 공급이 S_1에서 S_2로 증가한다면 공급증가의 영향에 의하여 수요곡선은 D_2로 이동할 것이다. 그래서 의료이용은 A점에서 B점으로 옮겨가게 된다. 그런데 이러한 수요의 이동을 고려하지 않는다면 수요곡선은 A점과 B점을 연결하는 d로 나타난다. 즉, 실제의 수요는 D_1에서 D_2로 이동하였음에도 불구하고 우리는 잘못된 수요곡선인 d를 이용하여 탄력치를 계산하고 미래에 대한 수요를 예측하는 오류를 범하게 된다.

마지막으로 수요함수의 추정에는 의료이용이 종속변수로서 동질적(*homogeneous*)이라는 가정이 전제되는데, 현실에서 거의 대부분의 의료이용량은 이질적(*heterogeneous*)일 수밖에 없다. 이질적인 의료이용을 동질적이라는 가정하에서 추계하므

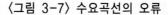

〈그림 3-7〉 수요곡선의 오류

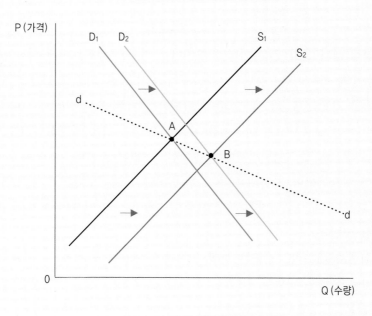

로 그 결과로 나타나는 수요곡선이 종속변수인 의료이용과 관련요인인 독립변수와의 관계를 제대로 설명하는지에 대한 의문이 항상 제기된다.

　수요함수의 추계는 위와 같은 몇 가지 문제를 안고 있는 관계로 그 추계방법의 선택이나 사용하는 자료, 그리고 그 결과의 해석에 많은 주의를 기울여야 한다. 이러한 수요함수 추계의 한계를 간과할 경우, 때로는 공급함수를 마치 수요함수인 것으로 오인하기도 하고, 편의(*bias*)가 존재하는 탄력치를 마치 옳은 것으로 간주하고서 미래의 의료수요를 예측하는 오류를 범하기도 한다. 따라서 의료수요를 추계할 때에는 위의 한계를 항상 염두에 두고 오류를 가능하면 최소화하려는 노력이 필요하다.

6. 의료수요와 기타 논제

1) 위급의 정도와 의료수요

의료가 인간의 삶과 건강에 큰 의미를 가진다는 사실은 재화로서의 의료가 지닌 가장 큰 특성 중의 하나이다. 간단히 말해 우리가 아플 때 의료를 이용할 수 없다면 우리는 건강을 회복할 수 없거나 혹은 사망에까지 이를 수도 있을 것이다. 예를 들어 심장마비나 큰 교통사고가 발생했을 때 의료의 필요성은 절박하기 때문에 이 경우에 의료를 대신해 줄 만한 대체재는 존재할 수 없는 것이다. 이러한 상황에서는 의료에 대한 수요곡선이 가격에 대해서 완전 비탄력적인 수직선의 형태를 띠게 되어 아마도 환자는 자신의 생명을 위한 의료이용에 자신의 전 재산까지도 기꺼이 지불하고자 할 것이다.

그러나 위에서 예를 든 긴급한 상황이 우리가 의료를 찾게 되는 전체 상황에서 차지하는 비중은 매우 미미할 것이다. 의료를 찾게 되는 상황이 발생할 때 대부분의 경우 우리는 그 상황에 대처할 수 있는 시간적 여유를 가지게 된다. 즉, 그 상황에서 취할 수 있는 여러 가지 대체적 방안들이 존재하는 것이다. 이용가능한 여러 대안들의 범위라는 관점에서 볼 때 의료는 하나의 단일한 재화라기보다는 위급한 정도의 측면에서 여러 재화와 서비스들의 연속으로 파악될 필요가 있다. 즉, 상황이 덜 위급할수록 대체재의 존재 또는 그것이 지니는 의미가 커지고 수요곡선의 탄력성도 커질 것이라고 예상할 수 있다.

예를 들어 정기적인 치아검진을 1년에 한 번, 한 달에 한번 혹은 매주 받을 수 있다. 어느 누구도 치과에서의 정기검진을 위급한 상황이라고 생각하지는 않을 것이다. 성형수술이나 편도선 수술도 비슷한 맥락으로 이해할 수 있다. 따라서 보건의료의 특성을 고찰하는 데 우리는 의료를 필요로 하는 각각의 상황에 따라 그 위급의 정도가 다르다는 사실을 감안해야 한다.

2) 외부수요와 사회적 수요

의료나 교육 등과 같은 사회적 재화(social good)의 경우에는 각 개인수준에서의 수요 외에도 외부로부터의 수요가 존재한다. 다른 사람들이 이러한 재화들을 소비할 수 있도록 도와주기 위하여 우리가 기꺼이 얼마 정도는 지불하고자 한다. 예를 들어 교통사고가 발생하였을 때 중상을 입은 피해자가 빨리 치료를 받을 수 있도록 하기 위해서라면 많은 사람들이 경제적 도움을 주고자 할 것이다. 하지만 그 사고에서 파손된 자동차의 수리비를 위해 돈을 내고자 하는 사람은 거의 없을 것이다. 그러나 모든 의료가 다 그러한 범주에 속하는 것은 아니다. 타인의 성형수술을 위해 돈을 내고자 할 사람이 있겠는가?

위와 같은 현상을 정확히 살펴보기 위해 우선 몇 가지를 확실하게 정의할 필요가 있다. A라는 개인의 소비행위를 생각해 보자. 우리의 분석대상이 되는 재화를 '개인 A의 의료소비'로 하자. 이는 자기 자신의 소비를 가리킨다. 이렇듯 개인 A가 자기 자신의 의료소비에 대해서 갖는 수요를 우리는 사적 수요(private demand) 또는 내부수요(internal demand)라고 부른다.

A라는 개인을 제외한 사회의 나머지 구성원들은 편의상 개인 B로 분류해 보자. 위에서 언급한 사회적 재화의 논리에 의해서 개인 B도 개인 A의 의료소비에 대한 수요를 갖게 된다. 이러한 수요도 역시 수요의 법칙을 따른다. 즉, 가격이 낮을수록 개인 B가 '개인 A의 의료소비'에 대해 갖는 수요량은 증가한다. 이러한 수요를 우리는 외부수요(external demand)라고 하는데, 그 이유는 해당 재화의 소비자가 아닌 다른 외부로부터 수요가 생기기 때문이다.

우리가 개인 A와 개인 B의 합을 사회(society)로 정의할 때, 사회가 '개인 A의 의료소비'에 대해 갖는 수요는 개인 A가 갖는 사적 수요와 개인 B가 갖는 외부수요에 의해 결정된다. 이러한 수요를 우리는 사회적 수요(social demand)라고 부른다. 외부수요가 0보다 클 때에 외부수요는 해당 가격수준에서 '개인 A의 의료소비'의 수요량을 증대시키는 효과를 갖는다. 물론 사고 난 자동차를 수리하는 경우처럼 외부수요가 0인 경우도 있다. 사회는 각 개인들의 합으로 이루어지므로 '특정 개인의 소비행위'에 대한 수요는 외부수요와 개인의 사적 수요의 합으로 이루어진다. 따라서 우리가 흔히 "사회는 모든 사람들이 적정수준의 의료혜택을 받도록 해 주어야 한다"는 말을 할 때에는 특정가격 수준에서 적정수준의 의료수요가 충족되도록 사회적 수요가 이루어져야 한다는 의미를 포함하는 것이다. 자선단체에서 운영하는 비영리 병원, 국가에서 실시하는 의료보호사업 그리고 심장병 수술을 위한 기금 등은 바로 의료에 대한 외부수요의 예가 된다.

3) 의료의 질과 의료수요

이 장에서 의료수요를 분석할 때 우리는 대상이 되는 재화들 간에는 동질성이 존재한다고 가정했다. 하지만 현실적으로 항상 그렇지만은 않다는 데 문제가 있다. 의료부문에서 자원의 배분문제를 다룰 때 직면하는 가장 큰 문제점 중 하나가 바로 질(質)의 차이(quality differences)인 것이다.

재화의 질이라는 개념은 어떤 단일한 속성이라기보다 여러 가지 속성들의 연속선상에 있는 개념으로 이해되어야 하며 그러한 각각의 속성들이 그 재화를 소비자에게 좋게 혹은 나쁘게 인식되도록 한다. 여기에서는 재화의 질을 구성하는 각각의 속성들이 자신에게 어떠한 영향을 미치는가를 소비자들이 충분히 알고 있다고 가정하기로 하자. 나아가 재화의 질을 주관적인 의미로 해석하여 소비자가 해당 재화의 속성들을 어떻게 평가하느냐에 초점을 맞추기로 한다.

의료의 질을 파악하기 위해 두 가지 측면을 고려해야 한다. 첫째는 특정 재화나 서비스의 안락한 정도이고, 둘째는 재화와 관련한 의학적 우수성이다. 첫 번째 측면은 의사가 환자를 대하는 태도, 병원 환경의 쾌적함 등과 관련이 있다. 두 번째 측면은 진단의 정확성, 건강을 회복하는 데 의사의 치료가 얼마나 효과적이었는가, 그리고 질병의 예방에 의사의 처방요법이 얼마나 효율적이었는가 등과 관련이 있다. 소비자가 이러한 요소들을 정확히 평가할 수 있다고 가정할 때 각 속성들의 수준이 다른 대체적 의료서비스들의 질을 개인적으로 평가할 수 있다. 즉, 소비자는 의료의 질에 따라 여러 대체적 의료서비스들의 순위를 매길 수 있는 것이다.

그렇다면 의료의 질이 높고 상이한 여러 대체적 재화가 존재할 때 소비자들은 어떻게 행동할 것인가? 의료의 질이 높을수록 여타의 다른 재화들에 비하여 의료를 더 선호하는 경향이 있을 것이다. 이렇게 되면 의료의 수요곡선은 바깥쪽으로 이동한다. 따라서 우리는 의료의 질이 높을수록, 즉 양질의 의료가 제공될수록 의료에 대한 수요가 증가한다고 결론지을 수 있다.

4) 소비자 무지와 의료수요

앞에서의 논의는 건강에 미치는 효과와 관련하여 소비자 무지라는 어려운 문제를 다루기 위한 도입과정이라 할 수 있다. 대부분의 경우에 소비자는 의료가 건강에 미치는 효과에 대해서 잘 알지 못한다. 단지 그 효과에 관해 어떤 믿음을 가지고 있을 수는 있다. 이것과 관련하여 의사는 환자에 대해 두 가지 상충되는 역할을 수행한다. 첫째, 의사는 환자의 대리인(agent)으로서 환자에게 건강상태에 관한 정보를 제공하고 건강을 회복하기 위해서 어떤 치료를 받을 것인가를 조언해 준다. 둘째, 그와 동시에 의사는 자신이 조언해 주었던 치료법의 대부분을 의사 본인이 그 환자에게 행하게 된다.

환자가 자신의 건강상태를 어떻게 인식하느냐는 것과 그러한 건강상태를 증진시키는 데 의료가 얼마나 효과적이라고 느끼는가는 환자의 기호에 영향을 미치고 나아가 의료의 수요에 영향을 미친다. 건강상태에 대한 인식과 의료의 효율성에 대한 믿음에 의사가 미치는 영향력은 상당히 크기 때문에 의사는 환자에게 수요를 유발할 수 있는 정보를 제공하여 환자의 의료수요를 변화시킬 수 있다. 예를 들어 의사가 위험하지만 치료가능한 종양을 가지고 있다는 정보를 소비자에게 제공함으로써 그 사람의 의료수요에 상당한 영향력을 행사할 수 있다.

많은 경우에 의사에 의한 수요창출(induced demand)이 이루어지고 있다는 주장이 오래 전부터 제기되어 왔다. 예를 들면 불필요한 수술이나 필요 이상의 투약이 이루어지고 있다고 주장하는 사람들이 있다. 하지만 의사에 의한 유발수요의 존재가 반드시 불필요한 의료를 의미하는 것은 아니다. 하나의 질병에 대해 여러 가지 치료법이 존재할 때, 의사는 오직 자신이 선호하는 치료법만을 환자에게 알려줄 수 있고, 또 환자에게 왜곡된 정보를 제공함으로써 환자로 하여금 의사가 선호하는 치료법이 최상의 것이라고 믿게 할 수 있는 능력이 의사에게 있을 때 의사의 유인수요가 생길 수 있다.

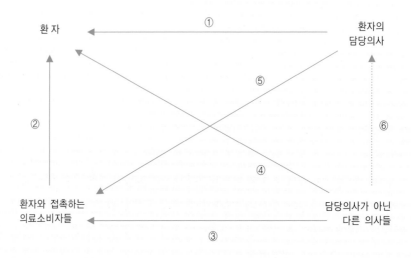

〈그림 3-8〉 환자의 인식에 영향을 미치는 여러 정보들의 흐름

　　건강상태에 대한 인식과 치료효과에 대한 믿음에 영향을 미침으로써 의사가 환자의 의료수요를 변화시킬 수 있다고 하더라도 의사의 이러한 능력이 절대적인 것은 아니다. 의사가 영향력을 행사하는 과정에서 여러 다른 요소들이 개입될 수 있다. 첫째는 환자 개인의 과거 경험이 많은 영향을 미칠 것이다. 둘째는 담당의사가 환자에게 제공하는 정보는 환자가 이용하는 많은 정보들 중의 하나에 불과하다는 사실이다. 환자의 인식에 영향을 미치는 여러 정보들의 흐름이 〈그림 3-8〉에 표시되어 있다. ①은 담당의사와 환자 간에 직접적인 커뮤니케이션이 이루어지는 과정이다. 즉, 수요를 유발시키는 직접적인 정보가 이 과정에서 제공된다. ②는 환자 주변에 있는 다른 의료소비자들이 제공하는 정보의 흐름을 가리킨다. 그들은 환자의 현재 담당의사로부터 얻었던 경험(⑤)과 다른 의사들로부터 얻었던 경험(③)을 토대로 환자에게 정보를 제공해 주고 나아가 환자가 ①의 정보를 평가하는 데 도움을 줄 수 있다. 또 다른 정보의 흐름은 담당의사가 아닌 다른 의사가 환자에게 정보를 제공해 주는

경우로서 ④가 여기에 해당된다. 따라서 환자의 인식과 기호를 변화시키는 과정에서 담당의사가 제공하는 정보의 영향력은 다른 의료소비자들과 다른 의사들이 제공하는 정보에 의해 영향을 받는다. 만일 해당 질환이 자주 발생하는 유형의 것이라면 환자는 여러 정보를 더욱 손쉽게 얻을 수 있다.

의사가 수요를 유발하는 과정에 영향을 미칠 수 있는 또 다른 요소들을 생각해 보자. 우선 의사의 업무량을 생각해 볼 수 있는데 업무가 과중하여 시간적 여유가 부족한 의사는 수요유발의 동기가 약할 것이다. 또 진료비의 지불방법(method of payment)이 의사의 유발수요에 미치는 영향력은 큰 것으로 알려지고 있는데 이것은 제 10장에서 다루기로 한다. 마지막으로 동료의사 상호간의 심사체계(peer review system)가 영향을 미칠 수 있다. 이것은 동료의사가 환자의 치료에 관한 제반 기록을 검토함으로써 불필요한 의료수요가 창출되는 것을 방지하는 역할을 한다(⑥). 하지만 과연 어느 정도의 의료가 필요한 것이고, 어느 수준을 초과할 때 그 의료가 불필요하다고 인정되느냐에 따른 판단기준의 문제가 제기되기 때문에 그러한 심사체계는 한계를 갖는다.

요약하면, 의사가 수요를 창출할 수 있다는 가설은 몇몇 경우에 상당히 타당성을 지닌다. 그리고 그러한 가설의 타당성은 의사가 환자의 기호를 변화시킬 수 있는 정보를 제공하는 능력을 가지고 있는가에 달려 있다. 과연 의사 유발수요가 존재하는가 그리고 존재한다면 어느 한도까지 가능한가의 물음에 대답하기 위해서는 의료시장의 수요측면과 공급 측면을 좀 더 면밀하게 분석해야 하고 실제 자료를 통한 실증적 분석이 뒤따라야 한다.

04 의료보험

1. 의료보험과 의료수요

의료수요곡선이 다른 재화의 수요곡선과 마찬가지로 우하향(右下向)한다면(〈그림 4-1〉의 D_1), 즉 의료비의 상승이 의료서비스 소비량을 줄인다면, 의료보험의 적용 (혹은 확대실시)은 의료수요를 증가시킨다. 의료보험의 적용이 소비자에게는 가격의 하락을 의미하기 때문에 개별 소비자는 낮은 가격에서 더 많은 의료서비스를 소비한다. 이러한 사실은 대부분의 국가에서 의료보험의 적용과 함께 경험적으로 나타나는 현상이며, 우리나라도 의료보험이 적용되면서 소비자의 의료이용이 현저히 증가한 것을 보험통계를 통해 알 수 있다.

보험적용에서 본인부담률이 50%라고 가정할 때 보험으로 인한 수요의 증가를 〈그림 4-1〉을 통해 보면 다음과 같다. 보험적용 이전에 주어진 수요곡선에서 가격이 P_1일 때 수요량은 Q_1이었다. 보험의 적용으로 소비자 본인부담가격이 50% 하락하여 $P_1/2$가 된다면 수요량은 수요곡선을 따라 Q_2로 증가한다. 개별 소비자의 입장에서는 가격하락으로 소비량이 Q_1에서 Q_2로 증가하기는 하였으나 해당 서비스의 시장가격은 여전히 P_1로 이전과 동일하다. 즉, 의사나 병원, 혹은 약사와 같은 의료제공자는 $P_1/2$는 소비자로부터 본인부담 형태로 직접 받으나 나머지 $P_1/2$는 보험자(보험공단)로부터 받기 때문에 공급자 가격은 이전과 같은 P_1이 된다. 따라서

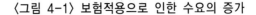

〈그림 4-1〉 보험적용으로 인한 수요의 증가

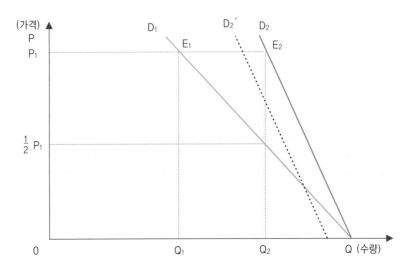

의료보험이 적용된 후에 시장 전체로 보아서는 가격이 P_1로 불변인 상태에서 소비량이 Q_1에서 Q_2로 증가함으로써 가격과 수량의 배합이 애초의 E_1에서 E_2로 변한다. 즉, 실제시장에서 거래가 이루어지는 점은 E_1에서 E_2로 옮겨간다. 보험적용으로 인하여 이러한 시장상의 변화는 P_1을 포함한 모든 가격수준에서 나타나며 이러한 결과 가격과 수요량 간의 상관관계를 나타내는 수요곡선은 〈그림 4-1〉에 나타난 바와 같이 D_1에서 D_2로 증가한다.

그러나 수요의 증가는 모든 가격수준에서 동일하게 발생하지는 않는다. 본인부담률 50%가 모든 가격대에서 동일하게 적용되는 한 높은 가격의 가격하락폭이 낮은 가격의 가격하락폭보다 크게 되며 따라서 수요량의 증가도 높은 가격의 서비스(고액진료)에서 더욱 크게 나타난다. 즉, 〈그림 4-1〉에 나타난 바와 같이 수요는 증가하며 그러면서도 수요의 가격탄력성이 감소하면서 수요는 증가한다. 의료보험이 적용되면서 의료이용량이 늘어나고 동시에 소비자가 의료서비스의 가격에 둔감

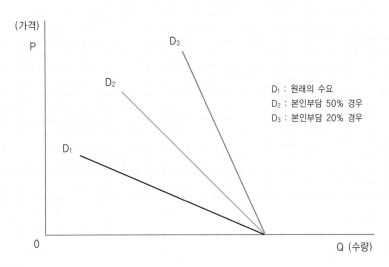

〈그림 4-2〉 본인부담 정도와 수요증가

(가격)
P

D_3

D_2

D_1 : 원래의 수요
D_2 : 본인부담 50% 경우
D_3 : 본인부담 20% 경우

D_1

0   Q (수량)

하게 됨을 의미한다. 그러나 실제의 수요곡선은 D_2보다 약간 안쪽에 위치하는데 (〈그림 4-1〉의 $D_2{}'$) 그것은 보험적용으로 인하여 소비자가 보험료를 부담함으로써 소비자의 가처분소득이 감소하기 때문이다.

보험의 적용으로 인한 수요의 증가는 보험적용의 강도에 따라 달리 나타난다. 〈그림 4-2〉에 나타난 바와 같이 본인부담이 50%(보험자 부담 50%)인 경우(그림의 D_2)와 본인부담 20%(보험자 부담 80%)인 경우(그림의 D_3)를 비교해 보면 20% 본인부담에서 수요의 증가폭은 훨씬 크며 수요곡선의 가격탄력성은 더욱 크게 감소한다. 극단적인 경우로 유럽의 의료제도에서와 같이 본인부담이 없는 경우에는 수요 증가폭이 최대가 되며 수요의 가격탄력성은 0이 됨으로써 완전비탄력적인 수직선의 수요곡선을 갖게 된다. 이 경우 소비자는 가격부담이 없기 때문에 가격에 전혀 반응을 하지 않는다.

가격은 일반적으로 수요와 공급에 의해 결정된다. 우하향하는 수요곡선과 우상향하는 공급곡선을 가진 정상적인 시장에서 수요의 증가는 곧 시장가격의 상승을 의미한다. 〈그림 4-3〉에서 의료보험으로 인해 수요가 D_1에서 D_2로 증가하는 경우에 시장가격은 P_1에서 P_2로 증가한다. 가격의 증가는 본인부담률 50%의 보험에서 소비자부담가격을 $P_1/2$에서 $P_2/2$로 상승시키며, 결국 소비자는 보험적용으로 본인부담가격이 하락하기는 하지만 시장이 가격하락과 수요증가에 시간을 두고 적응하면서 애초 예상($P_1/2$)보다는 높은 가격($P_2/2$)을 부담하게 된다. 만일 공급곡선이 매우 비탄력적이고 동시에 보험의 본인부담률이 높은 경우에는 보험적용 후의 부담가격이 보험적용 이전보다 오히려 높게 되는 극단적인 경우까지 생겨날 수가 있다. 보험이 수요 및 가격에 미치는 영향을 간추려 보면 다음과 같다. 첫째, 의료보험의 적용은 의료수요를 증가시키며, 특히 값비싼 서비스의 수요를 큰 폭으로 증가시킨다.

〈그림 4-3〉 보험적용과 시장가격의 상승

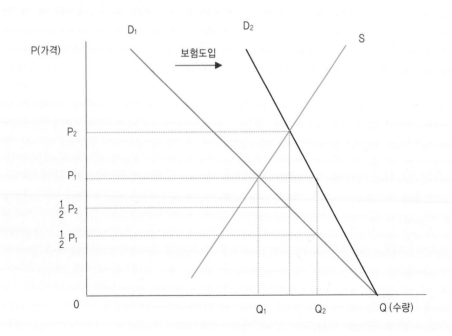

이것은 곧 소비자의 의료에의 접근도가 일반적으로 높아짐을 의미하며, 의원급이나 약국보다 병원과 같은 값비싼 서비스의 수요를 상대적으로 더 크게 증가시킨다. 둘째, 보험은 수요의 가격탄력성을 감소시키면서 소비자가 의료서비스의 가격에 둔감하게 만든다. 셋째, 보험의 적용은 의료의 시장가격을 상승시키는 작용을 한다. 수요의 증가, 가격탄력성의 하락, 그리고 가격의 상승은 상호 복합적으로 작용하여 국민의료비를 대폭 상승시킨다.

2. 보험의 이론적 근거

1) 보험의 개념 및 목적

의료보험은 위험기피자가 불확실한 자산의 손실로부터 위험비용을 줄이기 위하여 택하는 경제행위에 해당한다. 즉, 의료보험을 통하여 예기치 못한 질병으로 인한 재산상의 큰 손실을 보험료 부담이라는 정기적인 작은 손실로 대체하고자 하는 목적을 갖는다.

의료보험은 궁극적으로 개인의 재산상의 보호, 즉 소득보호를 목적으로 한다. 이러한 보험을 국가나 공공기관이 모든 국민을 대상으로 시행할 때 사회보험이 되며, 이윤을 목적으로 민간기업이 운영할 때 민간보험이 된다. 보험이 사회보험이든 민간보험이든 간에 보험이 가입자의 소득보호를 궁극적인 목적으로 하는 점은 공통이다. 다만 사회보험의 경우에는 모든 국민을 강제로 가입하게 하여 보험료 부담 및 의료이용을 통하여 소득계층간의 상호부조 및 이로 인한 소득재분배를 부차적인 목적으로 할 수도 있다. 이에 비하여 민간보험은 철저히 수혜자 부담원칙을 고수하고 있다. 의료이용을 많이 하는 사람과 보험의 혜택이 큰 사람은 그렇지 않은 사람에 비하여 더 많은 경제적 부담을 하게 된다.

의료보험이 사회보험일지라도 모든 피보험자가 필요로 하는 모든 의료서비스를 제공할 수는 없다. 이것은 어느 국가의 의료보험에서도 마찬가지이다. 결국 급여의 범위를 제한할 수밖에 없는데 대개의 경우 생존에 필요한 최소한의 서비스는 제공해야 한다는 최소한의 규정들을 채택하고 있다. 그렇다면 최소한의 의미는 무엇인가? 의료서비스를 일반 염증과 같이 빈도수가 많으면서 값이 싼 서비스와 충수절제술과 같이 빈도는 높지 않으나 비용이 높은 서비스로 양분할 때, 최소한의 서비스를 다빈도의 저비용 서비스로 해석할 수도 있으며, 혹은 비용의 고저에 상관없이 개인의 입장에서 생존과 관련된 것이라면 모두 최소한의 서비스에 해당한다는 개념 정의도 가능하다. 우리나라는 의료보험 초기에 전자를 정책기조로 채택하였으며 그러한 보험급여정책이 현재까지도 고수되고 있는 실정이다. 우리나라와 보험제도의 구조가 비슷한 일본이나 독일, 그리고 그들 국가와 비슷한 사회경제 수준의 선진제국은 후자를 최소한의 개념으로 받아들여 급여가 이루어지고 있다. 결국 어떤 개념을 받아들이느냐 하는 것은 정책상의 선택의 문제이긴 하지만 중요한 것은 어떠한 선택이 보험의 궁극적인 목적인 소득보호를 제대로 할 수 있으며 그리고 사회보험의 목적인 상호부조를 이룰 수 있느냐에 있다.

2) 보험의 근거

(1) 부(富)의 한계효용체감의 법칙

어떤 재화의 소비로부터 획득되는 만족을 효용이라고 칭한다. 5개의 빵을 먹으면서 얻는 100단위의 효용을 총효용이라고 할 때, 빵 한 개당 평균 20단위의 효용을 얻는 셈이다. 이것을 평균효용이라고 한다. 그런데 5개의 빵에서 첫 번째 빵이 주는 만족과 두 번째, 세 번째, 네 번째, 그리고 다섯 번째 빵이 주는 효용은 모두 다르기 마련이다. 예를 들어 첫 번째 빵이 40단위의 효용을 줄 경우에 두 번째는 30단위, 세 번째는 15단위, 네 번째는 10단위, 다섯 번째는 5단위 등과 같다. 이와 같이 소비하는 재화의 마지막 한 단위로 얻는 서로 다른 효용의 정도를 한계효용이라고 정의한다. 위의 예에서 총효용은 100단위이며 평균효용은 20, 그리고 한계효용은 각 소비단위마다 다르다. 대부분의 재화의 소비에서, 대부분의 사람에게 한계효용은 위의 예와 같이 체감되며 우리는 이러한 일반적인 현상을 일컬어 한계효용체감의 법칙이라고 한다.

소득이나 부의 증가는 일반적으로 효용의 증대를 가져온다. 재산이 많은 사람은 가난한 사람보다 돈의 사용에 관한 한 얻는 만족이 더 크게 마련이다. 연 소득 2억

원의 의료인은 연 소득 2천만 원의 병원 종업원보다 더 좋은 차를 타고 더 큰 집에서 더 나은 음식을 먹으면서 더 자주 해외여행을 할 수 있다. 따라서 2억 원 소득자가 얻는 효용은 2천만 원 소득자의 효용보다 분명히 더 크다. 그러나 2천만 원의 소득자가 추가로 버는 100만 원과 2억 원 소득자가 추가로 버는 100만 원은, 같은 100만 원이지만 추가로 가져다주는 효용의 크기는 크게 다르다. 2천만 원 소득자에게 100만 원의 추가소득은 매우 긴요한 용도로 사용되지만, 2억 원의 소득자에게 100만 원의 추가소득이 갖는 중요성은 그리 크지 않다. 즉, 동일한 100만 원이지만 한계효용이 다르며 한계효용은 체감하게 마련이다. 부의 한계효용이 체증할 수도 있으나 어디까지나 예외적으로, 그리고 일시적으로 있을 수 있는 현상에 지나지 않는다. 부의 한계효용이 체감한다는 것은 곧 부와 효용 간의 상관관계를 나타내는 효용곡선이 〈그림 4-4〉에 나타난 바와 같이 원점에 대해서 볼록함(U₁)을 의미한다. 〈그림 4-4〉에서 직선(U₂)은 한계효용이 균등함을 의미하며, 원점에 대해 오목한 곡선(U₃)은 한계

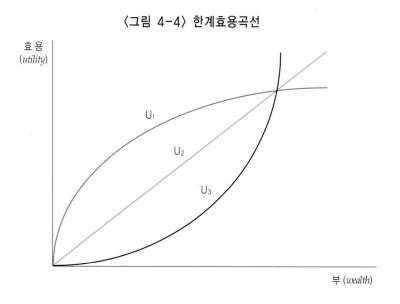

〈그림 4-4〉 한계효용곡선

효용이 체증함을 의미한다. 한계효용체감의 법칙에 의해서 우리는 원점에서 볼록한 곡선을 정상적인 효용곡선으로 사용한다.

한계효용곡선을 위험에 대한 태도(*risk attitude*)의 측면에서 보면 〈그림 4-4〉의 U_1은 불확실한 미래보다는 불확실한 미래의 기대치를 더 선호하는 위험기피행태(*risk aversion*)를 나타내며 U_2는 두 가지를 동일시하는 위험중립적 행태(*risk neutral*), 그리고 U_3는 불확실한 미래를 더 선호하는 위험선호행태(*risk seeking*)를 나타낸다. 개인의 관점에서 본다면 U_1 효용곡선을 갖는 사람은 보험과 같은 불확실성에 대한 자기보호를 선택할 것이며 U_3 효용곡선을 갖는 사람은 그 반대로 도박(*gambling*)과 같은 불확실성을 선택하거나 즐기는 사람으로 구분해 볼 수도 있다.

(2) 보험가입과 가입자 편익의 증가

〈그림 4-5〉에서 OA는 의료보험이 없는 한 개인이 소유하고 있는 부 혹은 소득의 수준을 나타낸다. AB는 그 개인이 질병발생시 부담하게 되는 화폐적 손실의 크기에 해당한다. 만일 질병이 발생하면 이 사람의 소득은 OA에서 OB로 감소하는 셈이다. 그림에서 ON은 소득 OA에서의 효용의 수준이고 OM은 소득 OB에서의 효용의 수준이다. 즉, 질병이 발생하면 보험이 없는 경우에는 소득은 OB로 그리고 효용수준은 OM으로 감소한다. 만일 이 사람이 질병에 걸릴 확률이 50%라면 기대소득(*expected income*)은 OC가 되며,

$$OA \times 0.5 + OB \times 0.5 = OC$$

기대효용(*expected utility*)은 OQ가 된다.

$$ON \times 0.5 + OM \times 0.5 = OQ$$

만일 의료보험이 도입된다면 50%의 질병발생 확률이 가정된 속에서 보험료의 수준은 질병으로 인한 추정 손실액의 50%인 AC가 될 것이다. 만일 이 개인이 보험을 가입한다면 보험금 부담 후의 소득은 OA에서 보험료 AC를 삭감한 OC로 감소하며 OC의 소득수준에서의 효용은 그림에 나타난 OP가 된다.

$$OA - AC = OC$$

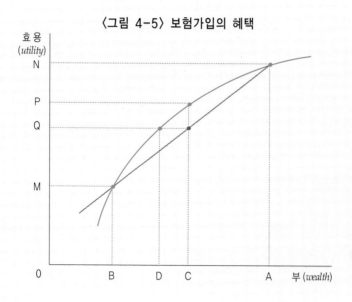

〈그림 4-5〉 보험가입의 혜택

결국 보험에 가입하지 않을 때에는 OC의 기대소득에서 OQ의 기대효용을 얻게 되며, 반면에 보험에 가입한다면 OC의 확실한 소득수준에서 OP의 확실한 효용을 얻게 된다. 두 경우를 비교해 보면, 소득수준은 OC로서 동일하나 얻게 되는 효용은 보험미가입의 경우보다 보험가입의 경우에 PQ만큼 더 많게 된다. 즉, 보험을 가입함으로써 한 개인이 얻는 경제적 효용수준은 증가하며 따라서 보험은 경제적 타당성을 갖게 된다. 여기서 CD는 위험에 대한 비용으로서 불확실한 소득의 기대효용과 확실한 등가효용과의 차이를 비용으로 나타낸 것이다.

이상을 정리하면, 소비자는 위험기피자로서 부에 대하여 한계효용이 체감할 때 보험가입으로 편익을 누릴 수 있다. 이러한 편익은 보험자가 관리운영비를 추가하여 보험료를 부과하게 되면 감소할 수 있으나 위험 제거에 따른 편익이 여전히 존재하는 한 보험가입이 이루어진다. 위의 분석에서는 보험자가 피보험자의 질병발생 확률을 완전히 파악하고서 그 확률에 맞추어 보험료가 징수된다는 가정을 하고 있으나 현실은 이러한 가정들에 어긋난 경우도 다수 존재한다. 따라서 보험가입으로 모든 사람이 모든 경우에 항상 이득을 보는 것은 아니며 보험을 기피하는 경우도 발생한다. 예를 들어, 질병의 확률이 20%인 20대의 청년에게 보험자는 50%의 확률을 가정하고 보험료를 징수할 때, 이 청년이 갖는 소득수준과 효용수준은 20%의 확률에 근거한 기대소득수준과 기대효용수준에 미치지 못해 보험에 가입하면 오히려 손실을 입을 것이다. 따라서 이 청년은 보험가입을 기피할 것이다.

3. 보험과 소비자 균형

보험은 예산선과 무차별곡선이 만나서 이루어지는 소비자 균형에 영향을 미친다. 〈그림 4-6〉에 나타난 바와 같이 보험도입 이전의 예산선 B_1과 무차별곡선 I_1에서 소비자 균형은 E_1이 된다. 보험이 도입되면 X축의 의료서비스의 가격이 P_{M1}에서 P_{M2}로 하락하면서 예산선은 B_1에서 B_2로 Y축을 중심으로 회전한다. 이 경우 예산선은 원래의 Y축 절편인 INC_1/P_C(총소득/C재의 가격)에서 약간 아래쪽으로 이동하게 되는데 이것은 보험료의 납부로 인하여 보험가입자의 가처분소득이 INC_1에서 INC_2로 감소하였기 때문이다. 새로운 예산선이 B_2로 주어진 경우에 소비자 균형은 E_2가 될 것이며 E_2는 더 높은 무차별곡선인 I_2에 위치함으로써 증대된 효용수준을 나타낸다. 보험가입자의 효용은 크게 증가한다.

그러나 보험가입 전에 I_3의 효용체계를 갖고 있던 사람의 경우는 보험가입으로 인해 정반대의 결과가 발생한다. 이 경우 소비자 균형은 E_3에서 E_4로 이동하며 이동의 결과 소비자 효용은 I_3에서 I_4로 오히려 감소한다.

결국 보험의 적용으로 많은 사람이 혜택을 보지만 일부는 오히려 효용수준이 감소하는 손해를 볼 수도 있다. 〈그림 4-6〉에서 무차별곡선이 의료서비스가 있는 X축에 가까이 있는, 즉 비교적 질병발생 확률이 높은 사람은 의료보험을 통해 효용이 증가하지만 선호체계(무차별곡선)가 Y축에 근접해 있는 건강한 사람은 오히려 손실을 입게 된다는 것을 알 수 있다. 이러한 손실을 안게 되는 계층의 사람들, 즉 10대나 20대의 건강한 젊은이들이나 의료이용 빈도가 낮은 농어촌지역 주민들은 만일 의료보험이 강제 적용된다면 자칫 보험저항을 보일 것이다.

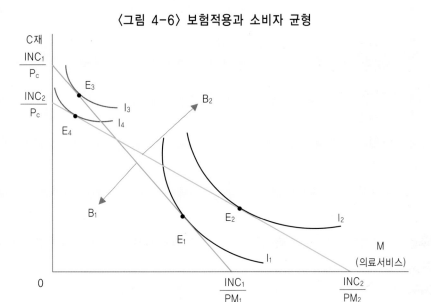

〈그림 4-6〉 보험적용과 소비자 균형

결과적으로 보험의 적용은 의료이용을 통하여 부(富)의 이전효과를 낳는다. 부의 이전은 주로 건강한 자에게서 병약한 자에게로 이전되며, 만일 병약한 자가 의료이용을 많이 하는 빈곤계층이고 건강한 자가 부유계층이라면, 보험의 적용 및 의료이용은 계층 간 소득재분배의 효과를 갖게 될 것이다. 그러나 잠재적인 소득재분배효과는 어디까지나 보험의 부수적인 효과이지 주목적이 아님은 물론이다. 보험은 소득계층 여하를 막론하고 질병발생시 비롯되는 예상치 못한 경제적 부담으로부터 가입자를 보호하는 경제적 장치인 것이다.

4. 역선택과 단체보험

역선택이란 정보의 비대칭 혹은 불완전성으로 인하여 보험시장에 바람직하지 못한 결과가 초래되는 현상을 일컫는다. 질병발생 확률이 높은 피보험자가 그러한 확률을 감춘 채 의료보험에 가입하여 보험자 및 질병발생 확률이 낮은 다른 피보험자에게 손해를 초래할 때 역선택이 발생한다. 의료이용을 많이 하는 역선택의 피보험자로 인하여 보험자는 보험료를 인상할 수밖에 없으며, 질병발생 확률이 낮은 피보험자는 추가적 부담 때문에 보험가입을 기피하거나 혹은 좀 더 값싼 보험자를 찾게 된다. 그 결과 주로 질병발생 확률이 높은 고위험군이 보험에 남게 되면서 보험료는 또다시 인상되고 보험자의 경영이 악화되면서 보험시장 자체가 쇠퇴하는 위험을 안게 된다. 피보험자가 보험회사를 자주 바꾸거나 혹은 보험에서 탈퇴함으로써 상당한 사회적 비용이 발생하기 때문이다.

보험자가 신체검사와 같은 예방적 서비스에 대한 보험급여를 기피하는 것도 역선택과 관련이 있다. 예방적 서비스는 그 효과가 장기적으로 나타나는데 역선택으로 인하여 피보험자가 보험자를 자주 바꿀 경우에 한 보험자가 해 준 예방서비스의 편익이 다른 보험자에게로 귀착될 소지가 많기 때문이다.

보험자는 피보험자의 보험자 간 이동을 억제하거나 피보험자를 사전 검진하여 피보험자의 건강수준에 맞는 보험료를 부과하는 방식(위험기준 보험료 부과방식)으로 역선택의 여지를 어느 정도 방지할 수 있다. 그러나 이러한 방식 자체가 상당한 노력과 비용을 수반하기 때문에 현실적이지 못하며 특히 공평하지 못하다는 결점을 갖는다. 위험기준 부과가 공평하지 못한 이유는 건강이 나쁜 사람들이 높은 보험료를 지불해야 하며 나쁜 건강은 많은 경우 개인의 책임이라기보다 사회공동의 책임에 해당하기 때문이다. 위험기준 방식은 보험자가 질병발생 확률이 낮은 사람들을 선택하거나 고위험군을 가려내야 하기 때문에 상당한 관리운영 비용을 수반한다는 또 하나의 단점이 있다.

역선택으로부터 보험시장을 보호하기 위하여 가장 흔히 쓰이는 방법은 집단보험 가입의 권유이다. 건강한 사람과 병약한 사람이 모두 동일한 자격으로 보험에 가입하며 보험료 부과방식은 위험의 평균수준을 기준으로 하는 평균기준 부과방식이다.

흔히 조세정책을 통하여 보험의 단체가입을 권유하는데 단체가입 피보험자가 내는 보험료는 세금공제의 혜택을 받으나 개인자격으로 가입할 경우에 피보험자가 내는 보험료는 세금공제 혜택을 받지 못하는 정책을 사용한다. 단체가입 보험에서는 의료이용을 잘하지 않는 건강한 사람이 의료이용을 많이 하는 병약한 사람을 돕는 교차보조가 발생한다. 이러한 현상은 앞의 의료보험과 소비자 균형에서 그림을 통하여 이미 설명된 부분이다. 건강한 사람이 병약한 사람을 돕는다는 점에서 공평한 제도로 볼 수도 있으나, 만일 의료이용을 많이 하는 사람은 부유계층이고 적게 하는 사람이 평균적으로 빈곤계층이라면 단체보험에 의한 교차보조는 오히려 사회형평을 떨어뜨리는 결과를 낳게 된다.

보험이 개인가입이든 단체가입이든 보험자가 민간보험회사인 경우에 이윤극대화가 목적인 보험자는 의료이용률이 높은 고위험군을 기피하면서 이용률이 낮은 저위험군만 선택하여 급여를 하는 이른바 '가입자 선별'(risk selection)이 존재한다. 보험자는 의료이용이 낮은 저위험군만 피보험자로 함으로써 낮은 보험료만으로도 이윤획득이 가능하기 때문이다. 이러한 공급자에 의한 역선택은 특히 민간보험시장에 존재하는 전형적인 문제로서 정책당국이 해결해야 할 과제에 해당한다. 가입자 선별의 문제 역시 가장 확실한 해결방안은 단체가입의 강제화 또는 평균기준 부과방식의 강제화이다. 보험가입을 희망하는 모든 사람은 건강수준과는 무관하게 가입이 허용되어야 하며, 건강수준과는 무관하게 모든 가입자는 전체 가입자의 평균에 해당하는 보험료를 부담하는 방식이다.

평균기준 보험료 부과방식의 강제화 :
미국 뉴욕 주의 경험

미국의 뉴욕 주는 1993년 4월부터 모든 보험자는 보험가입을 희망하는 모든 개인 및 단체에 대하여 가입을 허용해야 하며, 개별가입자 혹은 단체가입자를 불문하고 모두 평균부과방식을 채택하여 보험료를 부과하도록 법으로 강제하였다. 이 법은 보험자인 보험회사가 고위험 소비자나 고위험군을 기피하면서 의료이용이 적은 저위험군만을 택하는 가입자 선별행위를 방지하고자 하는 목적으로 제정되었다.

이러한 법제정에 대하여 두 가지 우려가 가능하다. 첫째는 의료이용률이 평균이하의 건강군은 보험가입을 기피할 것이기 때문에 보험가입자의 수가 감소할 것이라는 우려이다. 그리고 둘째로는 일부 보험자가 시장을 탈퇴하고 저위험군이 보험가입을 기피하면서 피보험자의 보험료가 상승할 것이라는 우려였다.

콜레트와 파울(Chollet & Paul, 1994)에 의하면 시행 1년 6개월이 지난 1994년 12월 현재 당초의 두 가지 우려는 현실로 나타나지 않았다. 전체적으로 보험료가 상승하기는 하였으나 소수 가입자들의 보험료는 오히려 하락하였다. 법 시행 이후 단지 4개의 보험자만이 시장을 떠났으며, 이들의 시장탈퇴는 전체 시장에 거의 영향을 주지 않는 것으로 분석되었다. 그러나 보험가입자의 수가 감소할지에 대한 대답은 아직 미지수라고 콜레트와 파울(Chollet & Paul, 1994)은 보고하고 있다. 평균기준 보험료 부과방식에 대한 우려에도 불구하고, 뉴욕 주뿐만 아니라 1990년대 이후 미국의 여러 주에서 평균기준 보험료 부과방식을 시행해오고 있는데, 이는 이론적 예측과 현실이 항상 일치하지는 않는다는 점을 시사한다.

5. 도덕적 해이와 비용분담

1) 도덕적 해이

일반 재화의 경우 소비자는 재화의 가격 전액을 지불하면서 자원사용에 대한 비용
전체를 떠맡게 된다. 따라서 소비자는 재화의 구매 혹은 자원사용에서 최대한의 편
익을 얻으려는 경제적 동기를 가지게 된다. 그러나 소비자가 의료보험의 적용을 받
으면 비용의 일부만을 부담하며 따라서 자원의 경제적 사용에 대한 동기를 잃게 된
다. 의료보험에서 도덕적 해이(moral hazard)는 의료보험급여와 함께 발생하는 소비
자의 소비행태 변화를 일컫는다. 즉, 소비자는 단위당 가격이 높거나 혹은 전체 비
용이 많이 드는 경제행위를 선호할 것이다. 예를 들어 일부 소비자들의 경우 필요
이상으로 의사방문 횟수를 늘리거나 비싼 서비스의 수혜를 요구할 것이며, 건강유
지를 의료서비스에 주로 의존하기 때문에 필요한 건강증진 생활을 등한시할 수 있
다. 이러한 소비자의 행태는 전체 의료비를 증가시키거나 혹은 병이 발생할 확률을
상승시키는 역할을 한다.

개별 소비자는 이러한 비용증가 행위가 전체 의료비 및 보험료의 수준에 미치는
영향이 미미하다고 생각할 것이나 만일 대부분의 보험가입자가 비슷한 의료이용 행
태를 보인다면 전체 의료비 증가와 함께 의료보험료의 상승은 불가피한 상황이 될
것이다. 동창회 모임에서 회식을 하는데 전체 회식비용을 참가자 전원이 동일한 액
수로 나눠 내기로 할 때, 개별 참가자는 비싼 포도주를 먹더라도 자기가 부담하는
비용은 포도주 가격의 극히 일부라는 의식으로 맛있는 고급 포도주를 주문하는 것
이 바로 도덕적 해이이며, 의료보험에서도 동일한 도덕적 해이가 존재한다.

샌틀과 노인(Santerre & Neun, 1996)은 의료보험으로 도덕적 해이가 발생하는 기
전을 다섯 가지로 분류한다. 첫째, 보험적용시 소비자의 의료수요량은 전액 자부담
(自負擔)의 경우에 비해 크게 증가함으로써 도덕적 해이가 발생한다. 의료수요량이
증가하는 것은 소비자부담 가격이 낮아지기 때문이다. 〈그림 4-7〉에서 MC_0는 한계
생산비용, D는 소비자 수요를, 그리고 P_0는 가격을 표시하며, 분석의 편의를 위하
여 MC_0와 P_0는 동일하다고 가정한다. 만일 소비자가 가격 전체를 자부담한다면 소

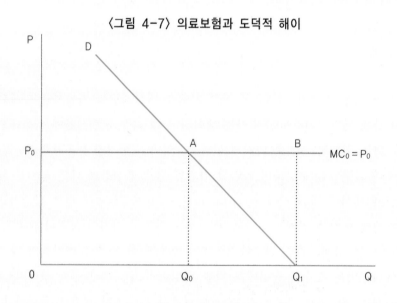

〈그림 4-7〉 의료보험과 도덕적 해이

비자는 Q_0의 수량을 소비하고 의료비로 P_0AQ_00를 부담할 것이다. 만일 의료보험에 의해 소비자의 부담가격이 제로라면, 소비량은 Q_1이 되면서 전체 의료비는 P_0BQ_10로 증가할 것이다.

결국 의료보험은 소비자 가격을 낮추면서 소비자로 하여금 의료서비스를 과소비하도록 하는 동기를 부여한다. 소비자는 필요 이상으로 의사를 자주 방문하거나, 불필요한 고가의 전문서비스를 요구하는 등 의료부문의 낭비, 즉 도덕적 해이를 유발한다. 의료서비스의 과소비 정도는 의료수요곡선이나 한계비용곡선의 기울기(가격탄력치)에 의해 결정된다. 예를 들어 매우 탄력적인 수요(완만한 기울기) 곡선에서 과소비 정도는 매우 크게 된다.

둘째, 소비자가 의료서비스에 더욱 많이 의존하면서 금연이나 가벼운 운동 등 건강증진을 위한 자기노력을 게을리하면 장기적으로 도덕적 해이가 발생한다. 이 경우 〈그림 4-7〉의 수요곡선 D는 오른쪽으로 이동하면서 같은 가격수준에서 더 많은 의료수요량이 발생한다.

셋째, 도덕적 해이는 새로 도입되는 의료기술에 의해서도 유발된다. 즉, 의료보험으로 소비자가 고가의 새로운 의료기술을 선호하고, 더 많은 신기술이 의료보험 급여에 포함되면서 가격은 비싸지만 편익이 크지 않은 의료이용이 증가하게 된다. 앞의 경우와 마찬가지로 〈그림 4-7〉의 수요곡선 D는 오른쪽으로 이동할 것이다.

넷째, 의료보험으로 소비자가 가격에 둔감해지면서 의료공급자의 서비스 제공에 대해 견제하는 기능을 덜 갖게 된다. 즉, 의료제공자는 자의적으로 필요 이상의 검사, 수술, 혹은 투약을 하게 되며, 소비자는 그러한 공급자의 도덕적 해이에 대해 무관심하게 된다. 이러한 행태 변화는 〈그림 4-7〉의 수요곡선을 오른쪽으로 이동시키면서 필요 이상의 서비스 제공 및 의료비 부담을 초래할 것이다.[1]

다섯째, 의료보험의 적용은 소비자로 하여금 더 싼 가격의 의료서비스를 찾는 동기를 낮추게 한다. 그 결과 〈그림 4-7〉에서 MC_0와 가격 P_0는 의료보험 적용 이전보다 더 높아지면서 국민의료비가 증가한다.

도덕적 해이는 의료서비스 가격 중 소비자 부담분인 본인부담금을 높임으로써 어느 정도 줄일 수 있다. 이것을 비용분담(*cost sharing*)이라고 하며, 적당한 본인부담금은 소비자로 하여금 수요량을 줄이거나, 낮은 가격의 서비스를 찾게 하기도 하고, 인내할 수 있거나 자기치료가 가능한 부분은 스스로 해결하게 하는 등 경제적 동기를 부여한다. 결국 불필요한 의료이용 및 자원사용은 줄어든다.

2) 비용분담의 종류

국민의료비가 크게 증가한 데에는 소득수준의 향상 외에도 의료보험의 도입으로 의료에 대한 수요가 증가하였기 때문이므로 소비자의 의료서비스에 대한 수요를 억제시키기 위한 방안들이 모색되었다. 수요측면에서 의료비 증가를 억제시키기 위한 노력은 주로 의료보험이 가져다준 의료이용의 남용을 막는 데 초점을 맞추고 있다. 가격에 무감각한 소비자에게 의료비의 일부를 부담하게 함으로써 의료의 불필요한 이용을 줄이고 의료비의 증가를 막기 위한 노력을 비용분담(*cost sharing*)이라고 한다.

---

[1] 이러한 공급자 행태에 의한 수요의 변화를 공급자 유인수요라고 정의한다. 공급자 유인수요는 제7장 "의사시장모형"에서 상세히 논의될 것이다.

여기에는 일정액 공제제(*deductibles*), 정률제(*coinsurance*), 급여상한제(*limit*), 정액부담제(*copayment*), 그리고 정액수혜제(*indemnity*)가 있다. 아래에서 이에 대하여 자세한 논의를 할 것이다.

3) 본인부담과 의료이용

(1) 일정액 공제제

보험으로 인한 의료의 남용을 막기 위해 의료이용 시 연간 일정한도까지의 의료비를 본인이 부담하게 하고 그 이상에 해당하는 의료비만 의료보험 급여 대상으로 인정하는 것을 일정액 공제제 혹은 정액제(*deductibles*)라고 한다. 예를 들어 연 10만 원까지의 의료비는 무조건 이용자 본인이 전액 부담하며 그 이상의 의료비에 대해 의료보험 혜택을 받는다. 정액제를 사용하는 근거는 의료서비스 공급자가 보험자에게 청구

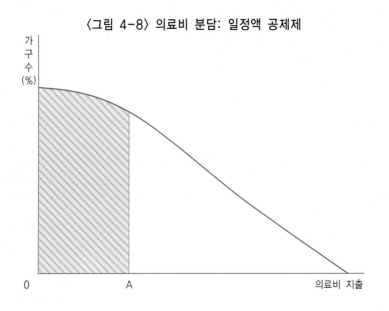

〈그림 4-8〉 의료비 분담: 일정액 공제제

하는 진료비 청구서에 소액 청구서가 너무 많아서 심사 및 지불을 위한 막대한 행정비용이 초래되기 때문이다.

〈그림 4-8〉은 정액제의 내용을 나타내고 있는데, 의료이용의 높은 비율을 차지하는 OA만큼의 소액의료비에 대해서는 수요자가 부담하며 그 이상의 의료비만 의료보험의 적용을 받는다. 정액제의 기대효과는 의료기관을 이용하지 않고도 자가치료가 가능하며, 소액의 진료비만 부담하는 의료서비스에 대하여 본인이 일정액을 부담하게 함으로써 불필요한 의료서비스 이용을 줄일 수 있으며, 따라서 의료비 증가를 억제시킬 수 있다는 데 있다. 정액제의 적용이 갖는 문제점은 아무리 소액이라도 꼭 필요한 의료서비스 이용에 대한 자유로운 접근을 가로막을 수 있다는 점이다. 또한 의료이용 시 본인이 부담하는 금액이 가계의 소득수준과 무관하게 일정액으로 정해져 있을 때 고소득층보다 저소득층에게 더 큰 경제적 부담을 줌으로써 의료에 대한 공평한 접근기회를 주지 못하게 되는 형평성의 문제를 안고 있다.

(2) 정률제

비용의 100%가 의료보험의 적용을 받기 때문에 발생할 수 있는 소비자들의 도덕적 해이를 막기 위해 보험자가 의료비용의 일정비율만 지불하고 나머지 부분은 본인이 부담하는 방식을 본인 일부부담제 혹은 정률제(coinsurance)라고 한다. 예를 들어 보험자가 의료비용의 30%를 지불해 줄 경우에 의료서비스의 이용자는 70%의 의료비용을 부담해야 한다. 정률제에 의해 본인이 부담하는 부분을 그림으로 나타내면 〈그림 4-9〉의 빗금 친 부분에 해당되며 나머지는 보험자가 지불한다.

정률제의 기대효과는 불필요한 의료이용의 억제이다. 즉, 의료서비스가격을 P라고 할 때 일정 비율, 예를 들어 a만큼을 의료이용자가 부담하게 되면 이용자부담가격은 aP가 되는데 본인부담비율 a는 정책에 의해 결정되는 요소이므로 의료서비스를 이용하는 사람은 가능하다면 의료서비스를 싼 가격에 공급하는 의료기관을 찾거나, 비교적 가격이 낮은 의료서비스를 이용함으로써 자신이 부담하는 의료비를 줄이려고 할 것이다. 또한 일정률의 본인부담방식은 그것이 없을 때보다 의료비의 본인부담이 커지게 되므로 의료이용량도 줄어들 것이다. 그러나 정액제와 마찬가지로 문제점은 의료비의 일정비율을 본인이 부담하게 함으로써 필요한 의료서비스마저

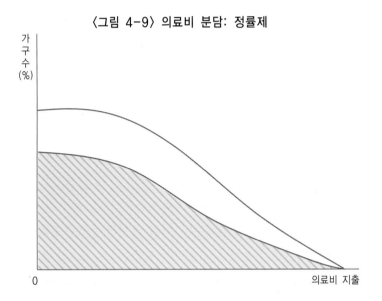

〈그림 4-9〉 의료비 분담: 정률제

이용하지 못하게 하는 부정적 효과를 가져올 수 있다는 점이다. 또한 의료보험 하에서 본인부담비율이 너무 높아서 의료이용 시 재정적 부담을 느끼는 수요자들은 보험자에 의해 지불되지 않는 본인부담분에 대해 다시 추가적인 보험을 구입하려는 유인이 생길 수 있다. 가령 의료보험으로 보험자에 의해 (1-a) 비율만큼 지불되는 경우 나머지 본인부담비율 a 만큼에 대하여 다른 보험자로부터 의료보험을 구입하려고 하면 의료이용 감소를 통한 의료비 절감효과는 줄어들 것이다.

(3) 급여상한제

의료서비스 이용을 줄이기 위한 또 다른 방법으로 급여상한제(*limit*)가 있다. 이것은 의료보험에서 지불하는 보험급여의 최고액을 정하여 그 이하의 진료비에 대해서는 의료보험의 혜택을 받게 되고 최고액을 초과하는 진료비에 대해서는 의료서비스 이용자가 부담하게 하는 방법이다.

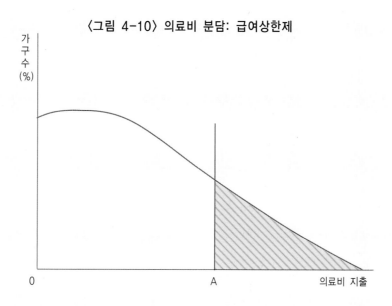

〈그림 4-10〉 의료비 분담: 급여상한제

가구수(%)

0   A   의료비 지출

〈그림 4-10〉은 급여의 상한을 설정한 경우를 나타내고 있는데 빗금 친 부분은 고액의 진료비를 요하며 이용할 확률이 낮은 의료서비스가 보험급여의 대상에서 제외되고 있음을 보여준다.

급여상한제의 기대효과는 불요불급하며 고액의 진료비를 요하는 의료서비스, 혹은 사치성 의료서비스를 의료보험 급여대상에서 제외하고 전액을 본인이 부담하게 함으로써 의료비의 증가를 억제시킨다는 점이다. 사치성 의료서비스는 보통 수요의 가격탄력성이 매우 높으므로 전액을 본인이 부담하게 될 때 사치성 고액 의료서비스 이용이 급격히 줄어들 것이며 따라서 의료비 절감효과가 나타난다.

그러나 고액의 진료비를 발생시키는 의료이용이 사치성 의료서비스에 대한 이용이 아니라 엄청난 비용이 들지라도 건강회복을 위해서 반드시 필요한 의료서비스의 이용일 경우라면 급여상한의 설정으로 의료서비스의 이용이 제약을 받게 될 것이다. 그리고 고액의 진료비를 부담할 만한 잠재적 능력이 있는 소비자라면 개별적으로 고액의 의료서비스를 이용하거나 혹은 고액의 진료비에 대해 추가적인 보험을 구입하여 의료를 이용하려고 하므로 의료비 감소효과가 줄어들 수 있다.

(4) 정액부담제

의료이용의 내용이 어떠하든 간에 이용하는 의료서비스 건당 일정액만 소비자가 부담하고 나머지는 보험자가 지불하는 본인부담 방법이다. 예를 들어, 진료비 총액이 10만 원이든 20만 원이든 환자는 만 원만을 부담하며 나머지 잔액은 보험자가 부담한다. 5천 원하는 서비스도 환자는 만 원을 부담해야 한다. 이러한 본인부담 방법은 불필요한 값싼 서비스의 이용을 억제하는 경제적 효과를 갖는다.

(5) 정액수혜제

정액부담제와는 반대로 이용하는 의료서비스 건당 일정액만을 보험자가 부담하고 나머지는 환자가 지불하는 본인부담 방법으로서 의료이용자에게 상당한 부담이 되는 비용분담제도이다. 예를 들어 어떤 질병군에 대하여 진료비 총액이 10만 원이든 20만 원이든 환자가 보험자로부터 받는 혜택은 5만 원이며 나머지 잔액은 전액 환자가 직접 부담해야 한다. 정액수혜제는 단독으로 적용되는 경우가 드물며 다른 본인부담제와 병행하여 쓰이는 것이 보통이다. 5만 원의 혜택을 받는 환자는 가능한 한 5만 원 근처에서 해당 질병을 치료하기를 희망할 것이며, 따라서 그러한 가격을 요구하는 의료제공자나 치료방법을 구하게 될 것이다. 환자의 그러한 요구를 파악한 의료제공자는 환자를 확보하기 위하여 가능한 가격을 낮추게 되거나 혹은 꼭 필요한 치료만을 행하는 경쟁을 하게 될 것이다. 즉, 정액수혜제의 기대효과는 환자로 하여금 값싼 의료제공자를 찾게 하는 경제적 동기를 부여하며, 추가적으로는 의료서비스의 가격과 질에서 공급자 간의 경쟁을 유도하는 효과를 갖게 될 것이다.

4) 우리나라의 비용분담제도

우리나라 의료보험에서도 총진료비의 일정 부분을 본인이 부담하게 하는 본인부담제도를 운영하고 있다. 우리나라에서 채택하고 있는 본인부담의 방식은 정률제를 기본으로 한다.

<표 4-1> 총진료비 중 본인부담비율 (2012년 기준)

(단위: %)

진료과목	상급종합병원		종합병원		병원		의원	
	외래	입원	외래	입원	외래	입원	외래	입원
전　　체	35.7	38.3	36.3	33.8	35.7	41.3	25.9	35.0
내　　과	41.2	31.8	42.1	28.5	51.5	31.3	34.4	31.7
일반외과	36.7	41.1	50.7	37.2	57.4	35.6	36.4	66.4
산부인과	78.5	49.4	63.0	44.3	46.1	38.6	44.3	44.6
소 아 과	50.2	28.0	49.5	34.0	56.4	41.4	31.2	19.9

자료: 서남규 외(2013).

　　그러나 본인부담제도의 운영취지에 비추어볼 때 우리나라의 본인부담제도는 많은 문제점을 갖고 있다. 본인부담제도를 운영하는 이유는 약간의 비용이라도 소비자가 부담하게 함으로써 도덕적 해이에 의한 의료이용의 남용을 막기 위해서이다. 그러나 본인부담액이 지나치게 많아지면 필요한 의료이용조차 가로막을 가능성이 있으므로 의료보장제도가 잘 갖추어진 외국의 경우 본인부담수준을 매우 낮게 설정하고 있다. 그리고 값비싼 입원의료는 대부분 보험혜택에 포함함으로써 의료보험의 소득보호 기능을 잃지 않고 있다. 도덕적 해이를 막기 위해서 의료이용의 형평성을 해칠 수는 없다는 입장인 것이다.

　　이에 반해 우리나라 의료보험에서 채택하고 있는 본인부담률은 지나치게 높다고 할 수 있다. 또한 의료보험 비급여 항목들은 전액 소비자가 그 비용을 부담해야 하므로 급여상한제적 성격도 갖고 있다. 그러므로 소비자가 실제 부담하는 본인부담 수준은 법정 본인부담률에 의한 부담분과 비급여 진료비를 합한 수준이다. 2010년도 건강보험환자 진료비 실태조사에 의하면 의료기관 이용시 소비자가 실제 지불하는 본인부담액은 총진료비의 30%를 훨씬 넘는 것으로 나타났다(<표 4-1>). 그리고 요양기관종별 및 진료과목별로 본인부담 수준에 큰 차이가 났다. 이는 총 진료항목 중 비급여 항목이 차지하는 비중이 이들 기관 및 과목의 성격에 따라 차이가 있기 때문이다.

　　이처럼 본인부담의 수준이 높은 상태에서는 저소득계층의 필요한 의료이용이 제한을 받는다. 외국의 경우는 이처럼 본인부담금 때문에 저소득층의 의료이용이 제한받는 것을 막기 위하여 소득계층에 따라 본인부담률을 달리 적용하는 등의 방법을 사용하고 있다.

6. 의료보험의 수요

사회보험은 가입이 강제이기 때문에 의료보험의 수요는 존재하지 않는다고 볼 수 있다. 그러나 민간보험과 같이 가입자 본인이 가입 여부를 결정할 때에는 보험가입은 보험의 수요에 의하여 결정된다. 우리나라는 사회보험을 채택하고 있기 때문에 의료보험의 수요는 크게 정책적인 의미를 갖지 못한다. 하지만 강제형 사회보험에서도 이른바 보험저항이 있기 때문에 보험가입자들이 갖는 보험에 대한 수요를 제대로 이해하는 것은 정책상의 의미를 갖는다. 또한 의료보험수요는 개인이 의료비를 지불할 때 어떠한 지불방법을 선호하는지를 이해하는 데 도움을 준다. 의료수요의 경우와 마찬가지로 수요함수를 통하여 보험수요에 영향을 주는 요인을 파악할 수 있다.

의료보험수요에 영향을 주는 요인은 경제적 요인, 대체요인, 확률요인, 사회인구적 요인의 크게 네 가지로 나누어진다.

$$D_{ins} = F(경제요인, 대체요인, 확률요인, 사회 \cdot 인구요인)$$

1) 경제적 요인

경제적 요인으로는 보험의 가격,2 가입자의 소득수준, 보험료의 세제상의 혜택 여부가 포함된다. 보험수요에서 보험가격은 보험가입자의 지불용의 가격을 의미한다. 보험가입자의 지불용의가격은 보험가입자가 보험에 가입함으로써 이득을 볼 수

---

2 여기서 보험의 가격은 보험가입자가 지불하는 보험료와 다른 의미를 갖는다.
보험료 = 질병발생 확률 × 질병으로 발생하는 비용 + 추가비용으로 구분한다면 본문에서 보험가격은 질병으로 인한 기대비용 외에 추가비용을 의미한다.

있다고 생각하는 부분에 해당한다. 앞서 보험의 이론적 근거를 논하면서 우리는 보험의 타당성을 부(富)의 한계효용체감의 법칙에서 찾을 수 있었다. 부의 한계효용이 체감하기 때문에 보험에 가입하는 것이 개인에게 유리하였으며 그 이득의 정도는 〈그림 4-5〉에서 PQ로 표시되었다. PQ를 금액으로 환산한 것이 CD에 해당한다.

즉, CD는 보험에 가입함으로써 가입자가 얻게 되는 효용의 증가분(PQ)을 소득(금액)의 크기로 표시한 부분이다. 보험가입자는 자기가 이득을 보는 만큼 지불하고자 할 것이기 때문에 바로 이 부분이 보험가입자의 지불용의가격, 즉 보험가격이 된다.

보험가입자의 지불용의가격은 질병에 이환될 확률에 따라 달라진다. 〈그림 4-11〉에 나타난 바와 같이 질병발생 확률이 0.5일 때(W_2) 가장 크며(c-d), 확률이 1 혹은 0의 방향(W_0, W_4)으로 갈수록 보험가입으로 인한 경제적 이득이 감소(e-f, a-b)하면서 보험가입자의 지불용의가격도 줄어들게 된다.

보험구매는 수요자가 지불하고자 하는 가격이 공급자(보험자)가 받고자 하는 공급가격보다 높거나 혹은 같을 때 이루어진다. 공급자인 보험자는 보험회사를 운영하면

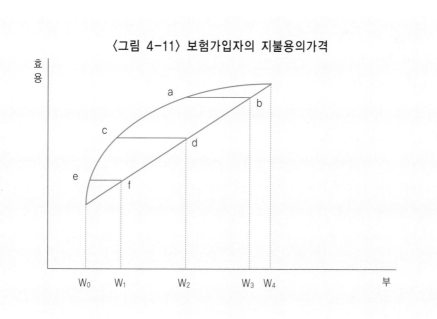

〈그림 4-11〉 보험가입자의 지불용의가격

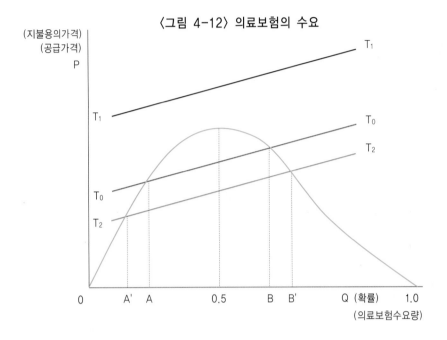

〈그림 4-12〉 의료보험의 수요

서 소요되는 관리비용, 판촉비용, 그리고 급여청구업무에 따르는 제반 경비와 최소한의 이윤을 공급가격으로 받고자 할 것이다. 일반적으로 공급가격은 질병의 확률이 높아질수록 커진다. 그것은 특히 급여청구 업무가 질병의 확률이 커지면서 비례적으로 증가하기 때문이다. 이러한 보험자의 가격을 수요자의 지불용의가격과 같이 표시하면 〈그림 4-12〉와 같다. 직선은 공급가격을, 곡선은 지불용의가격을 나타낸다.

〈그림 4-12〉에서 수요자는 AB만큼의 보험을 구매하게 된다. 그것은 지불용의가격이 공급자의 요구가격(T_0T_0)보다 크기 때문이다. 그림에서 알 수 있는 것은 질병의 확률이 0에 가까운 매우 낮은 경우나 혹은 1에 가까운 매우 높은 경우에는 보험가입이 쉽게 일어나지 않는다는 것이다. 정기검진과 같이 확률이 거의 1에 가까운 서비스에는 보험수요가 존재하지 않는데 그것은 보험가입을 통하여 보험가입자가 얻을 수 있는 이득이 거의 없는 반면, 공급자인 보험자가 부담해야 하는 행정관리비용이 너무 크기 때문이다. 대부분의 의료보험시장에서 정기검진이나 예방접종과 같은

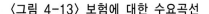

〈그림 4-13〉 보험에 대한 수요곡선

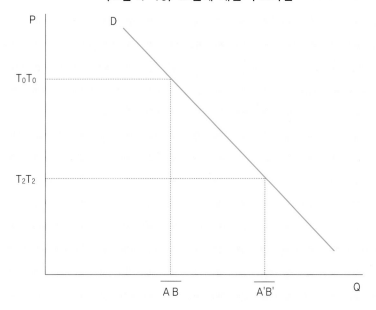

발생확률이 높은 서비스가 의료보험에 포함되지 않는 것은 이러한 이론적인 배경에
근거를 두고 있다. [3]

　〈그림 4-12〉에서 만일 공급자 가격이 $T_1 T_1$이 된다면 수요자의 보험수요는 존재
하지 않게 된다. 왜냐하면 공급자의 요구가격이 수요자의 지불용의가격보다 모든
범주에서 높기 때문이다. 공급자 가격이 $T_0 T_0$보다 낮아져서 $T_2 T_2$가 된다면 의료
보험의 수요량은 AB에서 A′B′로 증가한다. 즉, 가격이 하락하면 수요량이 늘어난
다는 수요의 법칙이 의료보험의 수요에서도 나타나는 셈이다(〈그림 4-13〉 참조).

---

3 또한 예방서비스가 보험급여에 포함되지 않는 것은 앞에서 언급한 역선택과 관련이 있다. 우리나라의 의료보험이
　정기건강검진을 보험서비스로 포함하는 것은 매우 이례적이며 실제로 논란의 여지가 많다. 특히 보험재정이 부족
　하여 많은 필요한 서비스를 의료보험에서 급여하지 못하는 실정에서 발생확률이 1에 가까운 건강검진을 급여에
　포함하는 것은 상당한 거래비용의 발생으로 인하여 보험운영의 비효율성을 높이는 결과를 초래할 것이다.

또 다른 경제적 요인으로는 가입자의 소득수준, 보험료의 세제상의 혜택 여부가 있다. 다른 조건이 불변인 상태에서 소득수준은 다른 재화의 수요에서와 마찬가지로 보험수요와 양(陽)의 상관관계를 갖는다. 즉, 소득수준이 높아질수록 보험에 대한 수요는 커지며 또한 소득이 높은 계층일수록 더 큰 수요를 가진다. 부담하는 보험료가 세제상의 혜택을 받을 때 보험가입은 더욱 촉진된다. 세제상의 혜택이 크면 클수록 보험가입의 동기부여는 더욱 강하게 된다.

2) 대체요인

보건소, 보건진료소, 그리고 공공병원과 같이 공공의료가 잘 구비되어 있을수록 의료보험에 대한 개인의 수요는 작아진다. 웬만한 기본적인 진료에 대한 수요가 공공의료에서 낮은 가격으로 제공된다면 굳이 민간보험에 가입하여 민간의료에 의존할 필요가 없을 것이다. 건강증진을 가져오는 예방보건사업의 적극적인 실시도 민간보험에 대한 수요를 줄이는 역할을 한다. 이 경우 제대로 구비된 공공의료나 정부의 예방보건사업은 의료보험의 대체재 역할을 한다. 엄격하게 시행되는 수질보전사업이나 대기보호법도 비슷한 역할을 한다. 즉, 국민의 건강을 보호하고 증진시키는 사업이나 정책의 시행은 모두 의료보험에 대한 수요를 줄이는 대체재 역할을 한다.

3) 확률요인

질병발생 확률에 따라 보험에 대한 수요가 달라진다. 질병발생 확률이 0.5일 때 불확실성이 가장 크므로 수요가 가장 크고 질병발생 확률이 1.0 혹은 0.0의 방향으로 갈수록 보험가입으로 인한 편익이 감소하면서 수요도 감소하게 된다. 그리고 개인의 위험기피도가 클수록, 그리고 질병으로부터 발생할 경제적 손실의 크기가 클수록 보험에 대한 수요는 커진다. 대부분의 개인은 위험기피자(*risk averter*)인데 개인에 따라 위험기피도에 차이가 있다. 어떤 개인은 위험을 지극히 기피하는 반면에 어떤 사람은 때에 따라 위험을 오히려 선택하기도 한다. 개인의 위험기피도가 강할

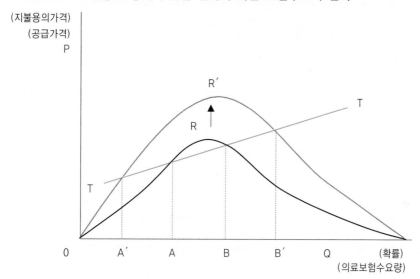

〈그림 4-14〉 위험기피도 차이와
질병의 경제적 손실 변화에 따른 보험수요의 변화

수록 부(富)의 한계효용곡선은 더욱 볼록한 곡선을 그리며 따라서 보험에 가입함으로써 얻게 되는 효용의 크기도 커진다. 이는 곧 보험수요자가 갖는 지불용의가격을 크게 하면서 보험수요를 확대시킨다. 질병의 경제적 손실이 커질 때에도 동일한 결과가 나타난다. 이를 그림으로 나타내면 〈그림 4-14〉와 같다.

위험기피도가 클수록, 혹은 질병의 경제적 손실이 커질수록 보험수요자의 지불용의가격은 R에서 R′로 부풀어진다. 주어진 공급자(보험자)가격 TT에서 R에서 R′로의 이동은 보험수요를 AB에서 A′B′로 증가시킨다. 결국 보험수요가 증가하면서 〈그림 4-13〉의 보험수요곡선은 우상향으로 이동할 것이다. 즉, 질병발생 확률, 위험기피도, 그리고 질병으로 인한 경제적 손실의 크기는 보험수요곡선을 이동시키는 이동요인에 해당한다.

의료비의 상승은 질병으로 인한 경제적 손실을 크게 하기 때문에 궁극적으로 의료보험의 수요를 증대시킨다. 보험가입의 증가는 일반적으로 의료수요를 증가시키는 요인으로 작용하며, 수요증가로 인하여 의료비는 다시 상승한다. 의료비 상승, 질병으로 인한 경제적 손실의 증가, 보험수요 증가, 의료수요 증가, 의료비 상승의 거미줄 같은 연쇄반응은 결국 대부분의 사람들을 의료보험의 울타리 안으로 몰아가는 역할을 한다. 이러한 현상의 반복은 결국 의료를 매우 값비싼 서비스로 만들면서 부담능력이 없어서 보험가입을 못하는 의료소외계층을 양산하게 될 것이다. 2010년 현재 5,300만 명이 보험 없는 소외계층인 미국의 의료는 위와 같은 과정의 산물이라고 볼 수 있다.

4) 사회-인구적 요인

교육수준, 연령, 그리고 성별(*gender*)에 따라 의료보험수요는 달라진다. 다른 조건이 동일할 때 일반적으로 고학력일수록 보험에 대한 수요는 크며, 연령이 증가할수록 보험가입의 욕구를 강하게 갖는다. 위험기피자일수록 보험에 대한 수요는 크기 때문에 남성보다 여성이 보험에 대한 수요가 클 것이다.

〈표 4-2〉 OECD 국가의 의료서비스 10대 항목 급여 현황 I

국 가	입 원	외래: 1차 진료의사	외래: 전문의	임상검사	영상진단
호 주	급여 (100%)	급여 (76~99%)	급여 (76~99%)	급여 (51~75%)	급여 (51~75%)
오스트리아	급여 (76~99%)	급여 (100%)	급여 (100%)	급여 (100%)	급여 (100%)
벨 기 에	급여 (76~99%)	급여 (76~99%)	급여 (76~99%)	급여 (76~99%)	급여 (76~99%)
캐 나 다	급여 (100%)	급여 (100%)	급여 (100%)	급여 (100%)	급여 (100%)
체 코	급여 (76~99%)	급여 (76~99%)	급여 (76~99%)	급여 (100%)	급여 (100%)
덴 마 크	급여 (100%)	급여 (100%)	급여 (100%)	급여 (100%)	급여 (100%)
핀 란 드	급여 (76~99%)	급여 (76~99%)	급여 (76~99%)	급여 (76~99%)	급여 (100%)
프 랑 스	급여 (76~99%)	급여 (51~75%)	급여 (51~75%)	급여 (51~75%)	급여 (76~99%)
독 일	급여 (100%)	급여 (76~99%)	급여 (76~99%)	급여 (100%)	급여 (100%)
그 리 스	급여 (76~99%)	급여 (76~99%)	급여 (76~99%)	급여 (76~99%)	급여 (76~99%)
헝 가 리	급여 (100%)	급여 (100%)	급여 (100%)	급여 (100%)	급여 (100%)
아이슬란드	급여 (76~99%)	급여 (76~99%)	급여 (76~99%)	급여 (76~99%)	급여 (76~99%)
아일랜드	급여 (100%)	비급여	급여 (100%)	급여 (100%)	급여 (100%)
이탈리아	급여 (100%)	급여 (100%)	급여 (76~99%)	급여 (76~99%)	급여 (76~99%)
일 본	급여 (76~99%)	급여 (76~99%)	급여 (76~99%)	급여 (76~99%)	급여 (76~99%)
한 국	급여 (76~99%)	급여 (51~75%)	급여 (51~75%)	급여 (76~99%)	급여 (76~99%)
룩셈부르크	급여 (76~99%)	급여 (76~99%)	급여 (76~99%)	급여 (76~99%)	급여 (76~99%)
멕 시 코	급여 (100%)	급여 (100%)	급여 (100%)	급여 (100%)	급여 (100%)
네덜란드	급여 (100%)	급여 (100%)	급여 (100%)	급여 (100%)	급여 (100%)
뉴질랜드	급여 (100%)	급여 (51~75%)	급여 (100%)	급여 (100%)	급여 (76~99%)
노르웨이	급여 (100%)	급여 (76~99%)	급여 (76~99%)	급여 (76~99%)	급여 (76~99%)
폴 란 드	급여 (100%)	급여 (100%)	급여 (100%)	급여 (100%)	급여 (100%)
포르투갈	급여 (100%)	급여 (100%)	급여 (100%)	급여 (100%)	급여 (100%)
슬로바키아	급여 (100%)	급여 (100%)	급여 (100%)	급여 (100%)	급여 (100%)
스 페 인	급여 (100%)	급여 (100%)	급여 (100%)	급여 (100%)	급여 (100%)
스 웨 덴	급여 (76~99%)	급여 (76~99%)	급여 (76~99%)	급여 (100%)	급여 (76~99%)
스 위 스	급여 (100%)	급여 (76~99%)	급여 (76~99%)	급여 (76~99%)	급여 (76~99%)
터 키	급여 (100%)	급여 (76~99%)	급여 (76~99%)	급여 (100%)	급여 (100%)
영 국	급여 (100%)	급여 (100%)	급여 (100%)	급여 (100%)	급여 (100%)

주: ( ) 안의 비율은 주요 의료보장시스템에서의 급여비율임.
자료: Paris, V., M. Devaux & L. Wei, "Health Systems Institutional Characteristics: A Survey of 29 OECD Countries", *OECD Health Working Papers*, No. 50, 2010, OECD Publishing. http://dx.doi.org/10.1787/5kmfxfq9qbnr-en.

〈표 4-3〉 OECD 국가의 의료서비스 10대 항목 급여 현황 II

국 가	물리치료	의약품	안경/렌즈	치과 진료	치과 보철
호 주	급여 (1~99%)	급여 (76~99%)	비급여	비급여	비급여
오스트리아	급여 (100%)	급여 (76~99%)	급여 (1~50%)	급여 (100%)	급여 (51~75%)
벨 기 에	급여 (1~99%)	급여 (76~99%)	급여 (76~99%)	급여 (76~99%)	급여 (76~99%)
캐 나 다	비급여	급여 (51~75%)	비급여	비급여	비급여
체 코	급여 (100%)	급여 (51~75%)	급여 (1~50%)	급여 (1~50%)	급여 (1~50%)
덴 마 크	급여 (1~99%)	급여 (51~75%)	비급여	급여 (1~50%)	비급여
핀 란 드	급여 (1~99%)	급여 (51~75%)	비급여	급여 (76~99%)	급여 (76~99%)
프 랑 스	급여 (1~99%)	급여 (51~75%)	급여 (1~50%)	급여 (1~50%)	급여 (1~50%)
독 일	급여 (1~99%)	급여 (76~99%)	급여 (1~50%)	급여 (76~99%)	급여 (1~50%)
그 리 스	급여 (1~99%)	급여 (76~99%)	급여 (1~50%)	급여 (1~50%)	급여 (1~50%)
헝 가 리	급여 (100%)	급여 (76~99%)	급여 (1~50%)	급여 (1~50%)	급여 (1~50%)
아이슬란드	급여 (1~99%)	급여 (76~99%)	급여 (76~99%)	급여 (76~99%)	급여 (76~99%)
아일랜드	급여 (100%)	n.a.	비급여	비급여	비급여
이탈리아	급여 (1~99%)	급여 (100%)	비급여	급여 (1~50%)	비급여
일 본	급여 (1~99%)	급여 (76~99%)	비급여	급여 (76~99%)	급여 (76~99%)
한 국	급여 (1~99%)	급여 (51~75%)	비급여	급여 (51~75%)	비급여
룩셈부르크	급여 (1~99%)	급여 (76~99%)	급여 (1~50%)	급여 (51~75%)	급여 (51~75%)
멕 시 코	급여 (100%)	급여 (100%)	비급여	급여 (100%)	비급여
네덜란드	급여 (1~99%)	급여 (100%)	비급여	급여 (1~50%)	비급여
뉴질랜드	급여 (1~99%)	급여 (76~99%)	비급여	비급여	비급여
노르웨이	급여 (1~99%)	급여 (76~99%)	비급여	비급여	비급여
폴 란 드	급여 (100%)	급여 (51~75%)	급여 (1~50%)	급여 (100%)	급여 (100%)
포르투갈	급여 (100%)	급여 (1~50%)	급여 (1~50%)	급여 (1~50%)	급여 (1~50%)
슬로바키아	비급여	급여 (76~99%)	급여 (51~75%)	급여 (51~75%)	급여 (51~75%)
스 페 인	급여 (100%)	급여 (76~99%)	비급여	급여 (100%)	비급여
스 웨 덴	비급여	급여 (51~75%)	비급여	급여 (1~50%)	급여 (1~50%)
스 위 스	급여 (1~99%)	급여 (76~99%)	급여 (1~50%)	비급여	비급여
터 키	급여 (100%)	급여 (76~99%)	급여 (51~75%)	급여 (100%)	급여 (51~75%)
영 국	급여 (100%)	급여 (100%)	비급여	급여 (76~99%)	급여 (76~99%)

주: ( ) 안의 비율은 주요 의료보장시스템에서의 급여비율임. n.a.: not available.
자료: Paris, V., M. Devaux & L. Wei(2010), "Health Systems Institutional Characteristics: A Survey of 29 OECD Countries", *OECD Health Working Papers*, *No. 50*, OECD Publishing, http://dx.doi.org/10.1787/5kmfx fq9qbnr-en.

05 보건의료의 생산 및 비용

이 장에서는 보건의료의 생산함수 및 의사인력의 생산성과 이에 관련된 요인, 각종 모형들, 그리고 생산비용 등에 대하여 논의하고 관련된 현상들을 분석하고자 한다. 경제학의 생산의 개념은 이 책의 부록인 기초경제학에서 비교적 상세히 소개되고 있으며, 이러한 개념, 이론 및 모형을 토대로 발전된 보건의료의 생산성 연구와 이를 위하여 제시된 모형들을 의사인력의 생산성에 관한 연구를 출발로 하여 소개하고자 한다.

1. 의사인력의 생산성과 관련요소

1) 개 념

(1) 의사서비스의 생산성

생산성의 개념이 의미하는 바는 생산과정에서 의료부문의 각종 산출물(*output*)을 생산하기 위해 투입물(*input*)들이 어떻게 조합되어 있는가를 나타내는 것이다. 상이한 조합에 따라서 동일한 투입량으로도 산출량에 많은 차이가 생기기 때문에 효율적 자원배분을 위해 생산성의 연구는 기초연구로서 그 중요성을 갖는다.

일반적으로 생산성은 생산함수를 연구함으로써 분석할 수 있다. 생산함수에서 서비스의 생산은 종속변수가 되고 그것을 결정하는 결정요인으로서의 관련변수는 독립변수가 된다. 여기서는 여러 가지 생산함수의 형태 중 보건의료부문에 적합한 생산함수를 사용하여 생산성에 관하여 설명하고자 한다. 식 ①은 보건의료 생산함수이다.

$$Q = f(H, L_i, K, A), \qquad i = 1, 2, \cdots, n \quad \text{..} \quad 식 ①$$

Q : 의사 1인당 서비스 생산량
H : 의사의 투입시간
L_i : 간호사, 의료기사 등의 보조인력
K : 의사 1인당 의료설비
A : 기타요인

이때 어느 특정 투입요소, 예를 들어 변수 H의 의료서비스(의사의 투입시간당) 생산성은 다음과 같이 정의된다.

$$\frac{Q}{H} = \frac{f(H, L_i, K, A)}{H} \quad \text{..} \quad 식 ②$$

똑같은 방법으로 다른 생산요소 L_i의 의료서비스 생산성도 쉽게 정의될 수 있다.

$$\frac{Q}{L_i} = \frac{f(H, L_i, K, A)}{L_i} \quad \text{..} \quad 식 ③$$

(2) 생산성 연구의 의미

의료부문에서 생산연구가 가지는 의미는 다음과 같이 설명할 수 있다. 1977년 의료보험의 도입 이후 우리나라의 의료서비스 산업은 새로운 국면을 맞게 되었다. 이 국면의 두 가지 특징으로 의사의 부족현상과 의료비 지출의 격증으로 인한 의료보험재정의 악화를 들 수 있다. 우선 의사부족의 문제에서는 꾸준한 의사수의 증가로 의사 대 인구비(PPR: *physician population ratio*)가 인구 10만 명당 1974년 48명에서 1984년 78명, 1995년 112명, 그리고 2010년 199명으로 증가하였으나 아직도 그 수준은 선진국인 독일(373명, 2010년)이나 미국(244명, 2010년), 혹은 스웨덴(380명, 2009년)의 수준에 훨씬 미치지 못하고 있다. 의사의 부족은 의사들의 평균소득과 타 직종의 평균소득을 비교함으로써 감지할 수 있다. 즉, 의사들에 대한 수요에 비해 공급이 적어 시장임금수준이 높게 나타나기 때문이다. 또한 의사 1인당 업무량 (work load)을 국가 간에 비교함으로써 의사의 부족이나 의사공급의 잉여를 간접적으로 측정해 볼 수 있다. 의료비의 지출증가 역시 간접적으로 의사부족 현상과 관련을 맺고 있다고 할 수 있다.

위의 두 가지 문제, 즉 의사부족 및 의료비 지출 격증의 해결방안으로는 장기적으로 의사수를 늘리는 방법이 있다. 의사의 공급을 늘림으로써 의료서비스 공급의 증가(공급곡선의 오른쪽 이동)를 유도하여 소비자들이 더 싼 가격으로 더 많은 양의 서비스를 수혜할 수 있게 한다. 그러나 의사수 증가의 기대효과가 반드시 보장되는 것이 아님도 기억해야 한다. 의사서비스 시장은 다른 재화나 서비스시장과 분명히 다른 점이 하나 있다. 어떤 재화에서나 구매자와 판매자가 해당 재화에 대해서 어느 정도의 정보(information)를 가지고 거래에 임하는 것이 보통이나 의사서비스에 대한 정보는 공급자(즉, 의사)에게만 편중되어 있다는 것이다. 즉, 소비자의 무지 (consumer's ignorance)가 존재함을 의미한다.

소비자의 무지로 인하여 의사는 필요 이상으로 의사서비스에 대한 수요를 창출할 수 있다. 이것을 공급자 유인수요(SID: supplier induced demand)라고 하는데 이는 의사가 환자를 설득하여 필요 이상의 진료를 받게 만드는 행위를 지칭한다. SID가 존재한다면 새로이 의사시장에 발을 내딛는 의사들이 SID를 통하여 어느 정도의 수입을 언제나 확보할 수 있기 때문에 농어촌이나 벽지로 가야 할 필요성을 찾지 못하며, 또한 SID의 존재는 의료서비스 공급의 증가뿐만 아니라 수요의 증가도 동시에 유발하여 수요증가가 공급증가보다 강할 경우에는 정책입안 시 예상되었던 결과와는 정반대로 소비자부담 가격이 오히려 증가하는 현상을 초래한다. 따라서 의사수의 증가로 가격경쟁을 통해 소비자가 더 낮은 가격으로 더 많은 의료서비스를 구매할 수 있으리라는 종래의 경쟁모형이 제시하는 결과가 의료서비스 시장에서는 쉽사리 나타나지 않는다는 것이다.

그러면 초과수요를 충족시킬 수 있는 방안이 의사수의 증가 이외에 어떠한 대안이 있을 수 있느냐 하는 과제를 안게 되는데, 그것은 기존의 인력이나 시설의 효율적 활용, 즉 생산성의 제고를 통하여 가능하다.

의료서비스 생산에서 의사들은 시술이나 처방, 혹은 진단 등을 통하여 의사서비스의 질, 양에 가장 큰 영향을 주는 그룹으로 알려져 있다. 그래서 생산성의 증가를 통한 의료시장의 효율성을 논할 때 의사서비스의 생산성이 가장 큰 주목을 받는다. 여기서는 의료생산성에 관련된 문제점을 중심으로 생산성의 여러 측면을 논의하고자 한다.

(3) 생산성의 변화

일단 생산성의 개념이 결정되면 여러 방법에 의하여 생산성의 변화가 발생함을 알수 있다. 일반적으로 생산성이 증가했다 함은 첫째, 일정수준의 투입에 대하여 산출이 증가하거나, 둘째, 일정 수준의 산출을 위하여 요구되는 투입량이 감소하는 현상을 일컫는다. 그러나 이러한 생산성 변화의 개념은 그 자체로 의미는 있지만 생산성 변화의 원인이나 근거를 밝혀주지 못하는 단점이 있다. 실제로 우리가 연구를 통해서 알고자 하는 바는 대부분 후자를 지칭하므로 간단히 생산성 증가의 가능한 근거들에 관하여 이론적으로 논하고자 한다.

① 생산요소의 대체 (input substitution)

의료인력의 서비스에 대한 생산성의 증가는 투입되는 생산요소의 더욱 효율적인 사용을 통하여 가능하다. 한 가지 확실한 방법은 값비싼 의료인력을 다른 보조인력으로 대체하는 것이다. 혹은 인적 생산요소를 대신하여 자본재 (capital equipment) 를 사용하여 동일한 비용으로 더 많은 의료서비스를 생산할 수도 있다.

② 구조적 변화

의료서비스 생산구조의 변화를 통해서도 생산성의 증가는 가능하다. 이와 관련하여 가장 많이 대두되는 안으로는 종래의 단독개업 (solo practice) 형태를 집단개업 (group practice) 의 형태로 전환하는 것이다. 이에 대한 실제 연구결과를 이 절에서 소개할 것이다.

③ 의료인력의 질의 변화

생산성의 증가는 투입되는 인력요소들의 질의 제고를 통해서도 가능하다. 아쉽게도 인력의 질에 관한 뚜렷한 개념이 없을 뿐더러 질의 측정 또한 실제적으로 난해한 문제여서 이론적으로 거론은 되지만 실증적 연구에서는 다루어지지 않는 부분이다. 앞으로의 생산성 연구에서 심도 있게 검토되어야 할 사항 중의 하나이다.

④ 기술의 변화

생산함수는 생산요소의 투입과 산출 간의 기술적 관계를 표시한 것이다. 어떤 생산함수를 추계할 때는 일단 투입-산출을 잇는 기술적 요인은 일정하다고 가정하게 된다. 만약 이 기술적 관계가 변화하면 생산성 또한 변화함은 분명하다. 예를 들어 어떤 질병에 대한 치료기술이 개발되어 있지 않는 저기술(*low technology*) 단계와 어느 정도 개발된 중간기술(*mid-technology*) 단계, 혹은 백신까지 개발된 고도의 기술

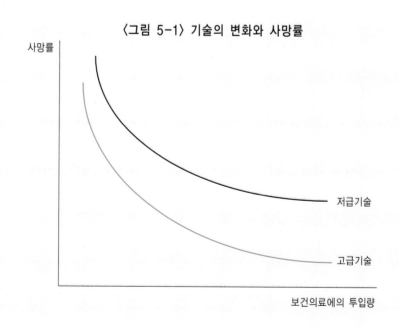

〈그림 5-1〉 기술의 변화와 사망률

(*high technology*) 단계에 따라 일정 생산요소 투입에 따른 산출량은 엄청나게 달라질 수 있는 것이다.

기술수준의 차이가 생산성에 미치는 효과는 일반적으로 비용-편익 분석 또는 비용-효과 분석을 통해 밝혀질 수 있는데, 기술의 차이에 의한 생산성의 변화를 간단히 그림으로 나타내면 〈그림 5-1〉과 같다. 그림의 종축은 사망률을, 그리고 횡축은 보건의료에의 투입량을 나타내는데 그림에서 보이듯이 투입이 증가할수록 일반적으로 사망률은 감소한다. 그러나 자원투입과 사망률 간의 역의 관계는 의료기술이 발달할수록 훨씬 두드러진다. 즉, 같은 양의 자원투입으로 사망률의 하락은 저급기술보다는 고도의 기술에서 훨씬 유의하게 나타난다. 기술의 변화는 보건의료의 생산성의 변화를 가져오며 이러한 현상은 20세기보다 21세기에 더욱 두드러질 것이다.

(4) 의료서비스의 산출

생산성을 논의할 때 가장 중요한 것은 산출(*output*)이다. 정확한 산출의 측정 없이 생산성을 논하는 것은 불가능하다. 의료서비스의 산출이란 그 의료서비스가 환자의 건강에 미친 영향(*impact*)으로 개념상 정의된다. 실제 연구에서 영향을 어떻게 측정하느냐가 문제인데 일반적으로 일정기간 동안 이루어진 의사서비스 자체를 산출로 대응한다. 이때 의사서비스 양의 증가는 환자의 건강이 증진하는 것과 비례한다고 가정한다.

실제로 자주 이용되는 산출의 자료로는 ① 의사서비스에 대한 지출이나 ② 환자의 의사 방문횟수가 있다. 지출을 자료로 사용할 경우 의사서비스에 대한 지출이지만 실제 의사 자신의 서비스뿐만 아니라 의사의 책임하에 행해진 모든 검사에 대한 비용까지를 포함하므로 정확하게 의사서비스의 산출을 측정하는가의 문제가 있을 수 있다.[1] 일정기간 동안의 방문횟수를 산출로 대응할 때는 환자는 단독방문에 그치는 것이 아니라 방문할 때마다 모든 필요한 의료서비스를 받는다는 가정을 하게 된다. 이는 상당히 현실성이 있는 가정이기 때문에 의사생산성의 논의에서는 주로 두 번째

---

1 예를 들어 여러 검사를 행함으로써 전체 내원건수는 동일하다 해도 건당 평균의료비의 지출이 늘어났을 경우에는 생산성의 증가로 간주한다.

자료인 방문횟수를 사용한다. 그러나 이 자료도 제한점을 갖는데, 만약 의사가 질의 제고를 위하여 양을 희생시킬 때, 즉 환자를 좀 더 면밀하고 친절하게 치료하기 위하여 환자 1인당 소요시간이 길어져 진료하는 환자의 수가 감소될 경우에는 생산성의 저하로 해석해야만 하는 단점이 있다.

실제 의사 방문횟수는 최종산출물인 건강에 영향을 주는 중간재(*intermediary goods*)에 불과하다. 더 나은 대체변수가 존재하지 않기 때문에 일반적으로 사용되고 있으며 이제까지의 연구에서 계속 문제점으로 지적되면서도 별 발전을 보지 못한 부분이 건강에 대한 산출변수의 측정이다. 그러나 최근에 QALY(*quality adjusted life years*, 질보정수명; Drummond et al., 2005)와 DALY(*disability adjusted life years*, 장애보정수명; WHO, 1996)의 사용으로 최종산출물인 건강을 측정하는 데 상당한 진전이 있었다. 특히 보건의료사업의 경제성 평가에 있어서 희소한 자원을 효율적으로 사용하기 위한 방안을 도출함에 있어 QALY와 DALY가 집중적으로 사용되고 있으며 이러한 방법론의 연장선상에서 보건경제학에서 경제성 평가는 그 학문적 범위가 점차 확대되고 있는 추세이다.

2) 관련요인과 생산함수

보건의료부문의 생산함수의 특성을 좀 더 자세히 살펴보기 위해 식 ①을 다음과 같이 옮겨 썼다.

$$Q = f(H, L, K, A) \quad \text{··· 식 ④}$$

여기서 Q는 의사 방문횟수로 측정된 산출을 나타내며, H는 일정기간 동안 소요된 의사의 근무시간인 동시에 Q의 생산을 위한 가장 중요한 투입물에 해당된다. 벡터 L은 의사의 서비스 생산에 부수적으로 요구되는 각종의 보조요원의 노력을 그 요원의 수나 혹은 그 요원들이 일정기간에 들인 근무시간의 수로 측정하여 포함시켰으며, 벡터 K는 의사나 그 보조요원들에 의하여 사용되는 각종의 기구나 설비, 그리고 공급물을 나타낸다. 끝으로 벡터 A는 의료서비스 생산에 영향을 미치는 제반 요인들을 나타내는데, 예를 들어 의사의 연령, 의사가 일하는 여건(단독 혹은 집단개업)이 이에 해당하고 또는 병원이나 실험실을 이용하느냐 아니면 개인사무실에서만 업무를 보느냐도 여기에 포함된다.

H, L, K는 의사에 의하여 사용되거나 고용되거나 혹은 주어지는(*contributed*) 투입요소이지만 A에 포함된 요소들은 생산에 직접적으로 기여하지는 않고 생산활동을 위한 여건을 조성하는 요소들이다. H, L, K는 상호간에 보조적일 수도 있고 대체적일 수도 있는데, 예를 들어 의사가 제공하는 노동과 간호사가 제공하는 노동은 많은 경우에 상호보조적이겠지만 측정된 산출물이 일선 농어촌지역의 1차 의료서비스일 때 이 둘은 서로 대체성을 갖는 요소로 보는 것이 옳겠다. 간호사를 포함한 의료보조원의 노동력과 의료기기나 시설 등의 자본재는 보통 상호대체성이 있다고 생각할 수 있다.

그러나 생산요소 간의 대체성이나 보완성은 언제나 불변하는 것이 아니고 측정되는 산출물의 종류, 즉 1차 의료냐 아니면 2차 의료냐에 따라서 그 성격이 달라질 수도 있고 혹은 어떤 계층을 상대로 한 생산성 연구냐에 따라서도 달라질 수 있다.

생산과정에서 대체로 비슷한 역할을 하는 요소(투입)들을 대체재라고 볼 때 그들의 평균생산성은 그들이 사용된 상대적 비율에 의하여 결정된다. 일정량의 생산을 위하여 하나의 요소가 더 많이 쓰였을 때 다른 요소는 더 적게 쓰일 것이며 그들이 어느 정도의 대체성을 갖느냐는 생산함수 속에서 나타나는 두 요소의 대체탄력성에 의하여 측정되고 결정된다. 따라서 제 요소 간의 대체탄력성은 자원의 효율적 배분을 위해 필요한 지식이다.

여러 가지 이론적으로 가능한 생산함수 중 생산관계를 가장 적절히 나타내는 함수로는 콥과 더글라스(Cobb & Douglas)에 의해 만들어진 콥-더글라스 생산함수를 들 수 있다. 이 생산함수가 갖는 특징은 생산에서 규모의 경제성이나 비경제성을 나타난 결과를 통해 검증할 수 있으며, 추계되는 계수 자체가 어떤 생산요소의 산출물에 대한 탄력성을 나타내며, 탄력성수치를 통하여 한계생산성도 도출해낼 수 있다. 콥-더글라스 생산함수의 일반형태는 다음과 같다.

$$Q = AL^{\alpha}K^{\beta}, \quad L: \text{노동}, \ K: \text{자본} \quad \cdots\cdots\cdots\cdots\cdots\cdots\cdots\cdots\cdots\cdots\cdots\cdots\cdots\cdots \text{식 ⑤}$$

실제로 어떤 형태의 생산함수가 생산성 연구에 쓰이느냐는 연구목적에 따라 연구자가 이론적으로 타당하다고 생각하는 함수를 만들어내야만 한다. 일례를 들어 라인하트(Reinhardt, 1975)는 그의 유명한 생산성 연구를 통해 다음과 같은 생산함수를 개발하여 사용하였다.

$$Q_i = a_0 H_i^{a_1} e^{-b_1 hi} K_i^{a_2} Exp\left[\sum_{j=1}^{3}(c_j L_j) - d[\sum_{j=1}^{3}(L_{ji})]^2 + \sum_s (m_s D_{si})\right] \quad \cdots\cdots\cdots\cdots\cdots \text{식} ⑥$$

(i = 1, 2, ···, N)

 i : N개의 자료수를 가진 표본의 i번째 의사를 지칭

 Q : 의사 1인의 서비스 산출량

 H_i : 의사 1인당 주당 근무시간수

 K_i : 의사 1인당 사용되는 치료 설비 및 장비

 L_j : 의사 1인당 의료서비스에 소요되는 보조인원들, 즉 간호사(L_1), 기술자(L_2), 사무원(L_3) 등

 D_s : 개업의의 개업성격이나 위치 등을 나타내는 변수, 즉 단독 혹은 집단 개업(D_1), 도시 혹은 농촌(D_2), 면허취득 연수(D_3), 개인병원 혹은 병원근무 여부(D_4) 등

위의 생산함수는 의료서비스 생산의 특성을 고려하여 콥-더글라스 생산함수를 일부 변형함으로써 만들어진 생산함수이다. 의사서비스는 보조요원(L_i)들의 도움이 없이도 생산이 가능하므로 L_i가 모두 영(0)이더라도 필수투입물인 H_i와 K_i만 있으면 Q_i가 생산되는 기술적인 관계를 위의 식은 나타내고 있다.[2] 또한 투입물 H에 관하여 $e^{-b_1 hi}$가 포함됨은 H_i의 한계생산성이 H의 크기에 따라서 양(+) 혹은 음(-)의 부호를 택할 수 있으며 또한 증가하거나 감소할 수도 있음을 시사한다.

$$MP_H = \frac{\partial Q_i}{\partial H_i} = \frac{a_1}{H_i} \cdot Q - b_1 \cdot Q = (\frac{a_1}{H_i} - b_1) \cdot Q > 0, = 0, < 0 \quad \cdots\cdots\cdots\cdots \text{식} ⑦$$

L_i와 D_i는 생산에 부수적으로 쓰이는 투입요소를 나타내며 $d\left[\sum_{j=1}^{3}(L_{ji})\right]^2$ 이 비선형의 형태로 포함된 것도 보조요원(*auxiliary personnel*)의 한계생산성이 계속하여 증가하거나 감소하는 것이 아니라 때에 따라 증가하거나 감소할 수도 있음을 의미한다. 또한 $d\left[\sum_{j=1}^{3}(L_{ji})\right]^2$ 이 매개변수로서 d 하나만 가지는 이유는 계량경제학의 다중공선성

---

2 콥-더글라스 생산함수에서는 어떤 양의 산출을 위해서는 반드시 모든 투입요소들이 어느 정도는 쓰여야 한다는 것을 가정하고 있다.

(*multicollinearity*) 문제를 피하기 위함이다.

라인하트(Reinhardt)의 생산함수는 이후 여러 연구에서 의사인력의 생산성을 산출하는 데 활용되었지만, 모든 투입요소가 의사인력의 대체요소라고 가정한다는 점이 주요 한계점으로 지적되었다.

써스턴과 리비(Thurston & Libby, 2002)는 디워트(Diewart, 1971)가 제안한 일반 선형 생산함수(*generalized linear production function*)를 이용하여 투입요소 간 대체관계(*substitutes*)뿐 아니라 보완관계(*complements*)도 함께 고려함으로써 보다 일반적인 생산함수를 소개하였다. 이들의 연구결과는 다음 절에서 구체적으로 소개될 것이며, 디워트가 제안한 일반 선형 생산함수는 이 장 말미의 부록에 소개되어 있다.

3) 연구결과

실제로 어떤 연구결과가 얻어지느냐에 관해서는 주로 외국의 문헌을 참고하였으며, 1980년대 말에 이루어진 우리나라 연구도 간단히 소개한다. 외국 참고문헌 중에서도 생산관련 요소의 생산성에 관한 연구는 그 수가 많지 않으며 여기서는 그중 이론적으로 가장 진보적이라고 생각되는 라인하트의 연구결과(1975)를 〈표 5-1〉을 통해 우선 간략히 소개하고자 한다.

〈표 5-1〉에 대하여 설명하자면, 변수로서 PPR, PHV, PHC가 포함되어 있는데 우선 PPR은 의사의 어떤 지역에의 밀집도를 나타내는 변수로서 PPR이 높을수록 의사 개인에 주어지는 일의 양이 적을 것이란 이론적 가정에 근거를 두고 있다. 따라서 변수 PPR은 음(-)의 부호를 가질 것으로 예상된다. PHV와 PHC는 의사의 면담 환자 중 의사사무실 이외의 장소, 즉 환자의 가정(PHC) 혹은 병원(PHV)에서 의사를 대하는 것을 백분율(%)로 나타낸 수치이다. 가정이나 병원에서의 면담은 사무실에서의 면담보다 시간소모가 더 크므로 PHC와 PHV의 비율이 높을수록 생산성은 낮아질 것이므로 계수는 음(-)의 부호를 가질 것으로 예상된다.

라인하트(1975) 연구의 주요 골자는 여러 변수의 한계생산성에 관한 고찰이었는데 연구결과를 간단히 소개하면 다음과 같다. 첫째, 의사의 근무시간수(H)가 의사생산성에 미치는 영향은 주당 25시간을 분기점으로 하여 25시간 전에는 근무시간 수의 한계생산성이 계속적으로 증가하다가 25시간 후에는 하락하여 주당 110시간에서는 한계생산성이 0에 임박한다(〈그림 5-2〉 참조).

둘째, 보조요원들의 한계생산성은 그들이 의사 1인당 1명일 때까지 증가하며 그 후 지속적으로 감소하여 의사 1인당 약 5명이 되면 0에 근접한다. 정규간호사(L_1), 기술자(L_2), 사무요원(L_3) 각각 의사서비스 생산에 미치는 영향은 〈표 5-1〉에 나타나듯이 비슷하다.

셋째, 집단개원 의사들은 단독개업 의사들보다 평균 5% 더 많은 의사서비스를 산출하며 그 수치는 계량학적으로 유의하다.

마지막으로 단독개업하는 일반의(GP)가 효용극대화(*utility maximization*)를 추구할 경우 보조요원의 지급 임금수준에 따라 다르긴 하나 평균 3~4명의 보조요원을 갖는 것이 가장 효율적이다.

〈표 5-1〉 일반의의 생산함수

변 수	표본평균	계수	표준오차
Log H	4.06	1.671	0.234
H	60.98	−0.015	0.004
Log K	4.06	0.044	0.011
L_1	0.46	0.274	0.029
L_2	0.26	0.245	0.032
L_3	1.24	0.240	0.024
$(\Sigma L)^2$	5.13	−0.024	0.004
G	0.21	0.045	0.023
PPR	1.31	−0.058	0.033
PHV	0.15	−0.217	0.092
PHC	0.04	−0.457	0.234
R^2	0.52		
n	862		

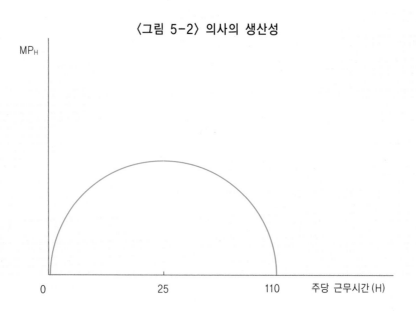

〈그림 5-2〉 의사의 생산성

이상 몇 가지 연구결과를 토대로 라인하트는 당시 단독개업 의사의 평균 보조요원 고용수가 1.81이므로 최적수준인 3~4명으로 늘릴 경우 의사생산성의 큰 향상을 경험할 수 있다고 지적하고 있다.

에반스(Evans, 1973)[3] 등은 의사의 생산성 제고를 제도적 변화로서 집단개입이 유효하리란 가정 아래 과연 이론적으로 설명된 효과가 나타나는지를 캐나다의 브리티시컬럼비아(BC: British Columbia) 자료를 이용하여 검정하였다. 즉, 집단개업에 속한 의사는 단독개업보다는 첫째, 고가 자본설비의 공동이용, 둘째, 보조요원들의 세분화된 노동력에 의한 규모의 경제성, 셋째, 노동시간의 효율적 이용 등을 통하여 의료서비스의 산출을 늘릴 수 있으리란 이론적 가정을 기초로 하였다.

---

3 에반스는 산출로서 의사 방문횟수가 아닌 의사 1인당 총수입액(*gross receipt*)을 사용하였다. 자료수집 당시 캐나다의 브리티시컬럼비아 지방에서 표준수가제를 채택하고 있었기 때문에 총수입액이 표준의료서비스의 산출을 나타낸다고 할 수 있다.

<표 5-2> 집단개원형태와 생산성

Group Size	Equation			
	AMD	GP	PS	GPPS
2 ~ 4	0.207(6.91)	0.112(3.65)	0.340(4.29)	0.146(4.80)
5 ~ 9	0.107(2.92)	−0.005(0.14)	0.062(0.48)	0.004(0.10)
10 ~ 19	0.106(2.44)	0.019(0.40)	0.041(0.49)	0.045(1.02)
20 이상	0.430(0.92)	−0.018(0.28)	0.048(0.52)	0.032(0.61)
Equation R^2	0.240	0.113	0.243	0.207

주: ( ) 안은 각 계수의 t값에 해당함.

〈표 5-2〉에서 나타난 결과는 다음과 같다. 우선 전체 의사(AMD) 중 집단개업에 속한 사람은 단독개업보다는 유의하게 많은 의료서비스를 생산하나 집단 속의 의사 수가 20명을 넘어설 때는 통계학적으로 단독개업의와 생산성에 별로 차이를 나타내지 못한다. 일반의(GP), 개업전문의 중 일반의의 업무를 전혀 보지 않는 군(PS), 그리고 그 둘을 합한 군(GPPS)에서는 유의한 생산성의 증가가 2~4명의 집단크기에서만 나타나고 집단크기가 그 이상일 때는 생산성의 증가가 숫자상 나타나기는 하나 통계학적으로 유의하지 않다는 것이다. 종합하자면 집단개업의 규모가 5인 이상이 되면 단독개업과 비교해서 별다른 생산성의 증가는 기대하기 어렵다는 것이다.

이론적으로 예상되었던 집단개업에 의한 생산성 증가는 에반스(1973) 연구에서 경험적으로 실증되지 못하였다. 그러한 결과에 대한 한 가지 해석은 이론에서 제시한 대로 집단개업이 생산성을 증가시킴은 분명하나 그 증가분이 집단에 속한 각 구성원인 의사의 근무시간 감소(즉, 여가를 더 선호함으로써)로 상쇄되어 버리지 않았느냐 하는 것이다. 아무튼 대규모 집단개업형태는 의사서비스 초과수요에 대한 대응책이 될 수 없음을 에반스의 연구결과는 시사해 주고 있다. 그러나 집단크기가 2~4명에서 이루어질 때 단독개업에 비해 AMD의 경우에는 20.7%, PS 34%의 생산성 증가가 이루어짐은 무시할 수 없는 크기이다. 결론적으로 작은 집단에 속한 의사들은 집단크기에 의한 이득이 상당하나 집단의 크기가 커짐에 따라 생산성의 증가가 가져다주는 이득은 점차 감소한다는 것이다. 대규모 집단의 개업형태는 의사 생산성을 높이는 데 크게 효율적이지 못함을 엿볼 수 있다.

셰플러(Scheffler, 1979) 등은 라인하트의 생산함수를 이용하여 단독개업하는 미국 치과의사의 생산성을 연구하였다. 연구결과 중 하나는 젊은 치과의사들은 실제 개업을 통하여 치료에 대해 많은 것을 배우며(learning by doing), 나이가 들수록 서비스 생산이 완만해지고 45세 전후에서 가장 높은 생산성을 나타낸다는 것이다.[4] 이것은 나이를 라인하트 생산함수의 벡터 $D = (D_1, D_2, \cdots, D_n)$에 포함시켜 치과의사의 생산에 미치는 한계생산성과 변화율을 검정함으로써 얻어진 결론이다.

셰플러(1979)는 의사보조의 역할을 하는 의료보조원(PE: physician extender)의 의료서비스 생산성에 관한 연구를 하였다. 의사는 수요창출이 가능하기 때문에 서비스량의 증가를 위한 의사수의 증가는 수요창출의 증가를 초래할 위험이 있어 대안으로 의료보조원의 생산성을 늘리는 방법을 연구주제로 삼았다. 콥-더글라스 생산함수를 모형으로 하고 미국 자료를 이용하여 다음과 같은 결과를 얻었다.

즉, 의료서비스 생산에서 의사 1명이 1단위의 생산을 증가시킬 때 PE 1명은 0.63단위의 생산량 증가를 가져온다.[5] 대략적으로 PE 3명의 배출에 드는 비용이 의사 1명과 비슷하므로 PE 3명은 의사 1명에 비해 1.8배의 산출을 가져온다. 따라서 PE를 늘리는 정책은 의료서비스 양의 증가를 위한 좋은 투자가 될 수 있을 것이라는 연구결과를 얻었다.

써스턴과 리비(Thurston & Libby, 2002)의 연구에 의하면, 모든 투입요소의 한계 생산성이 양(+)의 값을 갖는 것으로 나타났다. 예컨대, 의사의 주당 근무시간이 1시간 추가될 경우 환자 방문건수가 1.5회 증가하였다. 보조인력 중에는 간호사의 생산성이 가장 높았고, 다음으로 행정요원, 의료기사 순으로 나타났다(〈표 5-3〉 참조). 인력 간 보완성과 대체성에 관한 연구결과를 보면, 모든 보조인력은 의사의 보완재이며, 특히 간호사의 경우 더욱 그러하였다. 또한 간호사와 행정요원은 서로 보완적

---

4 1967~1970년 사이에 미국에 등록된 모든 치과의사를 대상으로 한 설문조사에서 얻은 자료로 표본수가 9만 6천 개에 이른다.

5 셰플러는 탄력성의 개념을 사용하였다. 즉, 산출의 투입탄력성이 PE의 경우 의사에 비하여 63% 정도 된다고 추계하였다.

이며, 반면 의료기사는 간호사나 행정요원과 대체관계에 있었다. 자본은 의사와 대체관계를 보이는 반면, 의료기사와는 보완관계를 나타내었는데, 전자는 라인하트의 연구결과와도 동일하지만, 후자는 그 반대이다.

써스턴과 리비는 간호인력 부족에 대한 많은 논란이 있는 상황을 감안하여 간호사 1명이 부족할 경우 의사서비스 생산성에 미치는 영향을 추가 분석하였다. 이들이 추정한 생산함수에 따르면, 간호사 1명이 부족할 경우 약 14건의 환자 방문건수가 감소하게 되는데, 단기적으로 동일한 수의 환자를 진료하기 위해서는 추가적인 요소의 투입이 필요하다고 가정하였다. 이 경우 만일 추가로 보조인력을 충원할 수 없다면 의사 스스로 주당 근무시간을 13시간(약 25%) 증가시켜야 하며, 행정요원이나 의료기사를 1명 충원할 경우에는 의사가 늘려야 하는 주당 근무시간이 각각 8시간,

〈표 5-3〉 투입요소의 한계생산성 및 대체탄력성

구분		의사 근무시간	행정요원	간호사	의료기사	자본
Y: 주당 환자 방문건수 (진료실)						
한계생산성		0.55	6.70	7.62	5.95	0.19
대체탄력성	행정요원	0.42***				
	간호사	7.34***	4.55***			
	의료기사	5.76	-6.39	-195.60		
	자본	-0.43	2.16	0.22	2.01	
Y: 주당 환자 방문건수 (진료실 + 병원)						
한계생산성		1.34	7.42	10.75	6.17	0.17
대체탄력성	행정요원	0.26***				
	간호사	1.98***	3.22***			
	의료기사	1.34***	-2.45***	-32.45*		
	자본	-3.82*	0.11**	-1.02**	8.20***	

* $p < 0.1$, ** $p < 0.05$, *** $p < 0.01$

5.5시간으로 줄어들게 되고, 행정요원과 의료기사를 모두 1명씩 충원하게 되면 그 시간이 1.75시간으로 감소한다.

만일 라인하트의 생산함수를 그대로 적용한다면 간호사 1명 부족 시 늘어나는 의사 근무시간은 써스턴과 리비의 연구결과보다 더 적은 값으로 나타나 간호사를 대체하는 문제를 과소평가하게 된다. 이는 라인하트 생산함수의 경우 간호사와 다른 인력 사이에 보완관계가 존재하는 것을 고려하지 못하기 때문이다. 즉, 간호사가 1명 감소하면 보완관계에 있는 다른 인력의 생산성도 감소하기 때문에, 예전과 동일한 수준의 환자를 진료하기 위해서는 의사가 더 많은 시간을 진료에 투입하여야 함을 의미한다. 이것이 바로 투입요소 간 보완성을 고려할 수 있는 보다 일반적인 생산함수를 적용하는 것의 중요성을 보여주는 것이라 하겠다.

스테포스 등(Stefos et al., 2012)은 미국에서 정신보건인력의 생산성을 평가하는 데 써스턴과 리비(Thurston & Libby)가 제안한 생산함수를 이용하였다. 미국의 정신과 전문의는 1970년대 대폭 증가한 이후 새로운 의사인력의 충원은 감소하고 기존 정신과 의사들은 고령화되어 가는 상황에서 1980년부터 임상 심리치료사와 사회복지사가 정신보건인력에서 차지하는 비중이 증가하는 양상을 보였다. 이런 상황에서 스테포스 등은 134개 미국 보훈청(Veterans Affairs) 정신보건진료소 자료를 이용하여 정신보건인력의 구성이나 대체 정도의 크기가 정신보건서비스 생산에 미치는 영향을 분석하였다. 연구결과에 의하면, 정신과 전문의를 비롯한 대부분의 인력(레지던트 제외)은 양(+)의 한계생산성을 나타냈는데, 그중 정신과 전문의의 생산성이 가장 높았고, 다음으로 임상 심리치료사의 생산성이 높았다. 또한 힉스 대체탄력성 추정 결과에 따르면, 대부분의 비의사인력은 정신과 의사와 보완관계에 있는 것으로 나타났다. 이 중 임상 심리치료사와 사회복지사는 정신과 의사와의 보완관계의 크기는 아주 작지만 통계적으로 유의하게 나타나 이들의 업무가 정신과 의사의 업무와 상호의존적 역할을 하는 것을 알 수 있었다. 반면, 행정요원은 정신과 의사 업무에 대해 어느 정도 대체성이 있는 것으로 나타났는데, 이들은 정신과 의사들의 환자관리와 일정관리와 같은 행정업무를 효과적으로 줄여줄 수 있기 때문으로 해석된다. 한편, 여러 정신보건인력들 사이에 존재하는 보완관계는 정신보건서비스 제공에 있어서 팀 접근이 매우 중요하다는 것을 보여주었다.

올센 등(Olsen et al., 2013)은 써스턴과 리비가 제안한 생산함수를 이용하여 덴마크에서 일반의(GP: *general practitioner*) 인력부족을 간호인력으로 해결할 수 있는지를 연구하였다. 실제 자료에 의하면 덴마크 GP의 48%가 간호사를 고용하지 않으며, 그 결과 GP 1명당 0.9명의 보조인력을 사용하는 것으로 나타났는데, 이는 네덜란드(1.4명)나 영국(2.4명)보다 낮은 수치이다. GP가 부족하지만 단기간에 GP를 늘릴 수 없는 상황에서 생산성 향상을 위해 교육기간이 짧은 간호인력을 충원하는 것의 타당성을 평가하는 것이 올센 등의 목적이었다. 연구결과에 의하면, GP의 근무시간이 1시간 증가할 때 약 3명의 외래환자를 더 진료할 수 있으며, 간호사의 근무시간이 1시간 증가할 경우에는 약 1명의 외래환자가 증가하는 것으로 나타났다. 그리고 GP에 등록된 환자의 사회경제적 특성에 근거하여 산출된 박탈지수(DADI: *Danish Deprivation Index*)를 분석에 포함하였는데, 환자들의 박탈지수가 높을수록 GP의 생산성은 낮은 것으로 나타났다. GP 단독 개원 혹은 2명의 GP가 근무하는 소규모 개원 형태의 경우 인력(GP 혹은 간호사) 투입을 증가시키면 규모에 대한 수익 체증(*increasing returns to scale*), 즉 생산성의 향상을 기대할 수는 있지만 통계적으로 유의하지는 않았다. 힉스의 투입요소 간 대체탄력성 산출을 통해 GP와 간호사가 상호 대체재인지 보완재인지를 평가한 결과, 간호사는 GP의 대체인력이 아니라 보완 인력인 것으로 나타났다. 즉, 간호사를 추가 고용하더라도 GP가 하는 일을 대체하지는 않는다는 것이다.

양봉민과 김진현(Yang & Kim, 1988)은 WHO의 의뢰에 의하여 우리나라 의사인력의 생산성 및 그 정책적 함의에 대한 연구를 수행하였다. 라인하트 생산함수와 매우 유사한 생산함수를 사용하여 국내 의원급 의사를 대상으로 연구를 수행한 결과 미국의 경우와 매우 유사한 실증연구 결과를 얻었는데, 가장 중요하게는 의사 1인당 보조요원의 수를 당시의 2.1명에서 3.7명 수준으로 올린다면 의사의 효용이 극대화된다고 보았다. 즉, 의원급 의료기관이 보조요원의 수를 늘린다면 의사의 경제적 수입과 여가수준에서 더 나은 결과를 얻을 수 있다는 것이다. 이러한 변화는 주어진 의사인력으로 전체 의료서비스의 양을 증가시키기 때문에 사회적 효율 또한 증가할 것이다.

4) 소 결 6

경제학에서 생산성의 개념이 도입되어 기초연구에 쓰인 지 벌써 오래이나 보건의
료분야에서 연구의 내용으로 사용된 것은 우리나라에서 흔하지 않은 것 같다. 수
진율이나 의료수가가 수요측면과 관련 있다고 할 때 생산성은 공급측면과 직결되
어 있다. 초과수요는 수요를 억제함으로써 해결할 수 있겠지만 공급을 늘리는 것
으로도 해결이 가능하다. 그리고 공급을 증가시키는 경우에도 많은 교육비용이
드는 고급인력을 증가시키기보다는 대체인력을 늘림으로써 생산성 증가를 꾀할
수 있다.

생산성의 제고는 투입으로 쓰이는 자원의 절약을 의미하며 절약된 자원을 다른
재화나 서비스의 생산에 투입함으로써 사회 전체의 생산증대를 꾀할 수 있어 정책
적 견지에서도 중요한 개념이다. 생산성의 증가는 곧 효율적인 자원배분을 의미하
므로 정책수립의 기초로서 연구 검토되어야 할 과제이다.

2. 생산비용 관련 실증연구 :
의료보험 관리운영조직의 최적규모7

이제까지 공부한 비용의 개념이 실제로 보건의료부문에서 어떻게 사용되는지 그
사례를 보는 것은 개념의 이해에 필수 불가결한 과정이다. 아래 사례는 평균비용
의 개념을 사용하여 의료보험조합의 최적규모를 찾는 실증연구이다(양봉민·김윤
미, 1998).8

---

6 생산비용 관련 이론적 논의는 교과서 말미의 '기초경제학' 부문을 참고하고, 생산비용 관련 실증연구 사례는 이 장
  의 다음 절에서 소개된다.
7 앞서 언급된 것처럼, 생산비용관련 경제학 개념 및 이론은 '기초경제학'의 생산비용 논의를 참조.
8 여기서는 인용된 논문에서 사용된 '의료보험'이란 표현을 그대로 사용한다.

1) 의료보험 관리운영체계

사회보험으로서 의료보험의 역사가 그리 길지 않은 우리나라는 1989년 7월부터 도시지역 자영업자에 의료보험을 확대 적용함으로써 이른바 전국민의료보험(*National Health Insurance*)의 시대를 맞이하게 되었다.

의료보험의 관리운영체계에 관한 논의는 크게 조합분립식 관리운영체계와 통합일원화 관리운영체계로 나누어지는데 전자는 공적인 성격을 가지는 민간주도의 다수기관을 관리조직으로 하여 의료보험을 운영하는 방식이고, 후자는 관리조직을 국가의 행정기관 또는 국가기관으로 단일화하여 의료보험을 운영하는 방식이다. 양자에 대한 논의는 관리운영방식에 따른 재원확보방법, 위험분산기능 및 소득재분배 기능수행 여부, 국가재정 중립에 관한 문제, 그리고 관리운영의 효율화 및 국민적 연대감 형성에 관한 것들이 주요 쟁점을 이루고 있다.

여기서는 관리운영체계의 주요 쟁점 중의 하나인 관리운영의 효율화에 초점을 맞추어, 경제적 효율성에 기초를 둔 관리규모, 즉 적정조합규모의 문제로부터 좀 더 바람직한 관리운영체계에 대해 접근하려고 한다. 의료보험을 관리운영하는 데 적정규모가 존재한다는 가설을 세우고 실증자료의 계량적 분석을 통하여 조합의 평균비용곡선을 도출함으로써 적정규모의 존재여부 및 그 규모가 어느 정도인지를 밝히려 한다. 만일 최저비용으로 의료보험을 관리운영할 수 있는 최적규모(*optimum size*)가 존재한다고 할 때, 현실의 관리운영규모가 최적규모에 비해 지나치게 세분화된 조합방식을 택할 경우에는 비용상의 손실이 발생하게 되며, 또한 전국적으로 통합된 의료보험을 하나의 관리단위로 운영할 경우에도 과대규모로 인한 비효율이 생기게 될 것이다.

2) 최적규모 산정의 필요성

최근 의료보험 운영을 보면 조합형태에 따라 관리운영비가 다른 것으로 나타난다. 즉, 1996년에 공무원·사립학교 교직원 보험조합의 관리운영비는 5.6%, 직장조합 8.1%, 지역조합 10.3%로 조합의 크기가 작을수록 관리운영비가 차지하는 비율이 높음을 알 수 있다. 1996년 전체 의료보험의 관리운영비는 보험재정의 9.88%인

6, 334억 원에 이르렀는데 이는 선진국의 사회보험 운영비 3. 1%에 비해 약 3배가량 높은 수준이다(독일 2.8%, 일본 1.79%, 캐나다 2.8%). 보험조합형태에 따라 관리운영비의 차이가 난다는 것은 각 조합의 여러 가지 특성에 기인하는 것이라고 볼 수 있지만 일차적으로 조합이 관리하는 피보험자의 숫자, 즉 조합의 크기에 의한 것이라고 볼 수 있다.

피보험자에게 최대한의 급여를 제공하기 위한 의료보험이 이처럼 관리운영에 많은 비용을 들이는 것은 경제적 자원의 낭비라고 할 수 있다. 그러므로 앞의 예에서 나타난 것과 같은 의료보험 관리운영상의 비효율적인 면을 제거하고 경제적 효율성을 높이기 위해서 효율적 관리단위로서의 최적규모를 산정하는 것이 필요하다. 여기서 의료보험조합의 최적규모를 산정한다는 것은 조합의 관리운영 비용곡선상의 최저점을 찾고 그에 해당하는 의료보험 적용인구의 규모가 얼마인지 밝혀내는 것을 말한다. 그러므로 규모에 관한 변수인 의료보험 적용인구를 독립변수로 놓고 평균 관리운영비를 종속변수로 놓아 양자의 함수관계를 추정하고, 그것을 곡선으로 나타내어 그 위에서 비용을 최소로 하는 규모를 찾아내게 되는 것이다.

경제적 효율성을 달성하기 위해 관리운영비 절감의 필요성을 논할 때 용어의 개념을 명확히 구분할 필요가 있다. 즉, 의료보험 공급자의 관리운영비 곡선이 도출되었을 경우에 관리운영비 곡선을 따라 최소비용점을 찾아감으로써 관리운영비를 절감하는 것과 관리운영비 곡선 자체의 하향이동을 통해 비용을 절감하는 것을 구분해야만 한다. 예를 들어 관리자의 관리능력 향상이나 전산시스템의 도입 혹은 인건비의 하락을 통해 관리운영비 절감을 꾀하려고 할 때, 그것은 〈그림 5-3〉에서처럼 관리운영비 곡선의 하향이동을 통한 비용절감을 의미한다. 왜냐하면 우리가 설정한 규모와 비용 간의 함수관계에서 관리능력이나 전산화 혹은 인건비 같은 변수들은 제3의 외생변수(exogenous variable)들이기 때문이다. 우리의 일차적 관심은 이러한 외생변수들이 모두 주어져 있다고 가정하고 규모와 비용만의 관계를 통해 최적규모를 산정하는 것이며 부차적으로는 외생변수의 변화를 통한 평균비용곡선의 상·하향 이동을 논할 수도 있을 것이다. 여기서는 〈그림 5-3〉에서 나타난 것처럼 규모의 조정을 통하여 관리운영비 곡선을 따라 최소평균비용의 규모(the size of the minimum average cost)를 모색해 나가고자 한다.

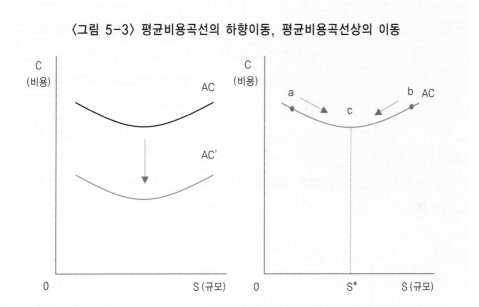

〈그림 5-3〉 평균비용곡선의 하향이동, 평균비용곡선상의 이동

3) 관리운영비모형

(1) 모형 설정

의료보험을 가장 효율적으로 관리운영하여 공급하는 최적규모를 유도하기 위해서는 의료보험조합의 비용함수를 추정해야 하는데, 먼저 관리운영비에 영향을 미치는 요인들에 대해서 살펴보자.[9]

첫째, 의료보험조합의 관리운영비는 조합이 관리하는 피보험 대상자의 규모, 즉 피보험 대상자수에 의해 영향을 받는다.

둘째, 의료보험조합의 관리운영비는 고용된 직원수에 의해 영향을 받는다.

셋째, 의료보험조합의 관리운영비는 피보험자의 특징을 나타내는 변수인 부양

---

[9] 요인들에 관한 상세한 설명은 양봉민·김윤미, "의료보험 관리단위의 적정규모에 대한 연구" 참조.

률, 즉 피보험자 한 명이 부양하는 가족의 수에 영향을 받는다.

넷째, 의료보험조합의 관리운영비는 피보험대상자 1인이 1년 동안 의료를 이용한 결과 발생한 진료비 명세서의 건수인 수진율에 의해 영향을 받는다.

다섯째, 의료보험조합의 관리운영비는 보험료 부과와 징수체계에 의해 달라지는 조합유형에 의해 영향을 받는다.

여섯째, 의료보험조합의 관리운영비는 도시와 농촌의 지역적 차이에 의해서도 달라질 수 있다.

앞에서 열거한 관리운영비에 영향을 미치는 여러 가지 요인들을 하나의 함수관계로 표현하면,

$$AMC = f\,(P,\ L,\ S,\ M,\ T,\ R,\ \cdots) \qquad\qquad\qquad\qquad\qquad \text{식 ⑧}$$

로 나타낼 수 있다. 여기서 AMC는 적용인구 1인당 관리운영비, P는 의료보험 적용인구, L은 조합직원수, S는 부양률, M은 수진율, T는 조합유형, R은 도시와 농촌 간의 지역적 구분을 나타낸다.

이제 의료보험조합의 관리운영비에 영향을 미치는 요인들을 독립변수로, 적용인구 1인당 관리운영비를 종속변수로 놓고 하나의 현실적인 비용함수를 추정해 보면, 관리운영비모형을 대표하는 구체적인 함수관계를 다음과 같이 표현할 수 있다.

의료보험조합의 평균비용함수를 도출하기 위하여 적용인구 1인당 관리운영비를 종속변수로 하고 적용인구의 수, 1인당 직원수, 부양률, 수진율, 조합유형을 독립변수로 하는 함수를 설정하였다. 함수의 모형은 평균비용함수 곡선이 U자형에 적합하도록 2차 함수모형으로 하고 최소자승법(*Ordinary Least Squares Method*)으로 추정하였다. 조합유형은 앞에서 살펴본 바와 같이 평균 관리운영비가 유사한 직장조합과 도시지역을 하나의 집단으로 분류하고, 관리운영비가 직장이나 도시지역조합과 유의한 차이가 있는 농어촌지역조합을 별도로 구분하여 더미변수로 처리하였다. 이것을 함수형태로 표시하면 다음과 같다.

$$AMC = \alpha_0 + \alpha_1 P + \alpha_2 P^2 + \alpha_3 L + \alpha_4 S + \alpha_5 M + \alpha_6 T \quad \cdots\cdots\cdots\cdots\cdots\cdots\cdots\cdots\cdots\cdots\cdots\cdots \text{식 ⑨}$$

AMC : 적용인구 1인당 관리운영비 = $\dfrac{\text{총지출 - 보험급여비}}{\text{적용인구}}$

P : 의료보험적용인구수

L : 적용인구 1인당 의료보험조합의 직원수 = $\dfrac{\text{의료보험조합의 직원수}}{\text{적용인구}}$

S : 부양률

M : 수진율

T : 조합유형(직장 · 도시지역조합: 0, 농어촌지역조합: 1)

식 ⑨에는 식 ⑧에 있던 변수 중 R이 제외되었다. 도시와 농촌 간의 지역적 구분을 나타내는 변수 R을 제외시킨 이유는 현행 의료보험조합의 성격상 그 구분이 명확하지 않기 때문이다. 즉, 직장단독조합의 경우 모든 피보험자가 1개의 조합에 속해 있으므로 조합 소재지만으로 도시와 농촌으로 구분한다는 것은 그 내용을 변질시킬 우려가 있다.

(2) 실증분석 결과

식 ⑨에 설정된 관리운영비모형에 전국민의료보험이 시작된 이후인 1990년부터 최근에 결산이 완료된 1996년까지의 모든 직장과 지역조합인 2,834개 의료보험조합의 자료(직장조합 1,062개, 도시지역조합 901개, 농어촌지역조합 871개)를 조사하여 최소자승법으로 관리운영비모형을 추정하였다. 비용함수 추정치의 신뢰도를 높이기 위하여 자료를 두 종류로 구분하여 각각 처리하였다. 자료 90-96은 1990년부터 1996년 7월까지의 자료이다. 자료 90-96은 7년 동안의 내용이 모두 반영된 시계열 자료라는 장점이 있는 반면 지역조합 시행초기의 불안정한 내용이 포함되었고, 조합 간 결산기준이 상이한 데서 오는 편의(bias)를 모두 제어하지 못한 단점이 있다. 이러한 한계점을 줄이기 위해 자료 96에서는 가장 최근의 동향을 반영하고 동일한 기준으로 작성된 1996년 자료를 대상으로 하였다.

〈표 5-4〉에 나타난 결과에 의하면 각 독립변수의 t 값이 거의 모두 유의한 것으로 나타나 있어 이 모형이 의료보험조합의 관리운영비 결정과정을 설명하는 데 매우 타당한 모형임을 알 수 있다. 관리운영비모형에 포함된 독립변수들에 대한 추정치들의 부호를 살펴보면, 모두 예상했던 부호를 취하고 있음을 알 수 있다.

<표 5-4> 관리운영비모형 추정 결과

변 수	비용함수 90-96	비용함수 96
P	-0.003168(-3.835)**	-0.008868(-3.361)**
P^2	6.846022E-10(3.875)**	1.769215E-9(3.256)**
L	16,263,887.256(79.434)**	30,747,001.036(36.688)**
S	-2,182.0064(-15.620)**	-3,604.5792(-4.866)**
M	1,881.2442(27.552)**	515.9114(1.407)
T	1,087.5058(8.211)**	2,724.3464(5.088)**
Constant	-948.2000(0.0598)	7,894.8870(3.524)**
Adjusted R^2	0.7904	0.8847
F	1,781.77**	476.57**

주: 1) ( )는 t-ratio.
    2) ** $p < 0.01$.
    3) 조합 유형은 직장과 시 지역조합의 합을 기준변수로 함.

독립변수들이 평균관리 운영비에 미치는 영향을 함수 90-96의 결과를 예로 살펴보면, 관리인구 1천 명당 직원수가 1명 증가할 때마다 평균관리 운영비는 16,264원씩 증가하는 것으로 나타났다. 부양률은 음(-)의 추정치를 나타내는데, 부양식구가 1명 늘어날 때마다 평균관리운영비는 2,182원 감소하고, 수진율이 1건 높아질 때는 1,881원이 상승하였다. 조합의 유형에서 추정치는 양(+)의 값을 나타냈는데 직장조합이나 도시지역조합보다 농어촌지역조합의 1인당 관리운영비가 더 소요되는 것을 의미하였다.

한편 의료보험 적용인구에 관한 변수(P, P²)는 각각 (-), (+)의 부호를 나타내고 있는데 이것의 의미는 다음에서 살펴보자.

4) 최적조합 규모의 산정

(1) 모형

효율적 관리운영을 의미하는 조합의 최적규모를 구하는 것은 규모의 변화에 따른 비용의 변화를 살펴 평균비용곡선상의 최저점에 해당하는 규모를 선택하는 것이라고 앞에서 언급하였다. 이제 최적규모의 산정을 위해 관리운영비에 영향을 미치는 제 요인 중에서 규모 이외의 변수들(L, S, M, T)은 일정하게 유지하고 적용인구와 관리운영비의 관계만을 살펴보기로 하자. 양자의 관계를 하나의 식으로 표현하면 AMC = f(P; L, S, M, T)가 된다. 여기서 P와 AMC의 관계는 규모 이외의 변수들에 의해 영향을 받는데 L, S, M, T의 변화는 평균비용곡선을 상하로 이동시키는 요인(*shifting factor*)으로 작용한다.

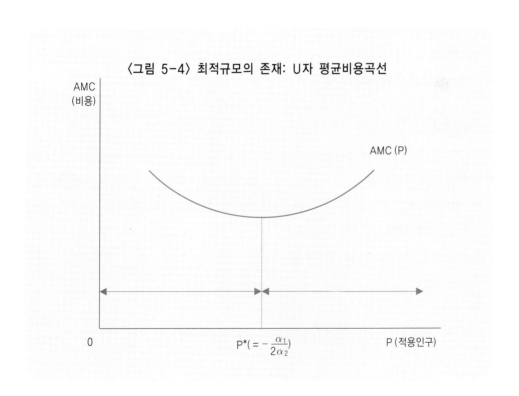

〈그림 5-4〉 최적규모의 존재: U자 평균비용곡선

앞에서 추정된 관리운영비모형을 이용하여 최적규모를 계산하기에 앞서 최적규모가 존재하기 위한 조건이 무엇인지 먼저 살펴보자. 이를 위해서 관리운영비모형인 식 ⑨에서 규모 이외의 변수들(L, S, M, T)은 불변이라고 가정하고 적용인구(P)와 평균비용(AMC) 간의 관계만 살펴보면 되는데, 1인당 관리운영비 곡선을 적용인구(P)의 2차함수로 표현한 것은 최적조합 규모, 즉 비용최소규모의 존재를 파악해 보기 위함이다. 만일 α_1이 유의하면서 음(-)의 값을 취하고 α_2가 유의하면서 양(+)의 값을 취할 경우에는 1인당 관리운영비 곡선이 〈그림 5-4〉처럼 U자 곡선(U-shaped curve)이 될 것이며 따라서 비용을 최소로 하는 최적조합 규모가 존재하게 될 것이다.

이때 AMC(P) 곡선의 최저점에서는 $\frac{\partial AMC}{\partial P} = \alpha_1 + 2\alpha_2 P = 0$이 되며 이를 P에 관해 풀면 $P^* = -\frac{\alpha_1}{2\alpha_2}(>0)$이 된다. 따라서 P^*가 조합의 최적규모가 되며, P^*보다 작은 규모에서는 적용인구 규모를 늘릴수록 1인당 관리운영비가 감소하는 상태, 즉 규모의 경제(economies of scale)가 발생하고 P^*보다 큰 규모에서는 적용인구 규모를 늘릴수록 1인당 관리운영비가 증가하는 상태, 즉 규모의 불경제(diseconomies of scale)가 발생한다. 그러므로 P^*의 규모는 의료보험의 관리운영상 경제적 효율성을 충족시켜 주는 점이며 국가자원의 효율적 이용을 가능케 해 주는 점이다.

(2) 실증분석 결과

관리운영비 규모의 추정결과를 나타내는 〈표 5-4〉를 살펴보면 P와 P^2의 계수들은 예상했던 대로 각각 음(-), 양(+)의 부호를 가지며, 주어진 t 값에 의하면 두 계수 모두 유의한 것을 알 수 있다. 그러므로 1인당 관리운영비 곡선을 그리면 〈그림 5-4〉처럼 U자 형태를 취할 것이다.

최적규모의 존재를 위한 1계조건($\frac{\partial AMC}{\partial P} = 0$)을 만족시키는 최적규모는 $P^* = -\frac{\alpha_1}{2\alpha_2}$이므로,

$$P^*(90-96) = -\frac{-0.003168}{2 \times 6.846022E-10} = 2,313,760 \quad \text{(명)}$$

이 되고, 1996년 자료만을 가지고 최적규모를 구하면,

$$P^*(96) = -\frac{-0.008868}{2 \times 1.76921E-9} = 2,506,501 \quad (\text{명})$$

이 되어 조합의 최적규모가 거의 비슷함을 알 수 있다. 즉, 의료보험조합의 관리운영상 1인당 관리운영비가 최소로 되는 규모는 적용인구가 약 240만 명 정도임을 알 수 있다.

　이러한 실증분석 결과가 현행 의료보험조합의 관리운영에 관하여 시사하는 점을 살펴보자. 1998년까지 우리나라 의료보험 관리규모는 공・교의료보험조합을 제외하고는 대부분이 10~20만, 혹은 그 이하의 소규모조합이었다. 소규모조합 방법이 대형조합의 경우보다 유리한 점도 있겠지만, 지금까지 논의의 초점이 된 경제적 효율성의 면에서는 그렇지 못하다는 사실을 알 수 있다. 1997년 정기국회에서 새로운 국민건강 법안이 통과되어 1998년부터는 직장을 제외한 나머지 의료보험조합을 모두 통합하였는데 이는 이전의 소규모조합이 가지고 있던 문제점을 개선하는 데 도움이 되었다.

　실제로 추정된 관리운영비모형에 간단한 수치들을 대입시켜 보면 규모에 따른 평균비용의 차이를 쉽게 확인할 수 있다. 이를 위해 〈표 5-4〉에 있는 결과 중 1996년의 경우에 대해 식으로 표현해 보자.

$$AMC = 7,894.8870 - 0.008868P + 1.769215/10^9P^2 + 30,747,001.036L$$
$$-3,604.5792S + 515.9114M + 2,724.3464T \quad\cdots\cdots\cdots\cdots\cdots\cdots\cdots\cdots \text{식 ⑩}$$

규모(P)의 변화에 대한 평균비용(AMC)의 차이를 보기 위해서는 다른 독립변수들은 고정시켜야 하므로 적용인구 1인당 직원수 L과 수진율 M, 부양률 S의 평균값을 식 ⑩에 대입하고 농어촌지역조합(T = 1)인 경우에 의료보험 적용인구에 따른 1인당 관리운영비를 추정하여 보면 〈표 5-5〉와 같다.

　〈표 5-5〉에서 나타난 것처럼 최적규모(P*)에서와 이전의 조합규모(10~20만)에서의 1인당 관리운영비는 큰 차이를 보인다. 이러한 경제자원의 낭비를 막고 비효율을 제거하기 위해서는 조합의 규모를 좀 더 늘려야만 하였으며 아울러 최적규모 이상의 대규모조합도 경제적 효율성을 위해 관리규모를 다소 축소시킬 필요가 있다. 그림을 통해 살펴보면, 이전의 의료보험조합의 대부분은 1인당 관리운영비곡선상의 우하향하는 부분(〈그림 5-5〉의 A점)에서 의료보험을 공급하고 있기 때문에 의료보험 적용인구의 규모를 늘림으로써 상당한 비용절감 효과를 가져온 셈이다.

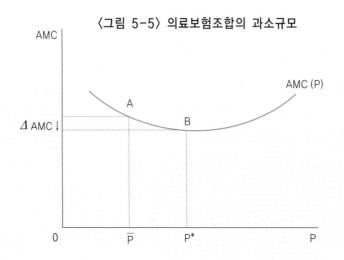

〈그림 5-5〉 의료보험조합의 과소규모

〈표 5-5〉 관리규모에 따른 1인당 관리운영비 추정

(단위: 명, 원)

관리인구	관리인구 1인당 관리운영비	
	함수 90-96	함수 96
1만	10,797	16,490
3만	10,735	16,315
5만	10,672	16,140
10만*	10,519	15,710
12만*	10,459	15,540
20만	10,223	14,876
30만	9,940	14,078
50만	9,416	12,587
100만	8,346	9,480
200만	7.231	5,920
240만(P*)	7,169	5,486
300만	7,486	5,898
400만	9,111	9,414
500만	12,104	16,469
1,000만	47,609	104,821
2,000만	1117,344	281,632

주: 함수 90-96은 1990년 불변가격 기준임.

일반 선형 생산함수

디워트(Diewart)가 제안한 일반 선형 생산함수는 식 ①과 같은데, K개의 비음(*non-negative*)의 생산 투입요소가 있을 경우 투입요소 벡터 X와 산출물 Y의 관계를 나타낸다. 이때, α_{ij}가 0 또는 0보다 큰 경우($\alpha_{ij} \geqq 0$)뿐만 아니라, 너무 많은 α_{ij}가 매우 큰 음(-)의 값이 아니라면 $\alpha_{ij} < 0$ 인 경우도 여전히 생산함수로서 타당성을 지니는 것으로 보았다.

$$Y = F(X) = F(X_0, \cdots, X_K) = \sum_{i=0}^{K} \sum_{j=0}^{K} \alpha_{ij} \sqrt{X_i} \sqrt{X_j} \quad \cdots\cdots\cdots\cdots\cdots\cdots \text{식 ①}$$

$$where \; \alpha_{ij} = \alpha_{ji}$$

디워트의 일반 선형 생산함수를 의료인력의 생산성 연구에 처음 적용한 연구자가 써스턴과 리비(Thurston & Libby)였는데, 이들은 $\alpha_{ij} = \alpha_{ji}$인 점을 고려하여 다음 식 ②와 같은 생산함수를 통해 의사인력의 생산성을 산출하였다. 이때, Y는 산출물로서 환자 진료건수를 나타내며, 투입요소에는 의사의 주당 근무시간(H), 간호사(N), 의료기사(TECH), 행정요원(AC) 각각의 인원수 및 진료실, 장비 등 자본 투입액(K)을 포함하였다.

$$Y = \sum_{i=0}^{K} \sum_{j=i}^{K} \beta_{ij} \sqrt{X_i} \sqrt{X_j} \quad \cdots\cdots\cdots\cdots\cdots\cdots \text{식 ②}$$

또한 써스턴과 리비(Thurston & Libby)는 투입요소 간 보완성을 조사하기 위해 다음과 같이 힉스(Hicks)의 투입요소 간 대체탄력성[10]을 산출하였다.

---

10 상품에 있어 대체탄력성이란 소비자가 가지는 두 재화의 비율이 그 한계대체율의 변화에 어떻게 반응하는가를 보임으로써 X, Y재가 대체되는 정도를 나타내는 척도를 의미한다. 대체탄력성이 1이면, Y재를 X재로 대체하더라도 두 재화에 대한 지출액의 비율은 불변이고, 대체탄력성이 1보다 크면 그 비율은 증가하게 된다. 두 재화 X, Y를 생산요소 A, B로 바꾸면 생산요소의 대체탄력성이 된다.

$$\eta_{ij}^{H} = \frac{Y \cdot F_{ij}}{F_i \cdot F_j} \ \forall \ i \neq j \quad \cdots\cdots\cdots\cdots\cdots\cdots\cdots\cdots\cdots\cdots\cdots\cdots\cdots\cdots\cdots\cdots\cdots \text{식 ③}$$

여기서, F_i, F_j는 각각 투입요소 i, j의 한계생산성(marginal products)[11]을 나타내며, F_{ij}는 투입요소 i와 j간 한계 교차생산성(marginal cross-partial products)을 의미한다. 투입요소의 한계생산성이 양(+)이므로($F_i > 0$), 힉스의 요소 대체탄력성의 방향은 투입요소 간 한계 교차생산성(F_{ij})의 부호에 의해 결정된다. 예컨대, 투입요소 간 한계 교차생산성이 양(+)인 경우에는 투입요소 i를 추가할수록 투입요소 j의 한계생산성(F_j)이 증가한다는 의미이며, 이는 곧 투입요소 간 보완성이 존재함을 나타내며 결과적으로 힉스의 대체탄력성 또한 양(+)의 값을 지니게 된다. 반대로 투입요소 간 한계 교차생산성이 음(-)일 경우 투입요소 간 대체성이 존재함을 의미하고 힉스의 대체탄력성 또한 음(-)의 값을 지니게 된다.

---

11 한계생산성이란 다른 요소의 투입이 고정된 상태에서 어느 한 요소의 1단위 추가 투입에 대해 증가된 산출의 양을 말한다.

06 의료인력

의료인력은 보건의료를 생산하기 위한 투입요소 중의 하나이다. 그런데 의료인력은 다른 투입요소와는 다른 몇 가지 특성을 가지고 있기 때문에 이와 관련된 정책은 무척 중요한 의미를 지닌다. 보건의료 서비스는 다른 산업에 비해 노동집약적 성격을 지니고 있으며 인간의 생명을 다룬다. 물론 최근에 들어 첨단기술의 발달로 진단과 치료를 위한 장비가 개발되어 점차 중요한 비중을 차지하고 있지만 이 역시 의료인력의 관리가 필요하며 아직까지는 보건의료 서비스 제공에서 보조적인 역할을 하고 있다. 따라서 보건의료 서비스 생산과 공급에서 의료인력이 차지하는 의미는 매우 크다고 할 수 있다.

의료인력이 부족하면 의료서비스의 가격은 상승하고 이에 따라 사회적으로 필요한 만큼의 의료서비스가 제공되지 못하게 된다. 반대로 의료인력이 과잉되면 사회적인 낭비가 일어나고 공급자의 유인수요에 의해 건강수준이 향상되는 수준에 비해 훨씬 더 높은 비율로 국민의료비가 증가하게 된다. 따라서 소비자에게 적절한 수준의 의료서비스를 제공하면서 국가적 차원에서 한정되어 있는 자원을 효율적으로 활용하기 위해, 국민의료비를 적절한 수준에서 억제해야 하는 과제가 제기되는 것이다. 이러한 문제는 우선 보건의료 서비스를 생산하는 투입요소의 하나인 의료인력에 대한 올바른 정책을 수립하는 것으로 접근할 수 있다.

또한 의료인력은 사람의 생명을 다루는 전문인력으로서 이의 교육과 수련에서 다른 인력에 비해 더 많은 시간과 자원을 투입해야 한다. 이러한 특성 때문에 의료인력의 양성과 교육에 대한 계획을 수립하기 위해서는 장기적인 영향을 고려해야 할 필요성이 제기된다.

이 장에서는 현재 보건의료 서비스를 공급하고 있는 의료인력의 수가 적당한지를 살펴보기로 하자. 이를 위해 우선 우리나라 보건의료인력의 수요 및 공급과 관련된 현황과 논의점을 검토하고 난 후에 적정 보건의료인력의 수를 판단하는 기준에 대해 살펴보자.

1. 의료인력의 수와 보건의료 인력계획

1) 보건의료인력 및 관련 논의점

보건의료인력은 의사, 치과의사, 한의사, 간호사 등의 의료인과 임상병리사, 방사선사, 물리치료사, 작업치료사, 치과기공사, 치과위생사와 같은 의료기사, 그리고 이 두 가지 분류에 포함되지 않은 약사로 나누어 볼 수 있다. 좀 더 포괄적으로 보면 의무기록사, 안경사, 응급구조사, 위생사, 영양사 등도 보건의료와 관련된 전문인력이다.

〈표 6-1〉에서 볼 수 있는 것처럼 1975년 이후 2013년까지 38년간 의사는 6.5배 늘었고 간호사는 13.0배, 약사는 3.2배, 한의사는 7.7배가 늘었다. 그리고 의료기사는 무려 65.6배가 늘어났는데 이는 보건의료가 세분화·전문화되고 진단장비 등을 이용하는 시술이 늘어났다는 것을 보여준다.

같은 기간 인구의 증가를 살펴보면 1975년 전체인구는 약 3,528만 명이었으며 2013년에는 5,022만 명으로 1.4배가 증가하여 의료인력이 인구증가에 비해 빠른 속도로 증가하는 것으로 나타났다.

물론 여기서 살펴본 의료인력의 숫자는 면허증을 발급받은 사람을 기준으로 한 것이므로 의료인력 계획을 수립하기 위해서는 실제로 보건의료 서비스를 제공하는 의료인력이 얼마나 되는가를 살펴보아야 한다. 〈표 6-2〉를 참고하면 의사의 경우 2011년 전체 109,563명 중 의료기관에서 보건의료와 관련된 일을 하고 있는 자는 모두 90,873명으로 전체의 82.9%에 불과함을 알 수 있다. 치과의사와 한의사는 각각 전체의 81.4%와 83.7%이며 간호사는 44.0%만이 의료기관에서 근무하고 있다. 약사는 전체의 51.6%가 의료기관 및 약국에서 근무하고 있다. 미국에서도 2010년 현재 전체 의사인력의 80% 정도가 환자를 돌보는 일에 종사하고 있는 것으로 나타났다. 따라서 의료인력에 대한 계획을 세울 때에는 오랜 시간과 많은 자원을 투자하여 의료인력을 길러낸다고 해도 실제로 직접적인 의료서비스 공급자가 되는 것은 아니라는 점을 고려해야 할 것이다.

보건의료인력, 특히 의사인력과 관련하여 몇 가지 추가적 논점이 있다.

〈표 6-1〉 의료인력의 변화 추이

(단위: 명)

	연도	1975	1980	1985	1990	1995	2000	2005	2010	2011	2012	2013
의사	합계	16,800	22,564	29,596	42,554	57,188	72,503	85,369	101,443	104,397	107,295	109,563
	남	14,560	19,494	25,542	36,327	46,997	59,742	68,518	78,499	80,411	82,284	83,409
	여	2,240	3,070	4,054	6,227	10,191	12,761	16,851	22,944	23,986	25,011	26,154
치과의사	합계	2,595	3,620	5,436	9,619	13,681	18,039	21,581	25,390	26,098	26,804	27,409
	남	2,284	3,226	4,882	8,133	10,921	14,310	16,623	18,964	19,418	19,878	20,246
	여	311	394	554	1,486	2,760	3,729	4,958	6,426	6,680	6,926	7,163
약사	합계	19,750	24,366	29,866	37,118	43,269	50,623	54,829	60,956	62,245	63,647	63,292
	남	10,211	12,091	14,118	15,832	17,996	19,600	19,760	21,885	22,418	22,914	22,622
	여	9,539	12,275	15,748	21,286	25,273	31,023	35,069	39,071	39,827	40,733	40,670
한의사	합계	2,788	3,015	3,789	5,792	8,714	12,108	15,271	19,132	19,912	20,668	21,355
	남	2,739	2,943	3,655	5,452	8,007	10,759	13,217	15,905	16,441	16,935	17,351
	여	49	72	134	340	707	1,349	2,054	3,227	3,471	3,733	4,004
의료기사	합계	4,295	8,955	22,077	57,224	85,313	122,331	171,160	236,117	250,782	265,692	281,958
	남	3,383	6,001	11,271	29,993	40,357	53,018	65,820	86,928	90,976	95,203	99,655
	여	912	2,954	10,806	27,231	44,956	69,313	105,340	149,189	159,806	170,489	182,303
간호사	합계	23,632	40,373	59,104	89,032	120,415	160,295	213,644	270,274	282,656	295,254	307,797

자료: 보건복지부, 《보건복지통계연보》, 각 연도.

첫째, 일반의와 전문의 간의 분포의 문제이다. 우리나라의 경우 전체 의사 중에서 전문의가 차지하는 비율이 점점 높아지고 있는데 1975년 전체의 31%에 불과하던 전문의의 비율이 1995년 56.0%에서 2013년 75.0%에 이르고 있다. 미국은 1차 의료를 담당하는 의사는 40%에 불과한 반면 외과의사가 전체의 25%를 차지하고 있어 커다란 문제로 대두되고 있다. 바람직한 의료를 위해 각 전문영역별로 고른 분포가 이루어져야 함에도 특정한 전문분야의 의사가 많이 양성되고 있다는 것이다. 그리고 전문의는 오히려 1차 의료를 위한 진료에는 부적합하다는 지적이 있다.

둘째, 한 전문분야 내에서 다시 세부 전문분야를 다루는 의사가 늘어나고 있다. 예를 들어 호흡기내과, 흉부외과 등과 같은 세부 전문분야는 기존의 전문의 수련과정 외에 추가적인 수련을 위해 2~3년의 기간을 투자하여야 한다. 이와 같이 전문의

〈표 6-2〉 의료기관별 의료인력 및 약사 분포 현황(2013년 기준)

(단위: 명)

구분	의사	치과의사	한의사	조산사	간호사	간호조무사	의료기사	의무기록사	약사	계
총 계	90,873	22,314	17,871	940	135,440	126,336	96,934	3,460	32,654	527,228
종합병원	38,842	1,285	23	490	74,982	9,512	18,532	1,350	2,737	147,753
일반병원	13,955	124	1,337	214	37,497	27,864	20,768	1,416	1,576	104,751
치과병원	19	2034	1	–	118	313	2,849	30	9	5,373
한방병원	91	–	1,491	–	1,491	1,111	295	77	67	4,623
일반의원	35,399	1	–	193	13,522	58,911	26,998	434	32	135,490
치과의원	–	18,595	–	–	472	14,826	24,025	115	–	58,033
한 의 원	–	–	14,393	–	1,134	11,762	5	38	9	27,341
부속의원	157	–	–	–	227	51	146	–	5	586
조 산 원	–	–	–	43	3	7	–	–	–	53
보 건 소	988	239	281	–	3,305	933	2,689	–	168	8,603
보건지소 및 보건지료소	1,422	219	568	–	2,689	1,046	627	–	2	6,573
약 국[1]	–	–	–	–	–	–	–	–	28,049	28,049

주: 1) 2013년 4/4 분기 기준.
자료: 보건복지부(2014). 《보건복지통계연보》.

<表 6-3> 전문의 변화 추이

(단위: 명)

연도	1975	1980	1985	1990	1995	2000	2005	2010	2011	2012	2013
합 계	5,854	8,415	14,797	23,222	32,030	45,870	58,807	73,428	76,379	67,574	70,609
내 과	787	1,135	1,960	3,104	4,496	6,935	9,480	12,291	12,899	12,106	12,764
외 과	1,181	1,552	2,042	2,608	3,517	4,670	5,316	6,186	6,356	5,400	5,559
정형외과	343	548	972	1,477	2,171	3,174	4,213	5,130	5,322	5,007	5,206
신경외과	147	264	434	673	969	1,437	1,848	2,309	2,403	2,274	2,388
흉부외과	80	126	202	321	526	772	944	1,094	1,122	968	1,010
성형외과	22	67	164	310	556	925	1,344	1,685	1,766	1,435	1,521
마취통증의학과	113	264	555	873	1,384	2,219	2,841	3,737	3,930	3,538	3,719
산부인과	840	1,169	1,864	2,431	3,285	4,435	5,515	6,239	6,312	5,322	5,425
소아청소년과	542	787	1,348	2,023	2,701	3,707	4,544	5,501	5,610	4,914	5,051
안 과	233	331	576	839	1,167	1,687	2,264	2,790	2,900	2,675	2,794
이비인후과	359	475	763	1,104	1,494	2,128	2,788	3,386	3,480	3,264	3,352
피부과	165	239	434	629	831	1,155	1,517	1,846	1,922	1,750	1,815
비뇨기과	216	303	513	696	984	1,410	1,862	2,304	2,393	2,233	2,350
병리과	70	113	223	318	437	611	701	819	861	694	724
진단검사의학과	61	98	195	295	389	592	690	784	829	672	707
결핵과	119	137	147	167	189	219	199	193	191	82	81
재활의학과	–	–	34	102	232	509	887	1,285	1,388	1,386	1,488
예방의학과	253	302	350	395	488	630	638	669	678	172	186
영상의학과	139	223	529	807	1,171	1,703	2,265	2,724	2,848	2,910	3,065
방사선종양학과	–	–	457	493	531	287	308	353	364	220	236
신경과	184	282	521	592	705	647	975	1,360	1,450	1,299	1,400
정신건강의학과	–	–	514	785	1,114	1,358	1,990	2,618	2,762	2,831	2,943
가정의학과	–	–	–	2,180	2,693	3,906	4,631	5,966	6,285	4,992	5,235
직업환경의학과	–	–	–	–	–	418	459	546	566	319	353
핵의학과	–	–	–	–	–	151	175	225	243	156	174
응급의학과	–	–	–	–	–	185	413	839	955	955	1,063

자료: 국민건강보험공단(2014). 《건강보험통계》.

는 인력양성을 위해 투입해야 할 자원의 양이 많고 오랜 시간이 걸리기 때문에 계획을 수립할 때 많은 고려가 필요하다.

셋째, 지역 간, 특히 도시와 농촌 간의 의료인력의 고른 분포가 이루어지는가 하는 점도 중요하게 살펴보아야 한다. 같은 수의 의료인력이 존재하더라도 지역에 따라 고르게 분포하는가에 따라 환자의 접근성 및 이에 따른 만족도에 차이가 난다. 특히 우리나라에서는 의료인력과 의료시설의 지역 간 불균형 분포가 여전히 심각한 문제로 남아 있기 때문에 인력계획에서 지역 간 분포는 중요한 정책대상이 된다.

2) 보건의료 인력계획

전문인력이 되려고 하는 사람이 해당 학교를 졸업하여 전문인력이 되고 보건의료서비스를 제공하게 되기까지는 상당히 긴 시간이 소요된다. 만약 보건의료 인력시장이 제 기능을 한다면 의료인력의 수요와 공급 사이에 균형이 이루어질 것이다. 즉, 의료인력이 필요한 시점에 맞추어 필요한 수의 학생이 학교에 입학을 하고 졸업을 하게 되는 모든 과정을 시장이 관리할 수 있다는 것이다.

그렇지만 현실적으로 이와 같은 시장 메커니즘에 의해 인력을 분포시키기란 그리 간단한 일이 아니다. 그리고 의료인력의 과잉이나 부족은 사회적으로 많은 사람에게 불편과 불이익을 가져오게 되므로 의료인력의 수요와 공급에 대한 균형을 이루기 위해 시장이 아닌 다른 기구나 주체의 역할이 필요한 것이다.

보통 정부는 부족한 의료인력의 양성을 위해서 보조금을 지급하거나 다른 방식으로 지원을 하는데, 이와 같은 정부의 역할이 옳은 것인지 혹은 그릇된 것인지에 대한 논쟁도 있다. 그렇지만 이런 논의에 앞서 과연 현재의 의료인력이 적정한 수준인지를 살펴보아야 할 것이다. 의료인력, 특히 의사인력의 증가가 갖는 여러 가지 시사점을 두 가지 상반된 견해를 중심으로 살펴보면 다음과 같다.

3) 의료인력 증가의 문제: 의사인력의 예

의사인력의 증가에 대해 대체로 소비자와 건강보험기구는 의사인력이 더 늘어야 한다고 주장하고, 의사들은 의료의 질 저하를 근거로 의사수의 감축을 주장한다.

의사인력의 수급정책에서 가장 중요한 것은 소비자의 요구(*need*)를 충족시키기 위해 충분한 의사인력이 확보되어야 한다는 것이다.

우리나라에서는 의료인력, 특히 의사인력이 과잉되어 문제가 되고 있다는 지적이 의료계를 중심으로 지속적으로 제기되고 있다. 우리나라에 적정한 수준의 의사인력이 존재하는가 알아보기 전에 의사인력 증가에 대한 부정적인 견해와 긍정적인 견해를 살펴보기로 하자. 똑같은 현상을 어떤 관점에 보느냐에 따라 부정적으로 혹은 긍정적으로 생각할 수 있다.

(1) 의사인력 증가에 대한 부정적인 견해

의사인력이 증가하게 될 때 나타날 수 있는 부정적 효과 중 첫 번째는 의료서비스의 질이 저하될지도 모른다는 사실이다. 적은 수의 실력 있는 의사가 진료할 때보다 많은 수의 의사가 진료를 하게 되면 아무래도 의료의 질이 떨어지리라고 쉽게 예상할 수 있다.

의사인력 증가의 부정적인 측면 중 두 번째는 교수요원과 교육시설이 미흡한 상태에서 의과대학이 증설되면 불충분한 의학교육 및 훈련으로 인해 질이 낮은 의사를 양산하게 되리라는 점이다.

의사인력의 증가를 부정적으로 보는 세 번째 견해는 의사인력이 증가하면 실업이 발생한다는 이유에서 비롯된다. 의료인력은 고급인력으로서 교육에 소요되는 기간이 길고 교육을 위해 많은 시설, 장비, 그리고 교수인력 및 실습시설을 갖추어야 한다. 사회적 자원을 투자하여 교육을 받은 의료인력이 직업을 갖지 못한 채 실업상태에 놓인다면 이것은 사회적 손실이 된다.

넷째, 의사인력이 증가하면 의사수입의 감소로 인해 공급자 유인수요가 증가할 것이라는 우려가 있다. 의사수가 늘어나면 의사서비스 시장의 공급자가 늘어나게 되므로 지역의 유병률이 크게 증가하지 않는 한 방문하는 환자의 수는 줄어들게 된다. 이에 따라 의사의 수입이 감소되어 일정한 수준의 수입을 기대하는 의사가 환자의 수요를 유도하는 공급자 유인수요 현상이 나타날 수 있다.

다섯째, 의사인력이 늘어나면 국민의료비가 증가하므로 의사인력의 증가를 억제해야 한다는 견해도 있다. 공급이 늘면 의료이용이 늘고 이용이 늘면서 의료의 가격도 높아진다. 가격과 이용의 증가는 총지출(가격×공급량)의 증가를 의미하므로 국민의료비가 증가하게 된다.

(2) 의사인력 증가에 대한 긍정적인 견해

의사인력이 증가하게 될 때 기대할 수 있는 가장 긍정적인 효과는 의료서비스의 질이 향상된다는 것이다. 환자가 느끼는 양질의 의료서비스란 정확하면서 친절한 의사의 서비스일 것이다. 의사인력이 부족하면, 의료기관마다 의사의 서비스를 받기 위해 환자들이 줄을 서게 되고, 의사의 진료시간은 줄어들게 되며, 또 많은 환자를 진료하는 과정에서 자연히 불친절하거나 부정확한 진료를 할 우려가 있다. 그러나 의사가 많아지면 진료를 받기 위해 오래 기다려야 할 필요가 없고, 의사는 더욱 친절한 의료서비스를 제공하게 되며 환자와의 면담시간도 길어져 진단의 정확도가 높아질 수 있다. 아울러 의사와 환자 사이의 신뢰도가 높아지고 공감대가 형성되어 결국 의료서비스의 질은 향상된다고 볼 수 있다. 다시 말해서 의사의 공급부족은 환자의 의료접근성과 의료의 질을 저하시키지만 의사의 과잉공급은 불필요한 서비스를 통해 비용증가를 가져오기도 하지만 과소공급은 미충족 의료, 질 저하의 문제를 초래한다.

둘째, 의사수가 늘어나면 경쟁의 원리에 의해서도 의료서비스의 질이 향상될 수 있다. 즉, 의사수가 증가하게 되면 많은 의사들이 더 많은 환자를 확보하기 위해 자연히 더 좋은 의료를 제공하려고 할 것이며 이러한 경쟁의 원리에 적응하지 못하는 의사는 의료시장에서 퇴출될 것이다. 따라서 소비자에게 제공되는 의료서비스의 전반적인 질이 향상될 것이다.

셋째, 의사인력의 증가로 생기는 경쟁의 원리는 또 다른 측면에서 장점을 지닌다. 의사서비스 시장에 경쟁의 원리가 적용되면 의사의 독점력을 약화시킬 수 있다. 그렇게 되면 소수의 의사가 막강한 독점력을 행사하고 있을 때보다 의료정책의 시행이 더욱 쉬워져 국민 전체를 위한 좀 더 바람직한 의료정책을 펴나갈 수 있을 것이다.

넷째, 의사인력이 증가하게 되면 소비자의 선택폭이 넓어지게 되므로 소비자는 더 좋은 의료를 필요할 때 언제든지 이용할 수 있다는 이점이 있다. 이러한 현상을 경제학에서는 선택폭 증가에 의한 소비자 효용의 증대라고 한다.

다섯째, 의사인력의 증가는 의료자원의 지역 간 불균형 분포의 문제를 해소하는 데 상당히 기여한다. 이론적으로만 보면 의사는 수요창출 능력을 갖기 때문에 구태여 생활여건이 나쁜 농어촌지역에서 개업할 필요가 없을 것이다. 그러나 의사의 유인수요 창출에는 한계가 있기 마련이고 일정한 인구수를 가진 도시에 의사수가 지속적으로 증가하면 경쟁이 격화되고, 의사 1인당 환자수가 줄어들게 되어 수익이 감소하므로 일부 의사들은 상대적으로 경쟁이 덜한 중소도시나 농어촌 보건기관으로 이동하게 된다. 미국의 한 실증연구는 의사인력이 증가하면서 지역 간 의사인력의 분포가 향상되고 있음을 증명했다(Newhouse et al., 1982). 미국의 예는 현재 우리나라의 상황에 시사하는 바가 크다. 중요한 것은 인력의 증가가 자원의 지역 간 배분을 향상시킬 수 있다는 평범한 경제학의 진리가 의료부문에서도 적용된다는 사실이다.

여섯째, 의사가 늘어날수록 공급자 유인수요의 가능성은 늘어나지만 반대로 현실에서 유인수요를 창출할 능력은 줄어들게 된다. 즉, 유인수요를 창출할수록 의사서비스의 질과 의사의 평판에 대한 소비자의 인식이 나빠지게 되고, 결국 환자가 줄어들고 수입이 감소하게 된다. 의사의 유인수요 창출능력은 소비자 무지의 정도에 따라 다르긴 하지만, 의사수가 늘어나더라도 유인수요가 증가하는 데에는 어느 정도 한계가 있을 것이다. 다시 말해서 의사수가 늘어나 유인수요 증가라는 사회적 비용이 발생하지만 다른 한편으로 의료접근성 제고, 지역 간 자원배분 향상, 공공의료 확대, 의료원가 상승압력 완화 등 사회적 편익이 발생하므로 이 두 가지를 비교하면 의사수 증가에 의한 사회적 편익이 사회적 비용을 훨씬 능가한다는 것이다.

2. 적정 의료인력에 대한 판단기준

일반적으로 한 나라의 사회보장수준을 가리키는 지표 중 하나로서 인구 10만 명당 의사수 혹은 병상수를 이용한다. 이와 같이 의료인력과 의료시설의 수를 살펴봄으로써 한 나라의 보건의료자원의 수준을 알 수 있으며 한 국가의 보건의료수준의 선진화를 가늠하는 잣대로 이러한 지표를 사용하기도 한다. 즉, 이들 지표를 우리나라와 OECD 선진국 사이에 비교함으로써 선진화된 의료제도에 비해 우리의 보건의료자원이 얼마나 부족한지 혹은 과잉인지를 판단할 수 있는 것이다. 그런데 사람마다 의료인력이 부족하다거나 과잉이라고 규정하는 데에는 서로 다른 생각과 입장이 반영된다. 이러한 생각과 입장의 차이 때문에 인력의 부족과 과잉에 의해 발생하는 영향에 대해서도 서로 다른 반응을 나타내게 되는 것이다.

한 국가에서 현재 의료인력, 특히 의사인력의 과·부족을 판단하는 데 사용되는 몇 가지 기준을 간단히 살펴보기로 하자.[1]

1) 전문가의 판단

보건의료인력에 대한 판단을 내릴 때 순수하게 의학적 근거에 기반을 두는 방법이 있다. 보건의료 전문가나 보건의료 공급자는 정치가, 경제학자 혹은 일반인과 다른 기준을 가질 수도 있다. 이와 관련하여 가장 초창기에 이루어진 연구는 리와 존스 (Lee & Jones, 1993)에 의한 것인데 이들은 한 인구집단 내에서 필요한 의료시술 횟수를 계산하여 이를 수행하는 데 필요한 의사의 수를 계산하였다. 이때 필요한 의료시술 횟수는 인구집단의 유병률에 기반을 두고 계산하였다.

예를 들어 A라는 질병이 해마다 해당 인구집단의 1%에게 영향을 미친다고 하자. A 질병을 치료하기 위해서는 6시간의 의사노동이 필요하며 그 지역에는 25만 명의 주민이 살고 있다고 하자. 만약 의사들이 1년에 2천 시간 일을 한다고 하면 얼마나 많은 의사가 필요하겠는가?

---

1 이 절의 내용은 Lave et al.(1982) 참조.

이에 대한 답은 다음과 같이 매우 쉽게 구할 수 있다.

$$250,000 \text{명} \times \frac{1\text{건}}{100\text{명}} = 2,500\text{건}$$

$$2,500 \text{ 사건} \times \frac{6\text{시간}}{1\text{건}} = 15,000\text{시간}$$

$$15,000 \text{ 시간} \times \frac{\text{의사 } 1\text{명}}{2,000\text{시간}} = \text{의사 } 7.5\text{명}$$

이 연구결과에 따르면 이 지역에는 7.5명의 의사가 필요한 것으로 나타났다.[2] 만약 이 나라에는 7.5명의 의사가 있는데 앞으로 인구가 25만 명에서 40만 명으로 증가한다고 예상하여 보자. 질환 A의 유병률이나 의료기술에 아무런 변화가 없다면 필요 의사수는 (400,000/250,000) × 7.5명, 즉 12명으로 늘어나게 된다. 만약 의사수가 12명보다 적다면 12명에서 현재 의사수를 뺀 만큼이 부족한 의사인력의 수가 된다.

이런 형태의 분석은 몇 가지 아주 중요한 가정을 전제로 하고 있다. 즉, 의료서비스를 생산하는 데 투입되는 요소가 노동과 자본 두 가지일 때, 이 두 요소 간에는 대체 가능성이 전혀 없다고 가정하는 것이다. 즉, 일정한 양의 보건의료 서비스를 공급하기 위해서는 항상 일정한 수의 의사가 필요하다는 것인데 이를 좀 더 구체적으로 살펴보면 다음과 같다.

첫째, 의사를 대체할 수 있는 다른 투입요소는 없다.
둘째, 보건의료 서비스를 생산하는 과학기술이 발전하지 않을 것이다.
셋째, 해당 질병에 적절한 의료시술은 한 가지 방법뿐이다.
넷째, 의료인력을 필요로 하는 개별 주민의 요구는 공공의 요구와 일치하며 이 요구에 따라 서비스를 제공하는 의사는 모두 보상받는다.

---

2 그렇지만 예를 들어 전업의사 7명과 시간제 근무의사 1명이 진료하는 것과 전업의사 6명과 시간제 근무의사 3명이 진료하는 것에는 인력계획상 현실적으로 많은 차이가 있는데 이러한 차이에 대해서는 전혀 관심을 두지 않는다. 결국 이 연구는 의료인력을 고용하고 배치하는 현황과는 무관하게, 다만 7.5명의 전업의사가 필요하다는 단순한 결론을 내리게 되는 것이다.

다섯째, 인구집단의 요구를 결정하는 데 가장 적합한 사람은 의사이다.

여섯째, 다양한 투입요소의 가격과 기회비용은 모두 무시해도 좋다.

위의 가정을 하나씩 검토해 보자. 우선 한의학이나 기타 대체의학 등 서양의학 중심으로 발전해온 현재의 보건의료를 대체할 수 있는 다른 재화가 존재한다. 따라서 첫 번째 가정은 비현실적이다. 과학기술이 발전하지 않는다는 두 번째 가정은 더욱 비현실적이다.[3] 어떤 질병을 치료할 때 사용하는 의료기술이나 시술법은 얼마든지 대체 가능하며 이 중 어떤 것을 고르느냐는 환자의 가치체계와 밀접하게 관련되어 있다. 그리고 국가적으로 또는 개인적으로 우선순위를 결정하는 데에는 다양한 집단이 참여하고 각 집단은 주관적인 목표를 가지고 있다. 따라서 의학적으로 결정된 주민의 요구(need)가 비록 의료전문인의 전반적인 공감을 얻는다 하더라도 공공의 요구라고 보기는 어렵다. 의료인력의 적정성에 대한 의사의 의견은 의사가 의학적으로 중립적인 판단을 내릴 것이라는 믿음이 있다면 모르지만 개인적인 이해를 따르지 않을 수 없는 현실을 고려하면 무조건 신뢰하기 어렵다. 마지막으로 국가적 우선순위를 결정할 때 가격과 기회비용을 무시해도 좋다는 가정은 자원의 희소성이 없을 경우에만 성립한다. 이상에서 살펴본 대로 규범적 판단만으로 의사인력의 숫자를 결정하는 것은 상당히 왜곡된 결과를 가져올 수 있으며, 따라서 '전문가 판단'의 기준은 현실적 문제를 안고 있다.

그러나 일단 전문가 판단이 옳다고 가정하고, 그래서 의학적으로 판단한 의료인력의 적정수준이 밝혀졌다고 하자. 이러한 적정수준과 소비자의 선택이 일치하지 않을 때는 어떻게 대처할 수 있는지 잠시 살펴보자. 보건의료가 달성해야 할 목표를 설정할 때 소비자의 대중적인 선호를 고려할 수도 있을 것이다. 의료인력은 다른 경제부문과 마찬가지로 시장 안에서 경제학의 법칙에 따라 움직이고 있으며 시장에서 사람들은 저마다 의료인력에 대해 가지고 있는 자신의 가치와 요구에 따라 선호를 표출한다. 결국 사람마다 의료인력에 대한 요구는 다양하지만 다양한 요구를 반영하는 것이 완전히 불가능한 것만은 아니다. 이러한 소비자의 선호는 시장에

---

3 Fuchs(1974)는 보건의료 생산에서 고정된 단일기술이 존재한다는 생각에 대해 잘못된 생각이라고 비판하였다.

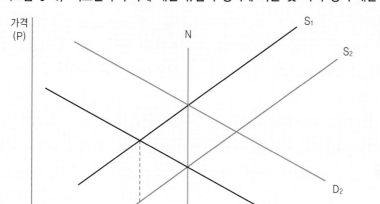

〈그림 6-1〉 의료인력 부족에 대한 규범적 정의에 따른 몇 가지 정책 대안

서 의료인력에 대한 수요곡선으로 나타난다.

〈그림 6-1〉을 보면 우선 수요곡선 D_1과 공급곡선 S_1이 만나는 Q_1에서 의사서비스의 양이 결정된다. 만약 요구(need)나 전문가의 판단에 의해 결정된 것이 Q_2라고 하면 $Q_2 - Q_1$ 만큼의 의사서비스가 부족하게 된다. 이때 이를 해결하는 수단은 크게 두 가지이다. 즉, 의사의 공급을 S_1에서 S_2로 증가시키는 방법과 소비자에게 보조를 해 주는 방법이다. 두 번째 방법은 의사서비스에 대한 보험적용을 확대시키거나 환자의 본인부담금을 감소시켜 수요를 증대시키는 것이다. 이때 수요곡선은 D_1에서 D_2로 이동한다. 이 방법은 의사의 공급을 늘리지 않은 채 의사서비스의 부족을 줄일 수 있는 장점이 있다. 이 중에서 어떤 정책을 쓸 것인가를 결정할 때에는 정책의 구체적인 내용과 그로 인해 이익을 얻는 집단이 누구인가, 부족한 서비스를 늘리는 데 시간이 얼마나 걸리는가 등 여러 가지 요인을 고려하여야 한다.

이러한 규범적 판단은 의료인력시장의 효율성에 대해서는 관심을 두지 않는다. 규범적 판단에 의해 의료인력이 부족하다거나 과잉이라고 진단되었다고 해서 꼭 그

시장이 비효율적인 것은 아니다. 규범적 정의에 의해 의료인력이 부족하다고 판단하면 흔히 정부의 재원을 늘려서 의료인력을 늘리는 정책을 쓰게 된다. 하지만 만약 의료인력 시장이 효율적으로 기능하지 못하고 있기 때문에 인력부족이 발생하였다면 공급을 늘리지 않고 다른 방법을 사용할 수도 있다. 예를 들어 의료인력의 증가를 막고 있는 시장진입의 장벽을 없애면 정부재원을 추가로 투입하지 않고도 인력의 공급을 늘릴 수 있다.

따라서 의료인력의 수요와 공급이 이루어지고 있는 인력시장이 얼마나 효율적으로 기능하고 있는가를 먼저 알아보아야 할 필요가 있다. 이를 통해 의료인력의 부족에 대해 경제적 정의를 내리고 부족이 어떻게 발생하고 있는가를 확인할 수 있을 것이다.

2) 의사 수입의 평가

일정한 시간과 장소에서 의사의 평균수입이 어느 정도인지를 평가함으로써 의사인력 공급의 적정성 여부를 판단하는 방법이다. 즉, 타 직종에 종사하는 사람의 평균수입과 의사인력의 평균수입을 비교한다든지 혹은 의사들이 들인 투입—예를 들어 교육비용이나 진료시간 등—에 대한 회수율의 정도를 평가하여 의사인력의 과부족을 판단하게 된다.

예를 들어 의사인력의 회수율(내부수익률)이 건설기술사의 내부수익률보다 높다고 하자. 만일 두 전문인력 사이에 교육 및 훈련과정에 투입된 총기회비용이 동일하다면, 결국 의사인력의 평균임금이 건설기술사의 평균임금보다 높다는 것을 의미하며, 이것은 건설기술사에 비해 의사인력의 공급이 원활하게 이루어지지 않고 있음을 나타낸다. 즉, 의료인력의 공급이 수요의 변화에 재빨리 반응하여 늘어나지 못하면 희소성에 기인한 독점력에 의해 수익률이 높아진다. 의료인력 시장에 진입장벽이 있어서 수요의 변화에 신속하게 대처하지 못하기 때문이다. 의과대학 입학정원을 동결하게 되면 시장의 진입장벽이 높아진다. 또한 면허시험의 합격률을 낮추면 정원 동결보다는 낮은 수준이지만 시장진입을 어렵게 만드는 요인으로 작용한다.

위와 반대로 의료인력이 교육을 받아 직업을 얻기 위해 투자한 비용보다 적은 수입을 올릴 때 이를 의료인력의 과잉이라고 할 수 있다. 이러한 의료인력의 과잉 문제는 인력부족보다 쉽게 해결할 수 있다. 예를 들어 의료전문직을 가지려는 사람이 스스로 판단하기에 전문교육의 내부수익률이 낮다고 생각하면 대학 지원자 수가 줄어들 것이다. 시간이 지나 숫자가 줄어들면 인력공급 증가율의 감소에 의해 새로운 균형이 형성된다.

의사인력의 평균수입, 혹은 투입에 대한 회수율이 높은 경우는 의사가 자신이 제공하는 서비스에 대한 수요를 창출하여 많은 의료를 공급하거나, 혹은 의사인력의 공급이 제한되어 있기 때문이다. 그러므로 후자에 의해 의사인력의 평균수입이 높은 경우라면 의사인력을 추가로 공급할 필요성이 있다고 판단할 수 있다. 그러나 실제로 의사가 수요를 창출하여 회수율이 높아지는 것과 의사인력이 부족하여 평균수입이 높은 것을 구별해내는 데에는 많은 어려움이 따른다.

3) 국가 간 의사수 비교

국가 간에 의사수 대(對) 총인구의 비율을 비교함으로써 의사인력의 공급이 적정한지 여부를 판단하는 방법으로서, 비교하는 국가 전체의 평균을 기준으로 하거나 비교하는 국가 중에 가장 높은 수치를 기준으로 적정공급 여부를 판단하게 된다. 이는 객관성과 계량성이 높기 때문에 가장 간단하면서도 현재 많이 사용되는 방법이다.

그런데 이 방법은 국가 간 의료제도의 차이와 연령이나 성별과 같은 인구 구성상의 특성을 정확하게 반영하는 수치를 제공해 주지 못하는 문제점을 지니고 있다. 예를 들어, 두 나라의 의사수 대 총인구의 비율이 같다고 해도 실제로 활동하는 의사수는 다를 수 있고, 또한 인구 구성상 노인 인구의 비중이 커서 의료에 대한 수요가 클 수도 있다. 따라서 이와 같은 점을 고려하지 않은 채 단순히 국가 간 의사수의 비율만 비교한다면 의사인력의 적정한 공급에 차질을 가져올 수 있다.

4) 의료시장의 현상관찰

이는 의사인력 수급의 적정성에 관한 지극히 경제학적인 판단방법으로서, 의료서비스에 대한 초과수요 현상이나 초과공급 현상이 나타났을 때 그 현상을 토대로 의사수를 조정하는 방법이다.

의료서비스에 대한 초과수요 현상 혹은 공급부족 현상의 존재 여부는 다음과 같은 시장현상에 의해서 알 수 있다. 의료에 대한 초과수요가 존재하면 먼저 의사의 진료를 받기 위해 환자가 기다리는 시간이 길어진다. 그리고 의사의 진료를 받는 날짜를 미리 정해야 하며 약속된 진료를 받기까지 많은 시간을 기다려야만 한다. 또한 제공되는 의료서비스의 질이 떨어지게 된다. 즉, 의사의 환자 1인당 진료시간이 줄어들고 환자에 대한 태도가 불친절해진다거나 검사를 소홀히 하게 될 가능성이 있기 때문에 의료서비스의 질이 떨어지게 되는 것이다.

의료서비스에 관한 시장현상을 관찰함으로써 의사인력 공급계획을 수립하는 방법은 주로 초과수요가 문제가 될 때 적용가능한 방법이며, 의료서비스에 대한 초과수요가 나타나는 만큼 추가적인 의사인력을 공급하면 된다.

5) 건강수준의 평가

한 지역주민의 건강수준을 평가하여 의사인력의 적정공급 여부를 판단하는 방법으로서, 건강수준을 측정하는 데는 어려움이 있지만 다른 방법에 비해 객관적이다. 건강수준을 평가하는 기준으로는 연령, 성별, 소득 등 다른 요인을 보정한 사망률, 이환율, 평균기대수명 등을 사용할 수 있다. 건강수준의 평가결과 그 수준이 일정한 기대치에 미치지 못할 때에는 의사인력을 추가로 공급하여 국민건강수준을 향상시킬 수 있다. 그러나 이 방법은 의사서비스가 건강수준에 영향을 미치는 유일한 요인이라는 매우 비현실적인 가정이 전제되어야 하기 때문에 방법의 타당성이 문제될 수 있다.

6) 지역주민의 만족도 조사

지역주민의 의료에 대한 만족도를 조사하여 의사인력의 공급의 적정성을 결정하는 방법으로서, 지역주민들이 현행 의료서비스의 이용에 대해 만족하고 있다면 추가적인 의료의 공급은 필요하지 않으며 오히려 의사인력의 증가가 자원의 낭비를 초래한다고 할 수 있다. 반대로 주민들이 의료서비스 제공에 대해 불만을 표시하면서 의사인력이 부족하기 때문이라고 판단한다면 의사인력을 증가시키는 정책을 사용하게 된다. 이 방법은 주민의 주관적 판단에 근거하는 것으로서, 객관적 자료인 의사 대 총인구비율을 이용하여 결정된 의사인력의 과부족과 반드시 일치하는 것은 아니다.

3. 적정 의료인력 측정의 실례

1) 전문가의 판단

전문가 판단(*professional determination*)에 의한 방법은 일정한 시간과 장소에서 전문가가 필요하다고 생각되는 의료의 수준을 충족시킬 만한 정도의 의료인력이 존재하는가의 여부에 따라 의료인력의 부족을 판단하는 방법이다. 이 방법은 비교적 간단하다는 장점 때문에 일찍부터 이용되어 왔다.

앞서 소개한 리와 존스(Lee & Jones, 1993)의 연구가 바로 여기에 해당된다. 이들은 전문가의 판단에 의해 질병 치료에 필요한 진료량을 구하고 이에 기초하여 적정 의사수를 산출하였다. 이 연구는 질병과 건강상태의 예방, 진단, 치료 등에 소요되는 진료량(의사의 노동시간)에 관해 전문가의 의견을 모아 이를 바탕으로 의사수를 추정하였다. 이 연구는 4단계로 이루어졌는데 1단계에서 인구집단의 이환율을 결정하고 2단계에서 질병의 진단 치료 등에 필요한 의료서비스량을 결정한 뒤 3단계에서 의료서비스에 소요되는 의사의 근무시간수를 결정하였다. 그리고 마지막 단계에서 필요한 의사수를 결정하였다. 리와 존스는 의사 1인당 평균 주 40시간 근무한다는 가정하에 소요되는 의사 근무시간수를 의사 1인당 근무시간으로 나누어 필요한 의사수를 계산하였는데, 미국 전역에 걸쳐 16만 5천 명의 의사가 필요하다는 결론을 내렸다. 1990년대 당시 활동중인 의사수가 15만 4천 명이었고 모든 의사가 전일제(*full-time*)로 근무하지 않았기 때문에 의사가 부족하다는 결론을 내렸다.

전문가 판단에 의한 방법은 몇 가지 약점을 가지고 있다. 첫째, 전문가 기준의 객관성 문제이다. 이 방법에서는 의료의 요구(*need*)가 순전히 전문가들의 기준에 의해서 제시되고 있는데, 만약 그 요구에 대한 전문가 사이의 의견차이가 크다면 요구 개념을 이용하는 것이 적절치 않을 것이다. 또한 의사가 필요하다고 생각하는 것에 기초하여 의료요구를 계산하므로 주관적 편견이 개입할 위험이 있다. 의사에 의한 기준이 절대적인 것이 아님은 앞에서도 밝힌 바 있다. 또한 전문가 기준이 건강, 교육, 수자원 개발, 대기오염 관리, 교통, 주택, 식품 등 한 사회의 다양한 분야에 대한 경쟁적 수요 사이의 배분 결정이 필요하다는 사실을 무시할 수는 없다. 자원이 희소한 만큼 이러한 자원배분에 대한 결정이 필요한 것이다.

둘째, 건강산출(health outcome)에 대한 평가를 고려하지 않고 있다. 전문가 기준에 맞는 양의 진료를 받는 집단과 그 기준에 못 미치는 양의 진료를 받는 집단 간의 이환율에 차이가 있다면 그것이 과연 진료의 수준차이로부터 기인하는 것인가 하는 문제이다. 진료의 수준과 이환율 간의 관계는 정비례의 관계가 아니라고 알려져 있다. 따라서 이환율에 기초하여 질병치료에 필요한 의료서비스량을 추정하는 것은 건강산출을 고려하지 않는 것이다.

셋째, 의료인력을 순전히 요구에 기반하여 고려하고 있다. 재화와 서비스가 시장에서 사고 팔리는 사회에서는 의료서비스를 구매하는 데 따르는 재정적, 지리적 어려움 그리고 기타 요인으로 인해 실제 수요보다 요구가 크기 마련이다. 따라서 요구에 근거한 방법에 의해 의료인력 공급을 늘인다면 이러한 추가공급이 반드시 의료서비스 이용으로 이어진다는 보장이 없으며, 이용되더라도 불필요한 곳에서 이용될 수도 있다. 반대로 현재의 의사수가 경제학적으로는 균형 상태인데 전문가 판단에 의한 수보다 초과했다는 이유로 의사수를 줄인다면 경제학적 부족을 야기할지도 모른다. 그러나 영국과 같이 국가보건 서비스를 실시하여 의료서비스를 구매하는 데 재정적 장애요인이 전혀 없는 사회라면 의료요구와 의료수요가 거의 비슷하게 된다. 이 경우 전문가 판단에 의한 방법이 적합하다고 할 수 있다.

이상의 비판은 전문가 판단에 의한 방법에서뿐 아니라 요구에 근거한 규범적 접근법에 모두 일반적으로 적용되는 것이다. 따라서 전문가 기준에 의한 방법은 다른 대안적 방법을 신중하게 평가한 후에 사용해야 한다.

미국 의학교육자문위원회(GMENAC)는 1978년에서 2000년까지 의사의 수요공급 예측모형 —필요량모형— 을 개발하여 총 의사인력뿐만 아니라 전문과목별 의사수를 예측하였다. 공급모형은 미래의 총의사수와 분야별 전문의 수를 예측하기 위한 것인데 이 모형에는 현재의 공급, 미국의 의대졸업생, 외국의 의대졸업생, 수련중인 전공의사, 졸업후 교육 또는 그 후에 전문과목을 바꾸는 백분율 등이 변수로 포함되어 있으며 이를 사망, 불구 및 은퇴 등의 요인에 따라 조정하였다.

필요량모형은 요구와 수요에 기초를 둔 방법을 혼합한 것이다. 이 모형은 현재의 이용양상을 반영하는 '수요에 기초를 둔 자료'와 전인구가 필요로 하는 의료서비스에 기반을 둔 '요구에 기초를 둔 자료'를 모두 고려하고 있다. 그리고 이 모형에서는 현실적으로 이룰 수 있는 근거에 기초를 두고 전문과목마다 전문가의 의견을 수렴하여 필요량을 조정하였다. 그런데 이 연구는 의사의 진입을 경제적 요인과 관련시키지 않았으며 대신 여러 가지 요인이 연구기간 동안 변하지 않는다고 가정하였다. 또한 의사의 생산성 변화를 고려하지 않아서 약간의 문제를 내포하고 있다.

분석결과 위원회는 1978년에는 의사가 부족하지만 그 후로는 점차 남아돌 것이라고 예측했다. 의사 대 인구비는 1978년에 인구 10만 명당 171명이었지만 1990년에는 220명으로 될 것이며 2000년에는 247명이 될 것이라고 예측했다. 그리고 1990년에는 의사가 남아돌 것이며 전문과목별 불균형이 있을 것이라고 예측했다. 그러나 해리스(Harris, 1986)나 뉴하우스(Newhouse, 1990)와 같은 학계의 대표적인 학자들은 그 결론이 옳지 않을 수 있음을 1986년 이후의 논문을 통하여 밝히고 있다.

2) 인구 대 의사비(Ratio Technique)

의사 대 인구비를 이용하는 방법은 의료인력에 대한 법제화의 기초를 제공하는 데 쓰이며 또한 의료인력에 대한 정부 보조금 정책의 근거가 되기도 한다. 이 방법의 문제점으로는 첫째, 의사서비스 수요에 대한 변화를 고려하지 않으며 둘째, 생산성 변화를 고려하지 않는다는 것이다.

인구 대 의사비를 이용하여 의사인력 계획을 세운 예를 살펴보자.

(1) 일본

일본은 의사수 대 인구수의 비율을 이용하여 의사인력의 공급수준을 정하였다 (Hashimoto, 1984). 즉, 인구 10만 명당 의사수가 110명이었던 1970년에 의과대학의 수를 늘리는 국가정책을 수립하였는데, 인구 10만 명당 의사수를 150명으로 늘리는 것을 목표로 세웠다. 그리고 이러한 국가정책의 일환으로 1970년대 초에 농어촌지역이나 벽지, 광산지역 및 자위대의 의료인력 부족을 해결할 수 있는 지방자치의과대학, 산업의과대학, 그리고 국방의과대학 등 3개의 의과대학을 신설하였으며 그 후 의과대학의 증설은 의사인력이 부족한 지역에 집중되었다. 일본은 2004년 의사인력 수급추계에서 공급이 27만 명인 데 비해 수요는 28만 명으로 1만 명 정도 부족한 것으로 추계한 바 있다.

(2) 영국

영국은 의사인력의 공급수준을 결정하는 데 의사수 대 인구수의 비율과 추계된 국민의 의료요구(need)를 종합해 사용하였다(Report of the Royal Commission, 1979). 이 보고서는 국민의 의료요구가 20세기 말까지 여러 요인에 의해 상당히 증가할 것으로 보았으며, 의사수의 국제 간 비교에서도 영국의 인구 1인당 의사수가 다른 선진국에 비해 뒤떨어지는 것으로 나타났기 때문에 20세기 말까지 의사수가 증가될 필요가 있다고 밝힌다. 또한 영국에서는 1차 의료 의사 목표치를 인구 1천 명당 0.557명으로 제시한 바 있다.

4. 우리나라의 의료인력에 대한 실증연구

1) 우리나라의 현황

(1) 인구 대비 의사수 및 간호사수의 국제 간 비교

〈표 6-4〉는 OECD 국가의 인구 천 명당 활동 의사수 및 활동 간호사수를 보여주고 있다. 우리나라는 2012년을 기준으로 천 명당 2.1명으로 4.0명의 독일이나 스위스에 비교하면 1/2에 불과한 수준이며, OECD 평균 3.2명에 비해 50% 이상 부족한 수준이다. 의사의 경우에서처럼 인구 천 명당 활동 간호사수도 4.8명으로 OECD 국가의 평균 9.3명에 비해 절반 수준이다.

〈표 6-4〉 의사수의 국제 간 비교(2012)

(단위: 명)

국가	인구 천 명당 활동 의사수	인구 천 명당 활동 간호사수
노르웨이	4.2	16.5
뉴질랜드	2.7	10.1
덴마크	3.5	15.4
독 일	4.0	11.3
멕시코	2.2	2.6
미 국	2.5	11.1
스웨덴	3.9	11.1
스위스	3.9	16.6
스페인	3.8	5.2
영 국	2.8	8.2
오스트리아	4.9	7.8
이탈리아	3.9	6.3
일 본	2.3	10.5
캐나다	2.5	9.4
터 키	1.7	1.8
포르투갈	4.1	5.8
폴란드	2.2	5.5
프랑스	3.1	8.7
한 국	2.1	4.8
호 주	3.3	10.2
OECD 평균	3.2	9.3

주: 1) 2012년 또는 가장 최근 연도임.
   2) 포르투갈의 경우 의사면허 소지자를 의미함.
   3) 오스트리아의 경우 병원에 근무하는 간호사만 보고하였으며 벨기에는 간호사 면허 소지자를 의미함.
자료: OECD (2014), *Health Data*.

<표 6-5> 의사수와 진료실적의 변화

연도	면허등록 의사수 (명)	건강보험 진료건수
1990	42,554(100)	143,875,743(100)
1995	57,188(134)	259,374,515(180)
2000	72,503(170)	410,054,045(285)
2005	85,369(201)	807,672,976(561)
2010	101,443(238)	1,229,558,689(855)
2011	104,397(245)	1,250,066,406(869)
2012	107,295(252)	1,339,669,965(931)
2013	109,563(257)	1,336,210,309(929)

주: ( )는 1990년을 기준으로 한 지수임.
자료: 보건복지부, 《보건복지통계연보》, 각 연도;
    국민건강보험공단(2014), 《2013 건강보험통계연보》.

(2) 의사 및 의료이용의 증가 현황

지난 20년간 우리나라의 의사인력의 수는 꾸준히 증가해온 것으로 나타나고 있다. <표 6-5>에서 보면 1990년부터 2013년까지 20여년에 걸쳐 2.57배 증가하였으며 따라서 의료계와 학계의 일부는 의사인력 공급초과의 우려를 표명하고 있다. 그러나 국민의 의료이용의 대표적 지표가 되는 건강보험 진료건수를 보면 이보다 훨씬 빠른 증가율을 보이고 있음을 알고 있다. 즉, 건강보험의 의료이용량은 1990년부터 2013년 사이에 9.29배 증가하였고 증가율도 의사수 증가율보다 3.6배 더 높다. 따라서 의사인력의 공급과잉은 성급한 결론이 될 수 있다.

(3) 간호사의 증가 현황

우리나라의 간호사인력은 그동안 꾸준히 증가해온 것으로 나타나고 있다. <표 6-6>에서 보면 2000년부터 2012년까지 간호사수는 10여 년에 걸쳐 1.5배 증가했으며, 면허등록자 중에서 임상에 종사하는 간호사 비율은 2000년 50.1%에서 2012년 40.9%로 감소했다. 간호사인력의 수급에서 두드러진 현상은 2008년 이전 간호학과의 입

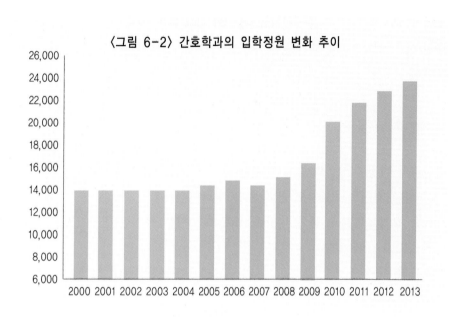

〈그림 6-2〉 간호학과의 입학정원 변화 추이

〈표 6-6〉 간호사수의 증가 추이

연도	신규등록(명)	면허등록(명)	임상간호(명)	임상비율(%)
2000	10,228	160,295	81,750	50.1
2001	10,550	170,845	83,092	48.6
2002	10,955	181,800	86,145	47.4
2003	10,680	192,480	89,590	46.5
2004	9,532	202,012	94,012	46.5
2005	11,632	213,644	99,088	46.4
2006	10,137	223,781	103,902	46.4
2007	11,906	235,687	108,796	46.2
2008	11,153	246,840	114,005	46.2
2009	11,723	258,568	120,793	46.7
2010	11,706	270,274	116,071	42.9
2011	12,519	282,793	118,771	42.0
2012	12,840	295,633	120,793	40.9

자료: 대한간호협회(2013).

학정원이 1만 4천 명 수준이었는데 병원의 간호인력 부족 현상을 해소하기 위해 2010년 이후 입학정원을 대폭 증가시켜 2013년에는 2만 4천 명 수준으로 급증했다는 점이다.

2) 기존 연구사례

우리나라의 적정 의사인력 수급에 관한 최근의 것으로는 한국보건사회연구원(2010)의 연구와 김진현(2012)의 연구가 있다. 한국보건사회연구원의 연구에서 의료이용 증감률을 로짓모형으로 분석한 것과 ARIMA 모형을 적용한 연구결과를 간단히 소개하면 〈표 6-7〉과 같다.

한국보건사회연구원의 결과는 의사인력 수요 추정에 사용한 생산성의 5가지 가정에 따라 수급전망이 다르게 나타났다. 진료건당 의사의 투입시간이 감소하여 의사 1인당 1일 진료량이 2007년의 120% 수준으로 증가한다고 가정할 때, 로짓모형에 의하면 의사인력의 지속적 공급과잉이 예상되는 반면 ARIMA 모형에 의하면 지속적 공급부족으로 추계되었다. 공급과잉이든 공급부족이든 그 규모가 시간이 지남에 따라 점차 확대되는 것으로 나타났다. 그런데 의사 1인당 1일 진료량이 2007년 수준에서 유지되거나 감소할 경우에는 로짓모형과 ARIMA 모형 모두 전반적으로 의사인력의 공급이 부족한 것으로 추계되었다. 이 연구에서는 의사 1인당 1일 환자진료량이 향후에 증가하느냐 감소하느냐, 비임상분야에서 의사인력에 대한 수요가 얼마나 증가하느냐가 관건인데 한국보건사회연구원에서는 향후 의사의 근무일수가 감소하고, 진료건당 진료시간이 늘어나 의료의 질이 개선되는 것으로 예상하였다.

한편, 김진현(2012)의 연구에서는 작업부하량모형, 상대지수모형, 노동시장모형 등 3가지 분석모형에 의해 의사인력의 중장기 수급을 추계하였는데 작업부하량 접근법에 의할 경우 2020년 의사의 공급부족을 최소 6만 명에서 최대 7만 9천 명으로 예측하였다. 상대지수모형에 의할 경우, 2015년에는 의사수요에 비해 의사공급이 59.3~61.9% 수준으로 떨어지고, 2020년에는 46.0~50.1%, 2025년에는 35.2~41.5% 수준으로 감소하는 것으로 추계되었다. 노동시장모형에 의한 추계에서도 유사한 결과가 도출되었다.

〈표 6-7〉 의사인력 수급전망

(단위 : 명)

	진료일수: 255일				진료일수: 265일			
	2010	2015	2020	2025	2010	2015	2020	2025
공 급(A)								
면허등록자	105,141	121,467	137,280	153,092	105,414	121,467	137,280	153,092
가용의사수[1]	92,135	103,751	114,371	122,947	92,135	103,751	114,371	122,947
활동의사수(A)	85,216	95,959	105,782	113,714	85,216	95,959	105,782	113,714
수 요(B): 곡선회귀모형								
생산성시나리오 1	72,927	83,226	92,092	100,253	70,175	80,085	88,617	96,470
생산성시나리오 2	79,557	90,792	100,464	109,367	76,555	87,365	96,673	105,240
생산성시나리오 3	87,513	99,871	110,510	120,303	84,210	96,102	106,340	115,763
생산성시나리오 4	97,236	110,967	122,789	133,670	93,567	106,780	118,155	128,626
생산성시나리오 5	109,391	124,838	138,138	150,379	105,263	120,128	132,925	144,704
수 요(C): ARIMA 모형								
생산성시나리오 1	75,439	90,829	107,389	125,213	72,592	87,402	103,337	120,488
생산성시나리오 2	82,297	99,086	117,152	136,596	79,191	95,347	112,731	131,442
생산성시나리오 3	90,527	108,995	128,867	150,256	87,111	104,882	124,004	144,586
생산성시나리오 4	100,585	121,106	143,185	166,951	96,789	116,536	137,782	160,651
생산성시나리오 5	113,158	136,244	161,083	187,820	108,888	131,103	155,005	180,733
수급차 (A − B)								
생산성시나리오 1	12,288	12,734	13,690	13,461	15,040	15,874	17,165	17,244
생산성시나리오 2	5,659	5,168	5,318	4,347	8,661	8,594	9,109	8,474
생산성시나리오 3	−2,297	−3,911	−4,729	−6,590	1,005	−143	−558	−2,050
생산성시나리오 4	−12,021	−15,008	−17,007	−19,957	−8,351	−10,821	−12,374	−14,912
생산성시나리오 5	−24,175	−28,879	−32,356	−36,665	−20,047	−24,168	−27,143	−30,991
수급차 (A − C)								
생산성시나리오 1	9,777	5,130	−1,607	−11,500	12,624	8,558	2,445	−6,775
생산성시나리오 2	2,919	−3,127	−11,370	−22,883	6,024	612	−6,949	−17,728
생산성시나리오 3	−5,311	−13,036	−23,085	−36,542	−1,895	−8,923	−18,222	−30,872
생산성시나리오 4	−15,369	−25,146	−37,404	−53,238	−11,574	−20,576	−32,001	−46,938
생산성시나리오 5	−27,943	−40,284	−55,302	−74,107	−23,672	−35,143	−49,223	−67,019

주: 1) 은퇴자(71세 이상), 사망자, 해외이주자 제외한 수임.
   2) 생산성시나리오 1: 2007년 생산성의 120%
      생산성시나리오 2: 2007년 생산성의 110%
      생산성시나리오 3: 2007년 생산성의 100%
      생산성시나리오 4: 2007년 생산성의 90%
      생산성시나리오 5: 2007년 생산성의 80%
자료: 한국보건사회연구원 (2010).

<표 6-8> 의사인력의 수요에 미치는 영향 요인과 전망

변수	의사수요와 상관관계	향후 예상 변화	의사수요에 미치는 영향
① 연간 의료이용량	+	증가	증가
– 입원의료 비중	+	증가	증가
– 고령화	+	증가	증가
– 건강보험 및 장기요양보험 확대	+	증가	증가
② 의사 일평균 진료건수	–	감소	증가
– 일평균 진료투입시간	–	감소	증가
– 건당 진료시간 (의료의 질)	+	증가	증가
③ 의사 연간근무일수	–	감소	증가

자료: 김진현(2012).

김진현(2012)의 연구에서는 <표 6-8>에 제시된 바와 같이 그동안 의사인력의 수급 추계에 적용된 여러 가지 변수들을 조사하여 이 변수들의 값이 미래에 어떤 방향으로 변화할 것인가를 검토한 다음 대체로 의사인력의 공급부족 가능성을 예측하였다. 예컨대, 현재보다 의사의 진료일수가 감소하고, 의료의 질 향상을 위해 건당 진료시간이 증가하면 의사인력의 수요가 예측보다 더 크게 나타나고, 건강보험 및 장기요양보험의 급여 확대, 고령화의 진전 등으로 의사수요가 더욱 늘어나면 결과적으로 공급부족이 심화될 것으로 전망하였다.

3) 기존 연구의 문제점: 수요추계의 타당성

그동안 우리나라에서 의사인력의 수급에 관한 기존의 연구는 여러 가지 가정을 근거로 하여 이루어졌다. 또한 수요와 공급의 추계에 포함된 항목이 상이함으로 인해 연구결과도 다르게 나타나는데, 이들 연구의 문제점 가운데 몇 가지를 살펴보자.

적정 의사인력이란 국민의 보건의료에 대한 수요 혹은 욕구를 충족시킬 수 있는 의사인력의 공급을 의미한다. 그러므로 이론적으로 가장 완벽한 방법은 의료서비스에 대한 장기적인 수요를 예측하고 이에 따라 현행 의사인력의 공급이 장기적으로 적절한가를 판단하면 된다. 그러나 의료서비스에 대한 수요를 장기적으로 예측하는 것은 쉬운 일이 아니다. 보건의료의 수요 예측이 어려운 것은 다음의 몇 가지 이유에 기인한다.

첫째, 의료에 대한 수요를 제대로 예측하기 위해서는 의료수가의 상승률, 인구의 증가율, 국민소득수준의 상승률, 한방의료나 약국의료와 같은 대체의료의 존재 여부, 연령분포 상태의 변화, 교육수준의 향상, 정부의 의료부문에서의 역할 변화, 사회의 산업화 및 복잡화 정도, 가정의 핵가족화, 공급요인(의사수, 병상수)의 수요 조정력 등을 모두 고려해야 하며 이들 요인의 미래 예측치를 얻을 수 있어야 한다. 따라서 정확한 예측치를 계산하기 위해서는 실로 엄청난 자료가 필요하며 모든 자료를 구비하는 것은 현실적으로 매우 어려운 일이다. 미국과 같이 보건의료 부문에 관한 이론적이고 실증적인 연구가 두드러진 나라에서도 전국 단위의 의료수요 추계를 감히 시도하지 못하고 있다. 이는 수요추계가 불가능하기 때문이 아니라 타당하고 정확한 추계가 무척 어렵기 때문일 것이다.

둘째, 주어진 통계자료를 가지고 계량모형을 통하여 수요곡선을 추계하려고 하지만 안정적인 수요곡선을 얻을 수 없다. 〈그림 6-3〉에 의하면 S_0의 의사수와 D_0의 수요에 의하여 E_0의 시장균형이 존재한다. 의사수가 S_1으로 증가하면서 균형이 E_2로 옮겨간다면 우리는 자료 추적을 통하여(즉, E_0와 E_2를 연결함으로써) D_0의 수요를 쉽게 발견할 수 있다. 그러나 S의 증가($\Delta S = S_1 - S_0$)로 인하여 D는 D_0에서 D_1으로 증가하며 E_1이 새로운 균형이 된다. E_0와 E_1의 실측치에 의해 추계된 수요는 〈그림 6-3〉에서 d로 나타나며 이것은 실제수요인 D_0와 D_1과는 다른, 잘못 추계된 수요에 해당하며, 따라서 이에 근거해 장래 수요를 예측한다면 큰 오차가 발생한다.

셋째, 적정 의사인력의 개념은 보는 사람의 관점에 따라 달라질 수 있다. 즉, 민간주도의 의료제도를 바람직한 것으로 보느냐 아니면 공공주도의 의료제도를 바람직한 것으로 보느냐에 따라 의료에 대한 수요를 다르게 추정할 수 있다. 또한 병원 중심의 치료위주의 의료환경을 최적의 상태로 보느냐 아니면 1차 의료 위주의 예방 중심 의료이용 환경을 최적의 상태로 보느냐에 따라 적정 의사인력의 수는 달라질 수 있다. 의약분업의 실시 여부도 적정 의사수를 산정하는 데 큰 영향을 미친다.

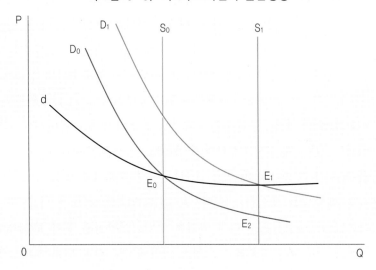

〈그림 6-3〉 의료수요곡선의 불안정성

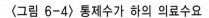

〈그림 6-4〉 통제수가 하의 의료수요

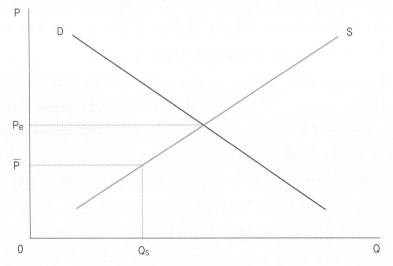

즉, 적정 의사인력은 제도의 변화, 의료에 대한 기본적인 접근의 변화, 보건의료에 대한 관점의 차이 등에 따라 달라지는 개념이며 쉽게 산출할 수 없다.

넷째, 현재 우리나라를 포함한 여러 국가에서는 정부나 보험당국이 보험수가를 통제하고 있는데, 이러한 통제수가 하에서 의료수요를 찾아내기란 쉬운 일이 아니다. 〈그림 6-4〉에서 나타나듯이, 통제수가 $\bar{P}$가 시장가격 P_e보다 낮을 때 소비자의 의료이용은 공급량에 의해 제한될 수밖에 없으며 따라서 통계수치로 나타나는 의료이용은 공급곡선상의 한 점인 공급량(Q_s)이 된다. 즉, 실제 의료이용량은 공급곡선을 나타내는 것일 뿐 수요곡선을 나타내는 것은 아니기 때문에 우리나라와 같이 통제수가가 널리 적용되는 상황에서 수요곡선을 도출하는 것은 거의 불가능한 작업이 된다.

결과적으로 의료수요 추계는 상당히 난해한 계량작업이며, 계량적으로 가능하다 하더라도 개념적으로 수요를 도출하는 것은 쉽지 않다. 기존 연구들이 향후 20년 동안 발생할 수요의 변화를 예측하면서 앞에서 지적한 수요함수의 독립변수를 어떻게 포함시켰는지 다시 한 번 살펴보아야 한다. 여기에 덧붙여 인구 노령화에 따른 만성 퇴행성 질환의 변화, 소득의 변화, 정부의 의료부문에서의 역할, 본인부담률, 의료의 가격상승, 새로운 질병의 출현, 한방의료와 간호서비스의 발전전망 등 의료시장을 둘러싸고 있는 여러 가지 요인의 변화를 모두 고려해야만 타당한 수요예측 결과를 얻을 수 있음을 인식하여야 한다.

적정 의사인력은 자원의 효율적인 배분을 위하여 그리고 사회적 형평을 달성하기 위하여 매우 중요한 사안이다. 그러나 의료수요 추계의 어려움 때문에 어느 나라도 적정 의사인력을 정확하게 산출할 수가 없었다. 어느 시점에서 한정된 지역을 대상으로 하는 의료수요의 추계는 가능하겠으나 전국을 대상으로, 그것도 지금부터 10~20년 뒤의 사회경제적 제반 여건의 변화를 감안하여 수요를 추계한다는 것은 매우 어려운 작업임에 틀림없다. 특히, 우리나라처럼 5~10년 단위로 경제규모와 국민의 의식수준이 급변하는 사회 상황에서는 작업의 어려움이 더욱 커진다.

적정 의사인력을 추계하기 위해서는 합당한 가정을 세우는 것이 무엇보다 중요하며 올바른 가성을 세우기 위해 여러 가지 요인을 고려해야 한다. 앞서 언급한 대로 중요한 사항들을 고려하지 않는다면 추계결과는 현실을 반영하지 못한 채 많은 오차를 갖게 되고 따라서 국민에게 적절한 수준의 의료서비스를 제공하는 데 어려움을 겪게 될 것이다.

펠트스타인(Feldstein, 1993)은 의사수와 관련하여 그의 저서에서 다음과 같이 요약하고 있다.

> Consumers bear the cost of too few physicians, whereas physicians bear the cost of too many.

만일 이러한 그의 언급이 타당하다면 소비자의 입장에서 볼 때 의사수의 증가는 비용보다 더 큰 편익을 가져다줄 수도 있을 것이다.

07 의사시장모형

이제까지 의료분야에서 수요자와 공급자의 행태에 관한 많은 가설이 제시되었다. 이런 가설을 수요측면과 공급측면으로 각각 분리하여 분석하였다. 이제 이 장에서는 수요자와 공급자의 상호작용에 초점을 맞추어 보자. 수요와 공급이 만나 상호작용이 이루어지는 장소가 바로 시장인데, 경제학적 관점에서 시장을 정의하면 "수요와 공급이 계속적으로 나타나서 상품의 가격이 형성되고 상품의 매매가 규칙적으로 일어나는 기구"라고 표현할 수 있다. 경제학적인 관점에서의 시장의 개념은 어떤 구체적인 장소를 가리키는 것이 아니라 상품의 수요와 공급에 대한 정보가 수요자와 공급자 사이에 교환되고 그 상품의 매매가 이루어지는, 추상적인 사회적 기구를 의미한다. 시장기능의 분석에서 중심적인 문제는 가격인데, 앞에서 다른 조건이 불변이라면 한 재화의 수요 및 공급의 크기는 바로 그 재화의 시장가격에 의해 결정됨을 살펴보았다.

우리가 검토할 시장분석은 다음의 세 가지 개념으로 나누어 볼 필요가 있다. 첫째는 우리가 검토할 현상으로, 실제로 이용된 의료의 양이나 가격의 변화 등 객관적 사실을 말한다. 둘째는 특정 가격에서 수요자가 구입하려고 하는 수요량의 정도와 공급자가 공급하려고 하는 성향으로, 각각 수요와 공급으로 표현된다. 셋째는 수요자의 소득이나 기호, 공급 측에서의 투입요소의 가격 등과 같은 개별 요인에 의한 수요와 공급의 변화를 말한다.

보건의료시장은 크게 병원시장, 의사서비스 시장, 제약산업, 그리고 민간의료보험시장으로 구분된다. 우리나라의 경우는 특히 약국이 1차 보건의료에서 차지하는 비중이 어느 정도 존재하기 때문에 약국시장도 무시할 수 없는 다른 하나의 시장이며, 의사서비스 시장은 다시 서양의(西洋醫)에 의한 시장과 한의(韓醫)에 의한 시장으로 구분된다. 보건의료부문에 존재하는 이들 시장 중에서 자원배분의 측면에서 가장 중요한 시장은 의사시장이며 제약산업과 병원시장 또한 많은 자원을 소비하는 중요한 시장에 해당한다. 이 장과 다음 장은 우선 의사시장과 병원시장을 대상으로 의료서비스의 시장행태를 설명하는 모형 및 그 모형의 타당성, 그리고 그 의미를 논하고자 한다. 이 장은 특히 후반부에서 의사서비스 시장을 초점으로 하여 논의를 전개하고, 다음 장에서 병원시장을 분석적으로 검토할 것이다.

의료서비스라는 상품이 매매되는 시장의 가격과 수량의 변화를 설명하기 위해 몇 가지 시장모형을 이용할 것이다.[1] 우선 경쟁시장모형과 독점시장모형은 이런 내용을 일반적인 경제학 이론으로 쉽게 설명할 수 있다. 다음으로는 의료시장에서만 고유하게 나타나는 현상들을 설명하기 위해 특수한 형태의 시장모형을 제시할 것이다.

1. 경쟁시장모형과 의료시장의 현실

의료시장에서의 자원배분 양상은 경쟁적 시장모형에 의해서 어느 정도 설명할 수 있다. 예를 들어, 미국의 의료산업에서 노인 및 생활보호대상자를 위한 의료부조제도가 도입되었을 때 의료수가가 급속히 상승하는 현상을 나타냈다. 이러한 현상은 경쟁적 시장모형으로 설명이 가능한데, 의료보험의 도입으로 인해 수요가 급속히 증가한 것에 기초하여 의료수가가 상승한 것을 알 수 있다. 특히 새로운 의사의 훈련에 소요되는 시간으로 인해 수요의 증가에도 불구하고 공급이 쉽게 늘어날 수 없기 때문에 의료수가는 상승하게 된다. 또한 미국의 경우 병원의료수가가 급속히 상

---

[1] 경제학 분석에 사용되는 시장모형은 책 부록 '기초경제학'에서 자세히 소개되며, 필요한 경우 그 내용을 참고하기 바란다.

승하였는데, 이것은 병원에 투입되는 요소, 특히 고용인력의 임금상승으로 인해 공급곡선이 위쪽으로 이동한 것에 기인한다. 이것 역시 앞에서 언급한 경쟁시장모형에 부합되는 것으로 의료보험으로 인해 수요가 증가함과 동시에 임금상승으로 공급곡선이 상향이동함으로써 병원의료수가가 훨씬 더 크게 상승한 것이다.

경쟁시장모형을 사용하여 의료시장의 현실을 설명할 수 있다는 또 다른 예는 의료보험 도입 이후 의료를 이용하기 위해서 장시간 기다려야 하거나 의료의 수요가 충족되지 않는 시장불균형이 나타나는 현상에서 찾아볼 수 있다. 의료보험으로 소비자가 부담하는 의료의 화폐가격이 매우 낮아짐에 따라 소비자는 더 많은 의료를 수요하려고 하지만 의료의 가격이 정부규제에 의해 통제되고 있는 상황에서는 공급이 늘어나지 않기 때문에 의료를 이용하기 위해서는 장시간 기다려야 하며, 한편으로는 엄청난 시간비용 때문에 의료에 대한 수요를 충족시키지 못하고 돌아가야만 하는 상황도 발생한다.

경쟁시장모형은 이처럼 가격과 공급량의 변화뿐 아니라 의료의 공급부족 현상에 대한 원인 등을 설명하는 데는 매우 유용하지만 현실의 의료시장에서 나타나는 많은 현상은 경쟁시장모형만으로는 설명이 가능하지 않은 경우가 많다. 그렇기 때문에 관찰되는 현상을 설명하기 위해서 다른 모형을 도입할 필요가 있다. 좀 더 현실적인 의료시장모형을 도입하기 앞서 경쟁적 의료시장모형으로 설명할 수 없는 독특한 현상을 차례로 살펴보기로 한다.

1) 초과이윤

의료공급자의 이윤에 관한 연구에 의하면 의료공급자는 의료서비스를 공급함으로써 지속적으로 상당히 큰 이윤을 얻고 있다. 일반적으로 경쟁시장모형에서는 과다한 이윤이 발생할 경우 이를 감지한 새로운 공급자가 시장에 진입하고 이로 인해 이윤의 폭이 줄어들게 되며 이러한 새로운 공급자의 시장진입은 이윤이 모두 사라질 때까지 계속된다. 그런데 의료시장에서는 공급자의 초과이윤, 즉 의사의 의료기술 습득에 소요된 비용을 포함한 모든 생산비용을 공제한 후의 순소득이 의료서비스 공급에 따라 지속적으로 발생하며 새로운 시장에 진입한 공급자도 마찬가지로 초과이윤을 얻는 것으로 나타난다. 이러한 현상은 경쟁시장모형으로는 설명할 수 없는 것이다.

2) 공급자의 자기통제 기전

경쟁적 시장모형에서는 공급을 제한하기 위해 공급자 간의 담합이 존재할 수 없다고 가정한다. 그러나 현실의 의료시장에서는 공급자의 이익단체인 의사협회가 존재하며 의사면허를 통해서 얻은 자신의 독점권을 유지하기 위해서 의사공급에 제한을 가하는 것이 보통이다. 이들은 특히 로비활동을 통하여 의사면허의 요건에 영향력을 미칠 수 있는데, 이러한 공급자의 자기통제 메커니즘으로 인하여 현실에서의 의료공급은 경쟁시장에서보다 훨씬 줄어든다.

3) 경쟁적 행위에 대한 규제

동료의사의 경쟁적 행위에 직면했을 때 의사가 취하는 행동을 살펴보면 비경쟁적 규제행위가 나타나는 것을 알 수 있다. 의사시장에서 경쟁적 요소가 포함된 공급자 행동의 예로 의료수가에 대한 의사의 광고와 선불(先拂) 집단의료행위[2]에 대한 참여를 들 수 있다. 그런데 이러한 경쟁적 의료행위는 의사단체에 의해 규제받고 있다.

소비자가 의료의 수가에 관해 모든 것을 알고 있는 이상적인 경쟁적 의료시장이라면 광고가 불필요하겠지만 의료시장에는 소비자의 무지가 상당히 존재하기 때문에 의료수가에 대한 광고는 소비자의 무지를 줄일 수 있는 좋은 방법이 된다. 광고를 통해 의료서비스 수가가 싸다고 알려진 의사에게는 많은 환자가 몰려들 것이고 이로 인해 의료서비스 시장 전체의 수가가 낮아지고 이윤이 감소할 가능성이 있다. 그러므로 의사단체는 수가에 관한 광고를 금지하려고 한다. 광고행위를 한 의사에 대해서는 환자의 의뢰를 중단하는 등 여러 가지 재정적 제재를 가할 수 있다.

---

2 선불 집단의료행위란 의료인이 제공하는 의료서비스에 대한 보상을 후불제인 행위당수가제에 의하지 않고 인두제나 계약제에 의해 선불제로 보상받는 형태를 일컫는다. 일정액을 선불한 환자는 그의 건강상태가 어떠하든 간에 필요한 모든 서비스를 약속받는 제도이며, 대표적인 예는 미국의 HMO이다.

또한 일반 개업의사가 선불 집단의료행위에 참여하여 의료서비스를 공급하게 되면 행위당수가제의 경우보다 병원의료에 대한 수요가 감소하는 것으로 알려져 있다. 그러므로 병원에 근무하는 전문의는 선불의료행위에 대해 반대하는 경향이 있고 실제로 어떤 제재를 가하여 선불 집단의료행위를 막고 있다. 이처럼 경쟁적 행위를 단속하는 여러 가지 조치는 의료시장에서 경쟁력이 사실상 억제되고 있음을 의미한다.

4) 의사공급과 의료수가의 관계

의료시장에서는 국민 1인당 의사수와 의료수가 사이에 양(+)의 관계가 나타나고 있다. 경쟁시장모형에서는 의사의 공급이 증가하면 시장공급곡선이 우측으로 이동하고 다른 모든 조건이 불변이라면 가격이 하락해야만 한다. 그런데 의료시장에서는 이와 정반대의 현상, 즉 의사수가 많아질수록 의료수가가 더 높아지는 현상이 나타난다. 가상적인 예를 들어 설명하자면, 의사밀집도가 낮은 농어촌지역과 의사밀집도가 높은 대도시를 비교해 볼 때, 대도시 지역의 의료수가가 오히려 더 높다는 것이다. 물론 이러한 비교분석에서는 두 지역의 의료보험 가입률에 차이가 있는지, 지역주민의 건강상태 및 의료의 질 등이 모두 일정하게 유지되고 있는지 등을 고려해야 한다. 그런데 이런 제3의 변수를 일정하게 유지한 후에도 인구 1인당 의사수와 의료수가 사이에 양(+)의 관계가 나타난다면 이런 현상은 단순한 경쟁시장모형으로는 설명할 수 없다.

2. 독점시장모형

의료시장을 좁은 단위로 나누어 보면 개별적인 공급자는 자신이 위치하고 있는 상대적으로 좁은 지역에서는 상당한 독점적 지위를 가질 수 있다. 예를 들어, 경기도 화성군의 화성병원은 지역 내 병원서비스 시장의 독점자가 되며, 강원도 횡계면의 횡계의원은 횡계읍내 의사서비스 시장의 독점자가 될 수 있다. 독점모형은 의사서비스 시장이나 병원시장의 공급자 행태를 설명하는 데 유용하다. 예를 들어 부록 〈그림 V-5〉 독점시장에서의 산출량과 가격에서 의료보험 혹은 기타의 이유로 의료수요가 증가하여 수요곡선이 D에서 D′로 우상향 이동하면 독점의료기관의 한계수입은 MR에서 MR′로 이동할 것이고, 한계비용이 MC로 불변인 상황에서 독점의료기관의 균형점은 A에서 A′로 옮겨간다. 이때 독점의료기관의 산출량은 증가하고 서비스 단위당 가격도 오르게 된다. 즉, 만일 정부나 보험당국이 보험수가를 통제하지 않는다면 의료보험 확대로 인한 수요의 증대로 독점력을 갖는 의료기관의 수가는 상승하며 매출은 증가하게 된다. 일반적으로 시장에서 의료수요가 증가하면 의료수가가 상승하고 의료이용이 늘어나게 되는데 독점모형은 이러한 현상을 잘 설명해 주는 셈이다.

의료시장에서의 현실이 이러한 독점시장모형에 상당히 유사함에도 불구하고 단지 어떤 지역에 많은 수의 의사가 존재한다는 이유로 의료시장이 독점적이라기보다는 경쟁적이라고 생각하거나, 혹은 적어도 경쟁시장이 될 가능성이 잠재해 있다고 생각하는 경우가 있다. 그러나 비록 이러한 경쟁적 의료행위의 가능성이 잠재해 있다 하더라도 실제 의사는 이윤을 감소시키는 경쟁적 행위를 막을 수 있다. 이러한 의료시장에서의 반경쟁적 특성을 잠깐 살펴보자.

현실에서 독점적 특성이 나타나는 이유는 보통 의료의 성질과 의료가 소비자의 건강에 미칠 영향에 관하여 소비자가 무지하기 때문이다. 이러한 무지의 결과 소비자는 한 의사에게 치료를 받은 후에 다른 의사를 평가할 적절한 기준이 없으므로 의사를 쉽게 바꾸지 않으려고 한다. 따라서 의사가 환자에게 차별적인 가격을 부과하더라도 환자는 이 사실을 모르고 다른 의사를 찾으려고 하지 않는다는 것이다.

그러나 단순히 소비자가 무지하다는 것만으로 의사가 가격을 차별하는 독점적 특성이 나타나는 것은 아니다. 의료시장에서 독점적 특성이 나타나는 더 분명한 이유는 동료의사가 경쟁적으로 가격을 책정하거나 경쟁적 의료행위를 통해 환자를 얻기 위해 소비자에게 정보를 제공하는 것을 의사집단이 제한해 왔다는 점이다. 실제로 의사협회 같은 단체는 내부통제기능을 강화하여 이런 경쟁적 의료행위를 제한하는 데 성공하고 있다. 의사단체는 흔히 경쟁적 의료행위에 대해 '비윤리적' 의료행위를 비난하는 것과 마찬가지의 자세를 취하기도 한다.

의사집단에게는 의료서비스를 일반적인 재화나 서비스와 같이 경쟁적인 광고의 대상으로 삼거나, 일부 의사가 독립된 환경에서 의료를 공급하지 않고 집단적으로 의료를 공급하는 행위가 위협적으로 느껴질 수도 있다. 전자의 예로는 의료수가에 대한 광고, 의료의 질에 대한 광고 등이 있으며, 후자의 예에는 의사가 봉급을 받으며 집단적으로 계약진료행위를 하는 것 등이 있다. 이처럼 공급자 간의 경쟁과 행위당수가제가 아닌 다른 형태의 의료행위에 대한 규제를 통해 의사집단은 경쟁적 성향을 배제한 근무환경을 만들 수 있다. 그리하여 소비자가 찾을 수 있는 공급자가 한 명이 아님에도 불구하고 의사는 독점공급자로서의 지위를 누릴 수 있는 것이다. 그래서 의료시장에는 많은 공급자가 존재하지만 여전히 독점적 특성이 남아 있게 된다.

3. 공급자 유인수요모형

앞의 두 절에서 표준적 시장모형을 의료시장에 적용시켜 보았다. 이러한 모형의 생명력은 그것이 현실의 의료시장에서 일어나고 있는 현상을 얼마나 잘 설명하고 있는가에 달려 있다. 그런데 전통적 시장모형으로는 실제 현상을 전혀 설명할 수 없거나 혹은 설명이 불완전할 수밖에 없기 때문에 새로운 모형을 개발해야 할 경우가 있다. 가장 대표적인 이유는 가격과 공급 간에 양(+)의 관계가 존재하기 때문인데, 다시 말하면, 국민 1인당 의사수가 증가할수록 의료수가가 상승해 왔다는 사실이다.

경쟁모형에 의하면 공급이 증가하면 가격이 하락하고 이용량이 늘어난다고 하였는데, 보건의료시장은 이러한 전통적 경제모형의 예측과는 사뭇 다른 현상을 나타내는 셈이다. 전통적인 시장모형으로 설명할 수 없는 의료의 현실을 설명할 수 있는 새로운 모형을 개발하기 위하여 노력을 기울인 결과, 특수한 의료시장모형이 만들어졌다. 일찍이 에반스(Evans, 1974)는 공급자가 소비자의 의사결정에 어느 정도 영향을 미칠 수 있다는 가정 아래 이른바 유인수요모형을 만들었다. 이 모형에서는 의사가 의료에 대한 환자의 선택에 영향을 미칠 수 있고 그 결과 수요곡선을 우측으로 이동시킬 수 있다고 가정하는데, 다음에서 이 모형을 자세히 살펴보자.

1) 유인수요모형

〈그림 7-1〉에는 경쟁시장모형으로 설명되지 않는 의료시장의 현실이 나타나 있다. 먼저 A지역의 인구 10만 명당 외과수술건수가 연간 5천 건이고 수가는 수술건당 8만 원이라고 하자. B지역에서는 9만 원의 가격에 7천 건의 수술이 이루어진다고 하자. 이때 두 지역주민의 인구학적 특성이나 건강상태, 그리고 의료보험 가입 수준은 동일하며 단지 두 지역의 공급측면에서 유일하게 다른 점은 A지역의 10만 명 당 외과의사수는 30명이고 B지역은 40명이다.

〈그림 7-1〉에서 A지역의 시장균형점을 살펴보면 수요곡선 D_A와 공급곡선 S_A의 교차점 A에서 균형을 이루고 있다. B지역은 의사수가 더 많기 때문에 공급곡선이 S_A보다 우측에 있는데, 만일 B지역의 수요가 A지역과 동일하다면 경쟁시장모형에

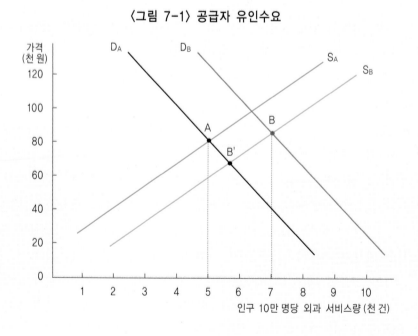

〈그림 7-1〉 공급자 유인수요

따라서 가격은 더 낮을 것이고 이용량은 더 많을 것이다. 이때 균형점은 D_A와 S_B의 교점인 B′가 된다. 그렇지만 B지역의 이용량과 가격이 모두 위에서 가정한 바와 같이 A지역보다 크다면, 외과의사들이 수요에 영향을 미치기 때문이라고 설명하는 것 이외는 이 현상을 설명할 다른 방법이 없다. 즉, B지역의 의사는 수요곡선을 D_B로 이동시킴으로써 A지역보다 의료이용량이 많고 가격이 높은 수준에 이르게 만든 것이다. 따라서 이런 유인수요모형은 공급량과 수가 사이에 전통적으로 존재해온 양(+)의 관계를 설명하는 데 아주 적합하다고 할 수 있다.

그러나 이론적으로 의료공급자가 유인수요를 통하여 수요를 증가시키더라도 가격이 하락하는 경우가 생길 수 있다. 만일 D_B가 D_A보다 크더라도 많이 크지 않으면 공급이 늘어나더라도 가격을 상승시키지 않을 수 있기 때문이다. 이러한 경우에는 공급자 유인수요모형과 수요이동이 없는 표준적인 경쟁시장모형을 구분할 수 없게 된다. 그렇지만 조금이라도 가격이 상승한다면 공급자 유인수요 가설은 공급증가와 수가상승 사이에 양(+)의 관계가 나타나는 현실을 설명하는 데 아주 적합한 모형이라고 하겠다.

이제 유인수요모형을 간단한 형태로 나타내 보자. 의사소득이 수가수준, 방문환자수, 그리고 의사밀집도를 곱한 것과 같다고 하면 다음과 같은 간단한 식으로 표현된다.

의사소득 = 방문당 수가 × 인구 1인당 방문수 × 의사 1인당 인구

이 방정식을 골격으로 하여 다음과 같은 두 개의 가정을 세울 수 있다. 첫째, 의사는 자신의 목표소득(*target income*)과 연간 진료량에 관해 기대하는 최대수준을 미리 설정하고 있다는 것이고, 둘째, 의사가 환자에게 더 많은 의료가 필요하다고 말함으로써 소비자의 수요에 영향을 미칠 수 있다는 것이다.

이제 이 간단한 모형이 어떻게 공급자 유인수요를 설명하는지 살펴보자. 처음에 A지역 의사가 연간 1천만 원의 목표소득과 2천 건의 최대진료량을 정해 놓았다고 하자. 이 지역의 의사당 인구수는 500명이다. 이때 의사는 방문당 수가를 5천 원으로 정하고 이 지역주민이 1년에 평균 4번 정도 의사를 방문하도록 하여 자신의

최대진료량 범위 내에서 연간목표소득을 얻을 수 있다. B지역 의사도 A지역 의사들과 같은 수준으로 목표소득 및 최대진료량을 정해 놓았다고 하자. 그런데 B지역에는 A지역보다 의사가 더 많아서 의사당 인구수가 400명이라고 한다면, 이 지역의 의사는 목표수준까지 소득을 올리기 위해서 수요를 창출해야만 한다. 이때 의사가 선택할 수 있는 대안은 여러 가지이다. 예를 들어 방문당 수가를 5,500원으로 하고 연간 주민 1인당 평균 방문수가 평균 4.5회가 되게 한다면, 의사의 최대진료량을 넘지 않는 수준에서 목표소득을 얻을 수 있다. 의사당 인구수가 500명인 경우와 비교하여 400명일 때(즉, 공급이 더 많을 때) 수가는 5,500원으로, 그리고 방문횟수는 약 4.5회로 더 높게 된다. 즉, 공급의 증가가 수가의 상승을 가져오는 것이다.

2) 유인수요모형의 논쟁점

유인수요모형의 가장 큰 장점은 보건의료시장의 현실을 가장 설득력 있게 설명해 준다는 점이다. 대부분의 사람들은 유인수요의 존재에 동의하고 공급이 증가하면 수요도 역시 증가한다는 점을 인정한다. 그러나 일부 학자들은 유인수요모형에 대해 문제제기를 하기도 하거나 수요증가의 의미에 대해 해석을 달리 하기도 한다. 유인수요모형 및 그 해석에 관한 몇 가지 논쟁점을 소개하면 다음과 같다.

첫째, 이 모형으로 방문당 수가와 1인당 방문횟수가 얼마나 상승할 것인지 알아낼 수는 없다. 단지 의사의 목표소득 달성을 위해 두 가지가 모두 증가할 것이라는 것만 알 수 있기 때문에, 공급량과 수가 사이에 어떤 조합을 이룰 것인지 예측하기 어렵다. 이것이 이 모형이 지닌 한계라고 하겠다.

둘째, 이 모형은 의사의 목표소득 및 최대진료량 수준이 어떻게 형성되고 어떻게 변하는가에 대해서는 설명하지 않는다. 아마도 의사가 속한 지역사회의 소득 및 노동량이 목표소득이나 최대진료량을 설정하고 변화시키는 데 하나의 기준이 된다고 할 수 있다. 그러나 의사가 수요를 창출함으로써 많은 소득을 얻을 수 있다면 목표소득은 왜 정해 놓는가? 인간의 욕망이 무한하다고 하는 전통적인 경제학적 개념으로는 쉽게 설명되지 않는다. 이에 대해 의사가 환자의 복지를 염두에 두기 때문이라고 대답하기도 한다. 즉, 의사가 가격을 책정하고 수요를 창출하는 행위를 할 때에는 단지 의사 자신의 소득뿐만 아니라 환자의 복지에 미칠 영향까지 고려하여 결정한다는 것이다. 그렇다 하더라도 이 모형은 의사가 수요를 창출해내고자 하는 의지가 어느 정도인지를 밝혀주지 못한다.

이 모형에 대한 세 번째의 반론은 의사가 자신의 서비스에 대해 수요를 무제한적으로 창출해내지 못할 수도 있다는 것이다. 감기에 걸린 환자가 의료기관을 하루에 두 번 방문하게 할 수는 없으며, 허리 아픈 환자에게 MRI 촬영을 매일 권할 수도 없다. 또한 환자는 해당 질병 및 그 치료법에 대한 정보를 담당의사뿐만 아니라 다른 곳에서도 얻을 수 있기 때문에 수요를 창출하는 의료공급자의 유인능력은 제한적일 수밖에 없다.

일부 학자들은 공급의 변화에 따라 수요가 증가하는 것은 인정하지만 증가하는 수요가 과연 공급자의 목표소득 때문인지, 아니면 수요자인 환자에 의한 자발적인 수요증가인지에 관하여는 의견을 달리한다.

이들의 주장에 의하면 의사인력의 공급이 늘면서 수요가 늘어나는 것은, 첫째, 의사수가 증가하면 의료의 질이 향상되고 질 좋은 서비스에 대한 환자의 수요가 증가하기 때문이라는 것이다. 의사수가 증가한다는 것은 의사들 사이의 환자유치 경쟁이 치열해지는 것을 의미하며, 그 결과 방문환자에게 더 많은 시간을 할애하고 더 친절하게 설명하는 등 서비스의 질이 향상되며 질 좋은 서비스에 대한 환자의 수요가 증가하게 마련이라는 논리이다.

둘째, 지역사회 내 의사수가 증가하면 환자의 입장에서 볼 때 의사방문에 따른 시간비용이 감소하게 되며, 따라서 수요가 증가하게 된다는 논리이다. 의료수요함수에서 시간비용은 매우 중요한 수요결정요인인 만큼 의사수가 늘어나서 시간비용이 감소하면 환자가 더 쉽게 의사를 방문할 수 있어 의료수요가 증가한다는 것을 의미한다.

셋째, 의사수의 증가는 의료서비스의 전문화를 촉진시키고, 더욱 전문화된 서비스는 의료서비스의 영역을 확장시키면서 서비스의 질을 향상시키게 되고, 질 좋고 전문화된 서비스에 대한 환자의 수요가 증가한다는 논리이다.

요약하면, 이들 학자는 공급증가에 의한 수요증가는 공급과 관련하여 증가된 수요이기는 하지만 대부분 수요자인 소비자가 자발적으로 유발한 수요증가일 뿐 공급자에 의하여 유인된 수요는 아니라는 주장이다.

3) 유인수요모형의 의미

이상의 논의를 종합하여 보면, 공급자에 의한 유인수요는 존재하며 특히 의료비 지불보상방법이 행위당수가제인 제도에서 유인수요 현상이 두드러진다는 것이다. 그러나 공급의 증가로 증가하는 수요를 모두 유인수요로 간주하기는 어렵다. 이 중 일부분은 공급측의 환경이 변화하면서 수요자가 자발적으로 늘리는 수요라고 할 수 있다. 만일 실증연구에서 이들 양자를 구분할 수만 있다면 유인수요모형의 현실적인 가치는 배가될 것이다.

그러나 비록 공급자 유인수요모형이 불완전하고 이론적으로 정교하지 못하다 해도 이 모형의 기본적인 개념이 틀린 것이 아니다. 이것은 전통적인 시장모형에 맞지 않아서 쉽게 설명할 수 없는 의료시장의 현실을 설명하기 위한 것으로, 의사공급과 의료가격 사이의 양(+)의 관계를 설명하는 데 적절한 모형이라고 할 수 있다.

만일 유인수요가 존재한다면, 그래서 그 크기가 무시할 수 없을 만큼 크다면, 이는 보건의료정책에 다음과 같은 매우 중요한 시사점을 던져준다.

첫째, 의사수가 늘어나면, 그것이 필요하든 필요하지 않든 간에 국민의료비를 증가시키고 의료부문에 대한 사회적 부담을 증가시킨다. 따라서 의사수를 늘리는 정책에는 세심한 배려가 필요하다.

둘째, 의사를 비롯한 의료공급자의 수가 늘어나면, 소비자의 보건의료혜택 증진을 위하여 의료비 증가를 억제할 수 있는 재원조달상의 기전이 절실하게 필요하다. 만일 의료공급자의 수는 계속적으로 증가하는데 재원조달이 행위당수가제에만 의존한다면, 의료제도는 비용상승구조를 안게 되며, 국민의료비의 급증을 피할 수는 없을 것이다. 이럴 경우 제10장에서 소개할 인두제나 총액제와 같은 선불제의 한 형태가 의료비 지불보상방법으로 정착되어야 할 것이다.

셋째, 의사를 비롯한 의료공급자가 목표소득의 개념을 갖고 수요를 유인한다면 아무리 수가가 인상되어도 과잉진료 같은 파행적인 의료관행을 올바르게 개선하기는 어려울 것이다. 의료수가가 정부나 보험당국에 의해서 통제되는 의료제도에서 의료공급자는 "부도덕한 의료관행이 낮은 수가에 기인하므로 파행적인 의료관행을 바로잡으려면 의료수가를 올려야 한다"고 주장한다. 그러나 정부나 보험당국이 수가를 대폭 인상하여도 공급자의 목표소득이 달성되지 않는다면 부도덕한 의료관행을 교정하기는 어렵다는 것이 유인수요 현상의 이론에 깔려 있다. 의료수가 인상만으로 파행적 의료관행을 바로잡기 어려운 또 다른 이유는 현실적으로 의료인의 목표소득이 사회적 통념에서 보았을 때 과연 합리적인 수준이냐 하는 문제인데, 그 수준이 의료인에 의한 자발적인 선택이라고 해도 모든 의료인이 그 수준에 맞추어서 의료관행을 만들어 나갈 것이냐의 문제와 소비자인 국민이 모든 의료인의 목표소득을 충족시킬 수 있을 만큼 높은 수가를 부담할 수 있는가의 문제가 남는다.

의학교육의 도덕성을 강조하거나 의료수가를 대폭 인상하거나, 혹은 유인수요 그 자체를 없애려는 정책으로는 문제를 해결하기 어렵다. 공급자로 하여금 파행적인 관행을 멀리하고 바람직한 서비스를 제공하게 만드는 동기부여가 필요하다. 결국 지불보상제도의 선택이 관건이 된다. 이 부분에 대한 좀 더 자세한 논의는 제10장에서 하기로 한다.

4. 가격차별모형

의료기관을 방문하면 가격차별이 있음을 알게 된다. 가격차별이란 어떤 서비스가 환자에 따라 가격이 달라지는 현상을 일컫는다. 예를 들어 치과에서 치석제거(scaling)를 하는 경우에 치과의사는 환자에 따라 다른 가격을 매기기도 한다. 가격차별은 주로 시장가격(관행수가)이 통용되는 경우에 빈번하게 나타나며 의료수가가 정부나 보험자에 의해서 통제되는 통제수가제도에서는 공급자에 의한 가격차별이 쉽지 않다. 그러나 통제수가제도인 경우에도 공급자가 건당 방문횟수나 검사횟수를 조절하면 환자마다 부담하는 가격이 달라지므로 가격차별이 실제로 가능하다.

가격차별은 앞서 소개한 독점모형을 이용하여 분석이 가능하다. 가격차별이 가능하기 위해 필요한 대전제는 상품이 소비자들 사이에서 전매(轉賣)될 수 없어야 한다는 것이다. 그래야 공급자가 어떤 수요자에게서는 좀 더 높은 가격을 받을 수 있기 때문이다. 현실적으로 의료라는 상품을 전매하기란 쉽지 않기 때문에 의료서비스 시장에서는 이런 가정이 비교적 잘 충족되는 편이다. 또 다른 가정은 전체 시장이 서로 다른 구성의 소비자로 이루어져 있다는 것인데, 이것 역시 부유한 자와 가난한 자의 경우로 쉽게 구분해서 생각할 수 있다.

〈그림 7-2〉에서 부유한 자의 수요곡선은 D, 가난한 자의 수요곡선은 D′로 각각 나타나 있다. 독점공급자의 한계비용이 4,500원이라고 할 때, 부유한 자와 가난한 자에 대해서 동일한 가격을 책정하면 최대 이윤을 누리지 못하게 된다. 예를 들어 두 사람에게 모두 MR = MC인 7천 원의 가격을 책정하면 가난한 자의 수요가 1단위 밖에 안되므로 이윤이 작아지고, 또 MR′ = MC인 6천 원의 가격을 양자에게 동일하게 책정하면 부자에게 높은 가격으로 판매할 수 있는 기회를 놓치게 되므로 이윤이 작아진다. 따라서 독점공급자가 이윤을 최대로 할 수 있는 유일한 방법은 부유한 자와 가난한 자에 대해 서로 다른 가격을 책정하는 것이다. 이것을 독점공급자의 가격차별이라고 하는데 이것은 앞에서 설명한 대로 시장이 몇 개의 작은 그룹으로 나뉠 수 있고, 이 그룹이 서로 간에 상품을 매매하기 어려울 때 성립한다. 독점시장모형은 의료시장에서 흔히 나타나는 가격차별을 잘 설명해 주기 때문에 경쟁시장모형보다 더 현실적인 것으로 간주된다.

공급자에 의한 의료서비스의 가격차별을 쉽게 설명하는 또 하나의 모형은 시장을 여러 개로 나누어 그 현상을 관찰하는 방법이다. 앞의 예와 마찬가지로 편의상 의료서비스 시장을 둘로 나누어 하나는 부유층, 다른 하나는 빈곤층을 나타낸다고 하자. 제3장에서 언급하였듯이 부유층의 수요는 빈곤층의 수요보다 상대적으로 비탄력적이며 빈곤층은 부유층에 비하여 가격변화에 더 민감하므로 수요의 탄력성이 크다. 〈그림 7-3〉(좌)는 부유층의 수요를, 〈그림 7-3〉(우)는 빈곤층의 수요를 나타낸다. 독점공급자의 한계비용이 MC로 주어졌을 때, 독점공급자가 최대의 이윤을 얻는 균형점은 각각 E와 E′로 나타나며 균형가격은 각각 P와 P′가 된다. 즉, 독점공급자는 상대적으로 비탄력적 수요를 갖는 부유층에게는 P와 같이 높은 가격을, 그리고 상대적으로 탄력적인 수요를 갖는 빈곤층에게는 P′와 같이 낮은 가격을 책정하여 최대의 이윤을 얻을 수 있다. 따라서 의료서비스 시장에서 가격차별이 존재하게 되는 것이다.

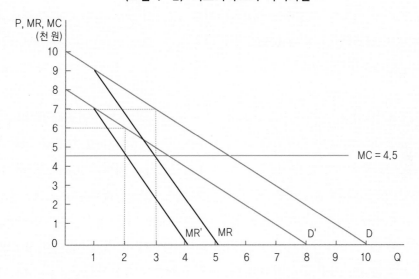

〈그림 7-2〉 의료서비스의 가격차별

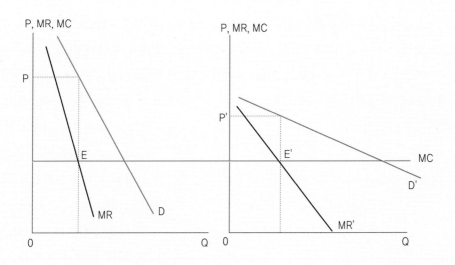

〈그림 7-3〉 부유층 시장(좌), 빈곤층 시장(우)

위의 모형에 의하면 의료서비스 시장에서의 가격차별 현상은 독점력을 지닌 의사나 병원이 이윤을 극대화하는 과정에서 나타나는 현상이다. 즉, 모든 환자에게 동일한 하나의 가격을 책정하는 것보다 서로 다른 수요를 갖는 환자군에게 각기 다른 가격을 책정함으로써 독점공급자의 총이윤은 많이 늘어난다. 따라서 가격차별은 이윤극대화의 동기에 의해 나타나는 의료시장의 전형적인 현상이라고 볼 수 있다.

그러나 의료시장의 가격차별을 이와 같이 분석하는 경제학적 견해에 대하여 전혀 의견을 달리하는 견해도 존재한다. 의료시장의 가격차별이 주로 부유한 자와 가난한 자 사이에 존재하는 현상이라고 한다면 독점공급자가 가격차별을 시행하는 데에는 이윤극대화보다 가난한 자를 돕기 위한 자선적 동기가 강하다는 견해이다. 즉, 동일한 서비스에 대해서 돈을 낼 수 있는 부자에게는 비싼 가격으로 의료서비스를 제공하고 대신 가난한 사람에게 싼 가격으로 의료서비스를 제공함으로써 가난한 환자를 보호하겠다는 자선적 동기에 의해 가격차별 현상이 나타난다는 것이다. 이와 같은 견해에 의하면 독점력을 가진 의료공급자는 의료서비스 제공을 통하여 자선가의 역할을 하는 셈이며 부유한 사람으로부터 가난한 사람에게로 부를 이전시키는 소득재분배를 돕게 된다.

이처럼 의료시장의 가격차별을 바라보는 두 가지 상반된 견해 중에서 어느 것이 설득력을 갖느냐는 질문에는 명확한 대답을 하기가 어렵다. 한 가지 확실한 것은 가격차별에는 이윤을 크게 하려는 의도와 빈곤층에 혜택을 주려는 의도가 공존한다는 점이다. 개별 독점공급자에 따라 실제로 가격차별을 시행하는 데 어떤 견해가 지배적으로 작용하느냐는 다르며, 오직 하나의 견해만이 옳다고 주장하는 것은 모순으로 보인다.

가격차별과 가격경쟁

보건의료의 가격차별과 관련하여 의사의 관행을 살펴보면 일반적으로 의사는 가격차별을 행하면서도 가격경쟁을 하지 않는다. 만일 가격경쟁을 한다면 자신이 제공하는 서비스의 가격을 통상가격보다 약간 낮게 책정하여 경쟁상대가 되는 의사를 시장에서 몰아내고 시장독점력을 더욱 강화할 수 있을 것이다. 그러나 현실에서 의료인 사이의 가격경쟁은 좀체 일어나지 않는다. 이와 같은 현상이 미국 의료시장에서 나타나는 이유에 대하여 시카고 대학의 케셀(Kessel, 1974)은 가격경쟁을 초래하는 의사에 대해 미국의사협회(AMA: American Medical Association)가 강한 응징을 하기 때문이라고 풀이한다. 즉, 미국의사협회가 가격경쟁을 행하는 병원에 대해서는 인턴이나 레지던트 배정에서 불이익을 주며, 가격경쟁을 행하는 지역의 의사를 지역사회에서 배제함으로써 의사자격을 실질적으로는 제한하는 권한을 행사하기 때문이다.

병원 간, 혹은 의사 간 가격경쟁이 일어나지 않는 것은 우리나라에서도 마찬가지이다. 그 이유는 미국의 경우와 매우 유사하다. 1998년 경제위기의 도래로 환자수가 격감하자 일부 병원이 가격경쟁을 시도하였는데 이에 대해 기존 병원계나 의사단체는 단호하게 부정적인 입장을 표명하고 이들 가격할인 병원을 강하게 비난하고 나섰다. 결국 의사협회나 병원협회가 내거는 '의료질서 확립'의 차원에서 우리나라에서도 실질적으로는 의료부문의 가격경쟁이 허용되지 않고 있다.

5. 의사서비스 시장의 개선방안

소비자 무지라는 의료서비스의 특성상 의사서비스 시장에는 공급자에 의한 유인수요가 가능하며, 공급자의 독점력이 어느 정도 존재하기 마련이다. 의료시장에의 진입이 자유롭지 못하고, 의료수요에 대한 예측이 어렵고, 치료효과의 불확실성이 큰 상황에서 경쟁적인 의료서비스 시장을 형성하기란 불확실하며 따라서 소비자가 선택을 통하여 주권을 행사하기에는 현실적으로 매우 제한적일 수밖에 없다.

소비자가 주권행사를 하기 어려운 상황에서 공급자의 독점력 행사에 시장을 맡겨놓을 수는 없다. 대부분의 선진국에서 보건의료, 특히 의사서비스 시장을 시장기능에 일임하지 않고 어느 정도 정부가 개입하여 관리하는 이유는 보건의료의 불완전한 시장기능을 공공기능으로 보정하기 위해서이다. 시장기능이 소비자의 주권행사를 보장할 수 없다면 시장구조나 혹은 다른 기전을 통하여 소비자가 주권행사를 할 수 있도록 도와주어야 한다. 이런 도움을 통해 소비자는 과잉진료 등과 같은 부정적인 공급자 유인수요에 어느 정도 대처할 수 있다. 소비자의 주권행사에 도움을 줄 수 있는 몇 가지 방법은 다음과 같다.

첫째, 의사나 병원이 서비스의 질, 내용, 그리고 가격에 대하여 광고를 하게 하는 방법이다. 과장된 광고나 허위광고를 철저히 규제할 수만 있다면, 의료공급자의 광고는 소비자에게 더 많은 정보를 제공하는 역할을 하고 소비자는 더 나은 선택을 할 수 있다. 〈그림 7-4〉에서 공급자 광고로 인하여 소비자의 수요곡선은 가격변화에 더욱 탄력적이 되면서 수요곡선은 D_1에서 D_2로 이동하고, 한계비용이 MC로 주어진 상황에서 소비자가 부담하는 균형가격은 P_1에서 P_2로 하락한다. 즉, 소비자는 광고로 인하여 동일한 양의 의료서비스(Q)를 더 낮은 가격($P_1 > P_2$)에 소비할 수 있는 이득을 얻게 된다.

〈그림 7-4〉에서와 같이 광고의 가격효과가 나타나려면 공급자인 의료기관의 과장·허위광고에 대한 규제가 뒷받침되어야 한다. 그러나 규제로 인해 많은 행정비용이 소요된다면 궁극적으로 MC는 상승하고 결국 광고의 가격효과는 그림에 나타난 것보다 더 적은 수준에 그칠 가능성이 있다. 경우에 따라서는 광고의 가격효과가 전혀 나타나지 않거나 혹은 음(-)의 광고효과가 나타날 가능성도 있기 때문에, 광고의 허

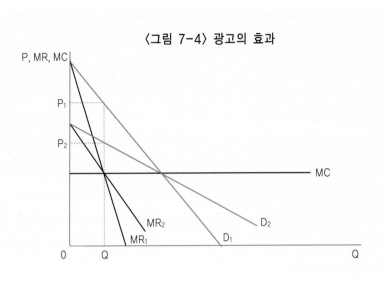

〈그림 7-4〉광고의 효과

용에 따른 편익과 규제에 따른 사회적 비용, 두 가지를 모두 충분히 검토해야 한다.

둘째, 정부나 보험당국이 각종 의료기관이 제공하는 의료서비스의 질이나 가격에 관한 정보, 혹은 각종 질병의 내용, 진단방법, 치료방법 등에 관한 정보를 소비자에게도 제공하는 방법이다. 앞서 설명한 광고가 시장기전을 통하여 의료정보를 제공하는 것이라면, 이 방법은 정부가 공신력을 바탕으로 의료관련 제반정보를 정확하게 제공함으로써 소비자가 더 나은 선택을 할 수 있게 도와주는 방법이다. 이런 방법의 효과는 광고의 효과와 유사하여 소비자는 영향력 있는 주권행사를 할 수 있을 것이고, 그 결과 소비자는 과잉진료나 부정적인 유인수요를 일삼는 의료제공자를 기피함으로써 이들을 시장에서 퇴출시킬 수도 있다. 그러나 이 방법 또한 적잖은 행정비용을 수반하기 때문에 비용 및 편익에 대한 면밀한 검토가 필요하다.

셋째, 의사인력의 지역 간 불균형 분포를 정책적으로 시정하는 방법이다. 의사인력의 대도시 편중으로 대도시 지역의 인구대비 의사인력의 밀도가 높을 경우 대도시 지역의 의사는 목표소득을 얻기 위하여 수요를 창출할 동기를 많이 갖는다. 의사인력의 지역 간 불균형 분포가 해소된다면, 유인수요의 동기가 완전히 제거되지는 않더라도 상당히 줄어들 가능성이 있다. 이런 측면에서 의사인력을 균형 있게 분포시키는 것은 자원의 공평한 배분이라는 측면과 함께 긍정적으로 검토해야 할 정책대상이다.

넷째, 앞서 언급하였듯이 부정적인 공급자 유인수요를 줄일 수 있는 가장 확실한 방법은 의료비의 지불보상방법을 선보상제로 바꾸는 방법이다. 이윤을 추구하는 민간의료기관이 후보상제인 행위당수가제에 의해서 보상받을 때에 유인수요가 가장 두드러지게 나타난다. 따라서 지불보상방법을 인두제나 총액제와 같은 선보상제로 전환할 수만 있다면 소비자 무지에 의한 공급자 유인수요는 크게 문제가 되지 않는다. 다만 선보상제도로 지불보상제도를 전환하는 것은 현실적으로 정치적 부담이 크기 때문에 장시간의 준비를 요한다는 문제가 남는다. 지불보상제에 관한 자세한 논의는 제 10장에서 다룰 것이다.

08 병원행태와 비용

의료부문이 팽창됨에 따라 그 구심점이 되고 있는 병원의 역할이 증대되고 있다. 그동안 병원부문에 대한 연구는 경영수지 분석에 치중되었으며 최근 들어 부문별 원가에 대한 분석과 함께 국민건강증진의 차원에서 병원의 역할에 대한 거시적 분석이 거론되고 있다. 병원부문에 대한 연구에 공통적으로 결여되고 있는 부문은 병원행태에 대한 분석이다. 민간자본에 의해 좌우되는 병원산업은 시장성(*marketability*)이 높아 경제분석의 대상이 된다. 병원에 대한 경제분석은 정책당국이 병원산업에 대하여 규제를 가한다든지 혹은 병원부문에 필요한 변화를 유도할 수 있는 기초자료로서 의의를 갖는다. 예를 들어 병원부문에 대한 자원배분의 향상은 물론 비용절감을 위한 적절한 대책의 수립도 병원들의 움직임에 대한 정확한 이해가 전제될 때 가능한 것이다.

1. 행태모형에 관한 제 이론

병원행태에 관한 이론모형은 크게 영리병원에 적용되는 모형과 비영리병원에 적용되는 모형으로 나누어 볼 수 있다. 영리병원은 이윤추구를 목적으로 하기 때문에 이윤극대화 가정에 입각한 일반기업의 행태가 큰 수정 없이 적용될 수 있다. 그러나 비영리병원은 경영자에 따라 혹은 관리운영 주체에 따라 형태가 다양하기 때문에 그동안 많은 연구들은 주로 비영리병원을 대상으로 하여 행태분석을 위한 모형 개발에 노력하였다. 예를 들어서 라이스(Rice, 1966)는 판매고 극대화 모형을 제시하였고, 뉴하우스(Newhouse, 1970)는 효용함수에 산출물의 양과 질이 동시에 포함된 효용극대화 모형을 소개하였다. 이에 반하여 폴리와 레디쉬(Pauly & Redisch, 1973)는 의사 협동조합 모형을 통해 의사들의 소득 극대화 행위를 소개하였고, 해리스(Harris, 1977)는 의사 집단과 경영진 사이에 병원 내 자원 배분을 둘러싼 갈등을 비협조적 과점 게임(non-cooperative oligopoly game)으로 설명하였다.

리(Lee, 1971)는 비영리병원의 행태를 현시 생산이론(conspicuous production theory)으로 설명하면서, 병원은 효용극대화를 추구하지만 효용함수에 포함된 가장 중요한 변수는 해당병원의 지위(status)라고 보고, 이상적인 지위수준과 현 지위수준의 격차를 극소화시키는 것이 병원의 목표가 되며 그에 따라 행태를 나타낸다고 보았다. 레더(Reder, 1965)는 효용극대화이론을 제기하면서 효용함수는 병원의 자본설비와 전문인으로서의 의사의 위신(prestige), 두 요소를 포함하며 병원은 이 두 요소의 배합이 극대화되는 행태를 취한다고 하였다. 잉그바(Ingbar)와 테일러(Taylor)는 비영리병원은 단순히 지출된 비용을 회수하기 위한 가격정책을 펴게 된다는 비용회수가설에 의하여 병원의 행태를 설명하였다. 이에 반하여 클라르만(Klarman)은 주어진 예산 안에서 가능한 많은 환자를 치료하려 한다는 산출극대화 모형으로 비영리병원들의 행태를 분석하였다.

병원행태를 설명하기 위한 여러 가지 가설이 설정되었음에도 불구하고 일반적으로 받아들여지는 통속적인 이론이 정립되지 못한 것은 실증연구가 뒷받침해 주지 못한 것도 원인이지만 병원에서 경영자와 의사군이 갖는 관계가 일반기업에서 고용주와 피용자군이 갖는 관계와 근본적으로 다른 데서 오는 병원행태의 다양성 때문이기도 하다.

이 장은 영리추구 병원의 행태에 관한 가장 일반화된 이론인 독과점모형을 제 2 절에서 간략히 소개한 후, 제 3 절에서 비영리병원 행태를 설명하는 대표적 모형인 뉴하우스(Newhouse) 모형을 소개하고, 제 4 절에서는 수입극대화 모형을 소개한다. 제 5 절에서는 폴리와 레디쉬(Pauly & Redisch)의 의사 협동조합 모형을, 제 6 절에서는 해리스(Harris)의 비협조적 과점 게임 모형을 소개하며, 제 7 절에서는 리(Lee)의 격차극소화 모형을 소개한다. 그리고 제 8 절에서는 병원의 수평적 통합 현상을 소개한다.

2. 이윤극대화 모형

영리추구 병원은 이윤이 극대화되도록 설비에 대한 투자를 하고 가격을 책정할 것이며 또한 생산량을 정하게 된다. 이들 병원은 각자가 어느 정도의 독점력을 갖게 되는데, 이것은 생산하는 보건의료 서비스의 질이 서로 다르고 각 병원마다 어느 정도 전문화되어 있으며 보통 일정 지역을 혼자서 담당하기 때문이다. 따라서 〈그림 8-1〉에 나타난 바와 같이 각 병원은 서로 크기나 기울기에 차이는 있을지라도 대체로 우하향하는 수요곡선과 한계수입곡선을 갖게 된다.

한계수입과 한계비용이 일치하는 점에서 가격을 책정함으로써 이윤극대화를 실현하며 〈그림 8-1〉에서 이윤극대화 병원은 가격 P_1과 수량 Q_1에서 균형을 취할 것이며, 반면에 만일 이 병원이 산출량 극대화를 추구한다면 가격 P_2와 수량 Q_2에서 균형점을 얻을 수 있다.

이 간단한 이윤극대화 모형에 의하여 다음과 같은 몇 가지 예측을 해 볼 수 있다. 첫째, 의료보험의 확대 실시 등으로 인하여 수요가 증가하거나 혹은 수요의 가격탄력성이 하락할 때 이윤극대화 병원은 가격을 상승시키게 된다.

〈그림 8-2〉에서 수요가 D_0에서 D_1으로 비탄력적으로 증가할 때 균형시장가격은 P_0에서 P_1으로 진료량은 Q_0에서 Q_1으로 상승한다. 이 경우에 수요의 탄력성이 약하면 약할수록, 가격은 더욱 크게 그리고 수량은 더욱 작은 폭으로 상승한다. 둘째, 재료비의 상승이나 고용의사 혹은 간호사 등 의료인력의 임금수준이 상승하면 병원

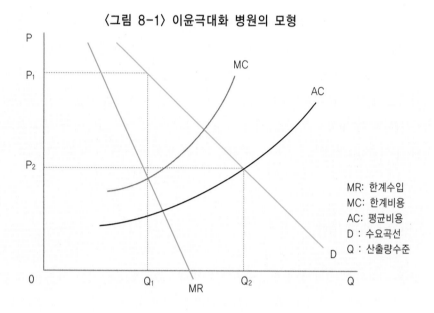

〈그림 8-1〉 이윤극대화 병원의 모형

MR: 한계수입
MC: 한계비용
AC: 평균비용
D : 수요곡선
Q : 산출량수준

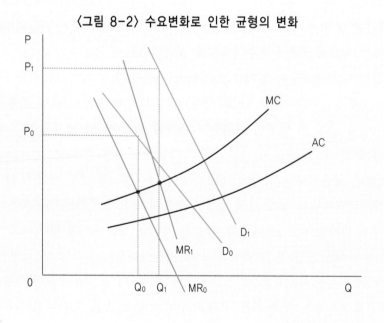

〈그림 8-2〉 수요변화로 인한 균형의 변화

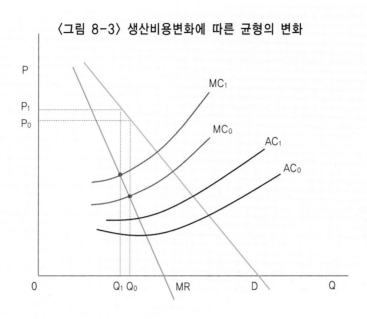

〈그림 8-3〉 생산비용변화에 따른 균형의 변화

은 높은 가격을 책정하고 진료량을 오히려 감소시킴으로써 이윤을 극대화한다. 〈그림 8-3〉에서 생산비용 상승으로 인하여 MC_0와 AC_0가 각각 MC_1과 AC_1로 모두 상향이동할 때 새로운 균형점은 더 높은 가격에서($P_0 < P_1$), 그리고 더 적은 산출량에서($Q_0 > Q_1$) 결정된다. 셋째, 이윤극대화 병원은 생산요소의 최적결합을 통하여 비용극소화(*cost minimization*)를 당연히 시도할 것이다. 예를 들어 이윤을 증대시키는 쪽으로 시설 및 인력에 대한 투자를 조정할 것이며 생산활동이나 경영에서 비효율적인 요소를 과감하게 그리고 적극적으로 제거하려 할 것이다.

그러나 우리나라의 영리추구 병원들은 이윤을 추구하기는 하나 실질적으로 이윤극대화를 꾀한다고 보기는 어렵다. 그것은 우선 병원이 부과할 수 있는 의료서비스의 가격이 행정당국에 의하여 규제되고 있기 때문이며 따라서 가격조정을 통한 이윤극대화 모형으로 우리나라 영리추구 병원의 형태를 제대로 설명하기는 어렵다. 또한 병원은 생산요소의 사용에서도 이윤극대화와 모순되는 여러 가지 행태를 현실적으로 보여준다.

3. 뉴하우스 효용극대화 모형

보건경제학자인 뉴하우스(Newhouse)가 1970년에 발표한 비영리병원의 행태에 관한 경제모형은 다음과 같다. 우선 비영리병원의 운영책임자는 두 개의 성취목적을 동시에 추구하는데, 그것은 진료서비스의 양과 질이다. 이는 효용함수 형태로 U = U(양, 질)와 같이 표기된다. 즉, 예산이 허락하는 범위 안에서 좋은 질의 서비스를 가능한 많이 제공하고자 한다. 그러나 한정된 예산 하에서 질과 양은 서로 상충관계(*trade off*)에 놓이게 되는데 그것은 질을 높이자면 양을 줄여야 하고 또한 그 반대도 성립되기 때문이다. 이러한 상충관계 하에서 과연 질과 양의 어떤 조합이 병원의 운영책임자와 환자들에게 가장 큰 만족을 줄 것인가가 결정되어야 한다. 다시 말해 균형점이 어디서 찾아지느냐 하는 것이 모형의 해(*solution*)가 되는 것이다. 뉴하우스는 구하고자 하는 해를 다음과 같이 풀어보았다.

우선 〈그림 8-4〉에서와 같이 가격과 평균비용을 종축에, 그리고 진료량을 횡축에 놓을 때 병원의 균형은 수요(D_0)와 평균비용(AC_0)이 만나는 B_0에서 수량과 가격이 정해진다. 즉, 수요와 평균비용이 각각 D_0와 AC_0일 때는 B_0가 유일한 균형점이 되는 것이다. B_0가 균형점인 이유는 B_0에서 정해진 가격과 평균비용이 같아짐으로써 이윤이 제로가 되기 때문이다.

높은 질의 진료서비스에 대하여는 수요가 큰 것이 일반적인 현상이다. 이제 병원 측이 진료의 질을 높이고자 새로운 설비와 좋은 의료인력을 더 높은 임금을 지불하고 유치하였다고 할 때 병원의 평균비용은 상향이동($AC_0 \rightarrow AC_1$)할 것이며, 더 나은 질의 서비스에 대한 수요 또한 D_0에서 D_1으로 증가할 것이다. AC_1과 D_1이 갖는 새로운 균형점은 B_1이 되며, 똑같은 방법으로 더 높은 질과 늘어난 수요는 그림에서 표시되듯이 B_2, B_3의 균형점을 갖게 된다.

여기서 주목할 것은 균형점의 이동을 보면, 수요수준이 낮을 때에는 우상향하다가(B_0에서 B_1) 수요가 커짐에 따라 좌상향함으로써(B_1에서 B_2, B_3로) 원점에 대해서 오목한 생산가능곡선을 갖게 되는 것이다. 그 이유는 B_1점 이하에서는 질의 상승에 따른 평균비용의 상승률보다 수요상승률이 크기 때문이며(양질의 진료로 환자가 몰리는 현상) 일단 B_1점을 지나고 나면 질의 상승에 따른 평균비용의 상승률을 수요상승

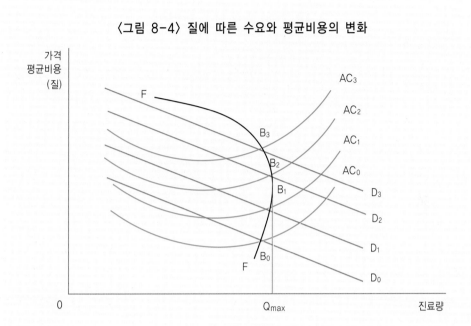

〈그림 8-4〉 질에 따른 수요와 평균비용의 변화

률이 따라가지 못하기 때문이다. 즉, 수요가 웬만큼 충족되어서 새로운 수요증가가 용이하지 않다.

병원측이 갖는 균형점을 연결하면 〈그림 8-5〉의 FF곡선과 같은 생산가능곡선을 얻게 되며 FF곡선의 어느 한 점은 비영리병원이 생산할 수 있는 질과 양의 조합을 의미한다. 즉, 병원이 가능한 한 많은 환자를 치료하고자 할 때 Q_{max}를 진료량으로 생산할 것이며 그때 진료의 질은 비교적 낮은 q^{**} 수준밖에 얻을 수 없고, 만약 q^*와 같은 양질의 진료서비스를 제공할 때는 예산 제약상 Q_0의 진료량만이 제공되는 것이다.

이제 완성된 모형을 위하여 소비자인 환자의 선택을 모형 속에 포함하여 보자. 진료서비스의 질과 양에 관한 소비자의 선택은 〈그림 8-5〉에 무차별곡선 I_{max}로 표시되어 있다. 미시경제이론에 의하면 이 경우의 시장균형은 병원의 생산가능곡선

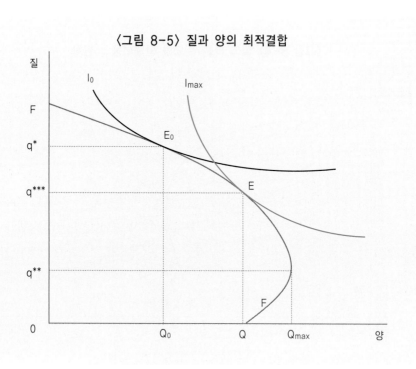

〈그림 8-5〉 질과 양의 최적결합

FF와 소비자의 무차별곡선 I_{max}가 접하는 곳에서 발생하므로 그림의 E점이 병원과 소비자가 모두 만족해하는 균형점이 되는 것이다. 즉, 비영리병원의 운영책임자는 주어진 예산을 모두 사용하여 q^{***}의 질과 Q의 양을 생산하게 되며 그 점에서 소비자들 또한 최대의 만족을 얻게 된다.

　뉴하우스의 비영리모형이 시사하는 바를 한 가지만 살펴보자. 의료보험의 확대 실시나 국민소득의 증가로 인하여 소비자의 기호가 의료서비스의 양보다 질을 더욱 중시하는 쪽으로 변한다면, 그림에서 소비자의 무차별곡선은 I_{max}에서 I_0로 방향전환을 할 것이며 그 결과 시장균형 또한 E_0로 이동한다. 즉, 병원의 운영책임자는 진료의 질을 높이고 그 대신 진료량을 줄이는 반응을 보임으로써 시장의 변화에 적응하는 것이다.

4. 수입극대화 모형

병원들이 수입극대화를 추구하는 이유로는 병원산업이 처한 현실, 즉 수가통제 등의 외적 요인도 있겠으나 내적으로는 수입이 이윤과 어느 정도의 관련을 맺는다는 점과 수입의 감소는 병원규모의 감소와 함께 내원환자수의 감소를 초래할 수 있다는 점에 기인한다. 즉, 수입이 감소함으로써 병원의 위신(prestige)과 함께 환자도 가중적으로 줄어들 수 있다는 것이다. 그러므로 이윤보다는 수입의 극대화를 통하여 시장점유율을 높이고 고정 방문환자를 만드는 등, 병원의 특성 및 존재를 두루 알림으로써 장기적으로 병원규모의 확대를 기할 수 있다. 〈그림 8-6〉에서 수입극대화 병원은 D점에서 진료량 수준을 결정하게 되며 그 수준이 달성되는 쪽으로 가격정책을 세울 것이다.

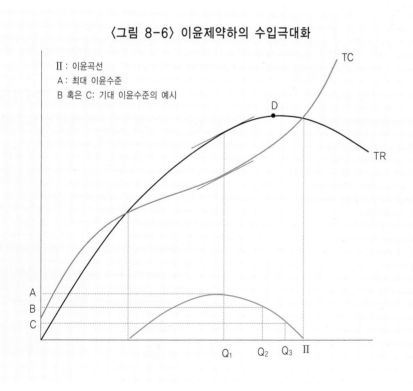

〈그림 8-6〉 이윤제약하의 수입극대화

그러나 실제 이윤이야 어떻든 수입만을 고려하는 가격 및 진료량 정책이 가능하냐는 의문이 남는다. 만약 최소한의 이윤이 보장되지 않는다면 병원의 존립 자체가 문제되기 때문에 보통 수입극대화 가정은 투자에 대한 회수율이 어느 수준은 보장된다는 조건 아래 가능하다. 다시 말해 최소 이윤의 제약조건 아래 수입극대화를 추구한다는 것이 병원행태에 관한 좀 더 합리적인 가설이다.

이윤제약하의 수입극대화를 그림으로 나타내면 〈그림 8-6〉과 같다. 〈그림 8-6〉에서 Π는 TC와 TR에서 도출되었으며 최대 이윤수준(A점)은 생산량 Q_1에서 발생하나 수입극대화는 병원이 희망하는 최소 이윤수준에 따라 Q_2(B의 경우) 혹은 Q_3(C의 경우)에서 결정될 것이다. (이 부분에 대한 자세한 경제학적 내용 및 설명은 이 장의 부록에서 소개하고 있다.)

수입극대화 행동동기와 더불어 고려되어야 할 세 가지가 있다. 첫째, 병원이 환자유치 및 생산 투입요소에 대한 투자결정에서 다른 병원의 행태에 무관하지 않다는 것이다. 즉, 병원들은 서로 독립적으로 행동하기보다 상호의존적 관계에 있는 것이다.

둘째, 병원들은 의료서비스 하나만을 생산하므로 이 모형은 동일한 요소를 투입하여 여러 가지 생산물을 생산할 수 있는 결합생산물(joint products) 이론과는 다르다. 그러므로 통제가격 하에서 병원의 수입극대화(revenue maximization)는 곧 판매량 극대화(sales maximization)를 의미한다. 즉, 생산요소가 둘인 경우의 이윤함수는 다음과 같이 표기된다.

$$\Pi = \overline{P}Q - (wL + rK) \quad \text{·· 식 ①}$$

여기서 Π는 이윤, $\overline{P}$는 통제가격, Q는 의료서비스의 산출량, w는 노동(L)에 대한 임금, r은 자본(K)의 가격이다. 식 ①에서 총수입 극대화 병원은 Q의 극대화를 추구하며 $\overline{P}$가 자유시장 가격이 아닌 통제가격이므로 결국 $\overline{P}Q$의 극대화는 Q의 극대화를 의미하며 이것은 곧 판매량 극대화에 해당된다.

셋째, 병원들이 장기적으로도 수입극대화를 꾀할지는 의문이다. 왜냐하면 궁극적으로 추구하는 것은 극대이윤이기 때문이다. 즉, 단기적으로 수입 극대화를 꾀하면서 시설, 장비 및 인력에 대한 투자를 통하여 동태적으로 병원규모의 확장을 꾀하고 장기적으로 이윤의 극대화를 추구한다고 볼 수 있다.

5. 의사 협동조합 모형

폴리와 레디쉬(Pauly & Redisch, 1973)는 비영리 병원을 '의사 협동조합'(*physician's cooperative*)으로 묘사하면서, 이들 비영리 병원의 목표는 효용극대화가 아니라 의사 소득극대화 또는 일종의 이윤극대화라고 하였다. 폴리와 레디쉬는 병원을 통제하는 집단은 진료 현장에서 환자의 생사와 관련된 많은 중요한 의사결정을 내리는 의사들이며, 이들은 병원 이사회의 목표, 즉 의료서비스의 양과 질의 최적 조합을 통한 효용극대화 대신 자신들의 후생, 즉 소득을 극대화한다고 설명하였다.

뉴하우스의 효용극대화 모형은 영(*zero*) 이윤으로 귀착되고, 폴리와 레디쉬의 의사 협동조합 모형은 이윤극대화를 추구한다는 점에서 서로 상반된 것처럼 보인다. 그러나 바로스와 올리벨라(Barros & Olivella, 2011)는 병원시장에 자유로운 진입이 보장된다면 장기적으로 경쟁을 통해 이윤극대화 병원도 영 이윤을 얻게 되기 때문에 사실은 두 모형이 수렴한다고 하였다.

의사 협동조합 모형은 병원에서 중요한 의사결정자인 의사들이 소득극대화 행태를 취함으로써 과잉진료가 일어날 수 있는 기전을 설명하는 데는 도움이 되지만, 서비스의 질이나 의사의 위신(*prestige*) 등을 고려하는 병원의 행태에 대해서는 제대로 설명하지 못한다는 한계를 지닌다.

6. 비협조적 과점 게임 모형

뉴하우스의 효용극대화 모형과 폴리와 레디쉬의 의사 협동조합 모형은 병원 내 주요 의사결정을 내리는 두 집단 — 의사 집단과 이사회/경영진 — 의 역할에 대해 상대적 비중을 어디에 두느냐에 따라 비영리 병원의 행태를 달리 설명하고 있다.

해리스(Harris, 1977)는 여기서 한걸음 더 나아가 병원 내 자원배분을 둘러싸고 두 집단, 즉 의사 집단과 경영진 사이에 마찰이 계속 발생하는데, 이러한 집단 간 마찰을 해결해 나가는 과정을 비협조적 과점 게임(non-cooperative oligopoly game)으로 설명하였다.

해리스에 의하면 병원은 두 기업이 하나의 조직을 이루고 있는 곳에 비유되는데, 의사 집단은 의료서비스 제공에 필요한 투입요소의 수요자이며 경영진은 이런 투입요소의 공급자에 해당된다. 그런데 진료현장에서 환자에게 직접 서비스를 제공하는 의사들은 병원의 예산 제약에 대해서는 무관심하며 오로지 환자를 위해 온갖 자원을 동원해서라도 필요한 서비스를 제공하려고 하는데, 이런 의사들의 역할을 마치 급한 불을 꺼야 하는 '소방관'에 비유하였다.

반면, 경영진은 예산 제약하에 한정된 자원을 병원 내부의 다양한 수요에 맞춰 균형 있게 배분해야 할 관리 책임을 맡고 있는데, 이들에게 '소방관' 의사들의 환자를 위한 의사결정은 매우 비경제적인 행위로 인식된다. 따라서 의사 집단과 경영진 사이에 시장 형태의 합리적 자원 배분은 불가능하며, 여러 가지 비가격적인 기전에 의해 병원 내부의 자원 배분 문제를 해결한다고 하였다.

의사이자 경제학자인 해리스는 의사로서의 경험에 근거하여 병원 내에서 일어나는 실제 상황을 비협조적 게임 모형으로 설명하였다는 점에서 기존의 비영리 병원 행태를 설명하는 모형들과 구분된다.

경영진과 의사 집단간 비협조적 과점 게임으로 비영리 병원 행태를 설명한 해리스 모형이 지니는 함의에 대해 폴랜드, 굿맨과 스태노(Folland, Goodman & Stano, 2004)는 다음과 같이 기술하였다. 첫째, 해리스 모형에서 묘사된 의사의 역할을 고려할 때, 새로운 의료기술에 대한 병원의 선호는 곧 의사집단의 선호가 반영된 것이라 볼 수 있다. 둘째, 경영진에게만 초점을 맞춘 병원 규제는 실효성이 거의 없으며, 경영진뿐 아니라 의사집단에게 적절한 인센티브와 규제를 적용해야 한다. 셋째, 병원서비스의 생산을 위한 조직은 생산라인에 따라 — 가령 심장내과, 신경과 등 과별로 — 조직하면 더욱 효과적인 서비스 생산이 가능하다.

7. 격차극소화 모형

리(Lee)의 격차극소화 모형은 병원들이 새로운 장비나 기술에 대한 투자결정에서 해당 장비나 기술이 가져다줄 이윤에 대한 전망보다는 새로운 고객의 확보나 병원 명성의 증가 혹은 고급기술을 사용한다는 전문의료인으로서의 자부심을 더 중요한 고려대상으로 삼는다는 현실 상황을 적절히 설명하고자 만들어졌다.

이 모형의 구심점은 병원은 시설투자를 비롯한 제반 사항에 대한 의사결정에서 독립적이지 않고 자기와 비슷한 부류의 다른 병원의 행태를 언제나 염두에 두게 된다는 병원간의 상호의존성을 강조하는 데 있다. 특히 생산요소의 구입에서 각 병원은 자기와 비슷한 병원그룹 내에서의 자기의 현 지위(s: *present status*)를 알고 있으며 또한 가장 이상적인 지위(s*: *desired status*)도 간파하고 있다고 가정한다. 이 가정은 실제로 각 병원이 서로 독립적이 아닌, 상호의존적이라는 사실과 부합되기 때문에 유익한 가정이 된다.

병원행태 분석에서 지위라는 개념은 추상적이고 측정이 어려운 개념이며 환자들에 의해서 실제화되는 개념이다. 따라서 병원들은 환자들이 받는 보건의료 서비스의 질을 높임으로써 지위의 향상을 꾀할 수 있다고 보며 그 질의 제고는 서비스의 생산에 사용되는 생산요소의 다양성, 고차원성, 혹은 우수성에 기인한다고 본다. 그런 이유로 병원의 지위는 제공되는 의료영역의 다양함과 서비스 생산에 사용되는 의료시설 및 장비의 현대화 정도 및 고급화에 정비례한다고 가정할 수 있다.

병원들은 의료시설 및 장비의 고급화를 우수한 의사인력의 확보수단으로 사용하기도 한다. 훌륭한 시설을 갖춘 병원에서 근무할 때 전문가적 우월감을 갖는 것은 물론 고급화된 의료서비스를 제공할 수 있다는 성취감도 향유할 수 있기 때문이다. 의사들은 훌륭한 시설 및 장비를 갖춘 환경을 금전적 보상 못지않은 보상으로 간주하며 따라서 병원들은 좋은 시설 및 장비의 구비를 통한 지위향상을 꾀한다. 이러한 논점을 정리하여 격차극소화 가설을 수식화하면,

$$\min.(s^* - s), \quad s^* > s \quad \text{··· 식 ②}$$

와 같고 여기서 s*는 바람직한 시설 및 장비 그리고 인적 요소를 갖춘 병원의 지위를 나타내고, s는 해당 병원이 처한 현 지위를 의미하며 각 병원의 경영자는 그 격차를 줄이는 방향으로 경영전략을 수립한다.

병원이 자신의 현 지위(s)나 혹은 투입자본요소(K)를 극대화하는 것이 아니라 이상적 상태와의 격차를 극소화시킨다는 것은 병원의 노력이 그 성격에서 방어적이라고 볼 수 있다. 방어적 형태의 의미는 병원이 특수장비의 구입이나 시설확충 등의 투자행위를 정당화시키기 위하여 다른 병원의 비슷한 행태를 구실로 삼는다는 것이다. 즉, 비슷한 부류 중의 다른 병원이 특정 설비를 갖추기 때문에 상대적 지위를 견지하기 위해 우리 병원도 그러한 장비를 갖추어야 한다는 식의 주장이 이에 해당한다. 그러나 행태가 방어적이라고 해서 병원산업 자체가 위축된다거나 의료서비스의 생산이 부진하다고 예견하기는 어렵다. 선두병원이 s*를 동태적으로 변화시키기 때문에 지위격차는 언제나 존재하며 격차를 극소화시키려는 노력의 결과는 한 병원이 공격적이면서 독립적 형태를 취할 때 나타나는 결과보다 오히려 더 강할 수도 있기 때문이다.

격차극소화 모형으로부터 예측될 수 있는 몇 가지 사항을 거론해 보면 다음과 같다.

첫째, 의료서비스의 질에서 격차극소화의 병원행태는 보건의료 서비스의 생산과정에 고급장비나 시설 혹은 고급인력을 투입함으로써 서비스의 질을 향상시킨다. 그러나 병원의 자본집약도가 증대됨으로써 의료서비스의 비인간화라는, 즉 기술이 인술을 대체하는 현상을 야기한다. 소비자 측면에서 볼 때 이러한 의료의 비인간화가 질의 제고에 해당하는지는 의문이다. 격차극소화 가설 자체가 생산물인 의료서비스의 질보다 생산과정에 투입되는 생산요소의 고급화를 중시하기 때문에 질에 관한 한 격차극소화 이론이 제시하는 의미는 사실상 분명하지 않다.

둘째, 장비나 시설 면에서 필요 이상의 생산요소가 구입되어 사용된다는 예측을 쉽게 할 수 있다. 수요에 맞지 않는 필요 이상의 전문과목의 설정도 예상되며 이는 곧 의사 및 간호사를 비롯한 인적 자원의 과용으로 이어져 전체적으로 투입요소 과다사용을 초래하며 궁극적으로 경영수지의 악화요인이 될 수 있다.

격차극소화 모형에서는 생산요소의 구입 및 사용이 최종 산출물인 의료서비스의 수량 및 질과 높은 상관관계를 갖는다고 보지 않으며 따라서 단위서비스당 생산비용은 병원들이 격차극소화 가설을 따르는 한 증가할 것이며 전체 생산요소의 양은 이윤극대화나 비용극소화 등의 행태동기를 취할 때보다 클 것이다.

셋째, 의료서비스의 생산요소 상호간에 대체가 발생할 것이다. 병원들은 생산요소의 구입에서 전시성이 강한 요소를 선호할 것이며 따라서 전시성이 약한 생산요소는 강한 요소에 의해 대체될 것이다. 예를 들어 소비자의 눈에 비교적 잘 띄는, 고급화되거나 현대화된 의료장비나 병원시설에 대한 투자에는 적극적인 행태를 보이나, 그렇지 못한 생산요소인 간호인력이나 기타 보조인력의 사용에는 소극적 행태를 보일 것이다. 즉, 장비나 시설, 혹은 의사인력의 사용에는 비용의 증가가 초래되더라도 고급화를 추구하는 한편 보조인력의 사용에는 비용의 감소를 위하여 값싼 요소의 구입을 선호할 것이다. 전자를 격차극소화 동기로, 그리고 후자를 비용극소화 동기로 볼 때 병원행태에 격차극소화 동기가 지배적임을 의미하며 이는 앞에서 이론적으로 암시된 바와 같다.

넷째, 격차 극소화는 앞에서 설명한 대로 시설 및 장비 혹은 우수 전문인력에 대한 과잉투자를 초래하며 각 병원들은 구비된 고급 생산요소에 대한 투자회수율을 높이고자 이들에 대한 이용을 가급적 늘리게 된다. 따라서 전문의가 보지 않아도 될 질병을 전문의가 본다거나 혹은 고가장비의 사용이 요구되지 않는 진단 및 치료에까지 그것들을 사용함으로써 의료서비스의 생산에 사용되는 경제자원의 생산성 하락 및 평균비용의 증가를 초래한다. 이 내용을 도식화하면 〈그림 8-8〉과 같다.

격차극소화 추구에 의한 과잉투자는 비용극소화의 경우보다 높은 평균비용곡선을 초래한다($AC_1 > AC_0$). 그로 인해 $P_0P_1D_1D_0$ 만큼 자원의 부적절한 분배가 초래되고 통제수가가 충분히 높게 책정되더라도 D_3D_1 만큼의 손실을 안게 된다. $\overline{P}$가 P_1이나 혹은 그 이상의 수준으로 증가될 때 손실이 없어지거나 혹은 이윤이 발생할 것이며 이는 지위상승을 위한 또 다른 시도의 근거가 될 수 있다. 따라서 병원수가 상승이 손실회복(혹은 이윤증대)의 수단 이외에 병원지위 상승으로 보상되는 한 병원들이 비용절감에 둔감해지는 것은 물론 시설이나 장비 혹은 인력의 고급화로 인한 비효율성은 계속 내재 혹은 증대될 것이다.

다섯째, 치료기술이나 의료기기의 수용은 대체로 대학병원에서 우선적으로 이루어지므로 대규모 대학병원이 기타 모든 종류의 병원의 입장에서 볼 때 이상적 지위

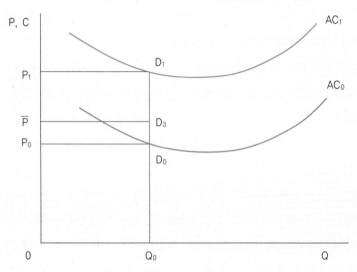

〈그림 8-8〉 격차극소화에 나타난 평균비용 상승

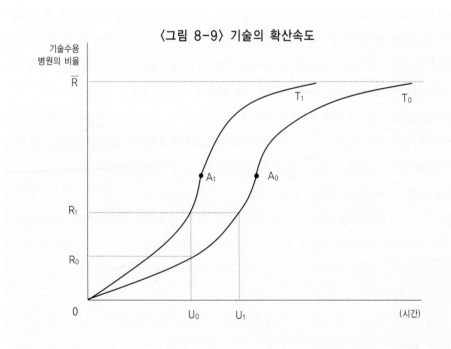

〈그림 8-9〉 기술의 확산속도

(*desired status*)를 갖는다고 볼 수 있다. 새로운 기술은 최상급의 병원에서 효과적으로 받아들여질 때 같은 군에 있는 다른 병원들이 그것을 점차적으로 수용하고 그다음 군 속의 지위가 낮은 다른 병원으로 점차 파급되는 형태를 띤다. 새로운 기술수용의 관점에서 볼 때 격차극소화의 대상인 이상적 지위(s^*)는 정체되어 있는 것이 아니라 동태적이며 따라서 병원들이 격차를 극소화시키기 위한 노력은 병원의 모습을 계속 변모시킬 것이다.

격차극소화의 추구는 진보된 기술의 확산이라는 측면에서 바람직한 결과를 낳는다. 즉, 확산의 속도는 이윤극대화나 비용극소화에 비하여 빠를 것이며 그 범위도 넓을 것으로 예상되기 때문이다. 의료기술의 확산이 경제적 효율을 높이느냐 아니냐는 그 기술이 비용증가적(*cost-increasing*)이냐 혹은 비용감소적(*cost-reducing*)이냐에 달려 있으며, 그것은 필요 이상의 양이나 수준의 생산요소가 투입되어 사용됨으로써 나타나는 평균비용의 상승과는 별개의 문제이다.

〈그림 8-9〉는 의료기술의 확산 속도를 나타낸다. 시간의 흐름에 따른 의료기술의 확산은 일반적으로 S자의 형태를 나타내는데, 점 A(A_0 혹은 A_1)까지는 시간의 흐름에 따라 수용병원의 비율이 증가하고 증가속도가 가속화되다가 A점을 지나고 나면 증가속도가 둔화된다. 곡선 T_0가 이윤극대화나 비용극소화를 추구하는 병원들의 경우라고 할 때 T_1은 격차극소화 행태에서의 기술확산의 추이를 나타낸다. 즉, 격차극소화에 의한 새 기술의 경쟁적 도입으로 시점 U_0에서 R_1의 병원들이 해당 기술을 수용하는 반면 그렇지 않은 경우엔 R_0의 최상급 병원들만이 기술수용을 하며 R_1의 비율이 되기까지는 U_0U_1 만큼의 시간이 더 소요될 것이다. 따라서 격차극소화 행태는 비교적 짧은 시간에 의료기술의 도입 및 전파를 가능케 하는 특성을 갖는다. $\overline{R}$을 기술수용 병원의 최대비율이라고 할 때 라포포르트(Rapoport, 1978)는 곡선 T를,

$$R(t) = \frac{\overline{R}}{1 + e^{-(a+bt)}}$$

혹은

$$\ln\left(\frac{R}{\overline{R}-R}\right) = a + bt$$

로 나타냈다. 따라서 계수 a와 b의 크기에 따라 T_1이 T_0와 유의하게 다른지에 대한 가설을 검정함으로써 격차극소화 가설에 대한 실증분석을 할 수 있다.

8. 병원의 수평적 통합

최근 들어 두드러지게 나타나는 병원 행태의 하나는 많은 병원이 인수·합병(*merger & acquisition*)을 통한 복수병원(*multi-hospital*) 체제 혹은 프랜차이즈 방식의 네트워크 병원을 지향하고 있다는 점이다. 이러한 병원의 수평적 통합(*horizontal integration*)은 이론상 비용 절감을 통한 규모의 경제를 실현 가능하게 하며, 소비자의 정보에 대한 접근성을 향상시켜 주는 장점이 있다.

단존(Danzon, 1994)은 병원 체인이 소비자의 의사결정에 필요한 서비스의 질에 관한 정보를 제공하는 데 비교우위가 있다고 하였다. 병원이 제공하는 서비스에 대해 불확실성이 존재하는 상황에서 이들 병원 체인의 존재는 소비자들로 하여금 믿을 만한 정보를 비교적 쉽게 얻을 수 있게 해 주는데, 이는 곧 해당 병원 서비스에 대한 수요를 증가시켜 궁극적으로 병원의 이윤을 증가시킨다.

만일 병원의 수평적 통합이 비용 절감을 통해 효율성을 증진시킨다면, 이론상 환자는 낮은 가격에 양질의 서비스를 이용할 수 있어야 한다. 하지만 해리슨(Harrison, 2007)은 병원 통합의 주된 이유는 비용 절감을 통한 병원 서비스 생산의 비효율성 감소가 아니라 시장 지배력을 증가시키는 데 있다고 하였다. 게이너와 보그트(Gaynor & Vogt, 2003)는 이러한 시장 지배력 강화가 결국 비용 절감 대신 병원 서비스 가격 상승으로 이어진다고 하였고, 슬로언(Sloan, 2000)은 비영리 병원과 영리 병원 사이에 이런 가격 설정 행태에 있어서 아무런 차이가 없다고 하였다.

결국 병원의 수평적 통합은 소비자들에게 해당 병원에 대한 인지도를 높이고 수요를 증가시켜 시장 지배력을 확대하는 결과를 초래한다. 시장 지배력 확대를 통해 독과점화된 의료서비스의 가격을 상승시킬 수 있는 병원의 수평적 통합은 전형적인 이윤추구 행위로 간주될 수 있다.

수입극대화 모형

최소 이윤하에서 수입극대화는 아래와 같은 수식으로 나타낼 수 있다. 즉, 총수입(R)
과 총비용(C)을 산출량(Q)의 함수로 표시할 때에

$$R = f_1(Q) : \partial R / \partial Q > 0$$
$$C = f_2(Q) : \partial C / \partial Q > 0$$
$$\overline{\Pi} : \text{최소 이윤수준,} \quad \Pi \geq \overline{\Pi}$$

가 된다. 최저이윤이 보장되는 조건하의 수입극대화 모형은,

Maximize $\Pi = fi(Q)$ subject to (i) $\Pi \geq \overline{\Pi}$
(ii) $Q > 0$

의 형태를 갖는다. 이것을 라그랑지 함수로 나타내면

$$L = R + \lambda(\Pi - \overline{\Pi})$$
$$= R + \lambda(R - C - \overline{\Pi})$$

이 되며 극대화 1계 필요조건은 Kuhn-Tucker 조건에 의해,

$$\frac{\partial C}{\partial Q} \leq 0, \quad Q \geq 0, \quad \text{그리고 } Q \frac{\partial L}{\partial Q} = 0 \quad \cdots\cdots\cdots\cdots\cdots\cdots\cdots\cdots\cdots\cdots ①$$

$$\frac{\partial L}{\partial \lambda} \geq 0, \quad \lambda \geq 0, \quad \text{그리고 } \lambda \cdot \frac{\partial L}{\partial \lambda} = 0 \quad \cdots\cdots\cdots\cdots\cdots\cdots\cdots\cdots\cdots\cdots ②$$

가 된다.

①에서 Q > 0 이므로 등호가 성립하고

$$\frac{\partial L}{\partial Q} = \frac{\partial R}{\partial Q} + \lambda \left(\frac{\partial R}{\partial Q} - \frac{\partial C}{\partial Q} \right) = 0 \quad \text{.......................} \quad ③$$

③에서 $\lambda > 0$ 이므로

$$\frac{\partial C}{\partial Q} = \left(1 + \frac{1}{\lambda} \right) \frac{\partial R}{\partial Q} > \frac{\partial R}{\partial Q} \quad \text{.......................} \quad ④$$

즉, 산출량 극대화의 경우에 MC는 MR보다 크게 된다. 이윤극대화에서 MC= MR이므로 산출극대화의 경우가 이윤극대화의 경우보다 균형산출량이 더 크다는 것을 의미한다. 이것은 본문의 〈그림 8-6〉에서 Q_2나 Q_3이 Q_1보다 큰 것과 일치한다.

〈그림 8-6-1〉은 우리나라 병원경영에서 많은 수의 환자유치를 가장 중요한 경영목표로 삼는 것은 수입극대화의 실례로 보인다. 이것은 첫째로, 일반재화의 생산과는 달리 보건의료 서비스 생산에는 총생산비용 중 고정비용이 차지하는 비중이 크다고 할 수 있는데 그것은 고정비용을 구성하는 투입요소를 건물, 토지, 의료기기 외에 의사까지 포함하기 때문이다. 일반 제조업에서 불경기로 생산이 전혀 없을 때 가변요소인 고용노동자수를 제로로 만들 수 있으나 병원에서는 의료서비스의 생산이 전혀 없을 때에도 근무인력을 제로로 할 수 없는 것은 면허의사의 존재가 병원설립의 성립요건이 되어 가변비용이 아닌 고정비용으로 간주되기 때문이다. 〈그림 8-6-1〉에 나타나듯이 고정비용이 상대적으로 적은 의료서비스 생산관계(MC_2)에서 한계수입(MR)이 한계비용(MC_2)을 초과하는 산출량의 범위가 다른 재화의 생산관계(MC_1)에서보다 넓기 때문이다. 즉 $Q_2 > Q_1$이 되어 많은 수의 환자유치가(Q_2) 통상적인 생산관계에서보다(Q_1) 이윤극대화에 부합되게 된다.

둘째로 통제가격이 시행됨으로써 그렇지 않은 경우보다 생산량이 증대되는 것이 더 큰 이윤을 안겨주기 때문이다. 즉, 〈그림 8-7〉에서 가격이 자유로이 책정될 때에 Q_e에서 이윤극대화가 이루어지나 일단 가격통제가 있으면 생산량을 Q_e보다 크게 함으로써 수입 및 이윤의 증대를 꾀할 수 있음을 알 수 있다. 통제가격 하에서는 산출량이 Q_c일 때 이윤은 극대화되나 실제 산출량 수준이 Q_c로 나타나느냐 혹은 〈그림 8-6〉에서 암시되었듯이 Q_c보다 더 큰 산출량 수준에서 수입극대화를 꾀하느냐 하는 것은 생산요소시장을 조사함으로써 알 수 있다.

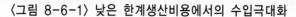
〈그림 8-6-1〉 낮은 한계생산비용에서의 수입극대화

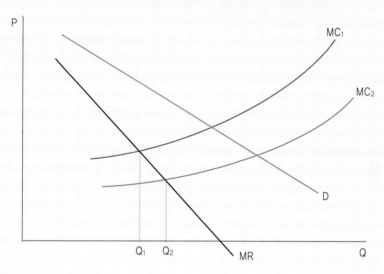

〈그림 8-7〉 통제가격과 이윤

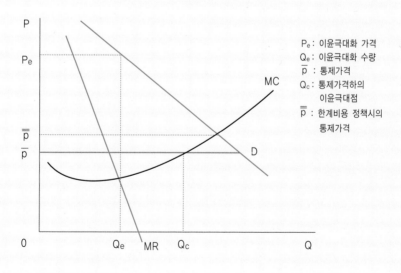

P_e : 이윤극대화 가격
Q_e : 이윤극대화 수량
$\bar{p}$: 통제가격
Q_c : 통제가격하의
　　　이윤극대점
$\bar{\bar{p}}$: 한계비용 정책시의
　　　통제가격

09 제약산업

약은 의학적 치료의 중요한 수단으로 먼 옛날 약리작용을 갖는 동·식물을 직접 사용하던 것에서부터 현대의 합성약물에 이르기까지 오랜 전통을 갖고 있다. 현대의학의 가장 큰 기여가 항생제를 통한 세균성 질환의 퇴치라고 볼 때 보건의료에서 의약품이 갖는 중요성은 매우 크다고 할 수 있다. 약물치료는 수술이나 여타 의료기술에 비해 적은 비용으로 다수의 인구에게 접근 가능하다는 점에서 매우 비용-효과적인 치료법으로 알려져 있다. 의약품은 사망률, 이환율을 낮춤으로써 입원비용 등의 의료비용을 감소시키는 직접적 편익 외에도 고통감소, 질병이환으로 인한 입원 및 간호에 소요되는 시간비용의 감소, 질병의 이환기간과 위중도를 감소시킴으로써 업무복귀를 빠르게 하는 등 여러 직·간접적 비용의 감소를 가져온다.

그러나 의약품은 제품의 질을 소비자가 직접 판단하기 곤란하다는 문제점이 있고, 의약품의 작용에는 약리작용뿐 아니라 인체에 유해한 작용도 포함되므로 효과와 안전성에 대한 보장이 필요하다. 이는 개별 소비자가 판단하기 힘든 문제들이기 때문에 의약품의 생산, 판매 과정에 정부가 개입하여 적절한 규제조치를 행하게 된다.

일반적으로 의약품 시장은 경쟁 제한적인 것으로 평가된다. 특허권을 획득한 기업은 일정기간 동안 독점판매를 보장받고 특허기간 동안 형성된 시장에서의 영향력은 특허가 만료된 후에도 지속된다. 가령, 특허만료 후 값싼 경쟁제품이 도입되었음에도, 오리지널 의약품의 가격은 변함이 없거나 심지어 더 증가하기도 한다(Grabowski

& Vernon, 1992; Magazzini et al., 2004).

그러나 최근에는 비용 의식적인 제3지불자[1]의 등장으로 의약품의 가격 및 비용에 대한 관심도가 높아지고 있다. 보험회사나 정부와 같은 제3의 지불자들은 의료인들로 하여금 상품명 의약품(*brand name product*)[2]보다는 좀 더 값싼 제네릭(*generics*)[3]으로 처방하도록 장려하거나 혹은 상품명 의약품으로 처방하더라도 약사가 제네릭으로 대체할 수 있게 허용하는 등의 여러 정책적 수단을 통해 좀 더 비용-효과적인 약물의 사용을 유도하고 있다. 국가적 차원에서도 의료비 증가의 중요한 요인이 되고 있는 약제비 증가를 억제하고자 하는 다양한 시도를 행하고 있다.

다음에서는 보건의료부문에서 갈수록 그 중요성이 커가고 있는 제약산업을 산업조직론의 기본틀을 이용하여 평가해 보고 각종 규제정책의 의미와 우리나라 제약산업의 현황을 더불어 살펴볼 것이다. 우선 제약산업의 성격과 주변 환경에 대해 간단히 알아보자.

1. 제약산업의 성격 및 환경

제약산업은 기술집약도가 높은 첨단기술산업의 한 분야로서 고부가가치를 창출하는 미래성장산업으로 분류되고 있다. 또한 제약산업은 노인인구의 증가, 암, 후천성면역결핍증 등의 질병과 순환기질환, 노인성질환 등 질병양상의 변화에 따른 수요의 증가, 그리고 생활수준 향상에 따른 의료복지에 대한 관심증가 등으로 앞으로도 계속 성장세를 지속할 것으로 예측되고 있다. 참고로 전 세계 의약품 시장은 2010년 현재 8,746억 달러로 2006~2010년의 기간 동안 연평균 6.2%의 성장률을 기록하였다(한국보건산업진흥원, 2011).

---

1 소비자인 환자도 공급자인 의료제공자도 아니라는 의미에서 제3자이며, 국가나 보험자가 이에 해당한다.

2 특허를 갖고 시장에 진입한 오리지널 제품을 지칭한다. 외국의 경우 오리지널 제품은 고유의 상표를 가지고 시장에 진입하나 제네릭 제품은 성분명만으로 거래되는 경우가 대부분이다. 이에 특허만료 여부와 관계없이 오리지널 제품을 지칭할 때 상품명 의약품이라고 부르는 것이다.

3 제네릭 의약품이란 일반적으로 이미 허가된 품목과 유효성분의 종류, 함량, 제형, 효능·효과, 용법·용량 등이 동일한 의약품을 의미한다(식약청 제네릭 의약품 정보방, http://opendrug.kfda.go.kr/generic/genericInfo/summary/generic01.jsp).

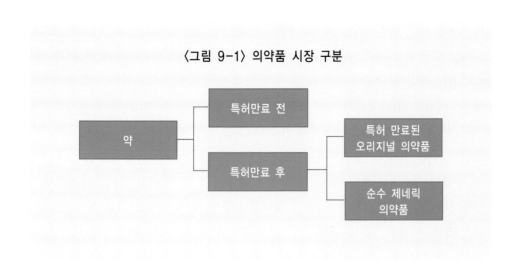

<그림 9-1> 의약품 시장 구분

```
              ┌──────────────┐
         ┌────│  특허만료 전  │
┌──────┐ │    └──────────────┘           ┌──────────────┐
│      │ │                          ┌────│ 특허 만료된   │
│  약  │─┤                          │    │ 오리지널 의약품│
│      │ │    ┌──────────────┐      │    └──────────────┘
└──────┘ └────│  특허만료 후  │──────┤
              └──────────────┘      │    ┌──────────────┐
                                    └────│ 순수 제네릭   │
                                         │   의약품      │
                                         └──────────────┘
```

　의약품 시장은 특허만료 여부에 따라 특허만료 전 시장과 특허만료 후 시장으로 구분할 수 있는데, 특허만료 후 시장에는 특허권이 만료된 오리지널 제품뿐 아니라 해당 오리지널 제품과 동일한 생리활성물질을 가진 대체품이 함께 공존한다. 후자를 제네릭 제품이라고 한다. 제네릭 제품의 경우 연구개발 비용이 차지하는 비중이 낮고, 진입장벽도 높지 않아 상대적으로 경쟁시장에서의 기업과 유사한 행동패턴을 보인다.

1) 공급특성

제약산업은 다른 산업 분야에 비해 연구개발비 비중이 높은 것으로 알려져 있다. 디마시 등(DiMasi et al., 2003)이 분석한 바에 의하면 성공적 신약 하나를 개발하는 데 소요되는 비용은 2002년 기준 8억 달러 이상이라고 한다. 여기서 성공적 신약이라 함은, 출시 후 성공적으로 판매가 이루어진 신약을 말한다. 혹자는 디마시 등이 추계한 비용을 두고, 연구개발에 직접 소요된 비용 외에 투자 자본에 대한 기회비용까지 포함되어 있어, 투자규모를 부풀리는 측면이 있다고 비판한다. 또한 투자된 연구개발비의 상당부분이 정부예산에서 지원되었으므로, 기업의 비용으로 인정할 수 있는 부분은 추계된 비용보다 적다는 점을 지적하기도 했다(Public Citizen, 2001;

U. S. Congress, 1993 ; Light & Warburton, 2011).

그러나 정확한 규모에 대해서는 다소 논란이 있다 하더라도 타 산업에 비해 제약산업의 연구개발비 비중이 높다는 것은 대체로 인정되고 있다. 신약의 연구개발 비용이 큰 이유는 최종적으로 상품화하지 못한 후보물질들의 개발 및 임상시험 과정에 투자된 비용까지 성공한 신약의 비용에 포함되기 때문이다.

한편 의약품 개발은 실패확률이 높고, 후보물질의 탐색에서부터 제품화에 성공하여 시장에 출시되기까지 오랜 시간이 걸리는 것으로 알려져 있다. 물질개발 후 특허를 출원하게 되면, 통상 20년간 특허보호를 받게 되는데, 이 중 첫 9~11년은 임상시험 등 시판허가를 취득하는 데 소요된다고 한다. 이에 물질개발의 시간까지 포함한다면 특정제품을 연구개발하기 시작하여 시판허가를 얻는 데 소요되는 기간은 상당히 긴 편이다.

이처럼 연구개발비용이 크고, 투자 자본을 회수하기까지 긴 시간이 소요된다는 것은 그만큼 제약산업에서의 연구개발 투자의 위험이 높다는 의미이다. 이 경우 기꺼이 위험을 감수하려면 위험에 상응하는 보상이 필요하다. 현실에서는 특허제도를 통해 이를 보상하고 있다.

신약의 경우 연구개발 비용은 크나, 개발 후 약품생산 비용은 크지 않다. 즉, 평균비용이 한계비용을 크게 웃도는 상황이라 할 수 있다. 이러한 상황에서는 연구개발비를 투자하여 신약을 개발한 기업이 특허보호 없이 후발주자와 경쟁할 경우 이미 투자한 자본을 회수하기 어렵다. 즉, 연구개발비 투자가 거의 없는 후발기업이 평균비용 아래의 가격으로 시장에 진입하는 경우, 선발기업으로서는 초기 투자비용을 회수할 길이 없게 된다. 이 경우 기업으로서는 굳이 연구개발투자를 할 동기가 없어지는데, 먼저 연구개발을 하여 신약을 출시하기보다 다른 기업이 개발한 제품을 모방하여 출시하는 것이 더 빠르고 안전한 투자이기 때문이다. 특허제도는 바로 이러한 배경하에서 도입되었다. 즉, 신약이 하나도 개발되지 않는 것보다 일정기간 독점판매를 보장하여 연구개발 활동이 이어지도록 하는 것이 독점의 폐해를 감안하고서도 사회적으로 더 이득이라고 보기 때문이다. 그러나 과도한 특허권은 오히려 기술개발을 저해할 수 있고 의약품에 대한 접근성을 악화시킬 수 있다는 문제점이 있으므로, 적정한 수준의 특허보호가 필요하다.

2) 수요특성

의약품 시장, 특히 전문의약품시장에서는 수요의 가격탄력성이 크지 않은 것으로 보인다. 심지어 특허만료 후 제네릭이 진입하고 나서도 특허기간에 설정된 오리지널 제품의 높은 독점가격이 유지되는 경우가 많다

그 원인으로 우선 제 3자 지불체계를 들 수 있다. 일반재화의 경우 구매할 제품을 선택하는 사람과, 소비하는 사람, 그 비용을 부담하는 사람이 모두 일치한다. 그러나 보험자나 정부와 같은 제 3자가 비용을 부담하는 의약품 시장의 경우 구매할 제품을 선택하는 사람은 처방의사와 같은 의료공급자이고, 소비하는 사람은 환자, 비용을 부담하는 사람은 보험자(환자 일부 부담)이다. 이 경우 약을 처방하는 의사나 이를 소비하는 환자 모두 제품 가격에 그리 민감하게 반응하지 않게 된다. 의사는 치료방침을 결정할 때 환자의 대리인 역할을 하기는 하나 환자의 재정적 이해까지 완벽하게 대변하지는 못한다. 더구나 의료보험의 확대로 소비자의 부담능력을 따로 고려할 필요가 없어지면서 처방의들은 더욱 비용에 무관심하게 된다.

소비되는 재화의 성격이 건강과 생명에 연관된 제품이라는 특성도 의약품에 대한 수요의 가격탄력성을 떨어뜨리는 요인 중 하나로 볼 수 있다.

3) 가격결정

제약산업의 이윤율은 타 산업에 비해 높은 편이다. 이에 대해 비판적인 이들은 이를 시장의 경쟁제한적 성격으로 인해 높은 약가가 유지된 결과라며 비판한다. 반면 기회비용을 고려한다면 제약산업의 이윤율이 타 산업에 비해 약간 높은 정도이며, 투자위험을 고려하였을 때 제약산업의 이윤율이 높은 것을 이해할 만하다는 의견도 있다(Schweitzer, 2007).

가격은 시장의 경쟁정도와 연관된다. 단존(Danzon, 1996)은 한계비용과 가격의 격차를 독점력의 정도를 나타내는 증거로 들었는데, 이를 표현하는 러너지수(*Lerner Index*)는 다음과 같다

$$L = \frac{P - MC}{P}$$

가격과 한계비용의 차이가 클수록 지수는 1에 가까워지고, 이는 독점력이 크다는 것을 의미한다. 완전경쟁시장에서는 가격과 한계비용이 일치하고, 그 결과 러너지 수는 0에 가까워진다. 슈바이처(Schweitzer, 2007)는 제약산업의 러너지수는 0.72 이상일 것이라고 추정하였는데, 이는 비교적 시장집중도가 높은 철강산업의 지수보 다 높은 것이라 한다.

2. 제약산업의 구조-행동-성과

산업조직론에서 산업분석을 할 때 주로 사용하는 틀은 "산업구조(structure) → 기업 행태(conduct) → 해당산업의 성과(performance)에 대한 평가"이다. 산업구조는 진입 조건, 규모의 경제에 따라 달라지는데, 일단 시장규모가 주어진 상태에서 산업의 구조적 특성은 경쟁기업의 수를 결정하게 된다. 일반적으로 시장구조에 따라 기업 행태, 산업성과가 달라지는 것으로 평가된다.

1) 제약산업의 구조

산업의 구조를 파악할 때 흔히 사용되는 지표로 집중도(concentration ratio)와 허핀달 지수(Herfindahl index)가 있다. 집중도는 상위기업의 시장점유율을 합한 것인데, 예 를 들어, 4대 기업 집중도는 상위 4대 기업의 시장점유율, 8대 기업 집중도는 상위 8대 기업의 시장점유율을 합한 것이다.

$$C = \sum_{i=1}^{n} S_i$$

위 식에서 S_i는 i번째 기업의 시장점유율을 의미하며, n은 집중도를 보고자 하는 상위기업의 수이다. 집중도가 높을수록 경쟁의 정도는 낮은 것으로 평가한다. 진입장벽이 높은 시장일수록 집중도는 올라가게 마련인데 제약산업의 경우 특허가 주된 진입장벽이 된다. 그리고 특허 외에도 연구·개발 투자에 나타나는 규모의 경제, 높은 광고·판촉비용도 제약산업의 진입장벽으로 간주된다.

집중도와 더불어 널리 사용되는 허핀달 지수는 아래 식을 이용하여 구하는데, 집중도와 다른 점이라면 상위 기업뿐 아니라 해당 시장 내에 존재하는 모든 기업의 시장점유율이 고려된다는 점이다.

$$H = \sum_{i=1}^{n} (S_i)^2$$

위 식에서 n은 해당산업 내에 있는 기업의 총수를 나타낸다. 허핀달 지수의 최대값은 1인데, 이는 시장에 단지 하나의 기업만이 존재하는 경우에 해당한다. 기업의 수가 증가할수록 허핀달 지수는 작아지며, 기업 간 점유율 편차가 큰 경우, 그 값이 증가한다.

제약산업의 시장집중도를 평가함에 있어 시장의 범위를 어디까지로 볼 것인가에 따라 집중도는 달라진다. 제약산업 전체를 하나의 시장으로 볼 것인지 아니면 상호 대체가 가능한 의약품들만을 하나의 시장으로 볼 것인지에 따라 집중도에 대한 평가 결과는 달라진다. 이와 관련하여 다수의 학자들이 전체 의약품 시장을 대상으로 제약산업의 집중도를 살펴보는 것은 적절치 않다는 견해를 내놓고 있다. 즉, 소화제와 호흡기계 질환용 약제는 전혀 다른 용도에 사용되는 약으로 이들 시장은 대체관계도 보완관계도 없는 독립된 시장이라는 것이다. 그러므로 이러한 시장은 분리하여 각각을 별개의 시장으로 보고 집중도를 논하는 것이 타당하다는 주장이다. 그러나 집중도를 계산하는 데 적절한 시장범위가 어디까지인가에 대해서는 학자에 따라 다양한 견해들이 피력되고 있다. 스티글러(Stigler, 1955)는 시장에 대한 일반 정의에서 "산업은 장기적으로 대체가 일어날 수 있는 최대한의 지리적 지역과 최대한의 다양한 생산활동을 포괄하여야 한다. 수요측면이나 공급측면의 장기적 교차탄력성을 가진 모든 생산물과 기업은 단일시장으로 결합되어야 한다"고 지적한 바 있다.

제약산업의 경우 대개 치료그룹에 따라 시장을 구분하는 것이 적절하다고 평가된다. 수요측면에서의 대체성에 기초하여 의약품 시장을 16 치료시장군으로 분류하여 조사한 결과 1972년에 각 치료시장군별 4대 기업 집중도는 70~80%를 상회했으며, 이를 토대로 제약산업은 상당히 독점적인 시장으로 평가되었다(Santerre & Neun, 1996). 2003년 자료를 바탕으로 좀 더 세분화한 스타틴 시장의 점유율을 살펴본 연구에서도 전체시장의 80%를 두 제품이 점유하고 있고, 허핀달 지수는 0.36으로 나타나 제약산업의 집중도가 높은 편으로 평가받은 바 있다(Schweitzer, 2007).

그러나 집중도를 토대로 제약산업을 독점적 시장으로 평가하는 데 회의적인 논자들도 있다. 이들은 집중도는 시장의 독점 정도를 평가하는 '정적(靜的)인' 측정치라고 주장한다. 제약산업의 경우 특정 치료시장은 특정시점에서 높은 집중도를 보이지만, 시장점유율 순위에서 높은 변화율(turnover-rate)을 보이는바, 이는 기업들이 제품혁신을 통해 활발히 경쟁한 결과라는 것이다. 즉, 높은 순위 변화율을 '동적(動的)인' 경쟁의 징표로 본다. 이들이 제품경쟁의 또 다른 지표로 들고 있는 것은 진입기업과 이탈기업의 수이다. 기존 치료시장에 새로이 진입, 이탈하는 기업의 수를 살펴본 결과 제약산업은 높은 진입, 이탈률을 보였다고 한다(Santerre & Neun, 1996; Schweitzer, 2007).

2) 제약기업의 행태

(1) 가격경쟁

일반적으로 제약산업의 경우 시장에서의 가격경쟁이 제한적인 것으로 인식되어 왔다. 그 이유는 첫째, 특허제도가 독점판매권을 보장하고 있고, 둘째, 처방약을 선택하는 사람이 비용을 지불하는 소비자가 아니라 의사이며, 셋째, 높은 집중도로 말미암아 제약기업들 간에 가격정책에 대해 공모(collaborate)하기가 쉽기 때문이다. 이처럼 가격경쟁이 제한적이라는 데 대한 증거로는 한계생산비용보다 높은 약가, 비탄력적 가격, 가격 차별화를 들 수 있다.

그러나 제약산업의 가격경쟁이 제한적이라는 평가에 대해 일부 논자들은 그렇지 않다고 주장하고, 제약산업 내에서 가격경쟁의 정도를 보기 위해서는 역동적 틀 내에서 가격변화를 살펴볼 필요가 있다고 지적한다. 주어진 시점에서의 제품가격은 한계생산비용에 비해 높지만 시간의 흐름에 따라 다른 형태의 가격경쟁이 나타난다는 것이다. 즉, 비슷한 가격에 품질은 개선된 경쟁품이 시장에 진입한 것도 질을 보정한 가격의 하락이라 할 수 있고, 제네릭이라는 낮은 가격의 대체품이 시장에 진입하는 것도 가격하락이 일어난 것으로 볼 수 있다는 것이다.

일반적으로 후발품인 제네릭 의약품을 생산하는 기업은 선발 오리지널 의약품의 가격보다 훨씬 낮은 가격을 제시하면서 시장에 진입하는데 경쟁자가 계속 진입하면서 이 가격은 더욱 떨어져 오리지널의약품 가격의 10~20% 선까지 내려오기도 한다. 그러나 보험자가 제네릭을 장려하는 적극적 조치를 취하기 전까지는 상당한 가격할인에도 불구하고 제네릭 제품의 시장점유율은 낮게 유지되었다(Caves et al., 1991). 반면 오리지널제품의 가격은 제네릭 진입 2년 후 오히려 명목가로 보아 11% 상승하는 경우도 나타났는데, 이는 시장의 분화에 따른 것이다(Grabowski & Vernon, 1992). 즉, 가격탄력적인 수요를 보이는 소비자들은 제네릭 제품으로 돌아설 것이고, 오리지널제품시장에 남는 소비자들은 가격에 비탄력적인 수요행태를 보일 것이므로, 이들을 대상으로 해서는 오히려 가격을 올리는 것이 제약기업의 전체 수입을 증가시키는 길이 될 것이기 때문이다.

한편 루와 코매너(Lu & Comanor, 1994)는 오리지널제품 생산자 간의 가격경쟁에 대해 조사하였는데, 이 연구에서는 대체공급자의 수가 많아질수록 가격이 하락하는 것으로 분석되었다. 비록 동일한 제품은 아니라 할지라도 동일한 치료시장에 소속된 제품들의 경우 서로 간에 대체성이 존재하므로 서로의 가격에 영향을 받는다고 할 수 있다. 렉스친(Lexchin, 2006)의 연구 역시 동일 치료군 내에 있는 서로 다른 성분들 간에 가격경쟁이 있음을 뒷받침하였다.

(2) 제품광고

제약산업은 다른 산업에 비해 광고·판촉비가 차지하는 비중이 큰 것으로 알려져 있다. 광고는 일반적으로 과점시장에서 제품차별화의 수단으로 이용된다. 완전경쟁시장이나 독점시장에서는 광고가 필요 없지만 과점시장에서는 광고가 제품차별화를 통해 출혈적 가격경쟁을 피하는 수단이 된다. 그러므로 광고·판촉비 지출 비중이 높다는 것은 시장이 경쟁적이지 못하다는 징표가 될 수 있다.

물론 광고의 사회적 기능에 대해서는 의견이 분분하다. 광고에 대해 비판적 견해를 가진 논자들은 광고가 소비자의 수요를 오도(誤導)함으로써 필요하지 않은 상품을 구입하게 만든다고 한다. 그러나 광고의 사회적 기능을 적극적으로 옹호하는 논자들은 광고가 정보제공, 신규기업의 진입수단이 되는 등의 긍정적 기능을 갖고 있다고 주장한다. 이들은 광고를 의사들이 전 세계에서 계속적으로 쏟아져 나오는 신제품에 대한 정보를 얻는 효율적인 방법으로 옹호한다. 의료전문 잡지나 서적을 통해 신제품에 대한 정보를 얻을 수도 있지만, 이 경로들은 시간과 노력이 많이 소요되는 바, 현실적으로는 제약기업의 판촉노력이 의사들의 주요한 정보원이 된다는 것이다. 이와 관련하여 우리나라에서도 실제 의사들의 처방행태에 이들 제약기업의 판촉활동이 많은 영향을 미친다는 연구결과가 보고된 바 있다(박실비아, 1998). 그러나 의사들이 처방약에 대한 정보를 판촉사원으로부터 얻는다는 것은 정보의 객관성 측면에서 문제가 될 수 있다. 정보의 효율적 습득이 문제라면 공정하고 객관적이지 않은 광고에 정보의 대부분을 의존하기보다, 객관성을 유지하면서도 정보제공의 효율성을 도모할 수 있는 방안을 찾는 것이 합리적이다. 가령 공신력 있는 기관을 통해 양질의 객관적 정보를 생산하고 제공하는 것도 대안이 될 수 있다.

(3) 제품경쟁

제약산업의 독점구조를 강조하는 논자들은 독점력 유지의 대표적 수단으로 특허를 꼽고 있으나 이에 대해 비판론자들은 특허보호가 독점력 형성에서 가지는 중요성이 과대평가되어 있다고 주장한다. 이들에 의하면 치료시장은 한 제품에 의해 독점되는 것이 아니라, 핵심적, 혹은 부분적인 약리활성구조(藥理活性構造)의 변경이나 새로운 용량 형태의 개발을 통해 시장에 진입한 여러 기업들의 경쟁의 장이라는 것이다. 이들은 제약산업에서의 제품경쟁의 중요성을 보여주는 징표로 연구개발비의 지출규모를 들고 있다.

그러나 연구개발비 지출비용은 신규기업의 진입을 억제하는 진입장벽으로 기능하기도 한다. 1962년 미국 FDC(Food, Drug & Cosmetic Act) 수정조항은 개발과 검사에 드는 시간과 자원량을 증대시킴으로써 결과적으로 진입장벽을 높였다는 평가를 받고 있다. R&D 지출소요액의 진입장벽 역할은 특히 2000년대에 진입하면서 두드러진 현상으로 나타났다. 하나의 성공적 신약개발에 2002년 기준으로 약 8억 달러(한화 8천억 원) 이상이 소요되며 시간이 지날수록 점차 그 액수가 증가된다는 연구결과도 발표된 바 있다(DiMasi et al., 2003). 이는 신규기업의 진입을 더욱 어렵게 할 것이며, 기존기업들도 기업합병(M&A)을 통해 충분한 R&D 투자를 확보해야 살아남거나 혹은 경쟁우위를 점할 수 있을 것으로 예상된다.

3) 제약산업의 성과

제약산업은 전통적으로 독점산업으로 간주되어 왔다. 그리고 그 증거로 제약산업이 지속적인 고이윤을 확보하고 있으며, 판촉·광고비용의 낭비가 심하다는 점, 생산비용과 판매비용의 차이가 매우 크다는 점, 병원과 같은 대량구매자에게는 좀 더 싼 값에 판매하는 등의 가격차별이 존재하는 점이 거론되어 왔다. 흔히 높은 이윤, 생산비용을 초과하는 높은 판매가, 광고비의 과다지출 등은 독점력에 의해 생기는 특성으로 파악된다. 만약 제약산업을 독점력이 강한 산업으로 간주한다면 독점에 의한 폐해를 막기 위해 경쟁을 진작시킬 수 있는 여러 정책방안들을 제안할 수 있다. 주요한 진입장벽이 되고 있는 특허의 유효기간을 단축시킨다든지, 처방약을 상환(償還)할 때 제네릭(*generic drug*)의 가격을 기준으로 상환하는 것 등이 좋은 정책의 예가 될 수 있다.

그러나 이에 대해 그간 제약산업의 이윤율이 과장되었으며, 통시적(通時的)으로 보았을 때 제약산업에도 경쟁이 나타나고, 높은 광고·판촉비용은 낭비가 아니라 중요한 경제적 기능을 담당한다는 점에서, 즉 광고가 유효한 정보제공의 수단이며 신규기업이 시장에 진입하는 수단이 된다는 점에서 전통적 견해를 반박하는 학자들도 있다. 이들의 주장에 의하면 이전에 통용되어온 제약산업의 이윤율은 전통적 회계방법에 입각해 계산되었는데, 이 방법에서는 연구개발 비용, 광고·판촉비용을 적절히 평가하지 않았다고 한다. 이들은 이들 비용을 감가상각한 값을 이윤율 계산과정에서 감안할 경우, 연구개발, 광고·판촉비용이 상대적으로 높은 제약산업의 경우 이윤율이 감소한다고 한다. 하지만 이들 비용을 감안하고서도 제약산업의 이윤율은 타 산업에 비해 높은 것으로 알려져 있다(Schweitzer, 2007). 물론 이를 위험 투자에 대한 보상이라고 보는 시각도 있지만, 제약산업의 투자 위험 자체가 과장되어 있다고 보는 시각도 있다(Light, 2011; Public Citizen, 2001). 제약산업의 이윤율이 논란이 되는 것은 독점에 대한 적절한 규제가 필요한지에 대한 판단 때문이다.

3. 약물규제정책

약물규제와 관련한 가장 획기적 사건은 탈리도마이드 사건이다. 일종의 진정제인 탈리도마이드를 임신중 복용한 여성들이 기형아를 출산함에 따라 약물의 안전성과 효과에 대한 사회적 관심이 고조되면서 전 세계적으로 정부규제가 강화되는 계기가 되었다. 1962년에 제정된 미국의 FDC 법의 수정조항을 비롯한 일련의 약물규제정책은 신약의 시장판매 전 검사기준을 설정하여 그 기준에 부합하는 제품에 한해 판매를 허용하였는데, 이러한 정책은 이전의 규제정책들에 비해 안전성, 효과성에 대해 더욱 엄격한 증거를 요구하고 있다.

이러한 약물규제 정책은 첫째, 보다 엄격한 검사절차와 임상실험을 통해 약물의 안전성을 증가시킬 수 있다는 점, 둘째, 효과가 없는 약물이 더 이상 시장에서 판매되지 않음으로써 소비자의 돈을 절약할 수 있다는 점, 셋째, 약물이 갖는 편익과 위험에 대한 정보가 공개됨으로써 제약기업 간의 가격경쟁을 자극할 수 있다는 점에서 긍정적으로 평가된다. 반면 규제가 강화됨으로써 검사나 인허가 과정에서 소요되는 시간이 길어지고, 이에 따라 신약의 개발비용이 증가하면서 새로 도입되는 신약의 수가 줄고 신약 도입기간이 길어진 점은 부정적인 측면으로 지적된다.

〈표 9-1〉에서 보면 일반적으로 규제당국은 약물심의 과정에서 유형 1의 오류를 저지를 가능성이 높다. 즉, 규제당국은 경계선에 있는 어떤 약물을 승인보다 거부할 가능성이 크다. 왜냐하면 안전하지 못하거나 효과가 없는 약물을 승인하여 피해가 발생할 경우 승인자가 직접적 제재(制裁)를 받게 되나, 유형 1에 해당하는 오류의 경우 피해자도 불분명하고 피해 정도를 알기도 어려운 것이 보통이므로 승인결정에 대한 책임에서 벗어날 수 있기 때문이다.

<표 9-1> 신약의 효과와 안전성

		효과도 있고 안전한 경우	효과도 없고 안전하지도 않은 경우
규제당국의 결정	승인	정확한 결정	유형 2의 오류
	거부	유형 1의 오류	정확한 결정

자료: Grabowski & Vernon (1983).

반면에 제약기업측은 유형 2의 오류를 저지를 가능성이 높다. 즉, 제약기업들은 선발기업의 이점을 누리기 위해 혹은 비용을 줄이기 위해 충분한 테스트 과정을 거치지 않을 우려가 있다.

시장과 정부가 모두 오류를 일으킬 가능성도 있다. 문제는 어느 기관이 더 적고, 비용이 적게 드는 오류를 일으키느냐는 것이다.

4. 급여 및 가격 정책

다른 재화와 달리 의약품은 비용에 대한 최종 지불자가 약의 소비자인 환자가 아니라 국가나 보험자와 같은 제3자인 경우가 많다. 이 경우 환자나 의료공급자 모두 비용에 무관심할 가능성이 높다. 이에 우리나라를 비롯하여 공적 의료보장체계를 가지고 있는 많은 나라에서는 의약품에 대한 급여 및 가격결정 정책을 통해 의약품의 합리적 구매를 추구한다. 급여 및 가격정책은 제약산업의 성과에 직접적 영향을 미칠 뿐 아니라, 산업의 구조, 기업행동에도 영향을 미친다.

1990년대에 접어들면서 공적 건강보장체계를 갖추고 있는 여러 나라에서는 공공재정에 대한 압박을 피하기 위한 수단으로 강도 높은 약제비 인하노력을 하였는데, 그 배경으로는 약제비 증가율이 다른 보건의료비 증가율을 상회하는 경우가 많이 발생하였고, 다른 보건의료비용에 비해 약제비의 통제가 상대적으로 용이하다는 판단도 작용한 듯하다.

급여 및 가격정책은 크게 직접적 가격통제 정책과 제품선택 과정에 정부나 보험자가 개입함으로써 간접적으로 가격에 영향을 미치는 정책으로 구분해 볼 수 있다.

우선 가격에 대한 직접통제 정책으로는 새로 도입되는 약의 가격을 규제하거나 재평가를 통해 기존 약의 가격인하를 시도하는 것, 가격조정을 허용 혹은 불허하는 정책을 들 수 있다. 신규로 도입되는 약의 가격결정에는 다른 국가에 등재된 가격을 참고하거나, 이미 등재된 다른 약의 가격과 비교하는 방법 등이 흔히 사용된다. 특허만료 후 제네릭이 진입할 때 오리지널 가격의 일정 비율 이하로 진입 제네릭의 가격을 규제하거나, 제네릭 진입 이후 특허가 만료된 오리지널 제품의 가격을 인하 조정하는 것도 직접적 가격통제 정책에 해당한다. 시장확대에 따라 가격을 조정하는 정책(가격-사용량 연동제와 같은)도 넓게 보면 직접적 가격통제 정책에 해당한다.

이러한 가격 규제정책에 대해 제약기업들 또한 전략적으로 대응해왔다. 대표적 전략이 전 세계 여러 나라에 판매되는 제품의 가격을 통일하는 정책이다. 물론 전 세계 시장을 대상으로 판매가를 단일하게 유지한다는 것은 거의 불가능에 가깝지만 과거에 비해서는 국가 간 가격편차가 확연히 줄어든 것으로 보인다. 단존과 타우제(Danzon & Towse, 2003)에 따르면 소비자는 물론 기업의 입장에서도 가격탄력성이 낮은 국가(소득 수준이 높은 국가)에는 높은 가격으로, 가격탄력성이 높은 국가(소득 수준이 낮은 국가)에는 낮은 가격으로 판매하는 것이 최선임에도 불구하고, 이러한 가격 전략을 채택하는 것은 한 국가에 판매한 낮은 가격이 다른 나라에 참조가 되거나, 병행수입을 통해 다른 국가로 전파되는 것을 방지하기 위해서라고 한다. 이러한 현상의 문제점은 이전에 더 싼 가격으로 약을 구매할 수 있었던 저소득 국가의 부담이 증가한다는 것이다. 국가 간 상호 가격 참조로 인해 상대적으로 유리한 가격을 제시하는 국가에 먼저 출시하는 현상도 볼 수 있다. 높은 가격을 보장받기 어려운 국가에는 출시시기를 늦춤으로써 다른 나라에서 그 가격을 참조하지 못하도록 하는 것이다. 그 외 보험자와의 이면계약도 흔히 볼 수 있다. 타국이 참조할 수 있는 명목가격은 높은 수준에서 유지하되, 리베이트 등을 통해 보험자의 실질적 부담은 낮춰주는 방향으로의 이면계약이 그것이다.

다음으로 제품 선택과정에 정부나 보험자가 개입하는 정책을 들 수 있다. 참조가격제(reference pricing)나 약품비 총액 규제, 제네릭 제품 처방에 대한 인센티브 부여, 선별등재제도 같은 것이 이에 해당하는 정책이다.

이 중 참조가격제는 가장 널리 사용되고 있는 급여 정책으로, 약들을 서로 대체 가능한 것들끼리 분류한 후 각 군별로 기준가격을 설정하여, 보험에서는 기준가격까지만 상환하고, 기업이 책정한 가격과 상환금액의 차이는 환자 본인이 부담하도록 한 정책이다. 환자에게 추가부담을 하도록 한 이유는 환자가 쓸 수 있는 기준가격 이하의 제품이 있음에도 불구하고 고가 제품을 선택하는 것은 개인의 기호에 해당하는 문제로, 필수적 의료범위에 대해서는 급여를 하지만 개인의 기호까지 급여로 충족시킬 필요는 없다고 보는 것이다. 또한 기준가격 이상의 제품을 선택할 경우 본인부담이 높아지므로 환자들이 추가 본인부담을 하지 않아도 되는 저가 제품을 선택하는 합리적 구매행위를 할 것이라는 기대가 있다. 이때 대체 가능한 약의 집단인 참조가격군의 범위 및 기준가격 수준은 나라별로 다양하다.

참조가격제의 운영 경험에 대해서는 다수 연구가 진행된 바 있는데, 대체로 참조가격제 도입 이후 특허가 만료된 오리지널 약의 가격은 인하된 것으로 나타났다. 그러나 기준가격 이하의 제네릭 제품은 더 이상 가격 경쟁을 할 유인이 없다는 점이 문제점으로 지적되고 있으며, 참조가격군으로 묶이지 않은 특허 신약의 사용량이 확대되고, 이들 신약의 가격이 증가하는 등의 문제도 확인되었다. 이에 참조가격제도의 원조 국가라 할 수 있는 독일에서는 2006년부터 특허만료 전 신약에도 참조가격제를 적용하기 시작하였으며, 참조가격보다 30% 이상 저렴한 약에 대해서는 본인부담금을 면제하는 방식으로, 기준가격 이하 제품들 간의 가격경쟁을 유도하고 있다(신영석 등, 2010).

제네릭 처방을 권장하는 정책도 여러 국가에서 실시하고 있다. 참조가격제도 제네릭의 처방을 장려하는 정책의 하나라고 할 수 있다. 그 외에도 제네릭 제품으로의 대체조제를 허용하는 것에서 나아가 출시된 제네릭 제품들 중에서 가장 싼 약 혹은 가장 싼 약들 중 하나로 대체조제 하도록 의무화한 국가도 있다.

개별 약의 가격을 성공적으로 인하하였다 하더라도 사용량이 증가하거나, 고가 신약의 사용비중이 증가할 경우 약품비 관리가 어려워진다. 이에 개별 약의 가격뿐 아니라 약품비 지출 총액을 관리하는 정책도 전 세계적으로 시행되고 있다. 약품비 총액을 관리하는 정책 중에서는 약품비 지출 증가율을 통제하는 정책도 있고, 처방 예산을 설정하고 관리하는 정책도 있다. 그 외 의사처방을 모니터링하거나 제네릭 처방률 등 개별 지표를 관리하는 정책 등이 있다.

약품비 지출 증가율을 통제하는 정책은 보통 개별 제품 단위나 치료군 단위 혹은 전체 외래 처방약에 대해 연간 약품비 증가율 목표를 정하고 이를 상회하는 매출에 대해 페널티를 적용하는 형태를 취한다. 페널티는 가격인하의 형태로 적용되기도 하고, 목표를 상회하는 정도에 따라 일정 금액을 보험자 혹은 정해진 기금에 반환하는 형태로 적용되기도 한다. 한편 의사단위, 환자단위로 목표 처방예산을 설정하여, 약품비 총액을 관리하는 경우도 있다. 이 경우 예산을 초과하였을 때 페널티를 부여하거나 예산을 잘 지킬 경우 인센티브를 부여하는 식으로 적정 처방을 유도한다.

의사처방을 모니터링하고 바람직한 기준에 비추어 지표관리를 하는 방식도 있다. 제네릭 처방률이 흔히 사용되는 관리지표의 하나이다. 이 방식도 적용함에 있어 지표관련 정보를 제공하여 자율적 변화를 유도하는 방식이 있고, 목표달성 정도에 따라 지불금액을 달리하는 성과불 방식을 채택할 수도 있다. 일반적으로 정보 제공만으로는 진료행태의 변화를 유도하는 데 한계가 있다는 지적이 많다(Bloor & Freemantle, 1996).

급여가능한 의약품의 목록을 관리하는 선별등재제도는 약의 가치에 따라 급여 여부를 결정하는 제도이다. 가치평가방법은 국가별로 차이가 있지만, 요즘은 약의 효과, 비용-효과성을 평가하여 급여여부를 결정하는 국가가 많다. 우리나라의 경우도 2006년 12월 29일부터 선별등재제도를 도입하였는데, 약을 선별함에 있어 가격의 높고 낮음이 아닌 비용-효과성을 중요한 판단기준의 하나로 채택한 것이 큰 변화 중 하나이다. 그리고 급여평가의 전반적 기준이 투입 비용이 아닌 산출된 가치에 따라 급여와 가격결정을 하는 것으로 변화되었다.

다른 나라의 경우 대개 가격과 사용 양상에 영향을 미칠 목적의 여러 정책들을 동시에 적용하고 있다. 즉, 한두 가지 정책으로 소기의 목적을 달성한 경우는 찾기 어렵다. 가격 정책을 예로 들면 약의 가격을 낮추었다 하여 반드시 약품비 지출 총액이 낮아지는 것은 아니다. 낮아진 가격으로 인한 이윤 손실을 보상하기 위해, 기업들은 판촉활동 강화로 사용량을 늘이거나, 고가 신약에 대한 판촉 강화를 통해 약품비 총액을 늘리곤 한다. 따라서 약품비 관리가 목적이라면 가격뿐 아니라 사용에 영향을 미칠 수 있는 정책을 동시에 고려할 필요가 있다.

5. 우리나라 제약산업

우리나라 의약품 시장을 규모 면에서 평가해 보면, 2010년 기준 의약품 총 생산액은 약 16.8조로, 국내총생산 중 1.43%를 차지하며, 2006~2010년에 이르는 동안 연평균 성장률은 7.9%를 기록하였다(윤강재 등, 2012). 지난 20년간 시장 규모는 약 3.4배 확대되었는데, 이러한 성장세는 생활수준 향상에 따른 의료복지에 대한 관심의 증가, 노인인구의 증가, 질병양상의 변화에 따른 수요의 증가 등으로 앞으로도 지속될 것으로 전망된다.

국내 의약품 시장의 독점화 정도를 집중도의 측면에서 살펴보면, 상위 3대 기업이 차지하는 점유율은 13.0%이나, 하위 28.5%의 기업들의 점유율 합이 1%에 불과해 상하위 기업 간 시장점유율의 격차가 큰 것으로 나타났다. 그러나 허핀달-허쉬만 지수로는 국내 의약품 시장은 경쟁적 시장의 특성을 지닌 것으로 분석되었다(윤강재 등, 2012). 이를 토대로 윤강재 등(2012)은 우리나라 의약품 시장을 부분적으로 과점적 시장의 성격을 갖고 있으나 대체로 경쟁적인 것으로 평가하였다.[4]

한편 우리나라 제약기업들의 경쟁양상을 보면 가격경쟁보다는 판촉활동을 통해 시장을 확대하고자 하는 경향이 있는 것으로 보인다(윤강재 등, 2012), 권순만 등(2010)이 국제 제네릭 약가를 비교한 연구에 의하면 우리나라 제네릭 의약품의 가격은 비교대상 국가의 그것에 비해 높은 것으로 나타났으며, 더욱 중요한 특징은 고가 제네릭일수록 더 많이 판매된다는 사실이다. 이전의 다른 연구에서도 이와 유사한 결과가 확인되었는데, 신주영 등(2008)은 고가 제네릭일수록 시장 점유율이 더 큰 현상을 발견하였다. 이는 특허만료 후 시장에서도 최종 판매가를 둘러싼 가격경쟁이 일어나지 않음을 의미한다. 물론 판매마진이나 음성적 뒷거래 등을 통한 판촉경쟁은 있지만(배은영, 2000), 보험 상한가 자체를 둘러싼 경쟁은 관찰되지 않았다. 오히려 보험 상한가를 높이 책정함으로써 판촉 여력을 키우는 것을 더 선호하는데, 고가 제네릭일수록 시장점유율이 더 높다는 것은 그러한 판촉전략이 성공

---

4 허재헌(2011)은 일부 효능군 시장을 대상으로 3대 기업 집중도와 허핀달 지수를 살펴보았는데, 항혈전제, 칼슘채널 차단제, 페니실린계 항생제, 항진균제, 인지기능개선제, 항치매약 시장에서 상위 3대 기업집중도가 60%를 넘는 것으로 나타났다. 이들 시장에서는 허핀달 – 허쉬만 지수도 0.3 내외로 높게 나타나 경쟁수준이 낮은 것으로 평가되었다.

적이었음을 의미한다.

기업들의 매출액 대비 비용 지출 구조를 보았을 때도 그간 국내 제약기업은 신약의 개발을 통한 제품의 질에 의한 경쟁보다는 판촉 경쟁을 통해 시장을 확대해왔음을 알 수 있다. 우리나라 제약기업의 매출액 대비 판매관리비 비중은 35.6%로, 글로벌 제약기업의 30.3%보다 높다(한국보건산업진흥원, 2011; 윤강재 등, 2012). 반면 연구개발비 비중은 6.0%로 2006년 대비 다소 높아진 양상을 보이나, 글로벌 제약기업의 15.6%에 비하면 낮은 수준이다(한국보건산업진흥원, 2011; 윤강재 등, 2012).

여러 정황들을 종합해 보건대 우리나라 제약산업은 시장구조로 보아 경쟁적이라 할 수 있으나, 한계생산비용보다 높은 판매가, 높은 광고·판촉비 지출 등 시장에서의 기업행동으로 보면 독점적 산업의 그것과 비슷한 행태를 보이고 있음을 알 수 있다.

제약산업에서의 기업 행동, 성과는 시장 내적 요인은 물론, 외적 환경의 변화에도 영향을 받는다. 대표적인 것이 정부 정책이다. 정부의 신약개발 관련 R&D 투자 정책은 물론이고 한미FTA와 같은 통상정책, 그리고 건강보험 급여정책도 제약산업에 직간접적 영향을 미칠 것으로 기대된다. 이중 건강보험정책은 항상 산업정책과 긴장관계에 있어왔다. 약과 관련한 보험급여정책이 발표될 때마다 제약산업의 성장과 연구개발 활동에 부정적 영향을 미친다는 비판이 뒤따르곤 했다. 가령, 2006년 12월 말부터 시작된 선별등재방식(*positive system*)의 도입 당시에도 국내 제약산업에 미칠 부정적 영향을 우려하는 목소리가 있었다. 그러나 일부에서는 이를 국내 제약산업의 체질을 튼튼히 하는 계기가 될 수도 있다고 보았는데, 연구개발 활동에 투자함에 있어 단지 신제품을 개발하는 것이 아니라 효과의 개선을 가져올 수 있는 가치 있는 제품의 개발에 주력할 수 있도록 조장하는 역할을 할 수 있다는 것이다. 그리고 제품가치를 스스로 증명해 보임으로써 국내뿐 아니라 세계 시장을 개척하는 데도 긍정적으로 작용할 수 있다고 보았다(배은영 등, 2005a). 2012년에는 첫 번째 제네릭이 등재된 지 1년이 경과한 후에는 제네릭과 오리지널 약 모두 제네릭 도입 직전 가격의 53.55%까지 가격을 일괄 인하하도록 한 조치가 있었다. 정부에서는 이상의 정책이 건강보험 재정안정화뿐 아니라 제약산업의 경영구조를 개선하고, 기업으로 하여금 적극적으로 신약개발에 나설 동기를 부여하는 것이라고 주장하였다. 이에 대해 제약업계에서는 정부의 약가인하 정책이 제약산업의 수익률을 떨어뜨림으로써 궁극적으로 연구개발 활동을 위축시킬 것이라고 전망하였다. 물론 이상의 정책이 어떤 영향을 미쳤는지에 대해 아직 제대로 된 분석결과는 발표되지 않았다. 다만 허재헌(2011)이 분석한 바에 의하면 건강보험의 약가인하 조치가 해당 제품에 대한 생산량에 영향을 미쳤다는 증거를 찾아볼 수는 없었다고 한다.

10 재원조달과 지불보상제도

보건의료의 재원조달방법에 따라서 소득계층 간 형평성, 조달되는 금액의 양, 그리고 소비자 후생과 서비스 생산이 달라진다. 그리고 조달된 재원이 공급자와 소비자에게 전달되는 과정에서 그 배분을 결정하는 것이 지불보상방법이다. 따라서 재원조달과 지불보상은 불가분의 관계를 갖게 된다. 우선 재원조달에 관련된 내용을 살펴보면 다음과 같다.

1. 재원조달

최근의 의료기술의 발달과 이에 수반되는 의료비 부담의 증가, 그리고 양질의 의료서비스에 대한 소비자의 기대는 보건의료부문에서 재원조달의 문제를 더욱 중요한 문제로 부각시키고 있다. 그리고 점차 증가하는 재정부담을 공공부문에서 전적으로 부담하는 것은 거의 불가능한 일이 되고 있으며 따라서 나라마다 다양한 재원조달방법에 관한 많은 관심을 갖기 시작했다.

보건의료는 세계 어느 나라를 막론하고 그 재원이 다양하다. 자본주의 경제는 물론 중앙통제식 계획경제에서도 어느 하나의 재원만으로는 보건의료가 갖는 각종 목적을 충분히 달성하기 어렵기 때문에 여러 가지 재원을 폭넓게 이용하고 있다.

재정운영을 위한 원천적인 재원은 각종 생산요소에 귀착되는 소득, 즉 임금 및 봉급과 자본재 소유주에 귀착되는 이윤, 그리고 각종 자산 소유자에게 귀착되는 임대수입이 된다. 그러나 대부분의 경우에 보건의료에 관한 재원조달에서 원천적인 재원에 해당하는 소비자의 결정권은 크지 않으며 행정당국이나 의료서비스의 공급자 단체가 큰 영향력을 발휘하고 있다. 그것은 보건의료에 대한 지불이 소비자에 의한 직접 지불도 있긴 하지만 상당 부분이 제3자의 개입에 의하여 간접 지불되고 있기 때문이다. 따라서 재원조달에 관한 논의가 필요해진다. 재원은 크게 공공재원, 준공공재원, 그리고 민간재원으로 나누어진다.

1) 재원조달방법

(1) 공공 및 준공공재원

① 일반 조세수입

보건의료를 위한 가장 중요한 재원은 일반 조세수입이다. 일반 조세수입이 총국민소득에서 차지하는 비율은 국가마다 차이는 있지만 상당한 부분을 차지한다. 국제통화기금(IMF)의 조사에 의하면 선진국은 그 비율이 평균 26% 정도이나 개발도상국은 4%에서부터 31%까지 국가마다 다소 차이가 있다. 개발도상국 중 일반 조세수입의 비율이 낮은 국가는 국가의 재정지원능력의 부족으로 인하여 보건의료부문이 다른 산업에 비하여 낙후되어 있는 것이 보통이다.

일반 조세수입은 상업거래 및 이윤에 부과되는 조세, 수출 및 수입에 부과되는 관세, 소득세, 그리고 재산세가 주종을 이루며 선진국일수록 소득세나 재산세가 그리고 개발도상국일수록 거래세 및 이윤세가 큰 비중을 차지한다. 국민경제의 규모가 커질수록 국제무역이나 국내 상거래에 따르는 세금보다 소득세나 재산세의 비중은 커지게 된다.

일반 조세수입에 의한 보건의료의 재원조달은 다른 공적 사업으로부터의 재원을 보건의료부분에 이전 분배함으로써 혹은 일반 조세수입이 증가할 때 보건의료부문의 비중을 그대로 유지함으로써 늘어날 수 있다. 국민경제의 규모가 커질수록 조세율이 일반적으로 높아지기 때문에 개발도상국을 비롯한 많은 국가들은 경제성장과 함께 보건의료부문에 더 많은 투입을 할 수 있으며, 이것은 많은 경우에 보건의료의 사회화(socialization of health sector)의 정도를 심화시키기도 한다.

OECD 국가 중에서 일반조세를 통하여 보건의료재정을 조달하는 국가는 캐나다, 스웨덴, 영국이 있으며, 중남미의 많은 국가들은 근로소득세에서 재원의 상당부분을 조달하고 있고, 미국의 노령자 공공보험인 메디케어(Medicare)는 사회보장세와 일반조세의 공동기여에 의하여 재정을 충당하고 있다(Schieber & Maeda, 1997).

② 부 채

부채에 의한 재원조달은 국가재정 당국이 국내 혹은 외국에서 돈을 빌려 사업에 대한 재원으로 충당할 때 이루어진다. 예를 들어 우리나라는 1979년을 전후하여 세계은행으로부터 3천만 달러의 차관을 도입하여 농어촌지역에 89개소의 모자보건센터를 설립하여 운영하였다.

국내에서 돈을 빌리는 경우는 국내저축에서 이자를 지급하고 빌리는 경우와 부채증명서(debt certificate)나 채권(bond)을 발행하고 빌리는 두 가지 경우가 있다. 저개발국가나 개발도상국에서는 일반적으로 채권자인 국민이 채무자인 국가를 신뢰하지 않기 때문에 이러한 방법에 의한 재원조달은 용이하지 않다. 따라서 세계은행이나 혹은 아시아개발은행(ADB: Asian Development Bank) 등의 융자기관으로부터 장기저리의 차관을 얻어 필요한 보건의료사업을 시행하게 된다. 1950~1960년대의 우리나라처럼 현재에도 대부분 저개발국가의 보건의료사업은 이러한 부채에 의한 재원조달방식을 취하고 있다.

원조의 성격을 띤 차관은 대개 처음 상당기간 동안은 이자지급 및 원금상환의 유예를 받게 되며 적용되는 이자율도 상업차관보다 훨씬 낮게 책정된다. 과거에 많은 개발도상국들이 이러한 원조성 차관을 도입하여 목표하는 사업을 성공적으로 달성하거나 국가경제를 부흥시키는 원동력으로 사용한 국가도 있었지만 몇몇 국가는 원금상환도 제대로 못하여 원금상환을 위한 제2의 그리고 제3의 차관을 도입하여 빚더미 위에 앉기도 하였다.

③ 소비세 수입

부채나 혹은 일반 조세수입에 의한 재원조달 이외에도 소비세 수입에 의한 재원조달이 가능하다. 특히 지방정부일수록 소비세 수입은 전체 수입에서 큰 몫을 차지하며 소비세 수입을 근거로 한 공공사업이 활발하다. 그러나 소비세는 관리운영이 어렵고 정치적으로 크게 환영받지 못한다는 이유 때문에 선진국을 제외한 개발도상국에서는 재원조달의 좋은 방법이 되지 못하고 있는 실정이다.

소비세는 공공사업을 위한 중요한 재원은 아니지만 보건의료나 교육 등과 같은 특정사업을 위한 좋은 재원으로 간주되고 있다. 어떤 재화나 용역으로부터 얻어지는 세수를 특정사업의 용도로 사용할 수 있는데, 예를 들어 담배나 주류의 판매로부터 얻어지는 세수를 보건의료사업을 위한 재원으로 사용하는 것 등이다. 소비세에 의한 재원조달은 관련 공공사업의 목적이 분명할 때에는 정치적 타당성을 쉽게 가진다는 이점이 있긴 하지만, 세금의 성격 자체가 소득역진적이라는 단점을 가진다. 즉, 저소득층이 많이 사용하는 물품에 소비세가 부과될 경우, 세금의 효과가 도시영세민이나 농어촌지역 주민에게까지 미쳐 결과적으로 저소득층에게 상대적으로 큰 부담을 안겨줄 수도 있다. 한편, 고소득자가 일반적으로 소비를 많이 하기 때문에 고소득층이 많이 소비하는 물품에 세금을 부과하면 소비세가 소득역진적이지 않다는 주장도 있다.

우리나라의 경우 1998년부터 국민건강증진법에 의하여 담배부담금의 일부를 국민건강증진을 위한 공공보건의료사업 및 건강보험에 사용함으로써 보건의료의 재원조달을 부분적으로 소비세 수입에 의존하고 있다.

④ 목적세

조세방식에 의한 재원조달의 또 다른 형태는 보건세 혹은 건강세를 거의 모든 국민을 대상으로 징수하여 보건의료의 재원조달에 충당하는 방법이 있다. 공공보건의료를 위하여, 혹은 국민에게 전달되는 제반 보건의료 서비스의 재원으로서 소득의 일정분을 목적세인 보건세로서 징수하게 된다. 경우에 따라서는 부동산 소유자에게 재산세에 부가되어 일정률이 부과되기도 하고 혹은 자동차와 동산에 목적세가 첨부될 수도 있다. 교육재정 충당을 위하여 교육세를, 국방비 재원으로 방위세를, 그리고 농어촌 지원을 위하여 농특세를 내듯이 보건의료의 재원조달로 보건세를 부담하는 형태이다.

목적세는 그 징수가 비교적 용이하고(행정적 편의성) 따라서 세금징수에 따르는 행정비용이 적다는 장점이 있다. 그리고 소득역진적 소비세의 경우와는 달리 소득누진적이거나 적어도 소득비례적일 수 있어 사회형평에 부합되는(형평성) 재원조달방법이다. 그러나 무엇보다 큰 문제는 국민의 조세저항이다. 목적세가 보건의료재원으로 쉽게 채택되지 못하는 가장 큰 이유는 국민적 합의를 끌어내기가 어렵다는 점이다.

⑤ 사회보험

사회보험은 근로자나 고용주에게 임금의 일정률을 보험료로 납부하도록 강제함으로써 근로자들을 위한 보건의료 서비스 제공의 재원을 마련하는 재원조달체계에 해당한다. 때로는 정부도 재정의 일부분을 담당하게 되며 의료서비스 이용시 근로자는 얼마간의 금전적 부담을 안게 되기도 한다. 보험료의 부담은 건강에 대한 위험($risk$)에 준하기보다는 소득을 기준으로 하며 따라서 질병발생 확률이 높은 근로자일수록 상대적으로 더 큰 혜택을 입게 되는 것이다.

사회보험방식에 의한 재원조달은 보건의료 서비스 제공을 위한 새로운 재원조달방법이란 이점 때문에 우리나라를 위시한 몇몇 개발도상국에서 채택되어 왔으며 앞으로도 여러 국가에서 고려의 대상이 될 것이다. 사회보험이 갖는 큰 단점은 주로 피고용 근로자나 그 가족들만이 보험혜택에 포함되는 것이다. 한 국가에서 이들이 차지하는 비중이 실제적으로 그렇게 크지 않으며 상당부분의 노동자가 농업, 어업 혹은 소규모 자영사업에 종사하기 때문에 이들 노동자에 대한 의료보험의 혜택부여가 큰 문제로 남는다. 한 가지 방법은 점차로 의료보험의 혜택을 전체 국민에게로 넓혀가면서 필요한 재정의 조달도 보험료 위주에서 보험료 및 일반조세수입의 양축으로 이전하는 것이다. 이러한 경우 사회보험제도는 전국민의료보험 제도로 발전하게 된다.

한편, 직장 근로자의 건강보험료는 일반적으로 근로자와 고용주가 공동으로 부담하는데, 고용주의 입장에서 보면 모두 노동비용이기 때문에 건강보험료를 인상하면 기업의 노동비용을 상승시키므로 고용 확대를 기피하게 된다. 즉, 고용에 미치는 악영향 때문에 OECD에서는 건강보험료의 인상 대신 간접세를 권장하기도 한다.

⑥ 복 권

복권의 발행은 민간이 상업적으로 할 수도 있으나 많은 경우에 공공사업의 수행을 위한 재원확보의 방법으로 이용되고 있다. 우리나라 정부가 저소득층을 위한 주택건립에 필요한 재원을 확보하기 위하여 주택복권을 발행한 것과 '88 서울올림픽을 개최하기 위한 올림픽복권, 로또복권 등은 복권이 공공재원조달에 쓰인 실례에 해당된다. 복권을 발행하고 주관하는 기관은 공사(公社)의 성격을 띤 비영리단체로서 국가나 지방정부의 감독과 지시를 받게 된다. 복권이 특정사업을 위한 재원확보의 수단으로 쓰인 예는 많으나 복권으로부터 발생되는 재정수입이 크지 않기 때문에 많은 국가가 이 방법을 애용하는 것은 아니다.

재원조달방안으로서 복권이 가지는 다른 한계는 소득역진성이라는 것이다. 예를 들어 노인병원 건립을 위하여 복권을 발행하면 복권의 특성상 주로 중산층 이하의 사람들이 복권을 사게 되고 결국 노인을 포함한 중산층 이하의 비용부담으로 노인병원이 건립되어 사회보장적 성격이 퇴색해지는 단점이 있다.

(2) 민간재원

① 고용주 부담

고용주가 보건의료비의 상당부분을 부담하는 것은 우리나라뿐 아니라 다른 나라에서도 보편적인 현상이다. 공무원인 경우에는 국가가, 근로자를 위해서는 기업이 의료보험료의 일정률을 부담하거나 혹은 의료서비스 비용의 전액 혹은 일부를 부담한다. 때에 따라서는 고용주가 의사를 비롯한 보건의료 인력이나 시설을 구비하고 1차 보건의료 서비스의 대부분을 직접 제공하기도 하며, 특히 광산, 철도, 건설 및 제철산업의 경우에는 기업주가 2차 보건의료 서비스까지도 직접 제공하는 예를 여러 나라에서 발견할 수 있다.

의료비가 증대되어 기업의 부담이 늘어날수록 이러한 현상은 두드러지게 나타나는데 그것은 서비스를 직접 제공함으로써 의료비 부담을 줄일 수 있기 때문이다.

좋은 노동력을 확보하기 위하여 고용주가 자발적으로 보건의료비의 부담을 늘리는 것을 고용혜택으로 제시하기도 하며, 때로는 노동쟁의나 타협의 과정을 거치면서 고용주의 보건의료비 부담이 커지기도 한다. 따라서 민간재원으로서의 고용주 부담은 시간이 지날수록 그 중요성이 증대하고 있다.

② 민간의료보험

의료보험이 정부나 기타 공공기관에 의하여 조직되고 적용상의 강제성을 띨 때 우리는 이것을 사회보험 혹은 사회보장이라고 부르게 된다. 반면에 민간보험에서는 개인 혹은 단체가 민간시장을 통하여 영리 혹은 비영리조직으로부터 보험을 사게 되며 보험의 가입이나 탈퇴는 개인의 자유의사에 맡긴다. 그리고 보험금 역시 가입자별 유병확률(*probability of illness*)에 근거하여 산정되기 때문에 민간보험에서는 가입자의 특성에 따라 경제적 부담이 차이를 갖게 되는 특성이 있다.

민간보험은 사회보장제도를 채택하지 않은 나라에서 성행하며 국가에 따라서는 사회보험제도의 보완책으로 민간보험시장이 형성되기도 한다. 예를 들어 영국이나 독일, 그리고 호주 등에서는 전국민이 사회보장 속에 포함되는 것을 원칙으로 하나 소득 상위계층에 대해서는 민간보험의 가입을 허용함으로써 좀 더 양질의 보건의료 서비스에 대한 문호를 개방하고 있다.

국가에 따라 사회보험 속에 대다수 국민을 포함하지 못하게 되는 경우가 있는데, 그런 경우에도 민간보험은 사회보험에서 제외된 국민을 대상으로 형성된다. 우리나라에서도 전국민의료보험이 실시되기 이전인 1977년에서 1989년 사이에 여러 종류의 민간보험이 조직되어 운영되기도 하였다. 예를 들어 한국기독교복음선교본부, 대한반공청년회, 대한불교법상종, 서울가톨릭사회복지회, 농협, 청십자, 춘성-춘천지역의료보험 등이 그것인데 주로 사회보험에서 제외되었던 도시 저소득층 주민이나 농어촌지역 주민이 참여하였다.

저개발국가나 개발도상국에서는 개인의 부담능력 부족으로 인하여 민간보험이 큰 역할을 하지 못하는 것이 일반적이며 선진국일지라도 대개 사회보험이나 기타 사회보장제도의 보완기능만을 담당하기 때문에 보건의료의 재원으로서 큰 몫을 차지하지 못하는 것이 일반적 현상이다.

우리나라는 사회보험제도를 갖추고 있기는 하나 보험의 급여범위가 포괄적이지 못한 관계로 민간보험이 개발되어 급속히 확대되고 있는 실정이다. 즉, 보험비급여 항목인 고가장비 관련서비스를 주요 급여대상으로 하는 민간보험이 대부분의 생명보험회사에 의하여 인기리에 판매되고 있으며 2011년을 기준으로 전국민의 70% 이상이 가입한 것으로 추정된다(서남규 외, 2013). 민간보험의 평균보험료는 국민건강보험에서 소비자가 부담하는 평균보험료보다 높기 때문에 일반가계에 상당한 부담이 되며 가계의 의료비 부담을 높이는 데 결정적인 역할을 하고 있다. 또한 부차적인 문제로 의료의 계급화를 조장하는 원인이 되기도 한다. 대부분의 생명보험회사에 의하여 인기리에 판매되고 있으며, 국민건강보험가입자의 60% 이상이 가입한 것으로 추정된다. 암질환만을 대상으로 하는 보험이기는 하나 평균보험료는 국민건강보험에서 소비자가 부담하는 평균보험료보다 높기 때문에 일반가계에 상당한 부담이 되며 가계의 의료비 부담을 높이는 데 결정적인 역할을 하고 있다. 또한 부차적인 문제로 의료의 계급화를 조장하는 원인이 되기도 한다.

③ 기부금

국가에 따라 차이는 있지만 기부금이 보건의료비 총액에서 차지하는 비중이 적지 않다. 기부의 형태는 다양하며 재정지원의 형태를 띠기도 하고, 때로는 특수장비, 특정시설, 소모품이나 약품 등의 물품지원이 될 경우도 있으며, 혹은 의료종사자들에 의한 현물기부(in-kind donation)도 있다. 기부자는 대체로 부호나 대기업 혹은 종교단체가 주종을 이루고 때로는 학생이나 일반 사회단체도 보건의료 서비스를 위한 기부행위를 한다. 국가의 경제가 팽창하고 개인소득이 증가할수록 기부금도 늘어나는데 사회 의식구조의 변화도 이유가 되겠으나 개인이나 기업의 경우 무엇보다 기부행위 자체가 재산세 혹은 소득세 감면의 동기를 갖게 되기 때문이다.

개발도상국의 경우 개인이나 기업의 기부는 적은 반면에 외국기관의 기부가 큰 몫을 차지하기도 한다. 외국기관, 예를 들어 UNICEF, CARE, USAID, WHO 등은 차관이 아닌 기부로 개발도상국의 보건의료 개발에 직접 참여하고 있다. 우리나라는 1980년대 후반부터 기부 수혜국에서 기부국으로 변모하였는데, 예를 들어 1988년에 있은 소련 아르메니아 대지진 참사, 2002년 터키 대지진, 2004년 인도네시아 쓰나미 참사

때 많은 구호물품과 의료진이 송파되기도 하였으며 아프리카 문제지역에 의약품 및 구호물품을 정부 혹은 민간차원에서 보내고 있는 것도 기부의 형태로 분류할 수 있다. 1996년 OECD에 정식으로 가입함으로써 우리나라는 개발도상국에 대한 기부국으로 정식 분류되기 시작하였으며, 따라서 개발도상국에 대한 보건의료부문의 기부자로서의 역할을 수행하고 있다.

④ 가계지출

개별가구의 보건의료에 대한 비용지출은 직접지출과 간접지출로 구분되는데 의료보험료나 사회보험을 위한 조세부담은 간접지출이 되며, 보건의료 서비스를 받는데 대하여 해당 서비스의 제공자에게, 제공되는 서비스에 상응하는 반대급부를 직접 줄 때 그것은 직접지출이 된다. 의료제도나 보험제도에 따라 국가마다 개별 가구의 총의료비에 대한 직접지출 비율은 큰 차이를 나타내는데 우리나라의 경우 앞장에서 언급하였듯이 2010년 현재 총의료비의 41.8%(건강보험의 경우 총진료비의 36.4%)를 상회한다고 추정되고 있으며(건강보험공단, 2012), 이것은 외국의 경우와 비교할 때 상당히 높은 수준임을 알 수 있다(OECD, 2012). 의료기관에의 직접적 비용지출 이외에도 우리 국민은 보약이나 건강식품에 상당한 지출을 하고 있기 때문에 국민의료비 총액 중에서 가계의 직접지출이 차지하는 비중은 다른 나라에 비하여 높은 편이며 따라서 가계는 정부 못지않은 중요한 재정원인 셈이다.

가계의 직접의료비 지출이 크다는 것은 의료제도의 문제점으로 지적된다. 저소득층은 재정장벽이 크기 때문에 필요한 의료서비스마저 이용하지 못하게 되기 때문이다. 저소득층은 의료이용을 가능한 지연시키다가 일단 불가피한 상황에서 이용할 경우에는 큰 비용을 지출해야 하므로 그들의 보건의료에 대한 욕구가 제대로 해소될 수 있는 의료제도상의 보완이 뒤따라야 할 것이다.

⑤ 지역사회의 자구(Communal Self-Help)

개발도상국이나 저개발국일수록 보건의료부문에 투입되는 경제자원이 한정적일 수밖에 없다. 그것은 우선 경제의 규모 자체가 작아서, 비록 국민총생산의 일정률을 보건의료에 사용한다고 하여도 투입되는 절대액이 적기 때문이며, 두 번째로는 보건의료는 상공, 재무, 법률, 국제무역, 기술개발 등과 비교할 때 국가정책 고려의 우선순위에서 뒤지기 때문이다. 따라서 국민 건강수준을 유지 또는 향상시키기 위한 충분한 재원이 확보되지 못하며 그 대안으로 지역사회가 일종의 자구책을 마련하는 예를 발견할 수 있다. 예를 들어 중국에서는 1차 보건의 상당부분을 정규의사에게 맡기지 않고 지역사회가 직접 맡는 제도를 1980년대 말까지 시행하였었다. 즉, 공장이나 마을에서 선발된 소수인원을 단기간 훈련하여 그들로 하여금 웬만한 응급처치나 보건교육을 담당하게 함으로써 부족한 재원에 대하여 보완적 조치를 하고 있다.

지역사회 자구의 형태는 다양하다. 나라에 따라서 전통의료(*traditional medicine*)를 지역사회 자구의 일환으로 이용하기도 하며, 때로는 마을 전체가 보건의료를 위한 공동시설의 건축에 참여함으로써 부족한 재원에 대처하기도 하고 특정 질병의 방역을 위하여 온 마을이 협동체제를 스스로 구축하기도 한다. 사실상 마을주민 전체가 지역사회 자구에 관한 한 잠정적인 재원이 되는 셈이다.

지역사회 자구가 보건의료 제공을 위하여 상당한 역할을 수행할 수 있음에도 불구하고 많은 국가에서는 이것을 종래의 병원중심 혹은 의사중심의 의료전달체계의 지극히 보조적인 수단으로만 생각하는 경향이 짙다. 지역사회 자구는 병원이나 기타 보건의료 시설에 비하여 투입하는 자원이 훨씬 적은 반면 주민의 건강보호나 건강증진의 효과는 매우 클 수 있기 때문에 개발도상국이나 선진국을 막론하고 보건계획의 주요 고려대상이 되어야 할 것이다.

〈표 10-1〉에 따르면 각국의 보건의료체계는 NHI(National Health Insurance), NHS(National Health Service), SHI(Social Health Insurance), Medicare, Medicaid로 구분할 수 있다. 테리스 등(Terris et al., 1977)은 보건의료 공급을 누가 하느냐에 따라 NHS와 SHI로 구분하였다. NHS에서는 보건의료 공급을 공공 병·의원에서 공무원이 담당하는 반면 SHI 체계 하에서는 계약을 통해 개별사업자들이 보건의료 서비스를 공급한다. 〈표 10-2〉에 따르면 보건의료체계를 NHS, SHI, NHI, Liberal 모델로 구분하여 설명하고 있다. NHS 모델은 보건의료 서비스를 정부가 제공하고 또한 전국민을 대상으로 정부가 재정을 충당한다고 할 수 있으며 SHI 모델에서는 보건의료 서비스를 보험가입자에게만 한정적으로 제공하고, 정부는 다수의

〈표 10-1〉 각국의 재원조달

국가	보건의료체계	공공재원	민간보험 역할
네덜란드	NHI	목적세, 평균보험료, 조세	보편적 급여. 추가급여: 80% 가입
노르웨이	NHS	조세	민간시설 이용: 5% 미만 가입
뉴질랜드	NHS	조세	본인부담금, 전문의, 민간병원 수술: 33% 가입
덴 마 크	NHS	목적세 (소득세)	본인부담금, 추가급여, 민간시설 이용: 40% 가입
독 일	SHI	사용자-근로자 보험료 분담, 조세	본인부담금, 편의시설: 20% 가입 민간대체보험: 10% 가입
미 국	Medicare Medicaid 16%: 무보험	Medicare: 소득세, 보험료, 연방세 Medicaid: 연방세, 주정부세	기본민간보험: 56% 가입. Medicare 보충보험
스 웨 덴	NHS	조세	민간시설 이용: 5% 미만 가입
스 위 스	NHI	평균보험료, 조세	보편적 급여. 추가급여: 70% 가입
영 국	NHS	조세	민간시설 이용: 10% 가입
이탈리아	NHS	부가가치세, 지방세	민간시설 이용: 15% 가입
일 본	SHI	조세, 보험료	현금급여, 본인부담금: 다수 가입
캐 나 다	Medicare	주정부세, 연방세	추가급여: 67% 가입
프 랑 스	SHI	사용자-근로자 보험료 분담, 조세	본인부담금: 90% 가입, 추가급여
호 주	Medicare	조세, 목적세	민간시설 및 추가급여: 50% 가입

주: NHI = National Health Insurance, NHS = National Health Service,
　　SHI = Social Health Insurance
자료: The Commonwealth Fund (2011).

<표 10-2> Health Care System의 새로운 분류

보험자 유형	의료서비스 제공자	
	공공	민간
단일 보험자 / 집중적	NHS	NHI
다수의 보험자 / 분산적	SHI	Liberal 모델

자료: 국민건강보험공단 홈페이지(www.nhis.or.kr, 2014)

보험조합을 통해 보험재정을 간접적으로 관리한다. NHI 모델의 경우, 민간영역이 보건의료 서비스 공급을 주로 담당하지만, 보험재정은 정부가 중앙집중식으로 관리하고 전국민이 대상이다. Liberal 모델에서는 주로 민간 공급자가 보건의료 서비스를 제공하고 정부는 전국민 모두를 대상으로 하지 않고 일부 취약계층을 대상으로 서비스를 공급한다.

2) 재원조달의 추세

재원조달의 세계적인 추세를 한 마디로 간추리는 것은 불가능하다. 재원조달방안 자체가 다양할 뿐더러 각국이 선택하는 방법의 조합 또한 각양각색이기 때문이다. 그러나 1990년대 이후 전반적인 추세는 그동안 정부의 공공재원에 주로 의존해 왔던 선진국들이 민간재원에의 의존도를 높이는 방향으로 나간다는 것이다(WHO, 2005). 민간재원의 역할이 증대되면서 소비자의 선택권은 확대되고 공급자 간의 경쟁은 더욱 심화되었으며, 비용을 지불하는 소비자나 보험조합은 의료비 억제에 더욱 큰 영향을 미치게 되었다. 그러나 이러한 나라들에서도 의료공급자들에게 대한 정부의 감독기능과 규제기능은 감소되지 않음을 유의할 필요가 있다.

예를 들어 영국과 스웨덴에서는 정부의 전체적인 규제의 틀은 변하지 않으면서 일반의 사이에 그리고 전문의, 병원 사이에 경쟁체제를 도입함으로써 의료서비스의 질을 향상시키고 환자의 선택 폭을 넓히려는 시도가 있었다. 전체적인 규제의 틀이

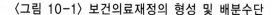

〈그림 10-1〉 보건의료재정의 형성 및 배분수단

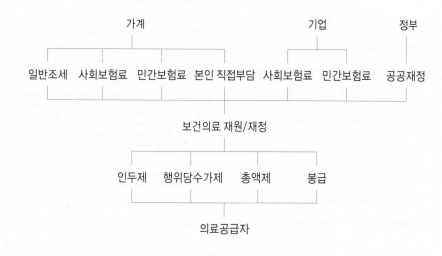

주: 우리나라 재정충당은 NHIC(2009) 정책자문회(양봉민) 자료 참조.

변하지 않는 속에서 경쟁의 개념이 도입된다는 점에서 유럽의 이러한 변화를 규제적 경쟁(*regulated competition*) 혹은 내부경쟁(*internal competition*)이라고 부른다. 유럽의 몇몇 국가들이 이러한 재원조달방법의 변화를 시도하는 것은 제도의 형평성을 잃지 않고도 효율을 제고시켜 국민의료비의 인상을 억제하는 데 가장 큰 목적이 있다.

개발도상국도 민간부문의 재원조달에 의존도를 높이는 경향이 있다. 이들 국가의 공통점은 증가하는 의료욕구에 비하여 공공부문의 재원조달이 크게 부족하다는 점이며, 따라서 재원부족의 문제를 해결하기 위하여 민간부문의 투자를 유도하여 의료서비스에 본인부담가격(*user fee*)을 도입하고 있다. 그러나 WHO(2005)는 이러한 민간재정의 확대가 자칫 보건의료부문의 형평성을 저하시킬 우려가 크기 때문에 주의와 자세한 경제분석이 선행되어야 한다고 경고하고 있다.

우리나라는 OECD 선진국에 비하여 재원조달방안이 매우 다양하며 또한 그 구조도 매우 복잡하다. 특히 공공재원이 취약하며 민간재원이 차지하는 비중이 현재 세계에서 가장 높은 나라군(群)에 속하며, 민간재원도 가계가 사회보험에 강제부담하는 보험료, 민간보험료(암보험 등), 의료비의 본인 직접부담분, 그리고 기업이 고용근로자를 대신하여 부담하는 보험료 및 기타 의료비 지출 등 매우 다양한 것으로 보고되고 있다. 지나치게 비대한 민간재정이 갖는 제도상의 비형평 및 비효율을 감안할 때 보건의료부문의 균형 있는 발전을 위하여 우리나라는 오히려 공공부문의 활성화가 앞으로 주요 정책과제가 될 것이다.

이러한 논의를 토대로 각 재원조달방법을 출처별로 분류하고 이를 다시 공급자인 의료기관에 전달되는 과정을 그림으로 그려 보면 〈그림 10-1〉과 같다. 가계나 기업, 정부로부터 모인 재정은 인두제, 행위당수가제, 총액제, 혹은 봉급제와 같은 배분방식에 의하여 의료기관에 전달되는 전달체계를 갖게 된다. 재원조달은 의료서비스의 전달과 불가분의 관계가 있기 때문에 재원조달만을 따로 떼어서 그 의미를 논하기는 어렵지만, 재원조달만을 놓고서 볼 때 한 국가가 갖고 있는 사회경제적 특성과 인구학적, 역학적 변화를 고려하면서 형평성 있고 효율적인 방법으로 재원을 확보하는 것이 정책입안자들에게 주어진 큰 숙제인 셈이다. 이제 재원조달과 함께 의료전달체계의 양축을 이루고 있는 지불보상방법에 관하여 살펴보기로 하자.

2. 지불보상제도

1) 의료제도와 지불보상제도

보건의료제도의 근간은 지불보상제도에 있다고 해도 과언이 아니다. 인체의 모습이 마치 뼈대 형성에 의해 가장 큰 영향을 받듯이 보건의료제도의 모습 또한 지불보상 형태에 따라서 좌우된다. 이는 지불보상제도가 동기부여를 통하여 공급자의 의료제공 행태 및 의료자원의 배분을 결정하기 때문이다. 의료서비스를 정부가 무상으로 공급하지 않는 한 의료부문은 타 산업과 마찬가지로 수요와 공급의 원리가 적용되는 시장을 형성하며 타 시장에서 가격이 시장의 기능을 좌우하듯이 의료서비스에 대한 지불 및 상환방법은 전체 의료부문의 성과를 가늠한다고 할 수 있다.

의료부문은 다른 경제부문과는 달리 공급자의 자원배분상의 역할이 매우 크며, 이

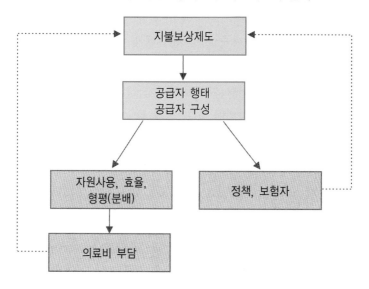

〈그림 10-2〉지불보상제도와 의료제도의 관계

지불보상제도

공급자 행태
공급자 구성

자원사용, 효율,
형평(분배)

정책, 보험자

의료비 부담

러한 공급자의 역할에 영향을 미치는 절대적인 요인은 지불보상제도이다. 상이한 지불보상방법은 단기적으로는 공급자 특히 의사의 서비스 제공행태 및 환자의 서비스 소비행태에 영향을 미치고, 장기적으로는 의사를 포함한 의료인력 및 시설의 분포, 의료서비스의 질 및 제공되는 양 등에 영향을 미친다. 따라서 양질의 의료서비스가 적정한 양만큼 필요로 하는 사람들에게 과다한 재정지출 없이 제공되기 위해서는 올바른 지불보상방법이 적용되어야 하며 이는 곧 의료제도의 정립을 의미한다.

지불보상제도에서 의료제도의 구성에 영향을 미치는 것은 지불형태보다는 보상형태이다. 이것은 특히 공급자의 의료제공행태가 보상방식에 의하여 크게 영향을 받기 때문이다. 이론적으로 의사는 의료서비스 제공에서 금전적 동기에 좌우되어서는 안된다. 그러나 실제로는 의사가 항상 그런 규범적 논리에 의해서만 행동하지는 않으므로 서비스 공급자에 대한 보상의 방법에 대하여 주의 깊게 연구할 필요가 있다. 보상방식에 의해 공급자에 대한 동기부여가 달라지며, 서로 다른 동기에 의하여 공급자의 행태가 결정되고 또한 이런 행태는 의료제도의 구성 및 성과에 결정적인 역할을 한다.

2) 지불보상제도의 형태

현존하는 지불보상제의 종류는 아주 다양하며 세계 어느 나라에서도 똑같은 지불보상제를 실시하고 있지 않다고 해도 과언이 아니다. 즉, 비슷한 제도는 찾아볼 수 있으나 동일한 형태가 없음은 그만큼 지불보상제가 다양함을 시사한다고 할 수 있다.

〈그림 10-3〉은 환자의 지불방법과 공급자 특히 의사에 대한 보상방식을 기준으로 하여 지불보상제를 분류한 것이다. 먼저 환자의 측면에서는 의료비를 질병이 발생하기 전에 미리 의사 또는 제3자에게 지불하느냐 아니면 의사의 진료를 받은 후에 지불하느냐에 따라서 선불제와 후불제로 나눌 수 있다. 환자의 의료비 지불방식은 보상제와 불가분의 관계가 있다. 즉, 환자에 대한 보상이 사전보상이면 소비자는 선불을 하고, 그것이 사후보상이면 후불을 하지만, 만약 의료보험이 개입하게 되면 보험료에 해당하는 만큼은 선불을 하는 셈이다.

선불제인가 후불제인가도 중요하지만 그보다는 앞서 언급되었듯이 보상제도가 훨씬 그 의미가 크다. 의사에 대한 의료비 보상방식은 행위당수가제(*fee-for-service,*), 인두제(*capitation*), 봉급제(*salary*), 포괄수가제(*case payment*), 총액제(*global budget*) 등으로 나누어진다. 〈그림 10-3〉에서는 보상되는 의료비가 결정되는 시점에 따라 분류를 하였는데 이것은 이 장의 뒷부분에서 지불보상에 따른 의료제도의 성과를 분석할 때 편의를 도모하기 위함이다.

행위당수가제(행위별 수가제)에서 의사는 제공된 서비스의 단위당 가격과 서비스의 양을 곱한 만큼 보상을 받는다. 따라서 현실적으로 시행이 용이하고 합리적인 방법이다. 행위당수가제의 장점은 의사가 적극적인 서비스 제공욕구를 가지고 새로운 의료기술의 도입과 연구개발을 촉진하도록 유인한다는 점이다. 반면에 의료인에 의한 과잉진료 및 과잉투약의 가능성이 있으며 시설 및 장비에 대한 과잉투자로 자원이 낭비될 소지가 있다. 그리고 예방이나 건강증진보다는 치료중심의 서비스에 치중하게 되어 환자와 의사 간에 갈등이 생기고 국민의료비 증가의 한 원인이 되기도 한다.

행위당수가제는 다시 관행수가제, 제도수가제 그리고 점수제로 분류된다. 수가가 시장기능에 의해서 결정되는 경우가 관행수가제에 해당된다. 반면에 정부나 보험조

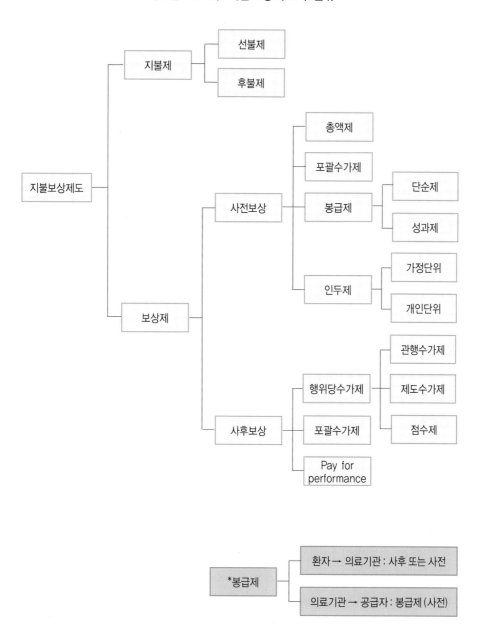

〈그림 10-3〉지불보상제도의 분류

합이 보험에 적용되는 수가를 생산원가에 기준하여 계산한 후 그것을 고시함으로써 공권력에 의한 강제집행형 수가가 제도수가에 해당된다. 점수제에서는 서비스 행위 당에 대한 보상을 일단 점수로 받고 그 점수들이 일정비율에 의해서 금액으로 환산 되는 경우를 일컫는다. 우리나라 건강보험의 상대가치제도가 점수제의 한 형태다.

봉급제는 서비스의 양이나 제공받는 사람의 수에 관계없이 일정한 기간에 따라 공급자인 의사, 약사, 한의사가 보상받는 방식을 말한다. 봉급을 정하는 기준은 의 사의 교육 정도, 전문적 기술의 정도, 근무시간, 직급 등에 따르며, 국가에 따라서 봉급 이외에 보너스를 지급하기도 하고 과외시간에 개인환자를 볼 수 있게 하는 유 인책을 사용하기도 한다.

봉급제도 면담환자수나 진단량에 관계없이 일정 급여가 주어지는 단순봉급제와 성과에 따라 봉급수준을 달리하는 성과급제로 나누어지는데, 단순봉급제는 그 성 질상 인두제에 가까운 서비스 제공 형태를 갖게 되고, 성과급제는 오히려 행위당 수가제와 비슷한 양상을 띠게 된다. 단순급이냐 아니면 성과급이냐에 따라 성과에 차이가 나타나기는 하나 공통적으로는 생산성의 향상 등 집단개업이 갖는 장점을 갖는다.

인두제는 등록된 환자 또는 사람수에 따라 의사가 보상받는 방식이다. 의사는 개 인적으로 또는 집단의 한 부분으로 활동하면서 미리 결정된 양의 수입을 보상받고 일정기간 동안 등록자에게 의료서비스를 제공한다. 이때 환자에 대한 서비스의 제 공량과 의사의 수입은 거의 관계가 없으며 일반적으로 조금이라도 복잡한 환자는 후송 의뢰하는 경향이 많다.

포괄수가제는 의사에게 환자 1인당, 혹은 진료 1일당, 아니면 질병별로 보수 단가 를 설정해 보상하는 방법이다. 일반적으로 외래의 경우에는 방문당으로 설정되며, 입원의 경우는 질병별로 규정된 수가를 보상한다.

총액제(총액계약제, 총액예산제, 총액한도제)는 지불측과 진료측이 미리 진료보 수총액을 정하는 계약을 체결하고 진료측에서는 그 총액의 범위 내에서 진료를 담 당하나 지불자는 진료비에 구애받지 않고 의료서비스를 이용하는 제도이다. 이 제 도는 총의료비의 억제가 가능하고 진료보수의 배분을 진료측에 위임함으로써 개개 의사의 과잉진료에 대해서 단체 내부의 자치에 의한 억제가 기대되므로 의료비의

<표 10-3> 지불보상제도의 내용별 구분

구분	행위당수가제	포괄수가제	인두제	총액제
보상단위 보상시기 위험부담자	서비스 행위별 서비스 제공 후 소비자	질병별 질병진단 후 소비자와 공급자	가입자별 의료이용과 무관 공급자	의료기관별 의료이용과 무관 공급자

절감을 가져올 수 있다. 이 제도가 〈그림 10-3〉의 사전보상제에 속하게 된 이유는 의사 개개인의 측면에서는 보상이 사후에 결정된다고 할 수 있지만 진료자와 지불자 전체의 입장에서 보면 진료비 총액이 사전에 결정되기 때문이다.

〈표 10-3〉은 각각의 지불보상방법을 보상단위, 보상시기, 그리고 위험부담의 측면에서 분류하여 비교하고 있다. 보상단위와 보상시기에 관하여는 이미 설명이 되었으며, 위험부담의 의미는 제도의 시행으로 재정적 위험부담을 최종적으로 누가 지느냐의 문제이다. 행위당수가제 아래서는 소비자인 환자가 재정적 위험을 안게 되며 공급자는 서비스를 제공하는 만큼의 수입을 얻기 때문에 재정상의 위험은 전혀 없다. 공급자가 안게 되는 부담이 있다면 수입을 많이 얻기 위하여 불필요한 진료를 하였을 때 갖는 도덕적 부담이 있을 수 있다. 인두제의 경우 공급자의 입장에서 보았을 때 등록환자수에 따라서 이미 연간소득이 확정된 상태에서 만일 진료환자수가 많아지면 그만큼 진료시간과 재료비 등의 부담이 공급자에게 발생한다. 반면에 환자의 경우 질병유무, 혹은 서비스 이용과다에 관계없이 무료로 서비스가 제공되기 때문에 위험부담을 전혀 지지 않는다. 포괄수가제와 총액제도 위와 같은 맥락에서 제도의 내용이 이해될 수 있다.

3) 각국의 지불보상제도

행위당수가제는 진료의 내역에 따라 의료비가 결정되므로 시장경제체제 하에서 비교적 폭넓게 수용되고 있는 제도인데, 양질의 보건의료가 제공될 수 있다는 장점이 있는 반면, 제3자 지불제의 의료보험에서는 보건의료의 이용량이 증가되며 예방서비스 제공에 주력하도록 유인하는 제도적 장치가 없기 때문에 급증하는 의료비에 대처할 능력이 결여되어 있다는 단점이 있다.

인두제는 사회보장의 원조인 영국에서는 1947년 이후부터 그리고 1980년 이후 이탈리아 등에서 채택하고 있는데, 제도적으로 질병발생을 예방하고 의사 스스로 필요 이상의 진료를 하지 않도록 되어 있으므로 과잉진료를 방지하는 데 효과가 있는 제도이다. 현재 미국의 민간보험시장에서 널리 통용되는 HMO(*Health Maintenance Organization*)도 미국식 인두제로 볼 수 있다.

봉급제를 자유시장 경제체제 하에서는 2~3차 의료기관 이상에서 주로 채택되고 있으며 사회주의나 공산주의 국가의 의료제도에서 일반적으로 채택되는 제도이다.

포괄수가제는 미국의 의료보호(Medicare)에 속한 환자에 대한 진료비 지급제도인 DRG(*Diagnostic Related Groups*) 제도가 대표적인 경우이다. DRG란 "병원에서 진료받고 있는 입원환자에 대한 진료비 지급을 결정하기 위해 개발된 입원환자의 분류체계"인데 환자의 질병 정도, 중증도, 진료과목 등을 종합하여 분류하는 것이다.

총액제는 거의 모든 국가에서 여러 가지의 지불제도를 시도해보고 공통적으로 선택한 제도로서 모든 의료기관 및 의료제공자에게 지급되는 의료비 총액이 사전에 정부(혹은 보험자)와 공급자 대표(의학협회, 병원협회, 한의사회, 약사회) 간의 협상에 의해 결정되는 제도이며, 이 제도에서 국민은 포괄적인 의료혜택을 약속받게 된다.

지불보상방법은 그 나라의 정치, 사회, 문화 등에 적합해야 하며 아울러 국민이나 국가의 이념, 가치관에 부합되어야 함은 물론이다. 예컨대 의료의 질을 어느 정도 중시할 것인지, 효율과 형평 중 어느 것에 역점을 둘 것인지, 국가의 정책에서 보건의료가 어느 정도 비중을 차지하고 있는지에 따라 의료제도가 서로 다르며 이에 따라 의료비 지불보상방법도 상이한 형태로 나타난다. 그러므로 어떤 방법이 우수하다는 절대적 판단은 어렵고 다만 사회, 경제적 여건 및 의료비 지불능력을 감안하여 이에 적합한 지불보상방식이 선택될 수 있는 것이다.

지불보상방법, 특히 의사서비스에 대한 금전적 상환방법은 국가마다 큰 차이를 보이고 있다. 의사에 대한 금전적 보상방법이 중요한 관심의 대상이 되는 이유는

〈표 10-4〉 각국의 공급자 조직과 지불보상제도

국가	공급자 소유권		지불제도	
	1차 의료	병원	1차 의료	병원
네덜란드	민간	대부분 민간, 비영리	인두제와 FFS의 혼합	총액제 포괄수가제*
노르웨이	민간	거의 공공	FFS와 인두제의 혼합	총액제 포괄수가제*
뉴질랜드	민간	대부분 공공	인두제와 FFS의 혼합	총액제 포괄수가제*
덴마크	민간	거의 공공	FFS와 인두제의 혼합	총액제 포괄수가제*
독 일	민간	공공 50%, 민간비영리 33%, 민간영리 17%	FFS	총액제 포괄수가제*
미 국	민간	비영리 70%, 공공 15%, 영리 15%	대부분 FFS. 일부 민간보험 인두제	일당제 포괄수가제
스웨덴	혼합	거의 공공	대부분 봉급제. 민간은 인두제와 FFS 혼합	총액제 포괄수가제*
스위스	민간	대부분 공공	대부분 FFS. 일부 인두제	총액제, 일당제, 포괄수가제*
영 국	혼합	대부분 공공	인두제와 P4P의 혼합. 공공은 봉급제	총액제 포괄수가제*
이탈리아	민간	대부분 공공	인두제와 FFS의 혼합	총액제 포괄수가제*
일 본	민간	민간비영리 55%, 공공 45%	FFS	FFS 50%, 포괄수가제* 50%
캐나다	민간	대부분 공공 (병상 99%)	FFS(일부 인두제)	총액제 포괄수가제 (일부 지역)
프랑스	민간	대부분 공공 (병상 62%)	FFS	총액제 포괄수가제*
호 주	민간	공공 67%	FFS	총액제 포괄수가제 (일부 지역)

주: 1) FFS = fee-for-service
　　2) *는 외래를 포함하는 포괄수가제
자료: The Commonwealth Fund (2011).

어떠한 의료제도이건 간에 의사는 보건의료문제에 관한 한 가장 중요한 의사결정자이기 때문이다. 따라서 늘어나는 국민의료비를 억제하기 위하여 그리고 현재의 인력 및 시설의 효율적인 이용을 위하여 각국은 계속하여 보상방법에 수정을 가하든지 혹은 수정을 고려하게 된다.

미국, 프랑스, 독일, 일본, 캐나다, 호주, 그리고 스위스에서 의사의 외래진료에 대하여는 일반적으로 행위당수가제가 적용되고 있는 반면에 영국, 스페인, 네덜란드, 덴마크에서는 환자가 1차 외래진료를 위하여 일반의를 선택할 수 있으며 일반의는 인두제와 행위당수가제의 혼합에 의하여 보상받게 된다. 스웨덴에서는 외래진료의 약 60%가 봉급의사에 의하여 병원이나 공공의료기관에서 제공되는 반면에 독일에서는 거의 모든 외래진료가 의사의 개인 사무실에서 이루어진다. 아일랜드의 경우 우리나라와 마찬가지로 병원에서 외래진료를 담당하는 의사는 봉급제인 반면 개인사무실에서 외래진료를 제공하는 의사는 행위당수가제로 보상받고 있다.

영국, 독일, 프랑스(공공병원), 아일랜드(공공병원)에서 의사는 병원에 고용되어 봉급을 받으면서 진료행위를 하는 데 비해, 미국, 프랑스(민간병원), 벨기에, 룩셈부르크에서는 병원환자에 대한 의사서비스는 행위당수가제의 적용을 받고 있다. 이와 같이 진료비 지불보상방법이나 진료장소는 나라마다 큰 차이를 보이고 있으며 그들 각각이 의료제도의 성과에 크게 영향을 미치고 있다.

거시적으로 볼 때 국민 총의료비는 의료서비스의 수혜량에 따라 결정되겠으나, 국민의 의료비 지불능력, 지불보상제도 그리고 소비자 및 공급자의 가치관에 의해서도 큰 영향을 받는다고 볼 수 있다. 근래에 와서 선진 제국에서의 의료비 지불보상방식은 점차 행위당수가제에 따른 행정적 노력과 수반되는 국민의료비용을 감소시키기 위하여 선불제와 선보상제의 방향으로 발전되고 있음도 지적해 볼 수 있다.

4) 보상방법과 보건의료부문의 성과

의료비 지불보상의 성과를 전통적인 분류방식에 의하여 비교하기란 매우 어렵고 복잡한 일이며, 대부분의 나라에서 두 가지 이상의 복합적인 방법을 채택하고 있기 때문에, 하나하나 제도의 성과를 측정·분석한다는 것은 큰 의미를 갖지 못한다.

따라서 의료비 지불보상제도의 성과분석을 위해서 보상제도를 진료비 보상액 결정 시기를 기준으로 하여 크게 두 가지로 나누고자 한다. 의료비 보상제도는 환자가 의료기관을 이용하는 시기를 기준하여 의료기관 이용 이전에 의사를 포함한 보건의료 공급자에 대한 보상수준이 미리 결정되는 사전보상방식(prospective system)과 환자가 의료기관을 이용한 후에 공급자에 대한 보상수준이 결정되는 사후보상방식(retrospective system)으로 대별하였다. 사전보상방식에서 공급자의 수입은 진료를 행하기 이전에 미리 결정되어 있으므로 서비스의 양과 수입과 무관하다. 반면에 사후보상방식에서 공급자의 수입은 서비스의 제공량과 양(+)의 상관관계에 있기 때문에 전자와는 성과 면에서 아주 다른 결과를 가져온다.

의료비 보상방식을 이와 같이 사전방식과 사후방식에 따라 나누면 봉급제, 인두제, 총괄계약제, 포괄수가제는 사전보상방식에 속하며, 행위당수가제는 사후보상방식이 된다. 지불제도와 연결시켜 생각해 보면 대개 사전보상방식은 선불제에, 사후보상방식은 후불제에 속하게 될 것이다. 진료비 보상액의 결정시기에 따른 성과의 차이를 항목별로 세분하여 설명하면 다음과 같다.

(1) 생산성

사후보상방식에서는 서비스 제공량에 따라 수입이 증가하므로 공급자는 되도록 많은 서비스를 비싸게 생산, 공급하려는 동기가 존재한다. 필요 이상의 의료서비스를 창출하여 이로 인한 수요의 증가와 수가의 상승은 의료부문의 전체 비용의 상승을 불가피하게 한다. 그러나 사전보상방식은 총수입이 고정되어 있으므로 공급자는 총비용의 감소를 통하여 이윤극대화를 꾀하거나 진료건수 및 시간감소를 통하려 효용극대화를 이루려고 하며, 따라서 경제적 효율이 증대되어 높은 생산성을 유지할 수 있다. 즉, 사후보상방식의 경우 총생산량은 증대되나 투입 또한 크기 때문에 생산성이 떨어지지만, 사전보상방식에서는 적은 투입으로 많은 산출을 얻으려는 동기가 있기 때문에 생산성이 높아진다.

사후보상과 사전보상이 초래하는 생산성의 차이에 관한 연구는 흔하지 않으나 사전보상과 사후보상제도를 갖는 대표적 국가들인 영국과 미국의 의료제도 성과를 비교함으로써 어느 정도 차이를 간파할 수 있다. 2010년 미국은 국민 1인당 연간 의료비 지출이 8,233달러인데 반하여 영국은 미국의 42% 수준인 3,433달러이지만 (OECD, 2012), 기대여명은 미국 78.7세인데 비해 영국 80.6세로서 의료제도의 궁극적 산출물인 국민의 건강수준(각종 건강지표로 측정됨)에서 영국은 미국에 조금도 뒤지지 않고 있다. 이러한 생산성의 차이는 의료제도의 다른 요인에도 기인하겠으나 두 제도는 근본적으로 지불보상방식에서 차이가 있으므로 사후보상과 사전보상이 갖는 생산성 차이의 간접적 증거로서 거론할 수 있다.

(2) 의료의 질

보상이 사전보상이냐 혹은 사후보상이냐에 따라서 제공되는 의료서비스에 질적 차이가 있는가에 대한 연구는 국내뿐 아니라 외국문헌에도 그 예를 찾기가 어렵다. 이는 의료의 질에 대한 정의와 측정이 어려운 데 기인한다. 다만 혼브룩과 버키 (Hornbrook & Berki, 1985)는 루프트(Luft, 1980)의 연구를 인용하면서 사전보상제도를 채택하는 HMO에서 행위당수가제보다 낮은 질의 서비스를 제공하는 직접적 증거는 없다고만 밝히고 있다. 밀러와 루프트(Miller & Luft, 1994)도 HMO가 행위당수가제와 비교될 때 보건의료의 산출에서 어느 제도가 더 낮다고 결론짓기는 어렵다고 주장한다. 반면 진(Zinn, 1994)은 후불제와 비교할 때, 선불제에서 간호사를 적게 고용하여 간호서비스의 질이 떨어지고, 중증도를 반영하여 보상하게 되면 간호사의 수를 늘려서 간호서비스의 질이 높아지는 것을 발견하였다. 코헨과 스펙터(Cohen & Spector, 1996)는 선불제를 적용받은 간호요양원(nursing home)이 후불제를 적용받은 간호요양원에 비해 미숙련 간호사를 더 많이 고용하고 숙련된 전문 간호사를 더 적게 고용한다는 것을 발견하였다.

오르와 하키넨(Or & Hakkinen, 2011)은 미국에서 포괄수가제 도입 이후 사망률 및 재입원율이 변화 없거나 감소한 반면, 조기퇴원의 증가와 진단명 조작(up-coding)이 증가하여 포괄수가제가 의료의 질에 미친 영향이 다소 상반되게 나타났으나, 유럽에서는 2000년대 초반에 포괄수가제가 광범위하게 도입되었음에도 불구하고 재입원율이나 사망률에 유의한 영향을 미쳤다는 근거는 없다고 하였다. 미국과 유럽의 결과가 다르게 나타난 이유에 대해 오르와 하키넨(Or & Hakkinen, 2011)은 미국에서는 포괄수가제가 행위당수가제를 대체한 반면 유럽에서는 포괄수가제가 일당제를 대체하였고, 미국의 민간의료체계는 비용 축소 압력이 강한 반면 유럽국가의 공공의료체계는 상대적으로 비용 압박이 적어서 질 저하에 심각한 영향을 미치지 않았다고 설명하였다. 그 외 몇 편의 관련된 연구도 있으나 서로 결론이 상반되기 때문에 일치된 견해가 없는 상태이다.

이론적으로 행위당수가제는 과잉진료를 그리고 인두제는 과소진료의 가능성을 갖고 있지만 환자의 입장에서 볼 때 어느 쪽이 더 나은 질의 서비스를 제공하느냐에 관하여 판단하기는 어렵다. 다만 새로운 의료기술의 도입 및 사용이 사전보상보다 사후보상에서 더 용이하기 때문에 사후보상 하에서 고액의 치료비를 부담할 수 있는 경제적 상위계층은 양질의 서비스 수혜가 가능할 것이다. 그러나 양질의 서비스가 고액의 진료나 고기술의 진료가 아니라 환자에 대한 의사의 세심한 배려와 관심이라고 한다면 과잉진료와 고가진료의 동기가 강한 사후보상이 결코 양질의 서비스를 보장하지는 않을 것이다.

(3) 의료서비스 이용 행태

사전보상(인두제)일 경우 의료제공자의 수입은 대체적으로 고정되어 있으나 만일 질병이 발생되어 제공되는 의료서비스량이 많아질수록 생산비용이 커지게 되어 상대적으로 이윤은 감소한다. 따라서 대상 주민에 대하여 미리부터 질병을 예방하려는 노력이 있게 되어 예방서비스를 중시하게 된다. 그러나 사후보상일 경우는 진료수입이 진료량이나 진료건수에 비례하므로 예방서비스보다 수익성 높은 진료업무에 치중한다. 그 외에도 사전보상 하에서는 대체로 비용이 많이 드는 입원진료보다 값싼 외래진료를 의사들이 선호할 것이며 꼭 입원이 필요할 경우는 가능한 입원기간을 줄이는 쪽으로의 동기가 존재한다. 사후보상의 경우는 그 반대의 현상이 예상된다.

루프트(Luft, 1980)는 두 가지 지불보상제의 비교연구에서 사전보상 하에서 입원서비스가 외래서비스로 대체되는 현상 및 예방서비스의 현저한 증가 현상을 지적하였으며 위의 결과로 보험조합에 따라 차이가 있긴 하지만 대체로 10~40%의 큰 의료비 절감 효과를 보았다고 밝혔다. 마켈(Markel, 1979)은 실증연구를 통하여 포괄수가제 아래서는 행위당수가제와 비교할 때 입원일수가 현저히 감소한다고 주장했으며, 에반스(Evans, 1975)의 연구도 입원진료의 외래진료로의 대체 현상을 지적하고 있다. 유럽의 포괄수가제 운영 경험을 연구한 결과에 의하면 포괄수가제를 도입한 모든 국가에서 재원일수의 감소가 일관되게 관찰되었으며, 총진료비는 증가하였고, 평균비용은 대체로 감소하였으며, 입원환자의 외래수술환자로의 전이 현상이 광범위하게 관찰되었다(Busse et al., 2011).

한편, 우리나라의 포괄수가제를 행위당수가제와 비교 평가한 결과에 의하면, 7개 질병군에 대한 포괄수가제 도입 이후 재원일수는 거의 변동이 없는 반면 수술건수와 총진료비가 증가하였고, 입원 중 시행되던 검사와 투약이 외래로 전가되어 행위당수가로 중복 청구되고 있는 것으로 추정되었다(김진현 외, 2012). 그러나 이 모든 연구의 공통된 결점은 감소된 입원건수나 입원일수가 과연 필요 이상의 것이었느냐를 밝힐 수 없다는 것이다.

유의해야 할 점은 이상과 같은 예방서비스의 증가나 입원일수 및 입원건수의 감소와 같은 대체효과는 사전보상의 모든 보상방식에 공통적으로 일어나지는 않는다. 예를 들어 영국식 인두제의 가장 큰 단점은 환자의 과다후송(over-referring) 문제로서 필요 이상의 환자후송으로 병원에서 치료되지 않아도 되는 경환자까지 입원치료하는 것이다. 따라서 사전보상의 방법에 따라 위에 언급된 현상이 나타날 수도 있고 그렇지 않을 수도 있다.

(4) 의사와 환자와의 관계

사후보상일 경우는 환자에 대한 책임을 전적으로 의사가 지게 되며 양질의 의료를 행할수록 의사의 수입이 향상되기 때문에 환자와 의사와의 관계가 돈독해질 수 있으나 과잉진료의 우려 때문에 환자가 의사를 불신하는 문제가 있을 수 있으며 때로는 진료비에 대한 분쟁이 일어날 수도 있다. 사전보상일 경우는 과소진료가 일어날 위험성이 있기 때문에 환자와 의사와의 관계가 불편해질 수 있으나 병의 진척 정도나 건강상태를 연속적으로 관찰하므로 진료의 연속성이 보장되고 같은 서비스의 중복제공을 피할 수 있는 이점을 지니고 있다. 따라서 환자와 의사 간의 신뢰를 쌓는다는 점에서 사전보상은 선호되는 지불보상방법이다.

(5) 의료비 지불심사

사후보상일 경우는 의료비 지불심사가 매우 복잡하여 관리비를 증가시키며 심사기관과 청구자 간에 계속되는 분쟁을 배제하기가 어렵다. 사전보상일 경우는 의료비 지불심사가 없거나 아주 간편하여 막대한 행정비용의 절감효과를 얻을 수 있고 부당청구를 방지하여 재정지출의 감소를 가져옴으로써 재정안정의 효과도 노릴 수 있다.

(6) 의료인력의 지역 간 분포

사전보상에서는 의사가 과다하게 밀집된 경우 개별의사의 수입이 감소되므로 과열경쟁을 피하게 되고 따라서 지역 간 균형적 분포가 가능해진다. 또한 수요자인 환자와 공급자인 의사 간에 진료비 협상이 가능하며 타협을 통해 소비자들은 의료수가제에 대해 어느 정도의 조정권을 갖게 된다. 그러나 사후보상제도 아래에서는 공급자들이 일반적으로 빈곤한 지역보다 경제 및 소비주준이 높은 지역에 분포하는데, 기존의 의사과밀 지역이라도 수요창출이 가능하여 일정수준의 수입유지가 된다면 새로이 의사면허를 받는 사람도 구태여 문화나 교육의 지리적 여건이 나쁜 농어촌이나 산간벽지를 택할 이유가 없게 된다. 따라서 사후보상에서는 의사의 불균형 분포가 해소되기 어렵다.[1]

    의사인력의 지역 간 편중현상은 간접적으로 의사서비스의 전문화를 촉구하게 되며, 많은 1차 보건의료가 값비싼 전문의에 의하여 제공됨으로써 필요 이상의 의료서비스 고급화는 물론 인력자원의 낭비를 초래함으로써 의료제도의 효율을 저하시키게 된다.

(7) 의료분쟁

그동안 미국과 같은 선진국에서나 볼 수 있었던 의료분쟁이 권리의식의 확대와 의료이용의 증가, 그리고 의사에 대한 인식변화 등으로 우리사회에도 적지 않게 일어나고 있다. 사전보상일 경우 의사가 받는 경제적 소득이 제한되어 있기 때문에 의

---

[1] Rapoport(1982)는 의사의 불균형 분포가 의사에 대한 금전적인 보상방법에 의해 크게 좌우된다고 지적하고 있으며 Abel-Smith(1986)는 행위당수가제가 의사인력의 밀집현상을 불러일으킨다고 주장하였다.

사는 필요 이상의 진료를 자제하며 이에 따라 환자와의 불화는 감소할 것이다. 반면에 사후보장은 의사의 적극적 진료를 자극하고 이로 인해 과잉진료 행위나 진료의 부작용이 나타날 경우 의사에 대한 환자의 불신이 표출되어 의료분쟁으로 이어지는 경우가 발생할 것이다.

평소 의사와 환자 간에 신뢰가 형성된 관계라면 의사의 부주의로 인한 사고도 불가피한 것으로 환자측에서 받아들일 수 있지만, 진료과정에서 담당의사에 대한 존경심을 철회한 환자라면 의사가 정상적인 주의력과 판단력을 갖고 진료에 임했다 해도 의료사고가 일어나면 이를 의료분쟁으로 이끌고 갈 것이다.

위와 반대로 사전보상의 경우에 의사의 소극적 혹은 방어적 진료가 환자에게 불성실한 의사라는 인식을 심어주어 환자가 기대한 효과가 나타나지 않을 경우 이를 의료분쟁으로 확대시키거나, 사후보상일 경우 의사의 적극적 진료가 진단의 정확도를 높이고 환자의 회복의지를 자극할 경우 의료분쟁은 감소할 수도 있을 것이다. 하지만 미국이나 일본과 같은 사후보상제를 시행하고 있는 나라에서 의료분쟁이 빈발하고 있으며, 사전보상을 채택하는 유럽 국가에서 상대적으로 의료분쟁의 빈도가 낮은 점을 고려해 볼 때, 사전보상이 의료분쟁의 소지를 줄이는 제도적 장치인 셈이다.

(8) 의료비 억제효과

사후보상 특히 행위당수가제가 의료비 억제기능을 제대로 갖지 못함은 잘 알려진 사실이다. 행위당 관행수가제에서는 의료수가에 대한 특별한 통제기능이 없고 의료수요가 의료가격에 대하여 지극히 비탄력적이며 공급자가 면허를 근거로 독점화되어 있는 경우에는 수가를 가능한 올려 받게 되며, 따라서 비용증가 요인이 항상 존재하게 된다.

이에 비해 행위당 제도수가제에서는 정부가 수가통제 기능을 갖고 있기는 하나 공급자는 그러한 수가통제에 대해 서비스 제공량을 의도적으로 늘림으로써 대응할 수 있기 때문에 정부의 수가통제는 의료비 억제책으로 효과적이지 못하다. 만약 공급자가 수가억제에 대응하여 과잉진료나 과다청구 등 필요 이상의 수요창출을 유도한다면 의료비 억제대책은 국민을 보호한다기보다 오히려 그 역의 결과를 낳을 수도 있음을 의미한다. 그러나 사전보상에서는 공급자 스스로가 비용절감의 동기를 갖기 때문에 비용억제가 비교적 용이하다고 볼 수 있다.

고가 의료장비의 도입을 예로 들어 볼 때 행위당수가제 하에서는 서비스에 대한 금전적 보상이 투입된 비용에 근거하여 이루어지기 때문에 고가장비의 도입을 억제할 경제적 동기가 없으나, 사전보상제도에서는 그와 반대로 고가장비의 도입 및 사용으로 초래되는 비용이 반드시 보상된다는 보장이 없기 때문에 장비의 도입이나 사용은 지불보상구조에 의해 자동적으로 억제된다. CT 촬영기(*CT Scanner*)가 영국에서 발명되긴 하였으나 선진국 중에 단위인구당 CT 촬영기가 가장 적은 국가가 사전보상제도를 채택하고 있는 영국이라는 사실이 이 현상을 잘 대변하고 있다.

인구 백만 명당 CT 보유대수를 비교해 보면 행위당수가제를 채택하고 있는 일본은 97.3대, 미국 40.7대, 한국 35.3대인 데 비하여 총액제를 적용하고 있는 독일은 17.7대, 캐나다 14.2대, 프랑스 11.8대, 영국은 8.2대에 불과하다. 또한 인구 백만 명당 MRI 보유대수를 비교해 보아도 일본은 43.1대, 미국 31.6대, 한국 19.9대인 반면 독일은 10.3대, 캐나다 8.2대, 프랑스 7.0대, 영국 5.9대에 불과하다.

로머(Roemer, 1984) 등은 사전보상방법이 병원의 고급 의료기술 도입에 미치는 영향을 미국자료를 이용하여 분석하였는데, 사전보상방법은 비용증가 기술보다는 비용감소 기술을 선호하며 새로운 기술의 수용범위를 축소시키기는 하나 비용 면에서 합당하고 필요한 기술을 수용함으로써 전체적으로 이로운 결과를 낳는다고 주장하였다.

(9) 공급변수가 수요에 미치는 효과

의료서비스 제공에서 공급자는 서비스 공급뿐 아니라 수요에까지도 어느 정도의 조정권을 가지기 때문에 공급변수가 갖는 중요성은 다른 재화나 용역시장과는 달리 매우 크다. 우리나라는 지난 1974년 이후 단위인구당 의사수가 꾸준히 증가해 왔으며 앞으로도 계속 증가될 전망이다. 따라서 상이한 지불보상제도에서 공급의 증가가 갖는 의미를 분석하는 것은 보건의료 정책면에서 중요하다.

제 7 장에서 자세히 언급되었듯이 사후보상, 즉 행위당수가제에서는 공급자 유인 수요가 매우 적극적으로 발생한다.[2] 공급변수가 수요에 막대한 영향을 미치게 되

며, 특히 공급변수(의사수)의 증가가 우리나라에서와 같이 민간의료부문에서 많이 발생한다면 공급변수의 수요에 대한 영향은 극대화될 것이다.

이에 반하여 인두제와 같은 사전보상에서 등록 환자수가 의료인 수입에 직결될 때 의사수의 증가는 의사간의 경쟁의 심화를 의미하므로 환자확보를 위해 양질의 서비스를 제공하려는 동기를 갖게 되며, 만일 단순봉급제에서와 같이 환자수가 수입에 무관하다면 서비스량을 줄이고 여가시간을 늘리려는 효용극대화 행태가 나타날 것이다. 사전보상제도 아래에서 의사수의 증가가 의료수가에 미치는 영향은 이론적으로 뚜렷이 밝히기 어려우며 실증적으로도 연구된 문헌이 드물기 때문에 보편타당한 가설의 설정이나 도출은 어렵다고 보인다.

(10) 소 결

이상에서 우리는 상이한 지불보상방법이 의료제도 속에서 갖는 의미를 과제별로 분류하여 살펴보았다. 이들을 지불보상방법별로 간추려 문제점 중심으로 이론적 평가를 하면 다음과 같다.

① 행위당 관행수가제

비용억제능력의 결여로 제도 자체가 비용증가적이다. 의료보험과 관련해 볼 때 재정 불안정 요인을 가장 크게 가지며 따라서 의료보험제도의 장기 유지가 어렵다. 공급자가 수요조정 능력을 갖기 때문에 소비자 부담능력과 무관하게 공급자 위주로 의료수가가 책정됨으로써 형평성 추구가 어렵고 지역 간 의사인력 불균형 분포 및 의료서비스의 상품화 문제도 야기된다.

② 행위당 제도수가제

의료수가의 통제는 가능하나 전체 의료비의 통제는 여전히 어렵다. 공급자는 낮은 수가로 인한 수입의 감소분을 진료량의 증가를 통하여 보상받으려는 동기가 존재하

---

2 유인수요는 목표소득가설(*target income hypothesis*)에 근거한 논리로서 에반스(Evans, 1975)나 양(Yang, 1986) 등이 경제학 모형을 통하여 제시하였다. 이 논리는 지난 십수 년간 세계 여러 나라에서 의사수가 늘면서 의료수가가 상승했던 통계학적 상관관계에서도 그 타당성이 뒷받침되고 있다.

기 때문에 과잉진료, 과다청구, 의사-환자 간 불신의 문제가 생긴다. 차등수가제가 실시될 경우 수가가 전문의와 상급종합병원에 유리하며 따라서 일반의나 1차 보건의료 제공자에게는 상대적으로 불리한 의료제도로 운용될 가능성이 있다. 또한 의사들은 유인수요가 비교적 용이한 인구밀집지역에서 개업하는 경향이 있어 의료 인력 및 시설의 불균형 분포가 과제로 남을 것이다.

③ 인두제

외래 및 입원 등의 모든 진료가 인두제에 포함되느냐(미국의 HMO식) 혹은 1차 의료만 포함되느냐(영국 및 네덜란드식)에 따라, 혹은 소속된 의사가 보상을 받는 방법이 이윤할당이냐 아니면 월급제냐 또는 성과급제이냐에 따라 제도가 갖는 성과는 다르게 나타난다. 영국식 인두제를 가정할 때 의사는 일단 등록된 사람에 대하여 가능한 서비스 제공을 줄이려는 동기가 있다. 즉, 환자수는 수입과 직결되기 때문에 가능한 많은 환자를 등록케 하며 많은 수를 소화하기 위하여 환자당 소요시간을 줄이게 된다. 따라서 환자가 집중되는 의사는 서비스의 과소제공 문제를 가지게 된다. 서비스량의 감소동기와 관련하려 2, 3차 의료기관 및 전문의에게 환자를 후송하는 데 아무런 제약을 받지 않기 때문에 환자의 과다후송이 다른 하나의 문제점으로 남는다. 과다후송이 일반화될 경우 자원의 낭비, 즉 자원의 경제적 비효율성의 문제가 있다.

④ 봉급제

급여가 단순급이냐 아니면 성과급이냐에 따라 결과가 다르게 나타나며 소비자가 행위당수가제, 포괄수가제, 혹은 인두제로 지불하느냐에 따라서도 결과가 다르게 나타나기 때문에 단순한 평가는 어렵다. 서비스 제공 면에서 볼 때 성과급에서는 과잉진료의 가능성을, 단순급에서는 과소진료의 가능성을 갖게 됨은 이미 살펴보았다. 의사인력의 공급과 관련해 볼 때 인두제나 행위당수가제에 비하여 봉급제에서는 의사인력의 증가에 대한 공급자 단체(의사단체)의 저항이 적다. 그것은 인두제나 행위당수가제에서는 의사수의 증가가 기존 개업의의 소득을 경감시킬 수 있으나, 봉급제에서는 의사 1인당 업무량을 줄이거나 또는 업무량의 증가추세를 완화시킴으로써 오히려 긍정적으로 받아들여질 수 있기 때문이다.

5) 바람직한 지불보상제도

한 국가의 지불보상제도는 의료제도의 골격을 이루는 제도적 장치로서 의료제도의 각종 성과가 지불보상제도의 형태에 의해 크게 영향을 받는다. 예를 들어 행위당 수가제를 채택한 제도와 인두제나 총액제를 채택한 제도는 의료비 지출은 물론 국민 건강수준, 의료자원의 분포, 의료기술의 채택, 의사와 환자와의 관계에 큰 차이를 보인다.

우리나라처럼 이윤을 추구하는 민간의료가 주도하는 의료제도 하에서 행위당수가제는 과잉진료 및 의료의 고급화를 유도하여 의료비 상승을 부채질함으로써 의료제도의 효율성을 저하시키는 가장 직접적인 원인이 되고 있다. 이러한 비효율을 막기 위해 정부규제의 한 방법인 수가통제를 실시하게 되는데 행위당수가제 하에서는 서비스의 양적 증대가 가능하기 때문에 규제효과도 기대하기 어렵다. 따라서 지불보상제도가 후불제인 현재의 행위당수가제에서 선불제의 한 형태로의 전환을 검토해야 한다.

이런 의미에서 1997년 시범사업부터 시작하여 의료기관 자율선택방식으로 시행되어 오다가 2012년부터 전국의 모든 병원과 의원에 적용되고 있는 포괄수가제(DRG)에 관심이 모아지고 있다. 이는 미국이나 유럽에서 실시되고 있는 제도로서 건당 정액제의 성격을 띤다. 우리나라에 적용되고 있는 분야는 수정체, 항문, 탈장, 맹장, 제왕절개, 자궁 및 자궁부속기, 편도선 수술의 일곱 가지 입원수술로서 이들 진료에 대해서는 의료서비스의 양과 관계없이 사전에 책정된 진료비를 내게 된다.

예를 들어 현행 건강보험제도 하에서 맹장수술을 할 경우 환자의 상태나 수술과정에서 어떤 약을 쓰고 주사를 맞았는지 등을 일일이 계산해야 하는데 이 과정에서 의사의 판단에 의존하는 부분이 많아 과잉진료의 시비가 제기되어 왔다. 이와 같은 과잉진료를 막고 진료비 청구와 심사에 따른 병원의 행정업무를 간소화하기 위해 정부는 환자가 병원에 입원해서 퇴원할 때까지 받는 의료서비스 중 건강보험의 적용을 받지 않는 비급여 진료비를 제외한 모든 약값, 재료비, 진료 및 처치료 등을 포괄수가에 포함시키기로 한 것이다.

정부는 7개 질병군에 대한 포괄수가제 시범사업을 통해 의료의 질과 건강보험

진료비에 미치는 영향 등을 분석하여 적용대상 병의원을 점차 확대시킬 방침이었고 1997년 54개 병원에서 1998년 2월부터는 132개 병의원으로 늘렸다. 그리고 2003년부터는 모든 병의원을 대상으로 포괄수가제를 전면 시행하는 것으로 계획을 하였다. 그러나 막상 2003년이 되면서 병원계의 반대에 부딪쳐 정부의 전면실시 계획이 유보되었고, 이후 의료기관의 자율선택방식으로 운영되어 오다가 2012년 7월부터 7개 질병군에 대한 포괄수가제가 전국의 모든 병원과 의원에 대해 전면 실시되었고, 2013년 7월부터 종합병원과 상급종합병원으로 확대 적용되었다. 또한, 전국의 공공병원을 대상으로 포괄수가제를 더욱 세분화한 신포괄수가제를 거의 모든 입원 질환에 대해 시행하고 있는데 이에 대해서는 실효성에 대한 비판이 적지 않은 실정이다.

포괄수가제의 단점 또한 간과하기 어렵다. 미국의 경험을 볼 때 DRG 실시영역(Medicare의 입원)에서는 입원의 재원일수가 단축되고 과잉진료의 여지가 감소되기는 했으나 그 영역을 벗어나는 부분(외래, Medicare 아닌 환자)으로 비용 이전이 뚜렷하여 총의료비는 크게 절감되지 않은 것으로 나타난다. 그리고 그 영역 내에서도 진료코드 조작(DRG creeping)을 통하여 과잉진료를 하는 경우가 문제점으로 지적된다. 따라서 포괄수가제보다는 적극적인 선불제인 총괄계약제를 고려해 볼 만하다.

또 하나는 선불제로의 이행과 더불어 재원의 출처가 단일화되는 것이 바람직하다. 그렇게 되면 정책입안가는 보건의료 전문가와 시민단체로부터 자문을 구한 후 전체 재정 중 얼마를 병원에, 1차 보건의료에, 노인치료에, 연구분야 등에 배분할 것인가를 결정할 수 있다. 단일 재원의 가장 큰 장점은 의료비 억제와 합리적인 보건정책의 시행에 있다. 정책의 내용에 따라 과잉진료, 의료윤리의 부재, 시설의 중복설치, 업권 간의 경쟁, 의료분쟁, 제공자와 환자 간의 불신, 진료거부 등 현재 우리의 제도가 안고 있는 문제의 상당부분을 해결할 수 있다. 이는 일부 외국의 경험에서도 잘 알 수 있다.

영국이 NHS를 창설했던 1940년대에, NHS가 보건의료재원의 유일한 출처였기 때문에 이러한 정책을 시행할 수 있었다. 캐나다의 지불보상제도는 1971년까지는 미국과 비슷하여 재정출처 구조가 다원화되어 있어서 보건의료의 목표를 정책으로 실현하기가 어려웠다. 그러나 주정부가 모든 보건의료재정을 관장하는 법이 시행되었고 그 결과 단일 재원에 의해 현재는 국민의 지지를 받는 보건정책이 시행되고 있다. 우리나라도 1989년 전국민의료보험 도입 당시 409개의 다보험자로 출발하였으나 2000년 단일보험자로 통합되었으며, 캐나다의 합리적인 경험 속에서 정책적 실마리를 얻을 수 있을 것으로 보인다.

11 국민의료비

선진 각국은 현재 의료비 증가 억제책에 골몰하고 있다. 국민소득에서 의료비가 차지하는 부분이 지나치게 커져버렸기 때문이다. OECD에 소속된 국가의 경우 GDP에서 의료비가 차지하는 비중이 평균 9% 내외이며, 이 중 일부 국가는 GDP의 10% 이상을 의료비로 지출하는 것으로 보고되고 있다. 이들 나라에서 진행 중인 의료개혁의 초점이 효율에 맞춰져 있는 것도 이러한 사정과 무관하지 않다.

우리나라의 국민의료비 수준은 2010년 현재 GDP의 7.1%로 집계되었다. 이는 아직 OECD 평균에 미치지 못하는 수준이지만 증가율은 OECD 국가 중에서 가장 높은 편에 속하며, 최근 들어 GDP 증가율의 2배 이상으로 나타나고 있다. 국민소득 중 의료비가 차지하는 비중은 의료비 자체의 성장에도 영향을 받지만 국민소득의 크기에도 영향을 받는다. 전국민의료보험 도입 직후 우리 국민의 의료비 지출이 크게 증가했지만 GDP에서 차지하는 비율로 보아서는 그다지 성장률이 높지 않았던 것은 분모에 해당하는 우리나라의 국민소득 수준이 그간 지속적으로 성장하였기 때문이다. 그러나 1997년 이후 국민소득의 성장세가 둔화되면서, 국민소득 중 의료비가 차지하는 비중은 크게 높아지고 있다.

우리가 의료비 증가에 관심을 갖는 이유는 의료비로 인해 교육, 교통, 환경 등과 같은 국가경제의 다른 부분이 위축될 수 있기 때문이다. 주어진 자원에서 한 영역에 자원이 집중된다는 것은 다른 영역이 위축됨을 의미하며 국가경제를 운용하는 입장에서 보면 자원의 비효율적 활용이라는 문제를 갖게 되는 것이다. 또한 무엇보다도 의료비의 증가는 국민부담의 증가를 의미하기 때문에 우리는 관심을 갖게 된다. 소비자의 의료비부담 증가가 그에 상응하는 건강상의 편익을 가져다주지 못할 경우에는 자원효율의 문제가 제기되는 것이다.

국민소득의 몇 퍼센트(%)를 의료비로 지출하는 것이 바람직한가에 대해 정해진 선은 없다. 국민소득의 적은 부분을 의료비로 지출하고도 해당국 국민들의 의료이용이 잘 '보장'되고 있는 나라도 있고, 국민소득의 17% 이상을 의료비로 지출하고도 국민이 의료이용을 '보장' 받지 못하는 나라도 있으니, 그 수치만을 갖고 의료의 과다 혹은 과소공급을 논하기는 어렵다. 의료비의 적정성을 논할 때는 첫째, 지출된 의료비의 사용에서 형평과 효율이 보장하고 있는가, 둘째, 의료비가 각 나라의 경제수준에 비추어 각국이 감내할 만한 수준인가, 즉 의료비로 인해 다른 유용한 영역, 예를 들면, 교육, 교통, 환경과 같은 영역의 자원공급이 제한받고 있지는 않은가의 측면을 검토해야 할 것이다.

이 장에서는 보건의료부문에서 바람직하지 못한 현상의 하나인 국민의료비의 급속한 증가 현상을 중심으로 제1절에서는 국민의료비의 정의와 측정방법에 대해 논의하고, 제2절에서는 각국의 의료비 증가 추세를 살펴본다. 제3절에서는 이러한 의료비 증가에 대한 원인을 이론적 혹은 실증적으로 분석하며, 마지막으로 제4절에서는 의료비 증가를 억제하기 위한 방안을 살펴본다.

1. 국민의료비의 정의와 측정방법

1) 국민의료비의 정의

국민의료비는 한 나라의 국민이 보건의료에 사용하는 화폐적 지출의 총합을 의미하는데 경상의료비(개인의료비, 집단의료비)와 자본형성 지출의 합으로 구성된다. 여기서 개인의료비는 개인에게 이루어지는 의료서비스와 재화에 대한 지출이고, 집단의료비는 예방 등 공중보건사업과 보건행정관리에 소요되는 지출이며, 자본형성 지출은 병원이나 보건소 시설비, 대형 장비 구입비 등의 지출을 의미한다.

2) 국민의료비의 측정

국민의료비의 분류는 기본적으로 국민소득계정의 분류체계를 따르고 있어 국내총생산(GDP: *gross domestic product*)의 집계방식에 근거하여 의료비 및 의료재원이 집계되고 있다. 따라서 국민소득계정의 측정방식을 통해 국민의료비가 측정되며, 건강보험통계자료, 건강보험 본인부담진료비 실태조사 자료, 가계소비지출 자료, 의료비 패널자료, 국민건강영양조사자료, 노동패널자료 등이 사용되고 있다.

　국민소득의 순환과정을 간단히 살펴보면, 먼저 기업이 생산에 기여한 근로자에게 근로소득(Y)을 지급하면 이 소득(Y) 중 일부는 조세 및 사회보험료(T)의 형태로 정부에 분배되고 나머지는 근로자 가계의 가처분소득(Yd)이 된다. 가처분소득은 다시 가계의 소비(C)와 저축(S)의 용도로 분배되는데, 가계는 가처분소득에서 민간보험료를 납부하여 민간보험 상품을 구입할 수도 있고, 장차 의료이용 시에 본인부담금을 지출할 수도 있다. 이러한 구조를 분배국민소득이라 하고 $Y = C + S + T$의 관계가 항상 성립한다.

　분배된 국민소득은 의료서비스시장에서 의료서비스의 구입에 지출되는데, 정부는 조세와 사회보험료를 재원으로 하여 공공보건의료행정과 보건의료사업, 사회보험의 관리운영과 급여비 등으로 지출하고(G), 가계는 가처분소득을 재원으로 하여 보건의료 서비스, 의약품, 의료용구 등의 구입에 본인부담금을 지출한다(C). 한편,

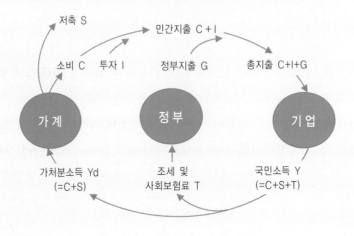

〈그림 11-1〉 국민소득의 순환과정과 국민의료비의 측정

정부나 민간기관은 보건의료부문의 투자재 구입 목적으로 지출하기도 한다(I). 이러한 구조를 지출국민소득이라 하고, I = S 및 T = G일 때, Y = C + I + G의 관계가 성립하고, 따라서 C + S + T = C + I + G의 관계도 성립한다.

이처럼 국민소득계정은 소득이 발생하고, 분배되는 경로를 따라 서로 다른 시각에서 측정되고 파악되는데 국민소득의 지출 측면에서 측정한 것이 의료비 지출(C + I + G)이며, 국민소득의 분배측면에서 파악한 것이 의료비의 재원조달(C + S + T)이다. 즉, 재원조달 측면에서 '총재원 = 공공재원 + 민간재원 = 사회보험료 + 조세 + 민간보험료 + 본인부담'의 관계가 성립하고, 의료비 지출 측면에서는 '총지출 = 공공지출 + 민간지출 = 건강보장급여비 + 보건의료예산 + 민간보험급여비 + 본인부담'의 관계가 성립하며, 총재원 = 총지출의 관계 또한 성립한다.

국민의료비 측정에서는 이러한 상호 관계를 정확히 파악하여 중복계산을 피하는 것이 중요하다. 의료비 지출액과 재원조달액은 반드시 일치해야 하며, 실제 조사에서 재원조달액과 지출액의 차이가 발생하는 것은 집계 오차 때문이다. 국민의료비 지출액을 다시 수취인 기준으로 파악한 것이 최종 공급자(의료기관, 약국, 의료용품 회사 등)의 의료수입이다.

$Y = C + I + G$ (지출국민소득) : 의료비 지출 측면에서 파악

$\qquad = C + S + T$ (분배국민소득) : 의료비 재원조달 측면에서 파악

C = 민간의료비 지출 (본인부담 의료비, 민간보험 급여비)
I = 민간투자지출 (병원건축, 제약기업투자 등 고정자본 형성)
G = 정부지출 (건강보장급여비, 보건의료예산 등)

C = 소비 (본인부담금 + 민간보험료 포함)
S = 저축 (고정자본으로 지출)
T = 조세 (건강보험료 포함)

한편, 국민의료비는 한국은행이 작성하는 산업연관표(투입-산출표)를 통해서도 분석이 가능한데, 산업연관표는 국민의료비의 지출구조와 투입구조를 행렬의 형태로 보여주고 있다. 산업연관표는 국민의료비가 국민경제의 각 부문에 얼마만큼 배분되고 있는지를 보여주는 동시에 보건의료산업의 생산을 위해 경제의 각 산업부문에서 보건의료산업에 얼마만큼의 투입이 이루어지고 있는지를 일목요연하게 보여준다.

2. 국민의료비 증가 추세

세계 대부분의 국가에서 보건의료는 국가경제의 중요한 부분으로 간주되고 있다. 이것은 상당히 많은 국가의 경제자원이 보건의료부문에 투입되기 때문이다. 가장 많은 자원이 투입되는 국가인 미국의 경우 2010년을 기준으로 했을 때 GDP의 17.6%를 보건의료비로 지출하고 있다. 이에 반해 선진국 연합체인 OECD 국가의 평균은 9.5% 수준인 것으로 나타났다(OECD, 2012).

1) 한국의 국민의료비 증가 추세

우리나라의 의료비 자료가 존재하는 최소의 시점인 1970년의 의료비 규모는 714억 원으로 GDP에서 차지하는 비중은 2.5%였다. 의료보험이 도입된 1977년에는 5,218억 원으로 증가하여 GDP의 2.8% 정도를 차지했고, 1979년에는 최초로 1조 원을 넘어섰다. 의료비는 다시 3년 만에 2배로 증가하며 1982년에는 2조 원을 넘어섰으며 GDP에서 차지하는 비중은 3.8%에 이르렀다. 증가율이 1980년대 초반보다 비교적 낮았던 1984년에는 의료비가 2.7조 원으로 증가하였으나 GDP에서 차지하는 비중은 3.5%로 비교적 안정적이었다. 이와 같이 의료보험이 최초로 도입된 1977년부터 1984년까지 7년간 명목의료비는 경제성장으로 인한 소득수준의 향상과 의료보험 적용인구의 확대로 매우 빠른 속도로 증가했으며 그 증가율은 연평균 26.6%에 이르는 높은 수준이었다.

1985~1987년 동안의 국민의료비는 3.1조 원에서 3.9조 원으로 증가하여 연평균 12.3%의 증가율을 보임으로써 상대적으로 낮은 증가율을 보여 지역의료보험 확대 실시 및 전국민의료보험이 달성된 이후와 구분된다. 이 기간 중 의료비 증가율이 낮았던 것은 1980년대 중반의 의료보험 적용인구 증가율이 낮았기 때문으로 보인다. 한편 GDP 대비 국민의료비 비율은 1985년 3.6%에서, 1986년에는 3.4%, 다시 1987년에는 3.3%로 하락했는데 이는 이 기간 중 국제경제가 매우 호황이었고 1986년 아시안게임, 1988년 올림픽게임 개최 등으로 2년 연속 GDP 증가율이 의료비 증가율을 상회했기 때문이다.

1988년부터 농촌지역을 필두로 지역의료보험이 확대되면서 의료보험 적용인구가 크게 증가해 비교적 안정적이던 국민의료비 증가 추세는 다시 추진력을 얻기 시작했다. 그 결과 1987년과 1992년 사이에 국민의료비는 3.9조 원에서 10.5조 원으로 2.7배 증가하여 연평균 21%로 급속히 팽창했다. 특히 전국민의료보험이 달성됐던 1989년에는 국민의료비의 전년 대비 증가율이 29%에 달해 1980년대 후반에 가장 높은 수치를 기록했다.

1인당 국민의료비는 1987년 9만 4천 원에서 1992년에는 24만 원으로 증가하여 2.5배 규모로 늘어났는데 같은 기간 중 1인당 국민소득은 2배가 조금 넘게 증가했

<h2>〈표 11-1〉 우리나라 국민의료비 관련 지표</h2>

연 도	국민의료비		1인당 국민의료비 (천 원)	GDP 대비 국민의료비(%)
	금액(조 원)	증가율(%)		
1980	1.4		38	3.7
1981	1.9	35.7	49	3.8
1982	2.2	15.8	55	3.8
1983	2.5	13.6	62	3.7
1984	2.7	8.0	67	3.5
1985	3.1	14.8	75	3.6
1986	3.4	9.7	83	3.4
1987	3.9	14.7	94	3.3
1988	4.9	25.6	116	3.5
1989	6.3	28.6	149	4.0
1990	7.5	19.0	176	3.9
1991	8.7	16.0	202	3.8
1992	10.5	20.7	239	4.0
1993	11.6	10.5	262	3.9
1994	13.6	17.2	304	3.9
1995	15.7	15.4	349	3.8
1996	18.6	18.5	409	4.0
1997	20.5	10.2	446	4.0
1998	20.8	1.5	449	4.1
1999	24.2	16.3	519	4.4
2000	26.8	10.7	570	4.4
2001	32.7	22.0	691	5.0
2002	35.1	7.3	737	4.9
2003	39.9	13.7	834	5.2
2004	43.4	8.8	903	5.2
2005	48.9	12.7	1,017	5.7
2006	55.5	13.5	1,148	6.1
2007	62.5	12.6	1,286	6.4
2008	68.1	9.0	1,391	6.6
2009	76.6	12.5	1,557	7.2
2010	86.1	12.4	1,742	7.3
2011	91.7	6.5	1,842	7.4
2012	97.1	5.9	1,943	7.6

자료: 한국보건산업진흥원, 〈보건산업통계〉, http://125.60.29.108/stat_html/statHtml.do (접속일자: 2015. 2. 3).

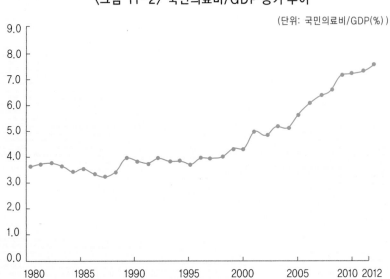

〈그림 11-2〉 국민의료비/GDP 증가 추이

(단위: 국민의료비/GDP(%))

자료: 한국보건산업진흥원, 〈보건산업통계〉, http://125.60.29.108/stat_html/statHtml.do (접속일자: 2015. 2. 3)

으므로 1인당 국민소득이 증가하는 속도보다 의료비의 증가속도가 훨씬 빨랐음을 알 수 있다. 이와 같은 결과는 전국민의료보험의 달성으로 당연히 예상된 것이었다.

한편 1992년 이후 국민의료비 증가율은 완화되었으나 GDP의 증가율 또한 완만해져서 1997년까지 GDP 대비 국민의료비는 4.0~3.9% 사이에서 거의 변하지 않았다. 1998년은 1997년 말 시작된 경제위기의 영향으로 부(-)의 경제성장률이 나타났던 시기로 1998년에 의료비의 지출증가가 1.5%에 불과했음에도 GDP 대비 국민의료비 비율은 전년의 4.0%에서 4.1% 수준으로 오히려 증가하였다.

이후 2000년 7월에 실시한 의약분업과 건강보험 관리운영체계 통합의 영향으로 2001년 지출이 가속화되어 GDP 대비 국민의료비는 2001년 5%를 초과한 이래 2006년에는 6.1%, 2010년에는 7.3% 수준으로 급증하였다. 특히 2000년 이후에는 경제성장률이 침체되어 국민의료비의 부담이 가속화되는 시기라고 볼 수 있다.

우리나라의 국민의료비 증가 추세를 10년 단위로 산출해 보면 연평균 명목 증가율은 1980년대(1980~1989) 19.3%, 1990년대(1990~1999) 14.1%, 2000년대(2000~2009) 12.2%로 나타나 점차 둔화되고 있으나, 물가상승률을 제거한 실질 증가율을 산출해 보면 1980년대 10.3%에서 1990년대에는 7.9%로 다소 감소하였으나 2000년대에는 다시 8.8%로 상승했다.

최근에는 인구고령화 진전에 따른 노인의료비의 증가가 국민의료비 추세에 미칠 영향에 관심이 집중되고 있다. 지금의 속도로 노인의료비가 증가할 경우 국민경제가 이를 부담할 수 있을 것인지, 의료비 증가를 완화할 수 있는 방안은 무엇인지에 대한 문제가 현재 관심의 대상이다.

2) 외국의 국민의료비 증가추세

선진국의 의료비 관련 자료는 OECD에 의해 비교적 일관된 형식으로 정리되어 그 분석결과가 발표되었다. 〈표 11-2〉는 각국의 국민의료비가 얼마나 빨리 증가했는가를 보여준다. OECD 국가의 GDP 대비 국민의료비는 1960~2010년 사이에 2~3배 정도 증가하였다.

호주, 이탈리아, 노르웨이, 일본, 영국 등은 GDP 대비 국민의료비가 비교적 낮은 수준을 보인 반면, 미국, 네덜란드, 프랑스, 독일 등은 비교적 높은 수준을 기록하였다. 2010년의 경우 대부분의 OECD 국가들이 GDP의 7~12% 정도를 지출하여 OECD 전체 평균은 9.5% 수준으로 나타나고 있다. 한국은 7.1%로 상대적으로 낮은 수준을 보이고 있으나 최근 증가율이 높게 나타나고 있으며, GDP의 17.6%를 의료비로 지출하는 미국은 다른 나라를 크게 앞지르고 있다.

OECD 국가 중에서 2000~2010년 국민의료비의 지출 증가율이 가장 높은 나라는 한국(9.1%)이고, 네덜란드 6.0%, 영국 5.4%, 캐나다 4.6%, 미국 4.3%, 프랑스 2.7%, 일본 2.7%, 독일 2.0%, 이탈리아 1.9%로 나타났으며 OECD 국가의 평균 증가율은 4.7%이다.

<표 11-2> GDP 대비 국민의료비 비율(1960~2010)

국가	1960년	1970년	1980년	1990년	2000년	2010년
그 리 스	–	6.1	5.9	6.7	8.0	10.2
네 덜 란 드	–	–	7.4	8.0	8.0	12.0
노 르 웨 이	2.9	4.4	7.0	7.6	8.4	9.4
뉴 질 랜 드	–	5.1	5.8	6.8	7.6	10.1
덴 마 크	–	–	8.9	8.3	8.7	11.1
독 일	–	6.2	8.4	8.3	10.4	11.6
룩셈부르크	–	3.6	5.2	5.4	7.5	7.9
멕 시 코	–	–	–	4.4	5.1	6.2
미 국	5.0	6.9	9.0	12.4	13.7	17.6
벨 기 에	–	4.0	6.3	7.2	8.1	10.5
스 웨 덴	–	6.9	8.9	8.2	8.2	9.6
스 위 스	4.9	5.5	7.4	8.2	10.2	11.4
스 페 인	1.5	3.6	5.3	6.5	7.2	9.6
슬로바키아	–	–	–	–	5.5	9.0
아이슬란드	3.0	4.7	6.3	7.8	9.5	9.3
아 일 랜 드	3.7	5.1	8.2	6.0	6.1	9.2
영 국	3.9	4.5	5.6	5.9	7.0	9.6
오스트리아	4.3	5.1	7.4	8.4	10.0	11.0
이 탈 리 아	–	–	–	7.7	8.0	9.3
일 본	3.0	4.5	6.4	5.8	7.6	9.5
체 코	–	–	–	4.5	6.3	7.5
캐 나 다	5.4	7.0	7.0	8.9	8.8	11.4
터 키	–	–	2.4	2.7	4.9	6.1
포 르 투 갈	–	2.6	5.1	5.7	9.3	10.7
폴 란 드	–	–	–	4.8	5.5	7.0
프 랑 스	3.8	5.4	7.0	8.4	10.1	11.6
핀 란 드	3.8	5.6	6.3	7.7	7.2	8.9
한 국	–	–	3.7	4.0	4.5	7.1
헝 가 리	–	–	–	–	7.2	7.8
호 주	4.1		6.1	6.7	8.0	9.1
평 균	3.8	5.1	6.6	6.9	7.8	9.5

자료: OECD (2012), *Health Data.*

3. 국민의료비의 증가 원인

이론적으로 보았을 때 의료비의 증가는 에스토프(Estaugh, 1992)의 연쇄적 순환고리로 비교적 잘 설명된다. 세계 대부분의 국가는 의료보험이나 국가의료제도로 의료보장장치를 갖추고 있으며 산업화와 더불어 의료보장은 확대되는 추세에 있다. 제4장에서 살펴본 바와 같이 의료보장의 확대는 필연적으로 의료수요를 증대시키며 수요의 증가는 가격상승을 부추긴다. 시장가격의 상승으로 공급자의 이윤획득 가능성이 커지면서 공급자들은 투자를 증가시키게 되며, 특히 이윤폭이 상대적으로 큰 새롭고 값비싼 기술이나 장치, 혹은 서비스에 투자가 확대되면서 서비스의 생산비용은 상승한다.

이와 같은 수요요인과 공급요인의 복합적 작용에 의하여 의료서비스 이용에 따른 비용이 상승하면 제4장에서 거론된 바와 같이 질병으로 인한 기대손실이 커지기 때문에 의료보험에 대한 수요는 또다시 증가한다. 보험의 확대는 수요증가 → 가격상승 → 이윤증가 → 투자증가 → 생산비용 상승으로 이어지면서 또 다른 비용증가의 연쇄적 순환과정을 걷게 된다.

<그림 11-3> 의료비 증가의 순환고리

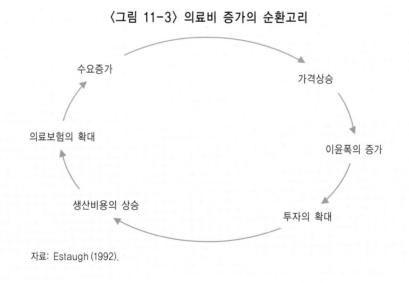

자료: Estaugh(1992).

어느 나라의 의료제도이든 이러한 연쇄적 비용상승의 잠재적 요인을 갖고 있다. 그러나 대부분의 국가에서는 연쇄고리의 일부분을 차단함으로써 비용상승을 억제하는 정책을 구사하고 있다. 예를 들어, 우리나라와 일본은 의료보험수가를 정부의 통제가격으로 규제함으로써 의료수요의 상승이 가격상승으로 이어지는 고리를 차단하고 있다. OECD에 속한 대부분의 유럽 국가는 지불보상제도를 통하여 늘어나는 의료수요가 가격 상승으로 이어지는 수요와 가격 간의 상관관계를 제거함으로써 의료비를 비교적 성공적으로 억제하고 있다. 그리고 대부분의 선진국은 의료시설 및 장비의 확대투자와 신규투자에 대한 규제를 통하여 공급요인에 의한 의료비 상승의 가능성을 억제한다.

일반적으로 한 재화에 대한 지출이 가격과 수량의 곱으로 이루어지듯이 국민의료비 지출(national health expenditure)의 크기 또한 가격요인과 이용량에 의해 결정된다. 그러므로 지금까지 살펴본 국민의료비의 증가 현상은 각각 의료부문의 가격이 상승한 결과 혹은 의료의 이용량이 크게 증가한 결과이거나 혹은 두 가지 요인이 모두 작용하여 나타난 결과일 수 있다. 그런데 의료의 가격상승이나 이용량의 증가를 통해 국민의료비가 증가하는 데는 더욱더 근원적인 원인이 존재하고 있다. 이런 원인은 의료라고 하는 서비스 자체의 특성, 의료시장에 참여하는 주체의 특성, 혹은 의료시장의 구조적 특성 등 의료부문 내적인 요인일 수도 있고 인구구조의 변화나 소득의 증가, 의료보험의 확대 등 의료부문 외적인 요인일 수도 있다. 국민의료비 증가의 근본적 원인을 하나씩 열거하여 이들이 의료비 증가에 미치는 영향을 살펴보도록 하자.

1) 의료비 증가의 일반적 원인

(1) 인구의 증가 및 노령화

의료부문 외적인 요인으로서 의료비의 증가를 가속화시키는 또 하나의 요인으로 절대인구의 증가 및 인구의 노령화를 들 수 있다. 한 나라의 국민의료비는 인구수 및 연령구조에 의해서 어느 정도 영향을 받는데, 인구수가 많아질수록 그리고 노인인구가 많아질수록 의료비 지출은 증가하리라고 예상할 수 있다. 국민소득수준이 높

<표 11-3> 국민의료비에 대한 연령구조의 변화효과

국 가	1980~1990년	1990~2000년	2000~2020년	2020~2040년
미 국	0.26	0.12	0.48	0.46
일 본	0.69	1.03	0.77	0.18
독 일	–	0.38	0.60	0.51
프 랑 스	–	0.38	0.47	0.48
이 탈 리 아	–	0.69	0.51	0.68
영 국	0.16	−0.02	0.25	0.30
캐 나 다	0.33	0.51	0.70	0.45
호 주	0.22	0.27	0.57	0.38
오스트리아	−0.08	–	–	–
벨 기 에	0.03	0.62	0.29	0.60
덴 마 크	0.35	−0.06	0.48	–
핀 란 드	−0.11	0.78	0.46	0.21
그 리 스	–	0.83	0.41	0.46
아이슬란드	–	0.25	0.38	–
아 일 랜 드	–	0.08	0.37	0.50
네 덜 란 드	–	0.22	0.70	0.59
뉴 질 랜 드	−0.16	−0.28	0.62	0.23
노 르 웨 이	0.34	–	–	–
포 르 투 갈	0.29	0.15	0.65	0.30
스 페 인	0.53	0.56	0.23	0.88
스 웨 덴	0.34	−0.38	0.34	–
스 위 스	0.17	0.22	0.37	0.28
터 키	−0.22	–	–	–

주: 각 기간 동안 65세 미만 대비 65세 이상의 비율의 변화가 국민의료비에 미치는 영향이다.
　　이 표는 65세 이상 집단의 평균의료비가 그 이하 집단의 4배라고 가정한다.
자료: OECD(1996 : 9).

아지고 생활환경이 개선됨에 따라 점점 예상 평균수명이 높아지면서 노인인구가 늘어나게 되는데, 노인인구의 증가는 만성병 및 각종 노인성 질환 증가와 관련되어 의료비의 증가에 영향을 미친다.

　다음으로 1980년 초의 OECD 자료에 의하면 65세 이상의 노인인구의 의료비가 65세 미만보다 대략 4배 정도 소요되는 것으로 나타난다. 이러한 점을 감안할 때 〈표 11-3〉에 나타난 것처럼 연령구조가 국민의료비에 미치는 영향을 예상할 수 있다. 지난 30년 동안 연령이 국민의료비에 절대적인 영향을 미친 결정적인 요소는 아니었지만 21세기 초에는 대부분의 국가에서 연령의 중요성이 점차 증대할 것으로 보인다. 〈표 11-3〉에서 알 수 있듯 OECD 대부분의 국가에서 2000~2020년 동안 노인인구로 인해 의료비가 매년 0.4~0.7% 증가할 것으로 예측된다.

　특히 일본에서는 노령화의 영향이 일찍 나타났으며 1980~2020년 사이에 강력한 영향을 미치다가 그 이후로는 상대적으로 약화되고 있다. 2020년 이후에 노령화의 영향은 핀란드나 뉴질랜드, 그리고 포르투갈에서는 점차 약화되는 반면 벨기에와 스페인에서는 더욱 강해질 것으로 예상된다. 기타 일본을 제외한 주요 선진국에서는 노령화의 영향이 2000~2020년과 2020~2040년 사이에는 고르게 나타난다 (OECD, 1995).

(2) 소득의 증가

한 가계의 소득수준이 늘어날 때 특정 재화에 대한 수요가 증가하기도 하고 줄어들기도 한다. 보통 소득증가에도 불구하고 수요가 감소하는 재화를 열등재(inferior good) 라고 하며, 소득증가 시 수요도 증가하는 재화를 정상재(normal good) 라고 한다.

　의료서비스의 경우에는 소득증가에 따른 수요량의 변화가 U자의 형태를 나타낸다고 말할 수 있다. 즉, 소득이 아주 낮은 수준에서는 의료에 대한 수요가 상대적으로 높으나 소득수준이 증가함에 따라 어느 정도까지는 의료 수요량이 감소하고 계속적으로 소득이 증가할 경우에는 의료에 대한 수요가 크게 증가한다는 것이다. 소득수준과 의료수요량이 갖는 이 관계를 그림으로 나타내면 〈그림 11-4〉의 (a) 와 같다. 그러나 실증자료를 통해 소득과 의료비 지출의 관계를 보면 〈그림 11-4〉의 (b) 와 같은 형태를 띤다. 소득계층별로 실제 지출한 의료비가 이처럼 기대모형과

〈그림 11-4〉 의료서비스에 대한 엥겔곡선

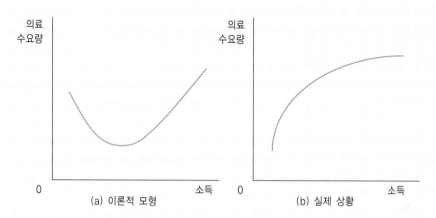

(a) 이론적 모형　　　　　(b) 실제 상황

〈그림 11-5〉 OECD국가의 GDP와 보건의료비 지출의 관계 (2010)

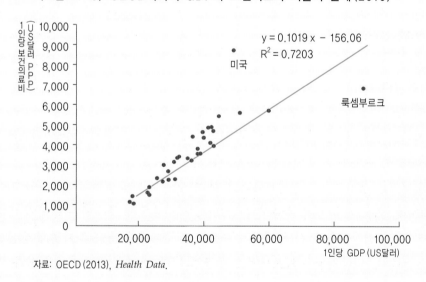

자료: OECD (2013), *Health Data*.

차이가 나는 것은 의료보장이 불완전한 상태에서 가처분소득이 적은 저소득층의 의료이용이 제한을 받기 때문이다. 즉, 저소득계층의 경우에 의료요구는 생태적으로 크지만 실제 이용은 요구를 충족시키지 못한 수준에서 나타난다. 만일, 본인부담 비중이 낮아져서 의료이용에 따르는 경제적 제한이 줄어든다면 소득과 의료비 지출의 관계는 (a)의 모형을 따를 것이다.

소득이 증가하면서 의료비 지출이 늘어나는 현실은 국가 간 국민의료비 지출의 비교에서도 비슷하게 나타난다. 〈그림 11-5〉는 OECD 국가의 인구당 보건의료비 지출과 GDP의 관계를 보여주는 그림으로 GDP 수준이 보건의료비에 선형회귀함을 알 수 있다. 즉, 국민소득수준이 상승함에 따라 의료서비스를 더 많이 이용하고 있음을 확인할 수 있다. 그러나 소득수준이 비슷한 나라 사이에도 보건의료비 지출 규모에 상당한 격차가 존재한다. 예를 들면 미국은 소득격차를 감안하고서도 상당히 많은 비용을 보건의료비로 지출하고 있는 반면, 영국과 같은 나라는 소득에 비해 보건의료비를 적게 지출하고 있다. 이는 소득 외에 보건의료 서비스를 공급하는 체계, 상이한 동기구조 등의 요소가 의료비 지출에 영향을 미친 까닭이다.

(3) 의료생산비용의 상승

의료서비스를 생산하는 비용의 상승은 의료비를 증가시키는 원인이 된다. 경제 내의 일반 재화를 생산할 때 노동과 자본이라는 두 가지 요소가 필요한 것처럼 의료부문에서도 의료서비스를 생산하기 위해서는 의료인력과 시설 및 장비 같은 것이 필요하다. 이때 의료서비스 생산에 투입되는 요소의 가격이 상승하면 의료의 가격도 상승하며 나아가 의료비를 증가시킨다.

의료산업은 상당히 노동집약적이라고 할 수 있으며 의료인력의 생산성을 타 산업과 비교해 보면 매우 낮은 수준이다. 그런데 의료부문에 종사하는 인력에 대한 임금은 이들의 생산성을 훨씬 상회하는 수준으로 증가되어 왔는데 이렇게 생산성 증가를 상회하는 임금인상은 의료서비스 공급자의 생산비용을 증가시키게 된다. 따라서 이윤의 극대화를 추구하는 의료서비스의 공급자는 인상된 임금만큼을 의료의 공급가격에 반영시키게 되므로 의료의 공급곡선은 위쪽으로 이동한다.

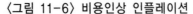

〈그림 11-6〉 비용인상 인플레이션

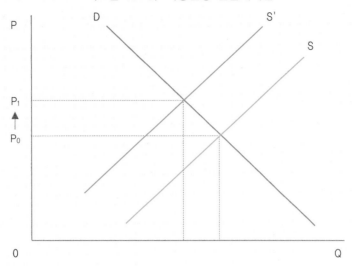

　임금인상과 같은 생산비용 상승에 의해 공급곡선이 위쪽으로 이동하여 가격이 상승하는 현상을 비용인상 인플레이션(*cost-push inflation*)이라고 한다. 〈그림 11-6〉은 공급곡선이 S에서 S′로 이동함으로써 가격이 P_0에서 P_1로 상승한 것을 보여준다.

　한편 의료산업은 질병이라는 특수한 상태를 치료하기 위한 서비스를 공급하는 산업이다. 질병의 복잡성(*complexity*)으로 인하여 이를 치료하기 위한 기술 역시 복잡하고 다양하며 또 고도로 발달하게 된다. 비용절약적인 성격을 지니지 않은 의학기술의 발전은 고도로 발달된 의료기술이나 고급 의료장비를 공급함으로써 의료의 생산비용을 증가시키고 결국 의료가격의 인상을 초래한다. 이렇게 과도하게 투입된 의료시설에 의해서 의료서비스의 가격이 상승하는 것 역시 〈그림 11-6〉에 나타난 것과 같은 비용인상 인플레이션이라고 할 수 있다.

　이처럼 의료인력의 임금인상이나 투입되는 시설 및 장비의 고급화로 인해 의료서비스의 생산비용이 상승한 경우 비용인상 인플레이션에 의해 의료의 가격이 상승함으로써 국민의료비를 증가시키게 된다.

(4) 정보의 비대칭성

의료시장에 나타나는 큰 특징 가운데 하나는 정보의 비대칭성(*asymmetry of information*)이다. 즉, 수요자와 공급자 사이에 정보가 불균등하게 분포되어 있다는 말인데, 일반적으로 의료부문에서는 소비자의 무지(*consumer's ignorance*)가 존재한다고 알려져 있다. 즉, 자신의 건강상태, 제공되는 의료서비스의 내용 및 치료결과에 대하여 무지하다. 이때 소비자의 무지를 이용한 의료서비스 공급자의 행태가 심각한 의료비 상승의 원인이 될 수 있다. 즉, 의료서비스를 적정수준으로 공급함으로써 최소의 비용을 들이고도 바람직한 건강상태를 생산할 수 있는 비용-효과적인 방법이 있음에도 불구하고, 단지 의료수요자가 무지하다는 이유로 의료서비스를 과잉 공급할 경우에 의료비가 증가하는 것이다.

정보의 비대칭성이 존재하여 의료서비스의 과잉공급 현상이 일어날 때 그 과정에서 수요창출(*demand creation*)이 나타난다. 수요창출이란 공급자의 이윤추구 과정에서 좀 더 많은 이윤을 얻기 위하여 자신이 공급하는 재화에 대한 수요곡선을 우측으로 이동시킴으로써 새로운 수요를 만들어내는 것을 의미한다. 경제에서는 기업이 광고활동을 통해 이런 수요를 창출할 수 있으며 의료부문에서는 의료서비스를 공급하는 주체가 서비스의 내용 및 결과에 대해 알지 못하는 수요자에게 정보를 제공하는 과정에서 이런 수요의 창출이 가능해진다. 즉, 정보의 비대칭성으로부터 야기된 공급자의 수요창출이 의료서비스의 과잉공급을 통하여 의료비의 증가를 초래한다.[1]

(5) 의료서비스 공급요인의 증가

의료부문에 투입되는 인력이나 장비 등의 공급이 늘어날 때 의료서비스에 대한 수요가 증가한다. 병원, 침상, 그리고 의사와 같은 공급요인의 수가 증가하면 이로 인해 의료서비스의 이용량이 더욱 증가하고 나아가 전반적인 의료비의 상승까지 초래한다. "병원은 한번 세워지기만 하면 이용되는 경향이 있다"(*Hospitals once provided tend to be used*)고 하는 로머의 법칙(Roemer's Law)은 의료공급 증가에 의한 이용량의 증

---

1 수요창출이 의료비 증가를 초래하는 과정을 그림으로 나타낼 수 있는데 이는 이 장의 부록에 수록되어 있다.

가를 나타내는 단적인 표현이다.

　의료서비스의 생산을 위한 공급요인의 증가로 인해 수요가 증가하는 경우를 크게 두 가지로 나눌 수 있다. 하나는 의료서비스에 대한 수요곡선을 따라서 수요량이 증가하는 경우이고, 또 하나는 수요곡선 자체의 이동을 통하여 수요가 증가하는 경우이다. 전자는 전통적인 경제학의 관점을 따른 것이고, 후자는 의료부문에서 일어나는 독특한 현상인 공급자 유인수요에 관한 것이다. 그러나 어떤 경우라도 의료부문의 공급증가로 수요가 늘어날 때 의료부문에 대한 지출이 늘어남을 볼 수 있다.

　병원수, 침상수, 의사수 등 의료서비스의 공급요인이 증가할 때, 수요곡선을 따라 수요량이 증가하는 경우는 〈그림 11-7〉에 나타나 있다. 공급요인의 증가로 공급곡선이 S'로 이동하면, 이에 따라 의료서비스의 이용량이 증가하고 가격은 하락한다. 이 경우에 의료비의 증가는 의료서비스에 대한 수요의 탄력성과 밀접한 관련이 있다.

　〈그림 11-7〉의 ⓐ는 수요곡선이 탄력적인 경우인데, 이때는 가격의 하락률보다 수요의 증가율이 더 큰 것($\Delta P/P < \Delta Q/Q$)을 의미하므로 의료비 지출은 증가할 것이다. ⓑ처럼 수요곡선이 비탄력적일 때는 가격의 하락률이 수요의 증가율보다 더 큰 것($\Delta P/P > \Delta Q/Q$)을 의미하므로 의료비 지출이 감소한다.

　의료서비스의 공급이 증가할 때 수요곡선이 이동하는 과정은 〈그림 11-8〉에 나타나 있다. 공급증가 시 수요곡선이 우측으로 이동하는 것은 의료공급자의 의료서비스에 대한 수요창출에 의해서 일어날 수 있다. 공급의 증가로 공급곡선이 S'로 이동하면 균형점은 e_0에서 e_1로 옮겨가는데 이때 의료서비스의 가격이 P_0에서 P_1으로 하락한다. 의료서비스의 가격하락을 인식한 공급자가 수요를 창출하면 수요곡선이 D'로 이동하고 의료이용량은 Q_2가 되며 가격은 P_2가 된다.

　이 경우에는 단순히 수요곡선을 따라 수요량이 증가하는 경우의 균형점 e_1보다 의료서비스의 이용량과 가격 모두 훨씬 더 큰 것으로 나타난다. 수요창출은 앞에서 언급한 정보의 비대칭성 등의 이유로 충분히 발생가능한데, 이렇게 의료인력이나 의료시설 등의 공급요인이 증가할 때 공급자가 새로운 수요를 만들어내면 의료서비스에 대한 지출이 매우 증가할 것이다.

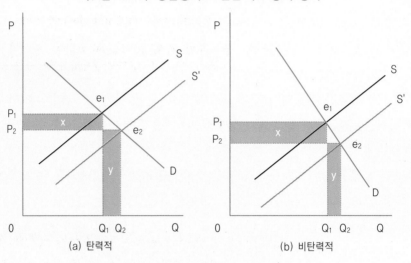

〈그림 11-7〉 공급증가로 인한 수요량의 증가

(a) 탄력적

(b) 비탄력적

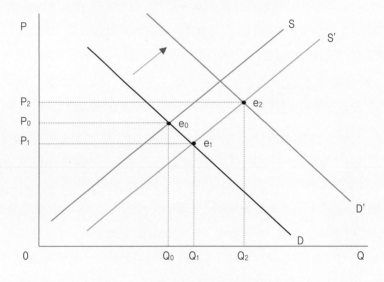

〈그림 11-8〉 공급증가로 인한 수요곡선의 이동

(6) 비용증가적 의료장비의 설치

의료서비스의 공급자가 의료를 공급하는 과정에는 반드시 설비의 투입이 필요한데 설비수준의 결정과정에 외부성이 작용함으로써 타 공급자의 설비수준에 의해 영향을 받을 수 있다. 의료서비스의 공급자, 특히 병원 같은 기관은 그 공급자의 위신(prestige)을 유지하기 위해 혹은 일정수준 이상의 환자를 확보하기 위해 전시용에 가까운 고급 의료장비를 설치하려는 경향이 있다. 의료장비와 같은 생산요소 투입에서 외부성의 존재로 말미암아 공급자의 형태는 상호의존적이 되는데, 각 공급자는 자신의 현재 투입수준과 이상적으로 생각하는 타 공급자의 투입수준을 파악하여 그 격차를 극소화시키려고 노력하며, 이를 위해 실제적인 활용도는 낮으면서 막대한 비용이 소요되는 고급 의료장비를 설치하려고 하며 이는 의료비를 상승시키는 중요한 요인이 되고 있다.

질병의 복잡성과 심각성의 정도가 심화될수록 이에 대응하는 고급 의료기술이나 고급 의료장비의 개발은 필연적인 것이라고 할 수 있으나, 비용효과적인 방법에 의해 설치하고 활용할 수 있는 가능성을 검토하지 않고 외부성에 의해 무분별하게 고급 의료장비를 설치하는 행위는 의료비를 급격히 상승시키는 요인으로 작용한다.

(7) 의료비 보상방식

제공된 의료에 대한 의료비를 공급자에게 보상해 주는 진료비 보상방식에 따라 전체적인 의료비에 미치는 영향은 다르게 나타난다. 진료비 보상방식은 진료비 보상액이 정해지는 시점에 따라 크게 선불제와 후불제로 나누어진다. 의료서비스 공급자가 자신의 의료를 공급하기 전에 자신이 제공할 의료서비스에 대한 보상액이 미리 정해지는 선불제에는 총액제(global budget), 포괄수가제(case payment), 봉급제(salary) 및 인두제(capitation)가 있는데 이러한 방식이 적용될 때 의료서비스의 공급자는 비용절약적인 방법으로 의료서비스를 공급하며 불필요한 의료를 공급하지 않게 되므로 의료비절감 또는 억제의 효과가 나타날 수 있다.

반면 의료서비스 공급자가 제공한 의료서비스의 양에 따라 보상액이 사후에 결정되는 후불제의 대표적인 방식은 행위당수가제(fee-for-service)인데, 행위당수가제에서 의료서비스 공급자는 제공된 서비스의 단위당 가격과 서비스의 양을 곱한 만큼의 의료비를 보상받게 된다. 서비스의 단위당 가격이 규정에 의해 정해져 있는 경우라도 제공되는 서비스의 양이 많아질수록 의료서비스 공급자에게 보상되는 진료비 총액이 증가하게 되므로 공급자에게 서비스 양을 늘리고자 하는 유인을 제공할 수 있다.

현실적으로 의료서비스 시장에 소비자의 무지로 인한 정보의 비대칭성이 존재하고 의료공급자가 이윤 혹은 소득을 극대화하려는 유인이 존재하는 상황에서 행위당 수가제와 같은 진료비 보상방식은 앞의 요인들과 상승작용을 일으켜 의료비 증가를 더욱 가속화시킬 것으로 예상된다.

(8) 의료보험의 확대

질병발생 시 의료보험 적용자가 실질적으로 부담하는 의료서비스의 가격(user price)은 일반 의료서비스 가격에 비해 낮으며 이에 따라 더 많은 의료서비스를 이용하는 경향이 있다. 의료보험으로 인한 소비자부담 가격의 하락으로 의료이용량이 증가하고 이용량이 느는 만큼 국민의료비는 증가한다. 보험의 확대가 의료수요를 증가시키는 현상은 제 4 장에서 자세히 언급되었으며, 이에 대한 구체적인 논의는 제 4 장을 참고하기 바란다.

의료보험의 도입은 의료서비스 이용자가 직접 부담하는 가격을 낮추어 수요자를 비용 무의식적으로 만들 뿐만 아니라 의료서비스의 공급자도 비용 무의식적으로 만들어 의료공급의 증대 및 의료비 증가에 기여한다. 이것 역시 의료보험이 제 3 자 지불방식을 취하기 때문에 생겨나는데, 의료서비스를 공급할 때 의료이용자가 의료보험의 적용을 받을 경우 다소 많은 양의 의료를 공급하더라도 소비자가 부담하는 가격은 소액이며 의료공급자는 자신이 공급한 의료만큼의 대가를 보상받을 수 있으므로 이것을 감지한 의료서비스 공급자는 더 많은 양의 의료를 공급한다. 전체 의료비수준에 대해 무의식적이 되어버린 의료공급자는 앞에서 언급했던 의료비 상승을 가져오는 여러 가지 비용 증가적인 행위와 결부되어 더욱 많은 의료서비스를 공급함으로써 의료비의 상승을 가속화시킬 것이다.

이처럼 의료서비스에 대하여 이용자가 지불하는 가격을 낮춤으로써 의료이용에 대한 접근도를 높이기 위하여 도입된 의료보험이 의료의 수요자나 공급자를 모두 비용 무의식적으로 만들어 버림으로써 의료의 남용 및 과잉공급 현상을 일으켜 의료비를 앙등시키는 주요한 요인으로 작용한다.

(9) 의료기술

의료비 증가에 대한 의료기술의 영향평가는 단순하지 않다. 일반적으로 의료기술의 변화는 의료비 증가의 한 원인으로 간주되지만, 기술의 종류에 따라 어떤 의료기술은 종래의 비싼 치료법을 대체함으로써 의료비를 절감시키기도 하였다. 예를 들면, 의약품은 위궤양 환자의 외과수술의 필요와 정신질환자에 대한 전통적인 치료의 필요성을 감소시켰고, 예방백신은 홍역이나 소아마비와 같은 질병을 효과적으로 통제할 수 있게 했으며, 항생제는 전염병과의 전쟁에서 큰 효과를 나타냈다. 그러나 이러한 긍정적인 측면에도 불구하고, 1960년대부터 1980년대 후반까지는 대부분의 기술이 보건의료비용을 증가시켰던 것으로 나타났다(Weisbrod, 1991).

한편, 의료기술의 발달이 의료비 증가의 첫 번째 원인이라는 가설에 의하면 의료보험의 확대로 인해 신의료기술의 소비자 가격이 인하되어 수요가 증가하고, 이것이 비용증가적 기술혁신을 유도하여 결과적으로 의료비 인상을 가져온다고 한다(Newhouse, 1988). 이 가설에 대한 실증분석 결과 역시 그 가능성을 보여주고 있다(Peden and Freeland, 1998).

현재의 제도 하에서 의료시장은 기술도입과 활용에 그다지 긍정적 역할을 하지 못하고 있는 것으로 판단된다. 실제로 신기술에 대한 적합성과 효과성에 대한 문제나 이 신기술이 어떻게 그 소요비용과 균형을 이루는가에 대한 문제는 거의 제기되지 않고 있다. 신기술 중에는 부작용 등의 위험을 내포한 것도 있고, 일반적으로 높은 가격이 많아 여러 나라에서는 이러한 기술을 수용하고 확산시켜 나가는 과정에 정부가 개입한다(OECD, 1995).

2) 우리나라의 의료비 증가 원인

이와 같은 일반적 원인 외에도 우리나라는 의료제도 상의 몇 가지 특징들로 인해 불필요한 의료비가 낭비되고 있는데 중요한 것들을 정리해 보면 다음과 같다.

(1) 1차 보건의료의 미비

우리나라는 1차 의료가 매우 취약하다. 필요(need)라는 측면에서 본다면 의료전달체계는 피라미드 형태를 이루는 것이 가장 바람직하다. 빈도와 발생규모의 측면에서 보아 가장 큰 부분이 1차 의료에 대한 요구이다. 2, 3차 의료는 전체 의료 필요량 중에서 작은 부분을 차지할 따름이다. 그러나 우리의 의료전달체계는 1차가 허약하고 2, 3차 의료가 강화된 형태이다. 2, 3차 의료는 1차 의료에 비해 단위비용이 높으므로 1차 의료 수준에서 충분히 처치가 가능한 환자가 2, 3차 의료를 이용한다는 것은 그만큼 자원이 비효율적으로 이용된다는 것이다. 예컨대, 건강보험제도의 도입 당시에는 의원급 의료기관의 진료비 점유율이 병원급보다 더 높았으나 2000년 이후 이 구조가 역전되어 2012년 현재 병원급의 진료비 점유율은 의원급의 2배 이상이며, 이는 의료자원 이용의 비효율성이 상당히 심각함을 보여주고 있다.

이렇게 되기까지에는 다양한 원인이 있을 수 있겠으나 현재의 1차 의료기관이 지속적이고 포괄적인 의료를 제공하지 못하는 것이 한 원인이다. 1차 의료가 2, 3차 의료가 제공하지 못하는 지속적이고, 포괄적인 의료를 제공할 수 있다면, 이는 1차 의료의 질을 높이는 일일 것이고 2, 3차 의료에 대한 1차 의료의 경쟁력을 고양시킬 수 있는 방법이 될 것이다.

(2) 치료중심의 의료

예방보다 치료위주로 의료가 공급되고 있다. 예방서비스의 경제성에 대해서는 이미 많은 연구결과가 나와 있다. 질병이 더 이상 진전되기 전에 사전에 예방하는 것은 일단 진전된 질병의 치료에 드는 비용을 절약할 수 있으므로 매우 효율적이라는 것이다. 단지 금전적 비용을 떠나서라도 질병 이환 시에 개인과 그 가족이 겪는 육체적, 정신적 고통과 질병으로 인한 노동생산력 감소의 피해 등을 고려한다면 예방서비스의 경제적 중요성은 매우 크다고 할 수 있다.

우리나라의 경우 최근 들어 40세 이상 피부양자에까지 정기 건강진단을 확대하고는 있지만 수검률이 그다지 높은 편은 아니다. 홍보부족과 진단 대상자의 인식부족 탓도 있겠지만 2년에 한 번씩 정해진 기간 안에, 정해진 기관에서 실시한다든지, 검사 이후 그 결과에 대한 사후관리가 부족한 것 등이 낮은 수검률의 한 원인이라

할 수 있다. 현재 각 병원은 건강검진센터를 건립하고, 건강검진 항목을 묶어 패키지 상품으로 내놓고 있다. 그러나 이들 패키지 상품에는 필요 없는 항목이 많아 자원낭비를 부추기며, 보험 적용이 되지 않아 저소득층의 경우 이용하기 곤란하다는 문제점이 있다.

(3) 고가 의료장비의 남용

다른 나라에 비해 우리나라는 의료장비나 시설이 비효율적으로 도입되어 사용된다. 앞서 언급된 것처럼 OECD가 발표한 인구 백만 명당 각종 고가 의료장비의 도입 현황을 보면 우리나라의 경우 대부분의 유럽 국가보다 많은 수의 장비를 도입하였다 (OECD, 2012). 그렇다고 우리나라의 의료수준이 이들 나라보다 높은 것은 아니다. 유럽 각국의 경우 국가수준에서 계획적으로 고가장비를 도입했지만, 우리나라의 경우 경쟁적으로 무분별하게 도입하고 있다. 그리고 일단 도입된 이들 고가의 의료장비는 투자비용을 회수하기 위해 남용되고 있다. 의료기관의 고가 의료장비 도입을 부추기는 동기 중의 하나가 이들 고가 의료장비가 상당부분 급여에서 제외되어 있다는 점이다. 비급여 항목에 대해서는 수가를 통제받지 않기 때문에 이들 장비는 이윤확대의 수단으로 선택된다.

이들 고가의 장비를 효율적으로 활용하는 방법은 국가수준에서 그 도입을 적절히 규제하고 치료에 필요한 모든 장비를 급여화함으로써 의료기관의 의료행태를 왜곡시키지 않으며, 각 기관 간에 필요한 의료장비를 공동으로 사용할 수 있게 하는 것이다. 그런데 정부 방침은 오히려 이들 고가 의료장비의 도입과 관련한 규제를 완화하겠다고 하니 엉뚱한 해법이 아닐 수 없다.

(4) 노인 의료비 증가

현재 우리나라에서 노령화로 인한 노인의료비의 증가는 의료비용 증가에 압력으로 작용하고 있다. 우리나라는 고령화가 매우 급속히 진행되어 2000년 65세 이상 노인 인구 비율이 7.2%에 달하여 고령화 사회로 진입한 이래 2012년에는 11.0%로 나타났으며, 2018년 14.3%로 고령사회로 이행될 전망이다. 65세 이상 인구는 향후 5년간 100만 명이 더 늘어날 것으로 예상되며 특히 의료비를 많이 사용하는 80세

〈표 11-4〉 노인인구 비율과 진료비 비중(2012)

연령	인구비율(%)	내원일수(%)	진료비(%)	1인당 연간 진료비(원)
65세 미만	89.0	71.5	65.6	710,252
65세 이상	11.0	28.5	34.4	3,075,853

주: 건강보험 적용 노인인구 비율임.
자료: 국민건강보험공단(2013), 《2012 건강보험통계연보》.

이상의 후기 고령인구는 2012년 100만 명, 2020년 188만 명으로 급격히 증가할 것으로 보인다(2010년 통계청 장래추계인구).

인구고령화에 따른 국민의료비는 급속하게 증가하고 있으며, 국가, 보험자 그리고 무엇보다도 국민가계에 큰 부담으로 작용해 국가적 과제로 대두되고 있다. 〈표 11-4〉를 보면 2012년의 경우 우리나라 전체인구 중에서 65세 이상 노인인구 비율은 11.0%인데, 총내원일수 중 노인인구의 내원일수는 28.5%로 인구 구성비의 세 배 가까이 된다. 진료비를 기준으로 했을 경우 총진료비 중 노인인구가 사용한 진료비는 34.4%로 인구비율보다 훨씬 높은 값을 나타낸다. 건강보험 적용 인구 중 65세 이상 인구비중이 11.0%임을 감안한다면 노인인구가 지출하는 진료비가 65세 미만의 인구집단에 비해 3배 가까이 된다는 것을 의미한다. 이는 1인당 연간진료비가 65세 미만의 경우 71만 원, 65세 이상 노인인구의 경우 307만 6천 원인 것을 비교해 보아도 알 수 있다.

(5) 행위당수가제

행위당수가제는 더 많은 의료행위를 유인할 경제적 동기를 가진 제도이다. 행위당수가제 하에서는 의료비가 급등할 수밖에 없다. 미국이 다른 선진국에 비해 유독 의료비 비중이 높은 원인으로 미국의 지불보상제도가 많이 거론된다. 의료는 다른 부문과는 달리 서비스의 종류와 양의 결정에서 공급자의 역할이 중요하게 작용한다. 행위당수가제는 공급자로 하여금 더 많은 의료를 공급할 동기를 부여하는 제도이다.

4. 국민의료비 억제 방안

한 나라의 경제적 자원은 한정되어 있으며 그중에서 의료부문에 투입할 수 있는 자원에도 적정수준이 존재한다. 만일 국민경제 전체에서 보건의료부문이 차지하는 비율이 적정수준을 넘어서면 국민생활에 많은 비효율을 가져오게 된다. 그러므로 국가경제 자원을 사용할 때 경제적 효율성을 달성하기 위해서 의료비의 증가를 억제시키고 적정수준의 의료비를 유지하려는 정책적 노력이 필요하다. 적정수준의 의료비를 유지한다는 것은 대체로 경제성장 속도에 맞춰 의료비의 증가 속도를 늦춤으로써 경제 내에서 보건의료비가 차지하는 비중을 일정하게 유지하는 것을 의미한다.

의료부문에 경제자원을 투입할 때 경제적 효율성을 달성할 수 있는 방법은 건강을 생산하기 위해 투입되는 자원의 최종 1단위, 즉 한계자원투입(*marginal unit of resource input*)이 투입된 자원으로부터 나오는 한계건강생산(*marginal health product*)과 일치하는 수준까지만 경제자원을 의료부문에 투입하는 것이다.

의료비 억제방안은 크게 수요측 억제방안, 공급측 억제방안 및 시장구조의 개혁을 통한 억제방안으로 나눌 수 있는데, 여기서는 각각의 방법들이 지니는 의료비 억제효과와 적용상의 문제점들을 살펴본다.

1) 수요 측면의 의료비 억제 방안

국민의료비가 크게 증가하게 된 데에는 소득수준의 향상과 의료보험의 도입으로 인해 소비자의 의료에 대한 수요가 증가한 것에 기인하는 바가 크므로 소비자의 의료서비스에 대한 수요를 억제시키기 위한 방안들이 모색될 수 있다. 수요 측면에서 의료비 증가를 억제시키기 위한 노력은 주로 의료보험이 가져다준 의료의 남용을 막는 데 초점을 맞춘다. 의료보험으로 인해 국민의료비가 급격히 상승함에도 불구하고 소비자들은 전체 의료비에 대해 무의식적이기 때문에 의료비의 일부를 소비자들이 부담하게 함으로써 불필요한 의료이용을 줄이고 의료비의 증가를 막을 수 있다. 이를 비용분담(*cost sharing*)이라고 하며 여기에는 일정액공제제(*deductibles*), 본인일부부담제(*coinsurance*), 급여상한제(*limit*) 등이 있는데, 이들에 대해서는 제 4장에서 자세한 내용이 소개되어 있으며 OECD 여러 나라가 사용하는 비용분담에 관한 정보도 제 4장에서 제공되었다.

앞서 소개한 것처럼 우리나라는 의료서비스 이용에 대한 본인부담률이 매우 높기 때문에 더 이상의 본인부담 상승은 의료보험에 대한 국민적 저항을 불러일으킬 소지가 있다. 따라서 비용분담 상승에 의한 수요측의 의료비 억제는 가능한 정책대안이 되기 어려운 현실이다. 대신 수요측 억제방안은 현재 본인부담 수준이 매우 낮은 OECD 선진국들에서는 적용 가능한 정책대안이 된다.

2) 공급 측면의 의료비 억제 방안

의료서비스의 공급측면에서도 의료비를 증가시키는 많은 요인들이 있다. 의료서비스 시장에 존재하는 정보의 불균형성, 의료서비스를 공급하는 주체들의 독특한 경제행위로부터 비롯된 의료서비스의 과잉공급, 의료서비스 생산에 투입되는 요소가격의 상승에서 비롯된 의료서비스의 가격상승 등은 모두 의료비를 증가시키는 주요 원인이다. 그러므로 경제적 효율성을 달성하기 위한 의료비 증가억제의 노력은 의료서비스의 공급측면에서도 시행되어야 한다. 공급측 의료비 억제방안의 대표적인 것들을 소개하면 다음과 같다.

(1) 필요증명서(*Certificate of Need*)

새로운 병상을 증설하려고 할 때 해당 지역 내에서 의료서비스에 대한 필요(*need*)가 있다고 증명되는 경우에만 병상수의 증가를 허용하는 방법이다. 병상수가 늘어나면 통원치료로도 가능한 진단검사와 같은 것도 의사의 편의를 위해 입원시키려는 유인이 생기게 되며 이런 공급자의 행동은 의료비의 증가를 초래한다. 그러므로 병상수를 증설하고자 하는 계획이 있을 때 의료서비스에 대한 필요가 입증되지 않으면 병상수의 증설을 금지하고 일정한 병상수 내에서 효율적인 이용을 하도록 유도함으로써 의료비 증가를 억제할 수 있다.

그러나 의료서비스에 대한 필요여부를 판정하는 데 과학적이고 객관적인 기준설정이 쉽지 않다는 문제점이 있다. 그리고 새로운 병상의 증설을 금지할 경우 기존 병원이 경쟁으로부터 보호를 받게 되므로 경제적 효율성을 추구하고자 하는 잠재된 유인을 상실할 수도 있다. 또 병상수를 증설하는 데 필요를 증명하게 하는 방법이 사용되면 의료공급자는 병상수 증설이 아닌 고가 의료장비의 도입 등 다른 형태로 병원규모를 늘릴 수 있다.

(2) 병원의 폐쇄 또는 전용

병원시설이 지나치게 많다고 인정될 때에 의료비 증가를 억제할 목적으로 초과병원 시설(excess hospital capacity)을 폐쇄시키거나 다른 의료서비스를 제공하는 시설로 전환시키는 방법이 있다. 불필요한 병원시설을 폐쇄하거나 다른 용도로 전환하기 위해서는 미해결된 병원채무나 새로운 의료설비자금을 지원하는 재정적 유인(incentive payment)을 주는 방법과 당국의 병원폐쇄 혹은 전환결정에 불응하는 병원에 대하여 병원진료비 보상액의 일정비율을 지불하지 않는 재정적 제재(financial sanctions)를 가하는 방법 등을 활용할 수 있다.

이때 발생하는 문제는 병원에 고용된 인력과 지역주민의 반대에 직면할 수 있다는 점이다. 의사는 개업을 하거나 직장을 비교적 손쉽게 구할 수 있지만 다른 직종의 경우 병원폐쇄로 실업에 처할 가능성이 높으며 지역주민의 입장에서는 병원폐쇄로 인해 지역의 위신에 손실을 가져오고 또 쉽게 측정하기는 어렵지만 사회후생의 다른 측면에서 손실을 입게 되므로 병원폐쇄 정책에 반대하게 될 것이다.

(3) 고가 의료장비에 대한 규제

고가 의료장비 구입에 대한 규제로부터 기대할 수 있는 효과로는 고가 의료장비의 급속한 확산이 줄어들고 비용절약적인 의료장비의 설치 및 이용이 증가하며 간접적으로는 고가 의료장비 개발을 위한 민간부문의 노력이 줄어들고 비용절약적인 의료장비의 생산을 위한 연구개발(R&D)을 기대할 수 있다. 또한 고가 의료장비의 설치 및 이용에서 병원단위 또는 지역단위의 협조와 조정을 위한 노력이 생기게 된다.

(4) 이용도 검사

의료보험에 적용되는 의료서비스를 이용한 경우에 제 3지불자가 병원의료비를 보상해 준다. 이때 정부나 제 3지불자가 제공된 의료서비스의 질과 비용효과성(cost-

effectiveness)에 대한 검토를 실시할 수 있다. 이와 같이 병원의료비를 보상해 주는 지불자가 병원이 제공한 의료서비스에 대하여 사후적인 검토를 하는 것을 이용도 검사(*utilization review*)라고 한다. 이용도 검사에는 제공된 의료서비스의 질이 규정된 수준에 미치는지의 여부와 제공된 서비스가 반드시 필요한 서비스였는지의 여부, 그리고 그것을 제공할 때 경제적인 방법으로 제공하였는지의 여부를 조사하는 것 등이 포함된다. 또한 입원율, 재원기간, 그리고 병원의 각 전문과목마다 분포되어 있는 의사들의 비율 등에 대한 조사도 병원에 대한 이용도 검사항목 속에 포함될 수 있다.

이용도 검사를 하게 될 경우 병원이 불필요한 의료를 공급하는 것을 막을 수 있으며 필요한 의료서비스를 공급할 경우에도 비용 효과적인 방법으로 제공되도록 유도할 수 있기 때문에 의료비 증가를 억제하는 효과를 가져온다. 그러나 이용도 검사를 실시하는 데에는 상당한 행정비용이 발생할 수 있다는 것을 염두에 두어야 한다.

(5) 대체 의료기관의 개발

병상수 증가, 입원율 및 재원일수의 증가, 그리고 고가 의료장비의 투입 등을 통하여 의료비를 상승시키는 주된 요인이 병원 속에 내재되어 있다. 그러므로 좀 더 적은 비용이 드는 의료기관을 개발하여 이용함으로써 의료비를 절감하는 효과를 기대할 수 있다. 특히 병원이용에서도 입원의 경우에 엄청난 의료비 지출을 발생시키므로 입원을 외래로 대체하며 병원의 입원을 대체할 수 있는 경쟁적 의료기관을 개발하는 것이 필요하다. 대체의료기관의 개발은 공급자에 대한 직접적인 규제가 아니라 시장기구를 통해 효율적인 자원배분에 대한 유인을 제공함으로써 의료비의 증가를 억제하는 방법이다.

병원의 입원진료를 대체할 수 있는 의료기관으로는 다음과 같은 것이 있다. 노인은 여러 가지 만성병을 지닌 경우가 많으므로 이들을 위한 장기요양시설을 설치하여 특별한 치료를 제공할 필요가 있다. 이런 목적을 위한 대체의료기관을 노인요양원(*nursing home*)이라고 하며 임종 전의 중환자만 수용해 적절한 의료서비스를 공급하는 대체의료기관을 임종병원(*hospice*)이라고 한다. 또한 분만시설을 갖추고 분만서비스만 공급하는 분만센터(*birth center*), 일일치료센터(*day care center*), 비용이 드는 입원을 피하고 가정에서 치료를 받는 거택진료(*home care*) 및 다른 형태의 왕진서비스(*domiciliary* services), 그리고 외래수술센터(*ambulatory surgery center*) 등은 모두 비용이 많이 드는 병원의 입원진료를 대체하기 위해 개발된 기관이다.

(6) 의사수에 대한 규제

일반적으로 의사수가 늘어나면 의료서비스 공급이 증가하여 의료서비스의 가격이 하락하는데, 의사가 수요를 유발함으로써 수요곡선을 우측으로 이동시키면 의료서비스의 이용량이 늘어날 뿐 아니라 의료서비스의 가격도 상승한다.

의료비 상승이 심각한 문제로 부각된 나라들은 의료비 억제를 위한 장기적 대책으로 의사수를 규제하는 정책을 사용한다. 이를 위해 의과대학의 증설을 금지하고 의과대학 입학정원을 감축하며 또 외국인 의사의 자국 내 유입을 제한하는 조치를 취하고 있다.

의사수에 대한 직접적 규제 외에도 기존의 의사수를 유지하면서 전공과목간, 지역 간 의사수를 조정함으로써 의료비 증가를 억제할 수도 있다. 의료서비스 이용자에게 일반의와 전문의 간에 아무런 이용상의 장벽을 두지 않고 직접 이용할 수 있게 하면 전문의를 더 많이 이용하는 경향이 있다. 그런데 전문의에게는 일반의보다 더 많은 의료비를 지출하게 되므로 전문의의 수를 줄이거나 아니면 일반의와 전문의 간에 이용상 장벽을 둠으로써 전문의의 서비스에 대한 과잉이용을 막을 필요가 있다. 이를 위해 전문의 훈련과정에 대한 기회를 제한시키는 방법을 사용할 수 있으며, 일반의의 의뢰를 통해서만 전문의의 의료서비스를 받을 수 있도록 하는 후송체계를 확립하는 방법을 사용할 수 있다.

한편 생활환경이 좋은 곳에는 의사의 과잉공급 현상이 있는데 의사의 유인수요와 관련해 의사가 많을수록 의료비 지출이 증가하기 때문에 의사인력이 부족한 지역으로 이동을 장려함으로써 의사 과잉공급에 의한 의료비 증가를 억제시킬 수 있다. 의사가 부족한 지역으로의 이동을 장려하는 방법으로는 소요비용을 대여하거나 보조금을 지급하는 것 등이 있다.

(7) 대체의료인력의 개발

의사수에 대한 직접적인 규제뿐만 아니라 의사업무의 일부를 대체시킬 수 있는 대체의료인력을 개발함으로써 의료비 증가를 억제하는 방법도 있다. 실제로 의사인력을 한의사나 전문간호사 등 다른 의료인력으로 대체하기 위해서는 그들의 생산성 (*productivity*)과 각각에게 지불되는 비용을 비교할 때 동일한 수준의 의료서비스를 좀 더 적은 비용으로 제공할 수 있어야 한다.

의사 역할 중 일부를 대체의료인력에게 이전하는 데에는 기술상으로 이전 가능한 역할에 대하여 이전을 금지하는 법적인 제약이 없어야 하며, 또 대체의료인력을 적극적으로 활용하도록 재정적 유인을 부여하여 대체인력 사용을 촉진시킬 수도 있다. 그런데 대체의료인력의 개발을 통해서 의사업무의 일부를 이전시키는 데에는 어느 정도의 제한이 있으며 또 서비스의 질적 하락을 초래할 수도 있으므로 주의를 기울여야 한다.

(8) 의료서비스의 가격통제

의료서비스를 생산하는 데 필요한 투입요소가격의 상승으로 의료서비스의 가격이 상승하는 경우, 그리고 의료서비스의 공급자가 수요창출을 통해 수요곡선을 우측으로 이동시킴으로써 의료서비스의 가격이 상승하는 경우에 전체 의료비의 증가를 초래할 수 있으므로 정부가 일정한 수준에서 의료서비스의 가격을 통제함으로써 의료비 증가를 억제시킬 수 있다.

의료서비스의 가격을 통제하는 데에는 통제가격을 어느 수준에서 결정하느냐가 문제된다. 〈그림 11-9〉는 의료생산비용의 상승으로 의료서비스 가격이 상승한 경우(a)와 공급자에 의한 수요창출로 의료서비스 가격이 상승한 경우(b)에 대하여 정부가 가격통제를 실시하는 경우를 나타낸다. (a)에서 생산비용의 상승으로 의료서비스 가격이 P_1으로 오른 경우에 정부가 P_1보다 낮은 어떤 수준에서 $\overline{P}$로 가격통제를 실시하면 공급이 감소하여 ab만큼의 초과수요가 발생할 우려가 있다. (b)에서 공급자가 수요를 창출한 경우에 수요곡선 D'는 소비자의 진정한 수요를 반영하지 않는다. 그러므로 수요창출로 의료서비스 가격이 P_1으로 오른 경우에 정부가 $\overline{P}$로 가격통제를 실시하면 수요곡선이 $\overline{P}AD'$가 되므로 의료서비스 이용량은 수요창출에 의한 증가분을 어느 정도 상쇄한 $\overline{Q}$로 결정된다.

정부에 의한 가격통제가 초과수요를 유발하지 않으면서 성공적으로 실시되기 위해서는 P_0와 P_1 사이에 어떤 가격수준에서 통제가격 $\overline{P}$를 적용하면 된다. 그런데 현실에서는 비용인상에 의한 의료가격 상승과 수요창출에 의한 의료가격 상승이 혼재

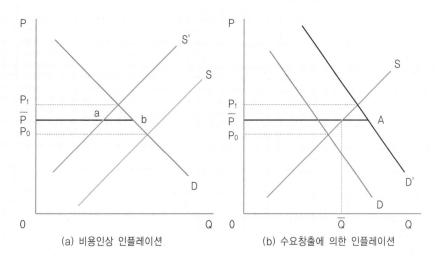

〈그림 11-9〉 의료서비스 가격의 통제

(a) 비용인상 인플레이션

(b) 수요창출에 의한 인플레이션

되어 있는 것이 보통이므로 정부가 의료서비스의 가격을 통제하고자 할 때에는 초과수요를 유발하지 않는 적정 가격수준이 얼마인지를 파악해야 하는데 그런 가격수준을 찾는 것이 쉬운 일은 아니다. 다만, 정부가 어느 정도 초과수요를 유발하더라도 의료비를 억제시키고자 하는 의도가 강할 때에는 의료서비스의 가격을 통제하는 방법을 사용할 수 있다.

(9) 약품가격 및 약품의 이윤율에 대한 규제

신제품 개발에 따른 특허 및 상표획득을 통하여 독점적 지위를 얻게 된 제약회사는 약품의 이윤폭을 높이고 약품의 가격을 매우 비싸게 책정함으로써 의료부문에 대한 국민의 지출을 증가시키는 경향이 있다. 또한 약품판매 촉진을 위한 광고비용이 엄청나게 큰데 이것이 제약회사가 약품가격을 책정하는 데 비용으로 반영되므로 약품가격의 상승요인이 되고 있다. 그러므로 약품을 가장 비용 효과적으로 사용할 수 있도록 특별한 조치를 취함으로써 의료비 상승을 억제시킬 수 있다.

의료비 억제를 목적으로 제약산업을 규제하는 방법으로는 제약회사의 이윤율을 낮추고 약품의 가격을 일정수준에서 통제하는 것이 있다. 제약회사는 독점적 지위를 이용하여 엄청난 독점이윤을 누리므로 가격통제가 필요하다. 또 광고비 등 판촉을 위하여 많은 비용을 소모하고 있으므로 제약회사의 판매촉진을 금지하거나 규제하는 방법도 있다. 그리고 새로운 제품에 대한 특허기간을 단축시킬 수도 있다.

의료보험 하에서 의사가 처방하는 약품에 지불되는 비용도 의료비를 증가시키는 요인이 되므로 의료보험 하에서 의사가 처방할 수 있는 약품의 종류를 명시한 목록(*positive list*)을 만드는 것과 의료보험 하에서 처방할 수 없는 종류를 명시한 목록(*negative list*)을 만드는 방법이 있다. 또한 비슷한 재료를 사용하고 비슷한 효능을 지닌 무수한 약품들이 각각 다른 상품명, 다른 가격에 판매되는 현실을 감안하여 비슷한 대체품을 모아 약가를 공시하는 방법도 있다.

(10) 의료서비스 공급자에 대한 정보제공

일반적으로 의료서비스의 공급자는 자신이 공급하는 의료서비스가 전체 국가의료비에 어떤 영향을 미칠지에 대해 잘 모르고 있다. 특히 의료보험 하에서는 환자의 부담가격이 낮아지기 때문에 공급자가 제공하는 서비스의 비용증가적 측면에 대해 느끼지 못할 수도 있다. 비용 무의식적인 의료서비스의 공급자에 대해 전체 의료비에 관한 정보를 제공함으로써 자원을 더욱더 경제적으로 이용하도록 하며 나아가 의료비 증가를 억제할 수 있다. 이를 위해 긴밀한 대체관계에 있는 약품의 가격을 비교 제시한다든지, 의료서비스 공급에 필요한 요소가격에 관한 정보를 제공하고, 정기적으로 의료비 동향에 관한 교육을 실시하는 방법 등이 있다.

3) 시장구조의 개혁

의료서비스의 수요와 공급을 자율적인 시장기능에 맡길 때 의료서비스 산업에 내재해 있는 여러 가지 요인에 의해 의료비가 크게 증가하는 현상이 나타난다. 이처럼 시장기구에 의해 효율적인 자원배분이 달성되지 못하는 시장실패에 직면하게 되면 효율적인 자원배분의 달성을 위해 정부의 개입이 필요하다.

의료비의 증가를 억제하기 위한 목적으로 앞에서 언급한 것처럼 의료서비스 이용자의 과다한 이용을 규제하거나 의료서비스 공급자의 과다공급을 규제하는 방법 등 수요자나 공급자에 대한 직접적인 규제가 비효율적인 의료서비스 시장에 대한 정부개입의 강력한 형태라면 또 다른 형태의 정부개입으로는 시장 메커니즘이 좀 더 효율적으로, 즉 비용절약적으로 작용하도록 시장의 구조를 개선하는 것이 있다. 이는 현행 시장구조의 모순으로부터 비롯된 의료비 증가를 근본적으로 억제하면서 아울러 수요자나 공급자에 대해서는 직접적인 규제를 피하는 방법이다.

의료서비스 산업에서 시장구조라 함은 의료서비스가 이용 혹은 제공되는 거래에서 그 이용자는 이용한 의료서비스의 대가를 지불하며 공급자에게는 제공한 서비스에 대한 비용이 보상되는 총체적인 과정을 말하는데, 이것은 곧 의료비 지불보상제도(payment & reimbursement system)를 의미한다. 의료비의 급속한 증가를 초래하는 비효율적인 의료서비스 산업의 시장구조를 효율적인 시장구조로 전환하는 것, 즉 의료비 지불보상제도를 개편하는 것은 시장에서 수요자와 공급자가 자율적으로 경제행위를 하더라도 의료증가의 억제를 유도할 수 있는 방법이다.

앞 장에서 살펴본 것처럼 공급자에 대한 의료비 보상방식에는 크게 행위당수가제, 총액제, 포괄수가제, 봉급제 및 인두제 등이 있는데 사후보상인 행위당수가제는 의료비 억제기능을 전혀 발휘하지 못한다. 그러나 사전보상방식에서는 의료서비스의 공급자 스스로 비용절감의 동기를 갖기 때문에 의료비 억제기능이 잘 나타날 수 있다. 〈그림 11-10〉에는 포괄수가제 하에서 비용억제 효과가 나타나 있다. TC_1은 병원이 일정기간 동안 의료서비스를 공급하는 데 사용된 비용을 나타내며, TR은 병원이 포괄수가제 하에서 서비스량을 증가시킴에 따라 늘어나는 수입을 나타낸다. 만일 일정기간 동안 Q_1만큼의 의료서비스가 이용되었다고 하면 이때 병원의 이윤은 TR과 TC_1의 차인 a만큼 될 것이다.

그런데 뜻하지 않게 단기간에 병원의 의료서비스 공급비용이 증가되어 비용곡선이 TC_2로 이동하면 b만큼의 손실을 입게 된다. 만일 의료공급자가 비용억제책을 통하여 비용곡선이 TC_3으로 이동하면 좀 더 많은 (a+c)만큼의 이윤을 남기게 될 것이므로, 사전보상방식은 의료비 절감효과를 지닌다.

의료비의 증가를 가져오는 원인 중의 하나인 고가 의료장비의 경우, 행위당수가

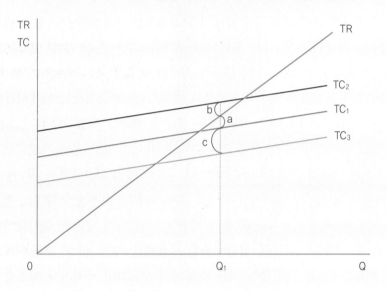

〈그림 11-10〉 사전보상방식 (포괄수가제) 하의 비용억제효과

제하에서는 공급자에 대한 보상이 투입된 비용에 근거하여 이루어지기 때문에 고가장비의 도입을 억제할 경제적 동기가 없으나 사전보상방식 하에서는 고가장비의 도입이 지불보상구조에 의해 자연히 저지된다. 그러므로 급속히 늘어나는 의료비를 억제하고 경제자원의 효율적인 사용을 위해서는 사전보상방식으로 의료시장구조가 개편되는 것이 바람직하다. 즉, 비용증가적인 행동을 유발하는 행위당수가제에서부터 비용억제 효과가 있는 인두제, 포괄수가제 등의 사전보상방식으로 지불보상제도가 개편될 때 새로운 시장구조 하에서 정부가 수요자나 공급자에 대한 직접적인 규제를 하지 않더라도 시장기능을 통하여 효율적인 자원배분의 달성이 가능해진다.

사전보상방식이 현실에서 구체적인 모습을 드러낸 예로는 미국의 HMO (*Health Maintenance Organization*) 가 있다. 이것은 미국식 인두제로서 가입이 자유로운 등록자의 수에 따라 보상총액이 결정되며 의료서비스 급여의 범위에 관한 규정에 의해서 의료서비스를 이용하고 공급하는 의료비 지불보상방식이다.

의료서비스의 개별 공급자가 직면한 수요곡선은 D로 우하향하는 직선으로 그려져 있는데, 의료공급자는 국가로부터 받은 면허로 인해 어느 정도 법적 독점상태를 유지할 수 있으므로 우하향하는 수요곡선은 타당하다고 할 수 있다. 그리고 의료서비스 공급자의 한계수입은 MR, 평균비용은 AC, 그리고 한계비용은 MC로 표시되어 있다. 최초의 균형은 독점공급자의 이윤극대화를 위한 조건($MR = MC$)이 충족되는 수준의 생산량 Q_m과 독점가격 P_m에서 이루어진다. 좀 더 현실적으로는 독점가격 P_m이 지나치게 높게 형성되는 것을 막기 위해 정부가 의료서비스의 가격을 $\overline{P}$에서 통제할 수 있다. 이때 의료

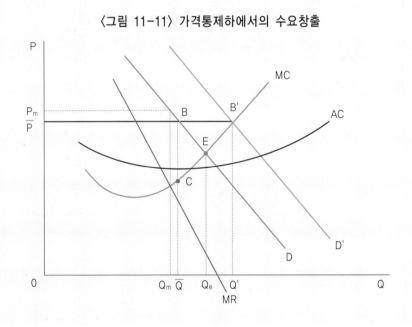

〈그림 11-11〉 가격통제하에서의 수요창출

서비스 공급자의 수요곡선은 $\overline{P}BD$의 꺾인 모양이 되고, 한계수입곡선도 $\overline{P}BCMR$로 나타나 BC에서 불연속적으로 된다. 여기서 불연속 구간인 BC와 한계비용곡선 MC가 만나므로 통제가격 하에서 의료서비스의 독점공급자는 $\overline{Q}$의 산출량을 $\overline{P}$의 가격으로 공급하게 된다. 한계수입곡선이 BC 구간에서 불연속으로 되어 있기 때문에 한계비용이 적절히 상승하거나 하락해도 균형가격과 균형공급량이 변하지 않고 경직성을 가지는 특성을 나타내게 된다.

수요자와 공급자 간에 존재하는 정보의 비대칭성으로 인해 의료서비스 공급자가 수요를 증가시키는 경우에 의료서비스에 대한 수요는 D'로 이동한다. 여전히 정부의 통제가격은 $\overline{P}$로 고정되어 있으므로 수요창출 시 공급자가 직면한 새로운 수요곡선은 $\overline{P}B'D'$가 된다. 이 경우 의료서비스 공급자의 새로운 공급량은 Q'로 늘어난다.

이때 새로운 공급량 Q'가 의료서비스의 과잉공급이 되는 이유는 다음과 같다. 의료서비스 시장에 정보의 비대칭성이 존재하지 않고 독점적 요소가 사라진다면 균형은 E에서 성립될 것이다. 그러나 현실적으로 의료서비스 시장에 독점적 요소가 존재하므로 통제가격 하에서 균형은 B점이 된다. 그리고 양자 간의 의료공급량은 $Q_e - \overline{Q}$만큼 차이가 생기는데 이것은 독점으로 인해 의료서비스에 대한 잠재적인 초과수요가 있음을 의미한다. 의료서비스에 대한 정보의 비대칭성 때문에 수요가 창출될 경우에는 Q'만큼의 의료서비스가 공급되는데 $Q' - Q_e$는 수요창출로 인한 의료서비스의 과잉공급이라고 할 수 있다. 이러한 의미에서 의료서비스 부문에 정보의 비대칭성이 존재하게 될 때는 수요의 창출을 통하여 의료서비스가 과잉공급 되며 따라서 의료비의 증가를 초래한다.

12 의료기술의 발달

기술이란 과학적인, 또는 다른 조직화된 지식을 실제 업무에 체계적으로 적용하는 것이라고 간단히 정의할 수 있다. 자크 엘륄(Jacque Ellul)은 이를 "특정의 가치 있는 결과를 달성하기 위해 자원을 이용한 활동의 총체"라고 정의했다. 기술은 기계 이상의 것을 의미하고 '응용과학'이라기보다는 '응용지식'이라고 보는 것이 합당하다. 보건의료기술은 보건의료분야에서 쓰이는 약물, 장비, 외과적 시술과 이러한 서비스가 제공되는 조직과 지원제도이다.

보건의료기술은 여러 가지 기준으로 분류될 수 있는데 그 물리적 성질에 따라 약물, 장비, 그리고 시술로 분류된다. 약물은 질병이나 건강상태를 예방, 치료, 또는 진단하기 위해 사람에게 적용, 투여, 또는 주입하는 모든 화학적, 생물학적 물질이다. 장비는 보건의료부문에서 사용되는 물리적인 도구로 약물을 제외한 것인데 많은 자본투자가 필요한 복잡한 기계에서 작고 간단한 도구에 이르기까지 범위가 매우 넓다. 시술은 시술의사의 기술이나 능력과 약물, 장비가 결합된 것으로서 매우 복잡하다.

금세기에 들어 의료분야에서 경험된 기술의 변화는 주목할 만하다. 새로운 약품, 발전된 병원시설 및 장비, 새롭게 개발된 치료방법 등은 의료기술을 혁신시켜 종래에 불치병으로 여겨졌던 각종 질병들을 치료하기 시작하였고 수년 전에는 상상할 수도 없었던 수많은 새로운 진단과 치료방법들이 의료현장에 속속 도입되고 있다.

이러한 기술적 진보에 대해 혹자는 이제 치유하고 간호할 대상이 아니라 고도의 정교하고 복잡한 기계에 의해 분석되고 처치되는 대상으로서의 환자가 존재할 뿐이라며 의료의 비인간화 현상을 개탄하기도 하고 또 한편에서는 이러한 혁신이 그 비용을 정당화할 수 있을 정도의 효과를 내고 있는가에 대해 의문을 제기하기도 한다. 새로운 기술의 도입은 종종 의료비 상승의 한 원인으로 비판받기도 하며, 이 때문에 고가장비의 과잉투자 방지가 중요한 정책대상이 되기도 한다.

1. 의료기술의 변화와 생산함수

생산함수는 사용된 투입의 양과 그 투입으로 생산된 산출량의 함수관계를 나타내는 것으로, 기술은 주어진 한 시점에서 생산함수의 형태를 결정한다. 정해진 기술수준에서 일정량을 산출하는 데는 투입요소 간의 여러 가지 조합이 있을 수 있다. 등량선(혹은 등생산량곡선)은 이처럼 동일한 산출량을 얻을 수 있는 모든 투입요소의 조합을 이은 궤적이다.

〈그림 12-1〉에서 Q_0의 등량선은 Q_0 수준의 산출량을 생산하는 데 필요한 자본과 노동의 여러 가지 다른 조합을 보여준다. 의료서비스의 예를 들면, 점 A는 단순한 장비(K_A)를 갖춘 중환자실에서 10명의 간호사(L_A)가 10명의 환자를 돌보는 경우이고 점 B는 전자감지(*electronic monitoring*) 장비를 갖춘 환경(K_B)에서 3명의 간호사(L_B)가 10명의 환자를 돌보는 경우이다. 이때 산출물은 10명의 환자를 돌보는 것으로 A점이나 B점 모두 동일하다.

이러한 경우에서 생산기술이 발전하게 되면 등량선은 하향이동하게 된다. 이는 자본 및 노동의 투입 모두를 감소시키고도 Q_0 수준의 산출을 생산해낼 수 있는 것을 의미한다. 즉, 〈그림 12-1〉에서 $L_B{'}$와 $K_B{'}$를 투입하면서도 L_B와 K_B를 투입하였을 경우의 산출량인 $Q_0(=Q_0{'})$를 산출해낼 수 있다. 이것이 요소절약적 기술변화의 예이다.

경제학에서는 '기법의 변화'(*change in technique*)와 '기술의 변화'(*technological change*)를 구별한다. 전자는 과학적 진보가 수반되지 않는 생산방법에서의 변동, 즉 투입재의

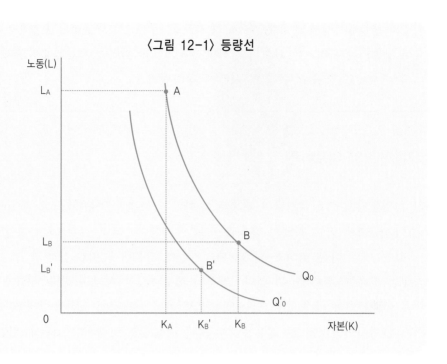

〈그림 12-1〉 등량선

가격변동 등으로 다른 투입요소를 사용하는 경우를 말하고 후자는 등량선 자체의 이동으로 기술의 '메뉴'(*menu*)가 바뀐 경우로서 새로운 장비가 등장하거나 혹은 기존장비가 더 이상 필요 없는 경우이다. 〈그림 12-1〉에서 이들의 차이를 보자면 점 A에서 점 B로의 이동과 같이 주어진 등량선상의 이동은 '기법의 변화'를 의미하며 Q_0에서 Q_0'의 이동과 같은 전체 등량선의 이동은 '기술의 변화'를 나타낸다. 물론 기술변화에는 조직의 새로운 편성, 수술방법, 약품, 환자관리의 새로운 방법 등도 포함될 수 있다.

　과학적 진보가 동반되지 않은 기법의 변화는 주로 두 가지 이유로 발생한다. 첫째는 전통적 경제이론에서 강조하는 투입요소의 상대가격의 변화에 의한 것이다. 예를 들어 병원임금이 다른 분야의 노동자 임금보다 빠른 속도로 상승할 때 수지균형상 병원은 자동 실험기기나 자동화 치료과정 등 노동절약적인 대체장비를 사용함으로써 노동력을 절약할 것이며 따라서 생산기법의 변화가 수반된다. 두 번째는 병원서비스에 대한 수요의 증대로 기법의 변화가 가능하다. 이 경우 기법의 변화는 종래에 생산되던

서비스의 생산방법상의 변화뿐만 아니라 새로운 서비스의 창출까지 포함하는데 이때 새로이 창출되는 서비스는 과학적 지식의 진보가 있어서라기보다 현재의 공급구조가 늘어나는 수요를 감당할 수 없기 때문에 나타난다.

2. 기술변화와 의료비용

여타 산업분야에서 생산기술의 변화라고 하면 가능한 적은 비용으로 동일한 양의 산출을 가능하게 하는 기술적 변화를 주로 얘기한다. 그러나 의료분야에서의 기술의 진보는 이와 다른 양상을 나타낸다. 기술이 진보함에 따라 오히려 생산비용이 증가하는 경우를 흔히 볼 수 있다. 따라서 의료에서 기술의 변화가 비용에 어떠한 영향을 미치는가는 매우 흥미 있는 주제로서 여러 학자들에 의하여 이론적 혹은 실증적으로 연구되었는데 그 내용을 간추려서 주제별로 소개하면 다음과 같다.

1) 기술수준과 의료비

토마스(Thomas, 1975)는 질병의 치료에 대한 지식의 수준을 세 등급으로 구분했다.

첫 번째 수준은 '하급기술'의 수준으로서 질병의 원인이나 치료법에 대해 아는 것이 거의 없는 상황에 해당한다. 치료는 주로 보조적인 혹은 초보적인 형태를 띠게 되며 따라서 치료에 투여되는 비용도 적다. 예를 들어 심장마비나 마땅한 치료법이 없는 일부 암질환에 관한 현재의 기술수준은 하급이라고 할 수 있다.

두 번째 단계는 '중급기술'의 수준인데 이 수준에서는 질병의 근원적인 구조가 완전히 알려지지는 않은 상태이나 치료에서는 상당히 적극적인 형태를 띠게 된다. 지난 30여 년간 의료기술의 발달은 주로 이 두 번째 단계의 것들이 많았는데 예를 들어 신체장기의 기능이 부진할 때 기계가 대신 그 기능을 담당해 주는 것이 그것이다. 암질환이나 심장질환에 대해 현재의 이용가능한 치료기술이나 치료방법의 대부분은 중급기술에 속하며 질병에 대한 근원적인 이해의 부족으로 큰 비용을 수반하는 것이 일반적인 현상이다.

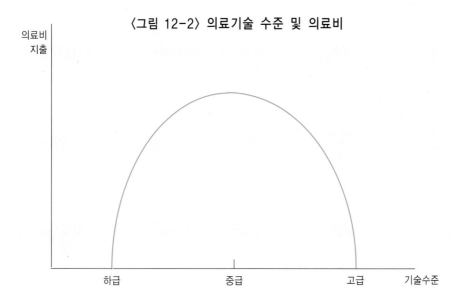
〈그림 12-2〉 의료기술 수준 및 의료비

의료비
지출

하급　　　　　　중급　　　　　　고급　　　기술수준

　　세 번째 단계는 '고급기술'의 수준인데 이 경우 해당질병에 대한 원인 및 치료법이 거의 완전하게 알려져 있는 상태이다. 고급기술은 주로 백신이나 약의 형태를 띠며 그 가격이 저렴하기 때문에 해당 질병을 치료하는 데 매우 적은 비용만이 소요된다. 결핵, 홍역, 디프테리아, 장티푸스에 대한 의료지식과 치료가 고급기술의 예에 해당한다.

　　대체로, 기술의 첫 단계인 하급기술에서 중급기술로의 이전은 의료비의 증가를 초래한다. 하급기술의 수준에서 의료비가 적게 드는 이유는 해당 질병에 대하여 아는 바가 적으므로 많은 자원을 투입하여 치료를 하지 않기 때문이다. 반면 중급기술에서 고급기술로 이전하는 경우 의료비는 대폭 줄어든다. 그러나 이 경우는 질병이 완치되는 경우이므로 질병도 치료되지 않고 비용도 들지 않는 하급기술의 경우와는 결과에서 대조적인 차이를 나타낸다.

　　의료기술의 수준과 소요되는 의료비와의 관계를 그림으로 나타내면 〈그림 12-2〉와 같다. 그림에서와 같은 양상은 소아마비에 대한 기술의 역사적 발달을 잘 묘사하여

준다. 하급기술의 수준에서 많은 환자는 즉시 사망하거나 불구가 되었고 사회적으로 그들을 구제하기 위한 자원투자가 극히 드물었기 때문에 소요되는 의료비 또한 적은 액수였다. 그러나 철폐(*iron lung*)와 같은 중급기술이 개발되면서 소아마비 치료에 대한 의료비 지출이 늘어났으며 현재와 같은 백신의 개발은 소아마비에 소요되는 의료비를 격감시켰다.

2) 고가장비와 의료비용

일반적으로 새로운 의료기술의 도입은 의료비 증가에 기여하는 것으로 알려져 있다. 그러나 의료기술이 의료비 증가에 기여하는 정도에 대해서는 의견이 분분하다. 이는 의료기술의 경제적 영향을 평가하는 데 이론적, 기술적 어려움이 있기 때문이다.

　의료기술의 경제적 영향을 평가할 때 수반되는 문제점으로는 첫째, 개별 기술이 의료비에 미치는 영향을 평가하기 곤란하며, 둘째, 의료기술의 경제적 영향이 종종 기기, 장비 등 기술의 구입가격과 동일시된다는 문제점이 있다. 의료기술이 보건의료비 증가에 미치는 영향은 이보다 훨씬 광범위하다. 예를 들어, 새로운 장비를 도입했다고 하면 이에 드는 비용에는 장비구입 과정에서 지출한 비용뿐 아니라 장비를 작동할 수 있는 인력, 공간 등 장비를 작동, 유지하는 데 드는 비용도 포함된다. 새 기술은 다른 보건의료 서비스의 이용도에도 영향을 미칠 수 있다. 새로운 영상기기가 도입됨으로써 이전에 행해졌던 다른 진단절차가 불필요하게 될 수도 있고, 영상기기를 이용한 진단에서 나온 결과를 확정하기 위해 또 다른 검사를 필요로 할 수도 있다. 이전에는 고려되지 않았던 새로운 처치가 새로운 진단검사에 의해 유발될 수도 있고 새로운 기술이 이전과 다른 처치를 요구함으로써 기존에 행해졌던 처치를 안 할 수도 있다. 새로운 기술은 부작용과 합병증을 수반할 수도 있고 반대로 기술 덕택에 좀 더 안전한 임상전략을 채택할 수 있게 되었다면 부작용, 합병증을 회피할 수도 있다. 기술발전에 따라 수명이 연장되면 이에 따라 의료비가 증가하기도 하고 질병을 예방하는 기술은 질병의 진단, 처치에 소요되는 자원을 절약할 수도 있다.

　기존에 의료기술과 의료비용의 관계를 연구한 문헌들은 크게 세 범주로 나누어 볼 수 있다. 첫째는, 의료비 증가에 기여하는 다른 요인, 즉 의료서비스의 가격,

노령화 정도, 인구수 등의 요인이 의료비 증가에 미치는 영향을 측정한 다음 나머지 증가분을 의료기술의 발전에 의한 것으로 보는 연구들이 있다. 그러나 이는 의료비의 증가분이 기존 기술의 확대에 의한 것인지 신기술의 도입에 의한 것인지를 구별하지 못한다는 단점이 있다. 둘째로, 특정 질병의 치료비용이 시간의 경과에 따라 어떻게 변화하는지를 살펴보는 방법이 있다. 셋째로, CT, ICU와 같은 몇몇 중요한 기술의 영향을 살펴보는 방법이 있다.

그러나 이러한 방법들은 기존 기술과 신기술의 영향을 구별할 수 없다는 점, 그리고 잔차분석이 의료비 증가의 정확한 원인을 말해 주지 않는다는 점을 고려해야 한다. 또한 치료강도 증가의 경우에도 치료강도의 증가가 기술적 요인이 아니라 위중도의 증가, 질병의 성격 변화에 의한 것일 가능성도 염두에 두어야 하며 특정기술의 영향을 일반화하지 않도록 주의해야 한다.

현재까지의 연구결과로는 고가 의료장비에 관련된 기술진보가 의료비의 증가를 초래한다고 할 수 있다. 실증분석결과 시간의 경과에 따른 의료비 증가의 10~40% 정도가 의료기술에 의한 것으로 알려져 있다(Neumann & Weinstein, 1991).

그러나 이와 같은 실증연구가 갖는 가장 큰 결점은 고급의료기술의 사용으로 인한 의료서비스 질의 상승을 고려할 수 없다는 것이다. 즉, 고가 장비의 사용으로 환자가 감지하는 의료서비스의 질이 상승되었다면 고가장비의 사용으로 인한 의료비의 상승을 무조건 부정적으로 볼 수는 없는 것이다. 따라서 위와 같은 단편적인 실증연구를 이용하는 데는 주의가 요청된다.

3. 의료기술의 확산

기술혁신의 경제적 효과는 그것의 최초 사용자에 의해서보다는 많은 사용자들에게로 그것이 채택되는 정도에 따라 더 크게 좌우될 수 있다. 기술혁신의 최초의 단계에서 광범위한 사용에 이르는 과정을 '확산'이라고 한다. 이 과정에서 기술이 사회로 들어가고 채택되고 널리 이용되고 결국 다시 쇠퇴하는 일종의 생애주기를 겪는다. 보건의료기술의 확산은 기술이 사람에게 처음 사용되었을 때 시작한다. 처음에 사용되는 것은 기술을 사람에 대해 시험할 때이다. 그 규모는 첫 번째 시도에서부터 대규모의 임상시험으로 확대된다.

일단 시험과 실험과정이 끝나면 확산은 두 단계를 거쳐 일어난다. 초기에는 개인이나 조직이 혁신을 채택(adoption)하기로 결정하고 이어서 그 기술을 어떻게, 또 얼마나 자주 사용(use)할 것인지에 대한 많은 결정을 하게 된다. 기술을 채택하는 것과 사용하는 것은 서로 다른 과정이며 둘 사이에 일반적인 관계는 없는 것으로 보인다.

이 확산의 속도와 정도가 기술혁신의 경제적 중요성을 결정짓는 중요한 결정요소이다. 확산과정은 일종의 학습기전(a learning operation)으로서 잠재적 사용자가 이 새로운 기술의 존재와 그 유용성을 깨달아야 실제사용에 들어가다. 확산과정 중에 혁신된 기술 그 자체가 변화하여 사용자가 요구하는 형태로 수정되기도 하고 때로는 혁신이 표준화되고 생산비가 더욱 체감되는 방향으로 개선되기도 한다.

확산과정의 분석에 널리 사용되는 모형은 현재 해당기술을 선택하지 않고 있는 사람도 이미 그것을 사용하는 사용자의 수에 따라 언젠가는 그 혁신을 채택할 것이라는 가정에 근거를 두고 있다〔이것은 역학자(epidemiologist)가 질병의 확산을 설명하는 모델과 비슷하다〕. 이러한 가정하에서 확산경로는 〈그림 12-3〉에 나타난 것과 같이 S자 형태를 갖는 곡선으로 나타날 것이다.

〈그림 12-3〉을 보면 점 A까지는 시간의 흐름에 따라 새로운 기술을 수용하는 병원이 빠른 속도로 증가하다가 A점을 지나고 나면서 증가속도가 둔화된다.[1] $R(t)$는 시간 t에서 해당기술을 수용하는 병원의 비율을 나타내고, $\overline{R}$을 기술수용 병원의 최대 비율이라고 할 때에 곡선은

$$R(t) = \frac{\overline{R}}{1+e^{-(a+bt)}}$$

혹은,

$$\ln\left(\frac{R(t)}{\overline{R}-R(t)}\right) = a+bt$$

---

[1] 시간을 t, 기술수용 병원의 비율을 R로 할 때 전체곡선 구간에서 $\partial R/\partial t > 0$이나, 증가속도를 나타내는 $\partial^2 R/\partial t^2$은 점 A까지 양(+)의 부호를 가지고 그 이후엔 음(−)으로 바뀌게 됨을 의미한다.

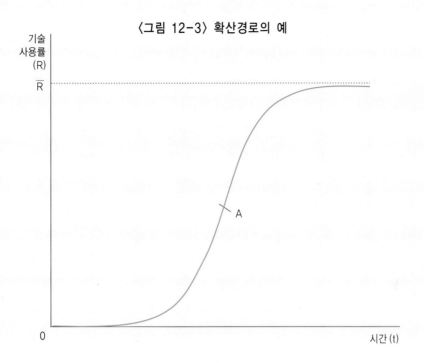

〈그림 12-3〉 확산경로의 예

의 logistic 함수 형태로 나타낼 수 있으며 a와 b는 측정계수에 해당된다.

　의료기술의 확산은 수백 수천 가지의 결정들을 통해 일어난다. 기술의 확산은 서로 다른 많은 요소에 의해 영향을 받는다. 특히 약물이나 장비의 확산과정에 비해 시술의 확산과정에 대해서는 알려진 것이 거의 없다. 확산과정에서 모든 기술에 대해 적용할 수 있는 이론이나 모형은 없으며 수많은 요인이 확산에 영향을 미치는 것으로 밝혀졌다. 일반적으로 의료기술의 확산 및 적용은 수요자보다 공급자측의 요인이 더 큰 영향을 미치는 것으로 분석된다. 의료공급자측의 요인은 기술의 혁신 정도, 법적 구속력, 상환체계, 가격, 그리고 의료적 요인의 상대적 비용과 이익에 영향을 받는다.

　밴타와 루스(Banta & Luce, 1993)는 기술의 채택에 영향을 미치는 요인들로 아래와 같은 것을 들었다. 첫째, 기술 자체의 특징으로 효과와 안전성이다. 환자를 돌보는 데 좀 더 효과적이라고 생각되는 기술은 빠르게 확산되는 경향이 있다. 둘째, 채택자의 특징이다. 규모가 큰 기술을 채택하는 것은 조직, 특히 병원이지만 채택과정에서 시술 의사와 같은 개인의 의사결정이 중요하다. 조직 내에서 기술채택에 대한 의사결정(decision making)은 이해관계가 서로 다른 집단들의 상호작용으로 이루어진다. 특히 의사들이 중요한 의사결정집단이다. 의료서비스 제공에서 병원의 역할이 커지면서 기술채택 결정에 병원관리자들의 역할이 증가하고 있다. 또한 보건의료분야에서 기술의 중요성이 증가하면서 정부나 보험자 중심으로 기술평가를 하는 조직이 나타났는데 이런 조직들 역시 기술채택에 관한 의사결정에서 중요한 역할을 한다. 셋째, 환경의 특징이다. 사회적인 가치체계나 윤리, 환자의 선호가 기술채택에 영향을 미칠 수 있다. 특허 제도나 연구개발에 대한 투자에 관한 세금정책, 규제와 같은 기술개발에 대한 정부정책도 기술채택에 영향을 미친다.

이들 이외에도 의료기술의 채택에 영향을 미치는 요인은 여러 가지가 있다. 지불제도에서는 보건의료 서비스에 대한 제3자 지불방식 자체가 기술의 채택을 촉진시키는 데 비해 총액예산제(global budget)나 선불제(prospective payment)는 신기술의 확산을 늦추는 효과가 있다. 행위별 수가제는 의료서비스 제공자가 좀 더 빨리, 그리고 좀 더 많이 기술을 사용할 경제적 동기를 제공한다. 예를 들어 프랑스에서 공공병원은 봉급제, 민간병원은 행위당수가제를 채택하고 있는데 MRI 장비가 공공병원보다 민간병원에서 더 빠르게 확산되었다.

특히 우리나라와 같이 행위별 수가제를 채택하고 있으며 민간위주의 자유방임적 의료체계를 갖고 있는 나라에서는 보수지불체계와 비급여를 인정하는 의료보험체계가 빠른 기술확산의 원인이 될 수 있다. 〈표 12-1〉은 대표적 고가장비인 CT와 MRI의 인구 100만 명당 보유 대수를 OECD 국가와 비교한 결과이다. 2010년을 기준으로 하였을 때 우리나라는 자료가 확보된 OECD 32개 국가 중 인구 백만 명당 CT 보유대수가 가장 높은 다섯 번째 국가, MRI 보유대수가 가장 높은 여섯 번째 국가에 해당했다.

물론 고가 의료장비의 빠른 확산에는 지불보상제도나 건강보험 급여정책만 관여하는 것은 아니다. 정부의 공급규제정책의 향방도 이들 고가장비의 도입과 확산에 큰 영향을 미치는 것으로 알려져 있다(함명일, 2005). 우리나라에서 CT, MRI 도입

<표 12-1> OECD 국가의 인구 백만 명당
의료장비 보유 대수 비교

(단위: 대 / 백만 명)

국가	CT 보유대수	MRI 보유대수
최다 보유국가	97.3(일본)	43.1(일본)
OECD 평균	13.0	7.1
최소 보유국가	4.8(멕시코)	2.0(멕시코)
우리나라	35.3	19.9

자료: OECD (2012), *Health Data*.

이 급증하였던 1996년을 즈음하여서는 CT의 급여화뿐 아니라 도입 규제완화도 함께 진행되었다. 이에 따라 대표적 고가장비인 MRI는 1984년 일부 대학병원을 중심으로 첫 도입되기 시작한 후 현재는 일부 의원급 기관까지 확산되어 2011년 말을 기준으로 의료기관 865개에서 1,067대의 MRI가 설치·운영 중이다. 우리나라에서도 기술의 확산경로는 처음 일부 대학병원을 중심으로 신기술이 도입되고 이후 전체 대학병원 → 3차 민간종합병원 → 중소병원 → 의원급을 거치는 과정을 밟는 것으로 알려져 있다.

이상에서 경제학적 분석이 의료기술의 수용 및 확산에 대한 연구에 유용함을 알 수 있다. 고가장비의 확산뿐 아니라 새로운 치료제나 치료방법의 확산에도 비슷한 분석기법이 사용될 수 있을 것이나 아직 선진국에서도 이 분야에 대한 연구는 많이 진척되지 않은 편이다. 이는 보건의료부문의 현상에 대한 이해 및 장래에 대한 추세 분석에 산업조직론을 비롯한 경제이론의 활용 여지가 많이 남아 있음을 의미한다.

4. 의료기술의 평가

1) 평가의 필요성

의료기술과 의료비용의 관계에서도 잠시 언급되었던 것처럼 신기술을 도입할 때 의료의 질 문제를 접어둔 채 비용의 증가 여부만을 가지고 도입 여부를 결정할 수는 없다. 당장에 비용상승을 가져오는 기술이라 할지라도 그 기술의 도입으로 의료의 질이 획기적으로 개선될 수 있다면 이러한 기술의 도입은 적극 장려되어야 할 것이다. 반면 이전에 사용되던 기술에 비해 비용은 많이 소요되나 효과 면에서 별반 차이가 없는 기술이 있다면 이러한 기술의 도입은 저지되어야 할 것이다. 의료기술의 평가는 이렇듯 기술도입에 따른 비용과 편익을 모두 감안하여 이루어진다. 최근 많은 선진국가들에서 의료비 상승이 초미의 관심사로 대두됨에 따라 주어진 자원을 좀 더 효율적으로 사용하려는 노력이 이어지고 있다. 기술평가도 그중 하나이다. 기술진보가 의료비 상승의 한 원인으로 지적되는 한 기술평가를 통해 기술의 도입과 확산을 제어하려는 움직임은 앞으로도 계속될 것으로 보인다.

물론 그렇다고 의료기술의 평가가 경제성 평가에 국한된 것은 아니다. 의료기술의 평가는 기술의 경제성뿐 아니라 유효성, 안전성, 그리고 기술의 사회적 혹은 법적 적합성을 입증하는 등의 다양한 측면에서 이루어지고 있다. 의료기술 평가기구들의 국제적 네트워크 조직인 INAHTA(*International Network of Agencies for Health Technology Assessment*)에서는 의료기술 평가를 의료기술의 개발과 확산, 이용의 의학적, 사회학적, 윤리적, 경제적 함의를 연구하는 다학제 간 정책연구 분야로 소개하고 있다.

2) 평가방법

(1) 표본조사

표본조사는 전체 모집단으로부터 추출한 표본에서 자료를 얻는 방법이다. 표본은 모집단을 대표할 수 있을 정도의 규모가 되어야 한다. 이 방법은 양질의 무작위 통제실험(*Randomized Controlled Trials*)과는 다르지만 나름대로 유용한 정보를 산출할 수 있다. 즉, 특정시술의 영향을 평가하기 위해 해당시술을 받은 환자 중 일부를 대상으로 사망률, 완치율, 부작용 발현율 등을 평가할 수 있다.

학술지에 발표된 문헌을 토대로 의료기술을 평가하는 경우는 좋은 임상결과를 얻은 의사들이 주로 문헌에 실험결과를 발표하고 임상결과가 나쁘면 발표하지 않는 경향 때문에 편의(*bias*)가 발생할 수 있다. 반면에 표본조사는 처치를 받은 개별 환자들을 대상으로 직접 그 결과를 조사하는 것이므로 이러한 편의를 극복할 수 있다.

(2) 비용 – 편익 및 비용 – 효과 분석

여러 대안적 의료기술들이 있을 때 어떤 기술을 선택하는 것이 비용을 적게 들이면서도 좋은 산출물을 얻을 수 있는지를 평가하는 방법이다.

비용-편익 분석은 기술도입에 따르는 비용과 편익을 모두 화폐단위로 나타내어 대안들끼리 비교하는 것이고, 비용-효과 분석은 일정한 효과를 얻는 데 어느 기술이 가장 비용이 적게 드는지 혹은 동일한 비용을 들였을 때 어느 기술이 가장 큰 효과를 가져다주는지를 비교하는 방법이다. 이들 두 방법 사이의 선택은 산출물이 동일한 성격의 것인지, 산출물을 화폐단위로 환산하는 것이 용이한지 등에 따라 달라진다.

(3) 체계적 문헌고찰과 메타 분석

기존에 수행된 연구결과들을 종합하여 의미 있는 결론을 도출하는 분석법이다. 서로 다른 인구집단을 대상으로 다른 조건에서 얻어진 자료들을 결과만 놓고 비교하기는 어려우므로 일정한 기준에 의해 자료들을 선별하여 종합하게 된다.

체계적 문헌고찰의 일반적 방법은 연구주제와 관련된 문헌을 포괄적으로 검색하여 이중 대상인구집단, 중재(*intervention*) 내용, 비교대상, 연구설계 등이 사전에 정한 기준에 부합하는 문헌들을 대상으로, 기존 연구결과를 취합, 보고하는 것이다. 이때 조사자가 특정 저자나 처치에 대한 선호나 편견을 가질 수 있기 때문에 미리 선별기준을 마련한 후 이에 근거하여 문헌을 선정하는 것이 중요하다. 최종 선정된 연구결과들에 대해서는 이질성을 평가한 후 메타분석을 수행하기도 하는데,

이는 기존의 연구결과들을 통계적으로 합하는 방법이다.

메타분석을 포함한 체계적 문헌고찰의 수행단계를 살펴보면 다음과 같다. 첫째, 우선 찾고자 하는 연구의 범위를 명확히 한 후 연구대상, 중재, 비교대상, 결과지표의 측면에서 검색 전략을 수립한다. 때로 연구설계를 기준으로 포함시킬 수 있다. 둘째, 관련 문헌이 수록된 데이터베이스나 보고서, 발표자료 등을 토대로 문헌 검색을 실시한다. 학회지 발표 문헌만을 대상으로 할 경우 '출판편의'(publication bias)가 나타날 수 있으므로, 비출간 연구결과들에 대해서도 폭넓게 검색할 것이 권고된다. 셋째, 모인 문헌들을 검토하여 이 중 미리 설정된 기준에 부합하는 연구결과들만 취사선택한다. 넷째, 취합된 문헌에 대한 질평가를 실시한다. 다섯째, 메타분석이 가능한 경우, 즉 통계적, 임상적 이질성에 문제가 없는 경우에는 최종적으로 취합된 자료들을 통계처리하여 정량적 결과를 도출한다. 마지막으로 이러한 과정을 거쳐 도출된 결과를 다른 치료방법들에 의한 결과와 비교한다.

5. 기술의 변화와 정부의 정책

정부의 정책이 기술변화의 수용 및 확산에 영향을 주지만 우리나라와 같이 자유방임에 가까운 민간주도의 의료체계에서는 큰 영향력을 행사하기가 구조적으로 어려우며 정부의 의료기술 수용에 대한 정책이 항상 일관성 있게 이루어진 것은 아니었다. 1981년도에 미국의 CON(certificate-of-need)과 유사한 고가 특수의료장비 도입허가제도가 채택되었으나 1988년도에 고가 의료장비 도입 시 필요한 절차가 허가에서 승인으로 바뀌었고 1994년도에 이르러서 이 정책은 실질적으로 와해되었다.

기술의 변화와 관련하여 정부가 펼 수 있는 정책의 첫 번째 단계는 정부가 새로운 기술의 수용을 촉진하도록 노력하는 단계이다. 정부가 어떤 특별한 기술이 많은 편익을 가져다줄 것이란 믿음으로 확산에 방해되는 장애물을 제거하고 의료시장에서 환자와 의사, 그리고 병원행정 담당자로 하여금 새 기술에 익숙해질 수 있도록 사용방법에 대한 정보를 제공해 줄 수도 있다.

두 번째 단계는 이러한 기술이 효율적으로 쓰이고 있는가에 관심을 갖고 생산되는 비용이 어느 정도인지, 충분히 사용되는지의 여부, 규모의 경제상 충분한 이점을 주고 있는지, 그것을 사용하는 사람은 충분한 훈련을 받았는지, 불필요한 중복 시설은 없는지에 대해서 정부가 관여하는 단계이다. 위의 두 단계는 기술이 유익한 것이고 이 기술에 관련된 서비스를 받는 것이 환자에게 편익을 줄 것이라는 믿음을 전제로 하나 실질적인 편익에 대한 판단은 환자와 의료진에게 위임된다.

그러나 많은 의료기술의 가치는 증명되지 않았다. 따라서 세 번째 단계는 정부가 의학기술의 편익에 대하여 조사하는 것이다. 전문가의 의견을 듣거나 직접 그 편익 정도를 조사할 수도 있다. 만일 효과가 적거나 혹은 없다고 판정되면, 특히 고가장비와 관련된 기술은 장비구입을 금지함으로써 통제할 수 있다.

네 번째 단계는 정부가 비용문제에 관여하는 것이다. 특히 꼭 필요하고 유익한 기술이긴 하나 소수에게만 그 편익을 준다거나 혹은 극히 비싼 경우에 정부가 중재하는 것으로 '편익이 있느냐'의 문제에서 '비용대비 편익이 얼마나 크냐'의 문제로 옮겨가는 것이다. 사람의 생명에 관련된 기술이기 때문에 일반 재화와 같이 편익과 비용을 자로 재듯이 따질 수는 없겠으나, 모든 필요한 의료기술이 비용에 관계없이 수용되어야 한다는 논리 또한 성립되지 않는다. 왜냐하면 한 국가가 보유하고 있는 경제자원이 한정되어 있는 상황에서 되도록 자원의 효율적 사용을 통하여 전체 편익을 크게 할 때 국민 개인에게 돌아가는 평균편익 또한 커질 수 있기 때문이다.

생산과 생산기술의 변화는 새로운 과학적 지식이나 변화하는 수요량 양자의 결과이지
만, 이 양자의 구분은 변화의 과정과 변화의 비용에 대한 효과를 이해하는 데 도움을
준다. 기술변화에 대한 이러한 논의는 미시경제학의 소비자 선택이론을 빌려 그림을 사
용함으로써 전개될 수 있다.

〈그림 12-4〉는 비용편익 가능곡선으로서 주어진 시점에서 특정한 현재의 과학적 지
식에서 환자에게 귀착되는 일당 평균비용과 그 편익 사이의 관계를 나타낸다. 만일 의
료에 관한 과학지식의 진보가 발생하면 비용-편익 곡선은 상향이동할 것이다. 이 '편익'
이란 단어는 의학적 치료의 성공여부뿐만 아니라 병원에서 환자에게 주는 안락함의 정
도, 치료의 불확실성 감소 등을 모두 포함하는 의미이다. 이 편익을 계량화할 수 있는
물리적 단위는 존재하지 않지만 평균적으로 의학적 이득, 안락, 감소된 불확실성 등에
대해서 환자가 기꺼이 지불하기를 원하는 최대의 화폐단위로 측정할 수 있다.

일당비용이 높아질수록 편익의 수준이 올라가기 때문에 비용-편익 곡선은 양(+)의
기울기를 갖지만 한계편익이 체감하기 때문에 〈그림 12-4〉에서와 같이 원점에 대하여
볼록한 형태를 취하게 된다.[2] 경제학의 무차별곡선 개념을 빌려오면 〈그림 12-5〉와 같
으며 I_0 I_1 I_2는 개별 무차별곡선을 나타낸다.[3] I_1의 모든 점에서 소비자는 그가 I_0에서
지불하려던 값보다 2만 원을 더 지불하려고 하며 I_2상의 모든 점은 I_1보다 2만 원 더 지
급할 수 있다는 편익(효용)의 정도를 나타내며 동일한 비용에 대하여 I_1은 I_0보다, I_2는
I_1보다 높은 편익을 의미하기 때문에 소비자는 언제나 상위의 무차별곡선을 선호한다.

〈그림 12-6〉은 〈그림 12-4〉와 〈그림 12-5〉의 조합을 나타내는 것으로 여기서 선택
이 가능한 비용-편익 조합은 비용편익 가능 곡선상이나 혹은 그 아래에 존재하므로,

---

2 어떤 재화의 소비량을 1단위씩 증가시켜 갈 때 각 단위의 재화가 소비자에게 주는 한계편익은 점차 감소한다. 이
와 같이 소비를 증가시킴에 따라 각 단위의 한계편익이 체감하는 것을 '한계편익 체감의 법칙'이라 한다.
3 무차별 곡선은 소비자에게 같은 효용(같은 수준의 만족)을 주기 때문에 소비자가 어떤 조합을 소비하더라도 무차
별적인 점의 궤적을 말한다.

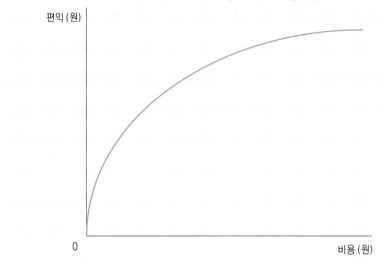

〈그림 12-4〉 비용 - 편익 가능곡선

편익 (원)

0

비용 (원)

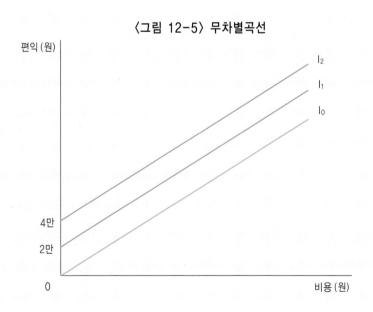

〈그림 12-5〉 무차별곡선

편익 (원)

I_2

I_1

I_0

4만

2만

0

비용 (원)

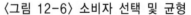

〈그림 12-6〉 소비자 선택 및 균형

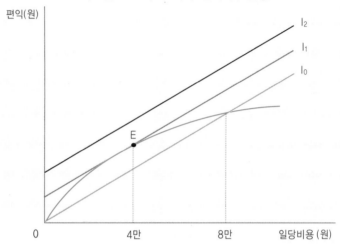

그림에서 E점이 환자가 선택하는 비용-편익 조합점이 된다. E점에서 나타나는 기술 정도에서 환자는 일당 약 4만 원의 비용을 들이게 된다.

　만약 현재보다 나은 의료기술이 개발되어 환자가 편익에 대하여도 더 큰 가치를 부여하게 되면 비용-편익 곡선은 상향이동할 것이며 균형점 E도 이동할 것이나 정확히 어느 방향으로 이동하느냐는 곡선의 기울기나 형태에 의해 좌우되기 때문에 단정적으로 이야기하기 어렵다. 즉, 비용-편익곡선의 상향이동으로 더 높은 무차별곡선에서 균형이 이루어질 것이나 그것이 비용을 증가시키는 점이 될지 혹은 감소시키는 점이 될지는 예측하기 어렵다. 이 모형을 사용하여 의료보장률의 상승이나 소비자 소득의 증가와 같은 수요증대요인의 효과에 대해서도 논할 수 있는 데 그것은 두 요소의 변화가 비용-편익곡선의 상향이동을 유도하기 때문이다.

　위의 모형이 암시하는 바를 간추리면 첫째, 의료기술의 변화는 의료비용을 줄일 수도 늘릴 수도 있으며, 둘째, 의료에 대한 수요의 변화 또한 기술의 변화를 초래할 수 있다는 것, 끝으로 일당진료비가 증가하였다 하여 의료기술이나 생산성의 진보가 없다고 이야기하기 어렵다는 것이다. 그러나 이러한 이론적 분석만으로는 기술변화가 비용에 대하여 어떠한 영향을 미치는가를 평가할 수 없으며 실증조사가 과제로 남게 된다.

13 보건의료사업의 경제성 평가

1. 경제성 평가의 개념과 가치

1) 평가의 필요성

인간의 욕구는 무한한 데 반하여 우리가 사용할 수 있는 자원의 양은 한정되어 있다. 심지어 무한한 줄로만 알았던 자연 자원도 요즘 '부족상태'를 우려하고 있다. 자원 희소성은 정도의 차이는 있지만 세계 모든 나라가 안고 있는 공통의 제약조건이다. 부자 나라든 가난한 나라이든, 열대지역이든 한대지역이든, 500년 전이든 현재든 희소성의 문제는 늘 함께 하였으며, 이는 우리 모두에게 희소한 자원을 현명하게 사용해야 한다는 과제를 던져주고 있다.

결국 자원은 희소하기 때문에 한정된 자원을 어떤 곳에 배분하고 어떤 곳에 배분하지 않을 것인가를 선택해야 한다. 어떠한 선택에든 선택의 기준이 필요한 법이다. 어떤 때에는 가장 필요도가 높은 곳에 자원을 우선 배정하기도 하고, 또 어떤 경우는 골고루 자원을 배분하는 것에 좀 더 주력하기도 한다. 제비뽑기 방식을 사용할 수도 있겠고, 때로는 정치적 고려가 기준으로 작동하기도 한다.

자원의 희소성을 해결하는 수단으로 가장 보편적으로 사용되는 기준의 하나가 경제적 효율성이다. 이는 같은 양의 자원을 투입했을 때, 어느 대안이 더 많은 효용을 가져다줄 수 있을지, 혹은 동일한 효용을 산출한다고 했을 때 어느 대안이 더 적은 양의 자원을 소모하는지를 평가하여, 투입 대비 산출이 가장 큰 대안을 우선 선택하는 것이다. 경제성 평가는 사회에 최대의 편익을 가져다주는 대안을 선택하는 하나의 기술적 도구에 해당된다.

보건의료부문도 다른 부문과 마찬가지로 가용자원이 제약되어 있으므로, 보건의료사업을 시행함에 있어 경제성이 중요한 고려사항이 되고 있다. 더구나 보건의료부문에 대한 지출이 계속 증대되고 또한 의료비 지출이 GNP에서 차지하는 비중이 점점 더 커지는 추세에 있는 오늘날에는 자원의 효율적인 활용이 중요한 관심의 대상이 될 수밖에 없다.

효율성에는 분배적 효율과 기술적 효율이 있다. 한정된 자원으로부터 얻어지는 배분이 모든 사회구성원들의 만족들을 더 이상 증대시킬 수 없게 배분되었을 경우를 분배적 효율이라고 일컫는다. 기술적 효율은 최소의 비용으로 최대의 산출을 얻는 생산상의 효율성을 의미한다. 그러나 아무리 효율적이라 하더라도 공평하지 못한 경제정책을 이상적이라 말할 수는 없기 때문에 보건정책을 평가함에 있어서는 효율성의 기준에 추가하여 형평성의 기준이 요구된다.

이 장의 내용은 효율성에 대하여, 그중에서도 주로 기술적 효율을 얻기 위한 경제성 평가방법에 대하여 논하고 있다. 비용-편익 분석과 같은 평가기법이 분배적 효율을 도외시하는 것은 아니나 분석의 기법상 주로 기술적 효율의 문제가 다루어진다. 형평성을 고려하기 위해서는 기법의 수정이 필요하지만 이 장의 범주를 벗어나기 때문에 형평성이 고려된 평가방법은 여기서 고려하지 않는다.

2) 경제성 평가의 발전과정

경제성 평가의 개념은 지금부터 300여 년 전인 17세기 중반 영국의 의사인 리처드 페티(Richard Petty)가 "의료를 통해 구해낸 생명의 가치가 그 비용을 초과하기 때문에 의료에 투자를 해야 한다"라고 주장한 데서 시초를 찾을 수 있다. 공식적인 경제성 평가가 등장한 것은 1936년에 제정된 미국의 홍수방지법(The Federal Flood Control Act)에 "편익이 누구에게 돌아가는가에 상관없이 예상되는 비용과 편익을 비교하는 원칙"이라고 명기되면서부터다. 1958년 엑스타인(Ecstein), 맥켄(Mckeon), 크루틸라(Krutilla) 등의 연구논문이 발표됨으로써 경제성 평가는 일대 전기를 맞게 되었다. 이러한 연구논문들은 후생경제학적 측면에서 공공투자의 기준을 정립하였다는 점에서 큰 의미를 갖는다.

1960년대 이후 경제성 평가는 세계 각국에서 공공사업의 타당성 여부를 판단하는 분석기법으로 광범위하게 사용되었는데, 1960년대 후반부터는 보건의료사업 평가에도 본격적으로 적용되었다. 근래에 들어 세계 각국에서는 비용-편익 분석 및 비용-효과 분석 등 경제성 평가를 통하여 보건사업의 유용성을 사회경제적인 측면에서 평가하고 있다. 특히 선진국에서는 새로 개발되는 의학기술이나 의약품의 경우 그 효능이나 효과만을 측정하는 데 그치지 않고 경제성 평가를 통해 경제적인 유용성을 판단하는 사례가 늘고 있다.

3) 평가의 개념

경제성 평가(*economic evaluation, economic appraisal*)는 비용-편익 분석, 비용-효과 분석을 비롯하여 비용-효용 분석, 비용최소화 분석 등을 포괄하는 용어로 어떤 사업에 투입된 비용과 그 결과 나오는 산출물을 비교 검토함으로써 경제적 효율성을 평가하는 분석방법이다. 이러한 경제성 평가의 개념에는 다음과 같은 두 가지 요소가 포함되어 있다.

첫째, 경제성 평가는 투입과 산출 양자를 다룬다. 때때로 이는 비용과 편익으로도 표현되는데, 어떤 사업을 평가하고자 할 때 비용에 대한 고려 없이 편익만 볼수 없고, 반대로 편익에 대한 고려 없이 비용만 따질 수는 없다.

둘째, 경제성 평가는 선택의 문제에 관심을 가진다. 자원의 희소성은 인간생활의 모든 영역에서 선택의 상황을 불가피하게 만들며, 경제성 평가는 희소한 자원의 사용방법을 결정하는 하나의 기준이 된다.

이러한 두 가지 요소에 근거해 경제성 평가를 정의한다면, 경제성 평가란 선택대상이 되는 여러 대안들을 비용과 결과 양 측면에서 비교분석하는 것이다.

그러나 경제성 평가는 정책결정 자체와는 다르다. 정책결정은 경제적 요인뿐만 아니라 정치적 타당성, 사회적 타당성, 보건학적 타당성 등의 제반 요인이 고려된 뒤에야 이루어지기 때문이다. 따라서 경제성 평가의 가치는 보건의료부문에서의 정책결정을 위한 기초자료를 제공하는 데 있다.

2. 각종 평가방법

1) 평가의 범주에 따른 평가방법

드루먼드 등(Drummond et al., 1987)은 보건사업에 투입되는 비용과 해당 사업에서 나오는 산출 간의 상호관계에서, 평가하고자 하는 산출의 범주에 따라 평가방법이 달라짐을 〈그림 13-1〉과 같이 나타내고 있다.

〈그림 13-1〉에 의하면 비용으로 측정되는 자원의 투입은 어느 평가방법이나 동일하지만 산출을 어느 범주까지로 보느냐에 따라서 평가방법은 달라진다. 예를 들어 비용분석에서는 산출과는 무관하게(특히 산출이 양적으로나 질적으로 동일한 경우)

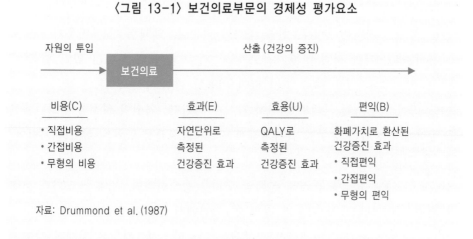

〈그림 13-1〉 보건의료부문의 경제성 평가요소

자료: Drummond et al. (1987)

비용의 상대적 크기만을 비교분석하게 되며, 비용-효과 분석은 자연단위로 측정된 효과를 비용과 상호 비교함으로써 보건사업의 여러 대안 중에서 경제적으로 가장 효율적인 사업을 선택하게 하는 경제분석기법에 해당한다. 만일 사업의 시행으로 인한 건강증진 효과를 QALY(*quality adjusted life years*, 질보정수명)로 측정하여 사업 대안 간의 경제성을 비교하고자 하면 비용-효용 분석을 행하게 되며, 건강증진의 직·간접 효과를 모두 화폐가치로 환산하여 비용과 비교함으로써 가장 경제적인 대안을 찾는다면 그것은 비용-편익 분석이 된다.

2) 평가방법의 분류

한편으로는 평가항목이 비용단일이냐 산출단일이냐, 혹은 비용과 산출 양자를 평가항목으로 보느냐에 따라, 그리고 다른 한편으로는 평가대상 사업의 수가 단수이냐 혹은 복수이냐에 따라서 평가기법을 분류하면 〈표 13-1〉과 같다.

〈표 13-1〉에서 분류된 평가기법 중에서 비교적 그 내용이 간단한 평가기법에 대하여 우선 간단히 설명하면 〈표 13-2〉와 같다.

평가대상 사업수가 복수이고 비용과 산출을 모두 평가하는 경우에는 최소비용분석, 비용-효과 분석, 비용-효용 분석, 그리고 비용-편익 분석이 선택적으로 사용될 수 있다. 이들 평가방법은 많이 사용되기 때문에 좀 더 구체적인 설명을 필요로 하는데 이들 분석에 대한 설명은 다음 절에서 구체적으로 이루어질 것이다.

3) 구체적 평가방법

비교대상이 복수이고, 투입과 산출을 모두 다루고 있다는 점에서 온전한 형태의 경제성 평가라 할 수 있는 것이 비용-최소화 분석, 비용-효과 분석, 비용-효용 분석, 그리고 비용-편익 분석이다. 각 기법이 사용되기 위한 전제조건, 평가방법, 사용되는 실제의 예, 그리고 기법의 특징을 간추려서 정리하면 다음과 같다.

〈표 13-1〉 평가기법의 분류

		평가항목		
		비용단일	산출단일	비용 및 산출
평가대상 사업수	단수	비용기술	산출기술	비용–산출 기술 비용–편익 분석
	복수	비용 비교분석	효과 비교분석 영향 비교분석	비용–최소화 분석 비용–효과 분석 비용–효용 분석 비용–편익 분석

〈표 13-2〉 간단한 평가기법들의 내용에 대한 설명

평가기법	내용설명
비용기술	단일 보건사업에 소요되는 제반 비용만을 열거하고 내용을 설명함
산출기술	단일 보건사업의 결과로 나타나는 산출만을 열거하고 그 내용을 평가함
비용–산출기술	단일 보건사업에 소요되는 제반 비용 및 그 사업의 결과로 비롯되는 여러 가지 실적을 열거하고 그 내용을 설명하나 비용과 산출을 직접적으로 비교하지 않음
비용 비교분석	몇 가지 보건사업 대안의 시행에 소요되는 제반 비용을 열거하고, 비용항목별로 혹은 총소요비용을 사업대안 간에 비교분석함으로써 비용을 기준으로 몇 가지 대안을 비교평가함
효과 비교분석	비교대상이 되는 보건사업의 시행결과로 나타나는 제반 실적치를 열거하고, 개별 실적치별로 혹은 합산된 총실적치를 시행되는 사업대안 간에 비교하여 분석함으로써 실적치를 기준으로 사업대안을 비교평가함
영향 비교분석	보건사업의 시행은 여러 가지 직접 및 간접 영향을 사업대상 및 그 주변에 미치게 되는데, 계량화되는 실적물에 국한하기보다 사업의 결과로 나타나는 제반 유형·무형의 영향을 보건사업 간에 비교하고 평가함

(1) 비용 - 최소화 분석

비용-최소화 분석은 비교대상이 되는 대안들이 가져다주는 결과가 동일한 경우에 대안들 중 최소의 비용이 소요되는 대안을 선택하는 방법이다. 이때 대안들의 결과가 동일하다는 것은 비용-최소화 분석을 가능하게 하는 전제조건이다. 그러나 엄밀히 따져 비교대안의 결과가 동일하다는 것을 입증하는 것은 쉬운 일이 아니다. 브릭스와 오브라이언(Briggs & O'Brien, 2001)은 두 대안의 결과에 차이가 있음을 입증하기 위해 진행된 임상시험에서 통계적으로 유의한 차이를 보이지 못하였다고 하여, 두 대안의 결과가 동일함을 입증한 것은 아니므로, 이 경우 비용-최소화 분석의 전제조건이 충족되지 않는다고 하였다. 동등성을 입증하기 위해서는 그 목적에 걸맞은 시험설계가 필요하다는 것이다. 이는 엄밀한 의미에서 비용-최소화 분석의 대상이 그리 많지 않음을 의미한다.

(2) 비용 - 효과 분석

여러 비교대안들이 가져다주는 산출 혹은 결과의 내용은 동일하지만 성취수준이 서로 다를 때 비용-효과 분석을 수행할 수 있다. 예를 들어 고혈압 치료법이라고 했을 때 각기 떨어뜨리는 혈압의 정도는 다르지만 모두 혈압을 떨어뜨린다는 동일한 내용의 결과(효과)를 가져다준다. 이 경우 비용-효과 분석을 통해 비용 한 단위당 최대의 효과를 갖거나 혹은 단위 효과당 최소의 비용이 드는 대안을 선택한다. 비용-효과 분석에서 사용하는 효과지표는 사업의 목표산출을 자연단위(natural unit)로 나타낸 것이다. 고혈압 사업이라면 mmHg로 표현된 혈압감소가 효과지표로 사용될 수도 있고, 목표혈압 아래로 혈압이 관리된 환자의 분율을 효과지표로 사용할 수도 있다. 혈압감소를 통한 합병증 예방, 그리고 이를 통한 생존기간의 연장(life years gained)을 효과지표로 사용할 수도 있다. 비용-효과 분석을 하려면 비교되는 대안들은 동일한 효과지표로 측정한 것들이어야 한다. mmHg의 감소가 효과지표라면 대안들 모두 mmHg의 변화로 결과가 측정되어 있어야 하며, 연장된 생존기간이 효과지표라면 대안들 모두 연장된 생존기간으로 결과 측정이 이루어져야 한다.

(3) 비용 - 효용 분석

비용-효용 분석은 결과가 효용을 반영하는 건강지표로 측정된다는 점이 비용-효과 분석과 다르다. 비용-효용 분석에서 가장 흔히 사용하는 결과지표가 QALYs이며, 그 외 건강일수(healthy days) 혹은 DALYs(disability adjusted life years, 장애보정수명)를 사용하기도 한다. 비용-효과 분석에서와 마찬가지로 건강일수 하루당 혹은 질보정수명 1년당 최소의 비용이 소요되는 방안이나 혹은 비용 한 단위당 최대의 효용을 갖는 대안에 국가나 지역의 보건의료자원이 우선적으로 배분된다.

이 방법은 서로 다른 질병이라도 결과를 QALYs로 측정할 수만 있다면 비교가 가능하므로 비교의 범위가 넓다는 장점을 가지고 있다. 물론 단점은 효용이라는 개념을 측정하기가 어렵다는 점일 것이다. 학자에 따라서는 비용-효용 분석을 별도로 구분하지 않고 비용-효과 분석의 일종으로 제시하기도 한다.

(4) 비용 - 편익 분석

비용-편익 분석이 앞의 분석방법들과 다른 것은 비용뿐 아니라 결과도 화폐단위로 평가된다는 점이다. 비용-효과 분석과는 달리 비용-편익 분석에서는 사업에서 비롯되는 산출물의 양이나 질이 비교대안 간에 동일할 필요가 없다. 즉, 서로 다른 산출물을 갖더라도 그들 산출물이 금액화될 수 있는 한 비용-편익 분석이 사용될 수 있다.

비용-편익 분석에서는 비용과 편익을 모두 화폐단위로 평가하므로 단독 대안이라 하더라도 비용에 비해서 편익이 더 큰지 확인하는 방법을 통해 단독 대안을 수용할지, 말지를 결정할 수 있다. 예를 들어 안전벨트의 착용이 사고예방을 통한 생명의 연장에 얼마나 기여할 것이냐를 분석할 때 안전벨트의 착용에 소요되는 비용과 구조된 생명의 가치를 계량화하여 양자의 비교를 통해 안전벨트 제도의 경제적 효율성을 논할 수 있다. 대안들이 여러 가지라면 이 중 편익-비용비가 가장 큰 대안, 혹은 순편익이 가장 큰 대안을 우선 선택할 수 있다. 편익-비용비가 1 이상이거나 순편익이 0 이상이어야 경제성이 있는 사업이라 할 수 있다.

비용-편익 분석은 후생경제학에 그 이론적 토대를 둔, 그런 면에서 다른 분석 방법들에 비해 우위를 점하는 면이 있으나, 편익을 화폐단위로 평가하기가 어렵고,

건강을 돈으로 환산한다는 점에서 윤리적 비판이 있을 수 있다. 또한 지불의사를 기초로 생명의 가치를 평가함에 따라 형평성 측면에서도 문제점이 지적되고 있다.

3. 비용 분석

1) 비 용

일반적으로 비용이라고 하면 흔히 재화나 서비스를 생산하기 위해 실제로 지출한 것을 생각하게 되나, 경제학에서의 비용은 기회비용을 일컫는다. 즉, 어떤 보건사업에 어떤 자원을 사용하는 것은 다른 최선의 대안에 사용하여 얻을 수 있는 편익을 희생하는 것과 마찬가지라는 것이다. 실제로 지출한 것을 일컬어 '회계학적 비용'이라고 한다면, 기회비용은 '경제학적 비용'이라고 할 수 있다.

어떤 보건사업이나 치료의 비용이란 자원의 희생과 관련되어 있으므로 이에 따라 야기되는 자원사용의 변화에 경제학적 관심이 집중된다. 따라서 경제학에서의 관심

〈표 13-3〉 경제성 분석에서 비용과 산출의 측정

분석기법	비용측정	산출규명	산출측정
최소비용	화폐단위	동일한 산출물 및 산출량	없음
비용-효과	화폐단위	동일 종류의 산출, 서로 다른 수준의 달성	자연단위 (예: 연장된 수명연수, 저하된 혈압치 등)
비용-편익	화폐단위	단수 혹은 복수의 산출물, 사업대안 간에 동일할 필요 없음	화폐단위
비용-효용	화폐단위	단수 혹은 복수의 산출물, 사업대안 간에 동일할 필요 없음	건강일수 혹은 질보정수명

은 화폐가 지불되는 자원에만 제한되지 않고, 보통 무료라고 생각하는, 이미 소유하고 있던 자원에 대해서도 관심이 있다. 왜냐하면 어떤 자원을 보건사업이나 치료에 사용하는 것은 그것을 다른 용도에 사용함으로써 얻을 수 있는 편익을 희생하는 것이기 때문이다.

(1) 어떤 비용을 포함할 것인가?

비용분석은 전형적으로 다음의 세 단계를 거친다: 첫째, 어떤 항목을 비용으로 포함할 것인지 결정하는 단계이다. 둘째, 각 항목별로 얼마나 많은 양의 자원이 소요될 것인지를 측정하는 단계이다. 셋째, 소요된 자원 한 단위당 비용을 적용하는 단계이다. 보건의료분야 경제성 평가에서 흔히 분석에 포함되는 비용 항목으로는 다음과 같은 것이 있다.

- **보건의료 자원**: 토지, 건물, 인력, 장비, 소모품
- **환자와 가족의 자원**: 교통비용, 특별한 식사, 가정 내 시설변경, 기타 소모품 구입
- **기타 지원자원**(보건의료 외): 사회복지 서비스, 자원봉사 서비스

위와 같은 항목은 질병의 예방, 진단, 치료 그리고 재활 등에 실제로 사용되는 인적 · 물적 자원에 해당한다. 만약 질병이 발생하지 않는다면 이러한 자원들은 다른 용도의 상품과 서비스 생산에 사용되어 효용을 창출해낼 수 있으므로 질병의 기회비용을 나타낸다.

그러나 질병과 관련하여 발생하게 되는 비용 중에는 좀 더 간접적으로 발생하는 것들도 있다. 예를 들어 질병으로 인하여 조기사망하거나, 질병이환으로 더 이상 생산적 활동에 종사할 수 없는 경우 발생하는 노동생산성 손실과 같은 비용은 질병을 예방, 치료하는 과정에서 직접 소요된 비용은 아니지만 질병으로 인해 우리 사회가 안게 되는 비용임에는 틀림없다. 또한 가족이나 친지의 간병부담도 질병으로 인해 발생한 비용에 해당한다. 혹자는 이러한 비용을 간접비용이라 부른다. 그

러나 간접비용이라는 용어를 사용함에 있어 어떤 이는 의료 영역 밖에서 지출되는 비용을 가리키는 의미로 사용하기도 하고, 또 어떤 이는 생산성 손실에 국한하여 간접비용이라는 용어를 사용하고 있으므로, 간접비용이라는 용어보다 좀 더 그 범위를 명확하게 드러낼 수 있도록 직접의료비용, 직접비의료비용, 생산성손실로 구분하자는 견해도 있다(Gold et al., 1996). 그렇게 구분한다면 질병의 예방, 치료, 재활과정에서 소요된 의료비용은 직접의료비용으로, 의료비용은 아니나 환자나 가족에게 발생하는 직접적 지출이 있다면 직접 비의료비용으로, 그리고 질병으로 인한 조기사망, 활동불능, 쇠약 등이 초래하는 노동생산성의 저하 및 상실 때문에 발생하는 개인 및 사회적인 관점에서 본 경제적 손실의 합은 생산성손실로 정의할 수 있다.

구체적으로 분석에 포함할 비용항목을 결정함에 있어서는 다음 몇 가지를 고려할 필요가 있다. 첫째, 분석의 관점이다. 어떤 항목은 분석의 관점에 따라 비용이 될 수도 있고 아닐 수도 있다. 예를 들어 환자의 교통비용은 환자와 사회의 관점에서는 비용이 되지만 정부의 입장에서는 그렇지 않다. 만약 정부가 상병수당을 지급한다면 정부에게는 비용이 되고 환자에게는 편익이 되지만 사회의 관점에서는 비용도 편익도 아니다. 이 경우는 단지 한 경제주체에서 다른 경제주체로 비용이 이전되었을 따름이라 본다. 이러한 비용을 이전비용(transfer cost)이라 하는데, 사회적 관점에서는 이전비용은 비용에 포함하지 않는다.

둘째, 분석결과의 활용범위이다. 만약 현재 분석대상이 된 몇 가지 프로그램들 간의 비교만이 목적이라면 각 프로그램에 공통적으로 발생한 비용은 선택에 영향을 미치지 않는 경우가 많으므로 그 측정을 생략한 채 분석이 이루어질 수 있다. 그러나 이후 다른 프로그램들과의 비교도 염두에 둔다면 공통비용도 측정하는 것이 좋다.

셋째, 결과에 미치는 영향이다. 어떤 비용 항목의 경우 그 크기가 작아, 이를 고려하든 고려하지 않든 결과에는 별반 영향을 미치지 않는 경우가 있다. 그러나 이 비용을 측정하는 데에는 많은 시간과 노력이 소요될 터, 이러한 경우라면 해당 비용의 측정을 생략할 수 있다. 다만 측정은 생략하더라도 항목 자체는 확인해 주는 것이 좋으며, 측정을 생략한 이유를 밝혀줄 필요가 있다.

(2) 자원 사용량 측정

다음으로 위에 언급한 비용항목을 몇 단위만큼 사용하였는지를 측정한다. 사용량을 측정함에 있어 포괄적 비용산출(gross costing) 방식, 혹은 미시적 비용산출(micro costing) 방식으로 접근할 수 있는데, 일당 입원비용, 질병 에피소드당 평균 진료비 등을 이용하는 방식이 포괄적 비용산출 방식이라 할 수 있고, 서비스가 제공되는 과정을 세분화하여 어떤 세부 비용항목이 몇 단위만큼 사용되었는지를 일일이 확인한 후 이를 집계하는 방식이 미시적 비용산출 방식이라 할 수 있다. 그러나 대개는 하나의 연구에서 해당 비용이 가지는 중요성에 따라 포괄적 방법과 미시적 방법이 혼합되어 사용되는 경우가 많다. 예를 들어 프로그램 투입비용의 산출은 미시적 방식으로 접근하여, 어떤 인력, 어떤 재료가 얼마만큼 투여되었는지를 집계하나, 합병증 발생으로 인한 비용은 해당 질병의 평균비용을 가져다 쓰는 식이다.

포괄적 비용산출 방식을 취할지, 미시적 비용산출 방식을 취할지는 해당 비용항목의 중요성, 자료의 가용성 등을 고려하여 결정한다.

(3) 단위비용 적용

경제학에서의 비용은 기회비용을 의미하며, 경쟁시장의 경우 시장가격이 기회비용을 반영한다고 본다. 그러나 시장이 불완전한 경우 시장가격은 기회비용을 적절히 반영한다고 보기 어려운 바, 이 경우 시장가격에 대한 보정이 필요하다. 하지만 보정 또한 쉬운 문제가 아니므로 현실에서는 시장의 불완전성이 아주 심하지 않는 한 시장가격을 그대로 사용하는 경우가 많다. 다음은 시장가격의 보정이 필요한 경우, 그리고 시장가격이 존재하지 않는 경우 사용할 수 있는 대안적 방법이다.

- **수가 대 비용비 적용**: 보건의료시장의 경우 의료수가를 통제하는 경우가 많은데, 이 경우 수가와 기회비용은 일치하지 않게 된다. 이에 수가를 보정하는 수단으로 흔히 사용하는 것이 수가를 수가 대 비용비(*charge to cost ratio*)로 나누는 것이다. 수가 대 비용비는 실제 의료기관의 비용과 수가를 조사하여 구한다.

- **조정된 시장가격**: 독점, 조세, 지원금 등으로 인해 시장이 불완전할 때, 왜곡된 시장가격을 보정하는 방법이다. 예를 들어 높은 세금이 부과된 장비를 정부의 보건사업에 사용할 때, 세금은 경제학적 비용이 아니므로 이를 제외하고서 평가해야 한다.

- **귀속시장가격**: 시장가격이 존재하지 않을 때 관련된 다른 시장가격을 사용하여 가치평가를 한다. 예를 들어, 가사노동의 가치를 가사노동자의 임금으로 평가하는 것 등이 이에 해당한다.

2) 비용과 편익의 발생 시간 고려하기

보건의료에서 비용과 효과가 항상 같은 시간에 동시에 일어나는 것은 아니다. 그리고 비교하고자 하는 대안들의 비용과 효과가 발생하는 시점도 서로 다를 수 있다. 일반적으로 가까운 미래에 발생하는 비용과 먼 미래에 발생하는 비용은 동일한 무게로 다가오지 않는다. 예를 들어 지금 당장 10억 원을 투자하는 것과 10년 후에 10억 원을 투자하는 것을 비교해 볼 때, 전자의 경우가 비용의 부담이 큰 것으로 생각한다. 이러한 것을 정(正)의 시간선호율(*positive rate of time preference*)이라고 한다. 정의 시간선호율이 있는 경우 비용과 효과가 어느 시점에 발생했는지는 매우 중요한 의미를 지닌다. 특히 예방사업과 같이 비용과 효과가 장기간에 걸쳐 발생하는 경우, 시간상의 차이는 중요한 의미를 가진다.

이러한 시간선호라는 개념을 구체화시키는 방법으로 널리 알려진 것이 미래에 일어날 비용과 편익을 현재가치(*present value*)로 할인하는 것이다. 할인율은 미래에 발생할 비용이나 편익을 현재가치로 환산하는 데 이용되며 이자율과 물가상승률, 그리고 노동생산성 등을 고려하여 책정된다. 할인율을 이용하여 현재가치를 계산하는 기본식은 다음과 같다.

$$PV = \frac{C_t}{(1+R)^t}$$

단,

PV: 할인된 현재가치
C : 기준연도로부터 t년도에 발생한 비용
R : 할인율
t : 기준연도로부터 비용이 발생한 연도까지의 연수

위의 식에서 알 수 있는 것은 할인율이 높을수록 미래에 발생하는 비용의 현재가치는 작아진다는 것이다. 즉, 높은 할인율을 가진 경우는 그 반대의 경우에 비해 현재의 가치를 미래의 가치보다 상대적으로 더 높이 평가한다고 생각할 수 있다.

할인율은 자본시장의 불완전성, 위험의 차이, 그리고 정부의 통화정책 등에 따라 다양하게 존재할 수 있기 때문에 가장 적합한 사회적 할인율(SDR: *social discount rate*)을 책정하는 데에는 여러 의견들이 있는데, 이를 대별해 보면 다음과 같다.

첫째, 사회적 시간선호율(*social rate of time preference*)을 사용해야 한다는 주장이다. 이것은 미래의 일정 금액보다는 같은 크기의 현재의 금액을 더 선호한다는 사회적 선호도를 반영하여 할인율이 설정되어야 한다는 것이다.

둘째, 공공사업에 사용되는 사회적 할인율은 그 사업 때문에 어쩔 수 없이 시행되지 못한 다른 사업의 수익률(*rate of return*)과 같아야 한다는 주장이다. 이 경우 할인율은 기회비용률(*opportunity cost rate*)이라고도 할 수 있다.

이상적인 자본시장에서는 개인과 사회의 시간선호율뿐만 아니라 공공부문과 민간부문의 구분 없이 어떠한 사업에도 투자에 대한 수익률은 하나만이 존재할 것이다. 그러나 현실의 자본시장에서는 조세와 공공재 등의 존재로 인하여 유일무이한 수익률은 존재할 수가 없다. 그러므로 너무 낮거나 너무 높은 할인율을 사용하여 평가 자체가 잘못될 가능성을 줄이기 위해 일정한 범위 내에서 할인율을 달리 적용하여 그 결과를 비교해 보는 민감도분석(*sensitivity analysis*)이 흔히 권장되고 있다. 민감도분석은 할인율을 달리 적용하였을 때 분석결과가 어떻게 달라지는지 보여주기 때문에 정책결정자들에게는 큰 도움이 되는 절차이다. 여러 질병의 비용에 대해 민감도분석을 행한 결과 비용의 상대적 우선순위에 별 차이가 나타나지 않는다면 적정 할인율에 대한 문제는 크게 부각시킬 필요가 없다.

4. 비용-효과 분석

비용-효과 분석(*cost-effectiveness analysis*)은 건강수준의 개선정도를 자연단위로 측정하여 투입비용 대비 개선된 건강효과의 크기를 비교하고 평가하는 방법이다.

1) 효과의 측정

비용-효과 분석을 수행하는 데 가장 먼저 고려해야 할 것은 '무엇을 효과로 측정할 것인가'이다. 이 문제에 대한 해답은 평가하고자 하는 프로그램이나 처치의 목적이 무엇인가에 달려 있다. 효과는 프로그램의 목표 달성정도를 측정한 것이다. 조기 암 검진사업의 비용-효과 분석을 한다면 프로그램의 목표달성 정도를 가장 잘 반영하는 지표는 암으로 인한 사망 감소, 생존기간 증가가 될 것이다. 그리고 프로그램의 효과가 다양한 형태로 나타난다면 비용-효과 분석에서 사용하는 효과지표로는 다양한 효과를 모두 포괄적으로 반영하는 평가지표가 좋다, 예를 들어 어떤 처치가 합병증과 재발률의 감소라는 둘 이상의 효과를 나타낸다면 합병증과 재발률 감소를 아우르는 효과지표가 해당 처치의 건강 효과를 나타내는 더 바람직한 지표가 될 것이다.

 가장 자주 사용되는 효과의 측정단위는 수명 / 생명의 연장(*prolongation of life*)인데 보통 생명연장기간(*years of life saved*), 구한 생명 수(*lives saved*) 등으로 표현된다. 예를 들면 신부전증 환자를 위한 병원 내 투석치료와 신장이식이라는 프로그램을 평가하고자 할 때, 각 치료대안들의 효과를 생명연장기간으로 계산하고 단위효과당 비용을 비교하는 것이다. 이들 지표가 자주 사용되는 이유는 치료의 궁극적 목표일 뿐더러 다양한 임상적 양상의 종합적 결과이기 때문이다. 그리고 비용-효과 분석은 효과지표가 동일해야 하므로 비교 가능한 범위가 좁다는 것이 가장 큰 제한점인데, 생명연장기간 혹은 구한 생명 수로 측정할 경우 서로 다른 질환에 사용하는 처치들도 비교 가능한 바, 비교의 범위가 넓다. 물론 서로 다른 질환에 사용하는 두 처치법을 비교하는 것이 적절하냐는 판단도 있을 수 있으나, 분석기법상으로만 본다면 효과지표가 동일하기만 하면 비교가 가능하다.

효과의 측정단위로는 중간 산출을 나타내는 지표도 허용할 수 있다. 단, 이때 중간산출과 최종산출의 선형적 연관성이 인정되어야 하며, 중간산출 자체로도 그 가치가 인정되는 것이어야 한다. 중간산출을 효과지표로 사용한 예를 들면 정맥혈전증 진단을 위한 대안적 프로그램을 발견한 환례(case) 당 비용의 측면에서 비교한 것이나, 고혈압을 관리하기 위한 작업장 관리와 진료실 관리라는 두 프로그램을 평가할 때 '이완기 혈압을 1단위(㎜Hg) 저하시키는 데 드는 비용'으로 비교한 연구가 있다.

2) 효과의 자료원

비용-효과 분석에서 효과에 대한 자료를 어떻게 구하는가는 매우 중요하다. 실제로 비용-효과 분석에 대한 비판은 경제학적 테크닉보다 주로 분석이 근거하고 있는 의학적 사실의 타당성 여부에 맞추어지곤 한다.

효과에 대한 자료를 구하기 위해 주로 사용되는 방법은 관련된 프로그램이나 처치에 대한 기존의 역학연구 또는 임상시험 문헌을 섬토하는 방법이다. 이러한 자료를 사용할 때 고려해야 할 점은 문헌의 질과 관련성의 정도이다. 문헌의 질이란 논문이 잘 디자인된 연구로서 타당성이 있는지를 확인하는 것으로 여기서 가장 중요한 점은 환자들이 치료군과 대조군으로 무작위 할당(random allocation) 되었냐 하는 것이다. 관련성이라는 것은 의사결정을 내려야 하는 상황이 이용하고자 하는 임상연구가 수행된 상황과 얼마나 가까운가 하는 것을 말한다.

위의 조건에 맞는 문헌을 구하지 못한 경우 다음의 방법 중에서 선택을 해야 한다.

(1) 효과의 확증을 얻어낼 역학 또는 임상시험을 직접 설계, 수행하는 방법
(2) 몇 가지 의학적 지표들에 대해 가정하는 방법

　분명히 전자가 연구설계의 과학성이라는 측면에서 선호될 것이지만 시간과 비용이 많이 소요된다는 문제가 있다. 따라서 후자의 방법과 같이 의학적 지표에 대한 가정을 하고 각기 다른 가정들의 경제적 결과들에 대한 민감도분석을 함으로써 비용-효과 분석을 할 수 있다. 하지만 이는 가정하는 의학적 지표가 주요 효과지표가 아닐 경우에 한해서이다. 주요 효과지표에 대해 가정에 의존하는 것은 바람직하지 않다. 민감도분석에 대해서는 뒤에서 자세히 다룰 것이다.

3) 평균 비용-효과비 vs 점증적 비용-효과비

비용-효과 분석의 결과는 평균 비용-효과비(CER: *average cost-effectiveness ratio*, 이하 CER) 혹은 점증적 비용-효과비(ICER: *incremental cost-effectiveness ratio*, 이하 ICER)로 나타낼 수 있다. CER을 이용한 의사결정에서는 비교하고자 하는 대안 별로 각각 비용-효과비(C/E)를 구한 후, 이들 중 그 비가 작은 대안을 보다 비용-효과적 대안으로 선택한다.

$$\frac{C_0}{E_0} \; vs. \; \frac{C_1}{E_1}$$

　ICER을 이용한 의사결정은 비교대안에 비해 비용-효과성을 평가하고자 하는 대안의 비용증분(ΔC)과 효과증분(ΔE)을 구한 후, 그 비가 일정 수준 이하이면 비용-효과적인 것으로 판단한다.

$$ICER = \frac{C_1 - C_0}{E_1 - E_0} = \frac{\Delta C}{\Delta E} < \lambda \; (\lambda : \text{임계값})$$

　즉, 효과증분에 비해 비용증분이 크면 비용-효과적이지 않은 것으로, 효과증분에 비해 비용증분이 감내할 만한 수준이면 비용-효과적인 것으로 평가한다. 가령 1년

수명연장 효과에 대해 수용 가능한 추가비용이 2천만 원 이내라고 하면, ICER가 3천만 원/년인 대안은 비용-효과적이지 않은 것으로 평가되고, ICER가 1,500만 원/년인 대안은 비용-효과적인 것으로 평가된다. 이때 평가기준이 되는 효과 1단위 증가에 대해 수용 가능한 비용의 수준은 효과 1단위에 대한 사회적 지불의사를 반영한다. 세 가지 이상의 대안에 대해 ICER을 구하는 경우는 효과의 오름차순으로 각 대안을 나열한 후 이들 대안들 중 비용-효과성 면에서 열등한 대안은 제외한 상태에서 인접한 대안과 비교한 ICER을 제시한다.

　CER은 비교대안들의 관계가 독립적일 때 비용-효과성을 판가름하는 의사결정 기준으로 활용하고, ICER은 대안들의 관계가 서로 대체적인 관계일 때 사용한다. 예를 들어 두 가지 혈압강하제를 비교하는 경우라면 ICER을 구하여 비용-효과성을 평가하고, 금연 프로그램과 독감예방접종처럼 서로 독립적인 관계에 있는 두 대안을 비교하는 경우라면 CER을 구하여 의사결정을 하는 것을 권한다.

4) 기타 논점

(1) 사업의 부수적 결과가 있는 경우

예를 들어 고혈압 검진 프로그램을 실시한 결과 심장마비를 예방하여 수명을 연장시켰으나 암으로 죽는 환자수를 늘리게 되었다면, 암환자에 대한 치료비용을 고혈압 검진 프로그램의 비용에 포함시켜야 하는가의 문제를 고려해야 한다. 이에 대한 답은 관련된 사건간의 연관성의 정도에 달려 있다. 그런데 위의 고혈압과 암처럼 두 사건간의 연관성이 크지 않은 경우에는 상반된 주장이 있을 수 있다. 즉, 수명연장을 편익으로 취급한 만큼 연장된 생존기간 동안 발생한 암 치료비용의 증가를 비용으로 넣어야 한다는 주장과 미래의 암치료 비용을 현재가치로 환산하면 그 크기가 그렇게 크지 않기 때문에 무시해도 좋다는 주장이 있다.

(2) 미래에 발생하는 효과에 대해

미래에 발생하는 비용의 경우 할인율이 적용된 현재가치로 환산하여 비용-효과 분석에 사용된다. 그런데 미래에 발생하는 효과의 경우도 할인율을 적용해야 하는가하는 의문이 생긴다. 이 문제에 대해서는 두 가지 상반된 주장이 있다.

하나는 효과에 할인율을 적용하지 않아도 된다는 입장으로, 미래에 얻어지는 수명이 현재의 삶보다 덜 중요하다고 볼 수 없고, 시간에 따른 건강의 추이를 알아내기도 어렵다는 근거를 제기하고 있다.

한편 이에 반대하는 입장은 시간에 따른 건강의 추이를 알 수 있으며, 할인된 비용과의 일관성을 유지하기 위해서라도 효과에도 할인율을 적용해야 한다고 주장한다. 할인율이 적용되지 않는다면 10년 후에 발생하는 효과도 현재에 얻어지는 효과와 똑같이 평가되는바, 미래에 발생하는 비용은 할인이 되나 미래에 발생하는 효과는 할인되지 않으므로 무조건 사업 시작을 뒤로 미루는 것이 좋다는 결론이 내려진다는 것이다. 현재 효과도 할인율을 적용해야 한다는 주장의 비중이 더 크고, 이때 적용되는 할인율은 비용과 동일해야 한다는 주장이 우세하다.

(3) 민감도분석

경제성 평가 과정에서 늘 따라다니는 문제가 불확실성이다. 평가에 필요한 자료는 다양하나, 항상 타당도와 신뢰도가 높은 자료를 구할 수 있는 것은 아니며, 때로는 가정에 의존하여야 하는 경우도 있다. 민감도분석은 연구에 적용된 가정이나 가치평가가 변하더라도 연구결과가 안정성을 갖는지를 평가하는 방법이다. 즉, "만약에 연구의 가정이 변한다면 연구결과에 영향을 미치는가?"를 살펴보는 것이다. 예를 들어 병원 치료비용을 1만 원으로 계산하여 연구를 진행하였는데, 이 비용이 5천 원에서 1만 5천 원 사이에서 달라질 수 있다면, 비용의 하한과 상한에서 연구의 결과가 달라지는지 확인하는 것이다. 가장 적합한 할인율이 무엇인가에 대해 다양한 주장이 있기 때문에 흔히 할인율은 민감도분석의 대상이 된다. 특히 장기간에 걸쳐 비용이나 편익을 발생하는 사업의 경우 할인율이 미치는 영향이 크기 때문에 최소한 두 가지 이상의 할인율을 사용하여 민감도분석을 해야 한다. 민감도분석을 할 때에는 분석에 사용하는 다른 모수들은 그대로 두고, 불확실한 하나의 모수에 대해서만 상, 하한의 범위에서 그 값을 변동시켜 결과가 어떻게 변하는지를 알아보는 일원 민감도분석이 대표적이다. 그러나 대개의 경우 불확실한 여러 모수가 동시에 존재하므로, 이들의 영향을 한꺼번에 평가하는 방법으로 다원민감도분석을 사용하기도 한다. 그 외에도 분석결과를 뒤집을 수 있는 모수의 값을 확인하는 역치분석과, 극값 분석도 있다. 비용-효과 분석의 불확실성을 평가하는 방법으로 근래에는 확률적 민감도분석도 자주 사용되고 있다.

5. 비용-편익 분석

비용-편익 분석(cost-benefit analysis)이란 어떤 보건사업이나 치료에서 발생하는 편익과 이를 수행하는 데 드는 비용을 종합 검토함으로써 그 사업이 갖는 경제성을 평가하는 방법이다. 앞에서 설명한 비용-효과 분석과의 차이점은 비용-편익 분석에서는 어떤 보건사업이나 치료의 산출결과를 화폐단위(monetary terms)로 가치평가하여 비교한다는 것이다. 즉, 이 분석을 통해 얻어지는 편익과 비용의 수치는 모두 화폐단위로 표시된다.

　앞서의 비용-효과 분석은 '산출물의 동질성'이라는 조건이 충족되는 경우에 적용 가능하였다. 그러나 비용-편익 분석은 기대하는 산출물의 종류가 여러 가지이거나, 대안마다 기대하는 효과의 내용이 서로 다른 경우에도 적용할 수 있다. 예를 들어 어떤 보건사업의 산출물이 A, B, C 세 가지이고 이들 산출물 어떠한 것도 무시할 수 없다면, 비용-효과 분석은 적용하기가 어렵고 세 가지 산출물을 화폐단위로 가치평가하여 비용-편익 분석을 통해 분석해야 한다.

1) 편익의 가치평가

비용-편익 분석에서 가장 중요하면서도 어려운 점은 보건사업이나 치료의 결과를 화폐단위로 가치평가 하는 것이다. 이는 화폐단위로 가치평가가 쉽지 않은 편익들이 많기 때문이다.

　'건강' 혹은 '생명'의 가치를 화폐단위로 평가하는 방법으로 인적 자본 접근법, 현시적 선호(revealed preferences), 그리고 진술된 선호(stated preferences)를 통해 지불의사를 평가하는 방법이 있다. 최근에는 진술된 선호를 평가하는 방법으로 조건부가치평가(contingent valuation) 방법 외에 컨조인트 분석도 자주 사용되고 있다. 다음에서 각 방법론이 가지고 있는 장점과 한계를 소개한다.

(1) 인적 자본 접근법

인적 자본 접근법(human capital approach)은 인간생명의 가치 및 질병으로 인한 비용을 측정하는 데 가장 많이 이용되는 방법이다. 이 방법이 출현한 지는 2백여 년 이상이 되는데, 체계화된 방법론이 등장한 시기는 1950년대 후반이다.

이 접근방법은 인간을 생산성을 가진 생산요소로 간주하며, 건강한 시간의 가치는 증가한 생산성으로 측정된다. 전형적인 인적 자본 접근법에서는 기대노동수입을 적정한 사회적 할인율을 사용하여 계산한 현재가치가 노동시간의 감소 및 상실로 인한 생산손실량의 가치와 동일한 것으로 가정하고 있다.

이 접근법은 여러 가지 이론상의 제한점에도 불구하고 널리 이용되는데, 그 이유는 비용을 측정하는 데 필요한 자료를 수집하기가 비교적 쉽고 질병으로 인한 생산손실량의 가치, 또는 기준 시점의 소득수준에 의거한 미래소득의 감소액 등을 수치로 명백하게 나타낼 수 있기 때문이다. 그러나 이는 미래의 소득이라는 것은 미래의 생산성을 나타내는 대리지표에 불과하다는 본질적 한계와 더불어, 여가시간의 가치 등을 고려하지 않는다는 문제점이 있다. 또한 현실에서는 질병으로 인해 발생한 생산성 손실을 실업 상태에 있는 다른 노동자를 고용함으로써 대체할 수 있다. 이 경우 생산성 손실은 후임자가 전임자의 작업을 완전히 대체하기 전까지의 시간(마찰기간) 동안만 발생할 것이므로, 인적 자본 접근법에 의한 생산성 손실 계산이 손실분을 과다 추정할 수 있다는 문제점 등이 지적된다(Koopmanschap et al., 1995).

(2) 현시된 선호 연구

이는 위해한 직업과 연관된 건강위험과 그 직업을 수용하기 위해 요구되는 임금 간의 관계를 검토하여 증가된 건강위험의 가치에 대한 개인의 선호를 도출해내는 방법이다. 이 방법의 강점은 실제 선택에 기초한다는 것이다. 그러나 실제 작업위험과 임금 간의 관계를 연구한 논문들을 살펴보면 연구들마다 변이가 매우 크고, 상황과 직업에 따라 추정치가 달라진다. 또한 임금 결정에는 작업위험 외에 다른 많은 혼란변수들이 개입되므로, 작업위험과 높은 임금간의 교환관계를 명료하게 관찰하기 어렵다는 문제점이 있다. 개인이 작업위험을 인지하는 데에 한계가 있다는 문제점도 있다.

(3) 지불용의 접근법

지불용의 접근법(WTP: *willingness to pay approach*)은 여러 가지 논리상의 결함을 가지고 있는 인적 자본 접근법에 대한 대안으로 등장하였다. 이 방법은 경제적 후생기준(*economic welfare criteria*)의 관점에서 보았을 때 어떤 질병에 걸릴 가능성이 있는 잠재적 환자군에 속하는 사람이 그 질병에 걸리거나 그로 인한 초기사망의 위험에서 벗어나기 위해서는 얼마만큼을 지불해도 좋다고 생각하는 주관적인 비용의 크기를 그 질병 및 사망의 비용으로 간주하는 것이 더 합리적이라는 사고에서 출발하였다. 즉, 어떤 질병의 비용을, 사람들이 그 질병에 걸릴 수 있는 확률의 감소에 대해서 지불할 용의가 있는 금액을 기준으로 계산하는 방법이다.

지불용의를 측정하는 대표적 방법인 조건부가치측정법(CVM: *contingent valuation method*, 이하 CVM)은 현실의 시장에서 거래가 되지 않는 편익에 대해 설문조사를 통해 직접 그 가치를 묻는 방법으로, 평가하고자 하는 편익을 잘 드러내 주는 가상의 시나리오를 제시하고(가상 시장을 만들고) 가상적 변화에 대한 지불의사를 묻는 방법이다(유승훈 등, 1999).

현재까지 정확한 지불의사를 끌어내기 위한 다양한 접근법이 시도되어 왔고, 이러한 노력은 현재도 진행중에 있다. 가상 시나리오 자체나 지불수단을 얼마나 현실성 있게 제시하는가는 소비자의 지불의사를 편향됨 없이 이끌어내기 위한 기본적인 요구사항이다(배은영 등, 2005b). 그 외에 질문을 넌지는 방식과 관련하여서도 어떤 방식이 편향을 줄이고 실제 지불의사에 근접한 값을 도출할 수 있을 것인지에 대해 지속적인 검토과정에 있다. 질문방식에는 개방형 질문, 입찰 방식, 양분선택형 질문이 있다.

2) 결정지수

비용-편익 분석에서는 결정지수(decision indices)로 사용되는 지표가 다음의 여러 가지이다.

(1) 편익-비용비

편익-비용비(BCR: benefit cost ratio)에는 총편익-비용비, 순편익-비용비 두 가지 형태가 있다. 편익-비용비가 높은 사업일수록 비용에 비해 편익이 상대적으로 크기 때문에 그 사업은 선호된다.

$$gross\ BCR = \frac{\sum benefit}{\sum cost}$$

$$net\ BCR = \frac{\sum (benefit - cost)}{\sum cost}$$

(2) 순편익

순편익(net benefit)은 편익에서 비용을 뺀 것으로 순편익이 큰 사업이 선호된다.

$$순편익 = \sum (benefit - cost)$$

(3) 순현재가치

순현재가치(NPV: net present value)는 순편익에 할인율을 적용하여 현재가치로 환산한 것으로 이 NPV가 높을수록 선호된다.

$$순현재가치 = \sum_{i=0}^{n} \frac{(B_i - C_i)}{(1+r)^i}$$

(4) 내부수익률

내부수익률(IRR: internal rate of return)은 위의 NPV 값을 0으로 하는 r의 값으로, 어떤 사업의 내부수익률이 높을수록 그 사업은 선호된다. 하나의 사업의 경우에 내부수익률이 은행금리보다 높은 경우에 그 사업의 시행은 타당성을 갖게 되며, 만일 은행금리가 높다면 그 사업의 시행은 보류됨이 타당하다. 예를 들어 어떤 사업의 내부수익률이 10%인 데 반하여 은행대출금리가 12%라면 이 사업은 타당성이 없으며, 반대로 10%의 내부수익률의 사업을 위하여 빌린 은행대출에 8%의 금리를 지불해야 한다면 이 사업은 수익성을 갖는 타당한 사업대안이 된다.

3) 결정규칙의 적용

비교되는 대안이 없이 단독사업의 경제성을 평가할 수 있는 것은 비용-편익 분석에서만 가능한 일이다. 비용-편익 분석에서는 비용과 편익이 모두 같은 화폐단위로 측정되기 때문이다. 이러한 단독사업의 경우 다음의 결정규칙(*decision rule*)을 가지고 경제성을 평가할 수 있다. 즉, 어떤 보건사업 X는 다음과 같은 경우 경제성이 있다고 평가할 수 있다.

> gross BCR(X) > 1
> 또는 net BCR(X) > 0
> 또는 NPV(X) > 0
> 또는 IRR(X) > 사회적 할인율

두 가지 이상의 사업을 비교하는 경우에는 다음과 같은 결정규칙을 따른다. 다음과 같은 경우 X가 Y보다 더욱 경제성이 높다고 할 수 있다.

> BCR(X) > BCR(Y)
> 또는 NPV(X) > NPV(Y)
> 또는 IRR(X) > IRR(Y)

BCR을 사용할 때는 어떤 항목이 비용으로 포함되느냐 혹은 편익으로 포함되느냐에 따라 결과가 달라질 수 있으므로 주의해야 한다. 예를 들어 100만 원의 비용이 소요되는 어떤 예방사업의 결과 120만 원의 생산성 손실을 막아 주었고, 또한 50만 원의 질병치료 비용을 절약할 수 있게 되었다고 하자. 이런 경우 다음과 같이

BCR을 계산할 수 있다.

$$BCR = \frac{편익}{비용} = \frac{(120만원 + 50만원)}{100만원} = 1.7$$

그런데 질병치료 비용의 절약을 사업비용의 '비용상쇄'로 취급한다면 결과는 다르게 나온다.

$$BCR = \frac{편익}{비용} = \frac{120만원}{(100만원 - 50만원)} = 2.4$$

동일한 사업에 대해서 BCR이 다르게 계산된다면 어떤 BCR을 결정지표로 사용하였느냐에 따라 선택이 달라질 수 있는 위험이 따른다. 따라서 비용-편익 분석에서 BCR을 사용할 경우 어떤 항목을 비용에 포함시킬 것인가, 편익에 포함시킬 것인가 하는 문제는 임의로 결정해서는 안 되고 일관성을 유지하여 판단해야 한다. 이러한 문제가 걱정되는 경우에는 순현재가치(NPV) 또는 순편익을 사용하는 것이 좋은 방법이다. 위의 사례를 순편익으로 계산해 보면 다음과 같이 동일한 순편익을 보게 된다.

순편익 = {(120 + 50) - 100} = 70
순편익 = {(120 - (100 - 50)} = 70

6. 비용-효용 분석

비용-효용 분석(*cost-utility analysis*)은 어떤 보건의료 프로그램의 비용과 효용을 비교하는 방법으로, 다음과 같은 경우에 비용-효용 분석이 필요하다. 첫째, 삶의 질 변화가 중요한 산출물일 때이다. 예를 들어 관절염 치료의 경우 사망과 관련될 가능성은 거의 없는 데 반해 신체적·사회적 기능, 심리적 만족감 등이 주요한 관심 대상이 된다. 둘째, 어떤 프로그램이 사망률과 유병률 모두에 영향을 미친다면 두

효과를 결합하는 공통단위가 필요하다. 예를 들어 폐경후 증후군에 에스트로겐 호르몬 치료를 적용하는 것은 삶의 질을 개선시키고 심장질환으로 인한 사망률을 감소시킨다. 셋째, 서로 다른 종류의 산출을 내는 여러 프로그램을 비교하고자 할 때이다. 예를 들어 신생아 집중치료, 고혈압관리, 산전관리 등 여러 가지 사업을 동일한 선상에서 비교하고자 하는 경우이다. 넷째, 비교대상이 되는 프로그램이 이미 비용-효용 분석으로 평가된 경우이다.

이때 효용은 특정 건강수준에 부여하는 가치라고 할 수 있으며, 특정한 건강 산출에 대한 개인 또는 사회의 선호로 측정될 수 있다. 그러나 효용은 건강수준 그 자체는 아니다.

1) QALY

보통 효용의 측정은 질보정수명(QALY) 또는 건강일수(*healthy days*)로 표현된다. 비용-효용 분석에서는 단위 QALY당 비용이 최소 또는 단위비용당 QALY가 최대인 대안을 선택한다. QALY는 수명(LY)을 특정 건강상태에 대한 효용가중치(U)로 곱하여 다음과 같은 식으로 표현할 수 있다.

$$QALY = U \times LY$$

예를 들어 관절염으로 인해 2년간 완전한 건강에 비해 70%의 효용수준(U = 0.7)으로 지내게 된다면, 이 기간 동안 누린 QALY는 1.4가 된다. 여기서 효용가중치는 죽음을 0, 완전한 건강을 1로 한 구간척도상에서 측정된 값으로, 응답자의 선호(*preference*)가 반영된 값이다.

2) 효용의 자료원

건강상태에 대한 효용자료를 얻는 방법에는 기존 연구에서 이미 제시된 효용자료를 활용하는 방법과 표본으로부터 직접 측정하는 방법이 있다.

(1) 기존 연구에서 이미 계산된 효용자료를 얻는 방법

기존 연구로부터 효용자료를 얻는 경우 기존 연구의 환경과 조건이 현재의 연구와 다른 점들을 염두에 두어야 한다. 기존 연구에서 효용 측정의 대상이 된 건강상태가 현재 관심 있는 건강상태와 동일한 것인지에 대한 확인도 필요하고, 효용을 평가한 방법에 따라 도출되는 결과값에 차이가 큰바, 효용 평가방법도 확인할 필요가 있다. 더욱이 선호라는 것은 응답자가 처한 경제, 사회, 문화적 배경의 영향을 크게 받으므로, 다른 환경에서 도출된 효용값을 인용할 때에는 항상 주의가 필요하다.

(2) 표본으로부터 직접 측정하는 방법

표본으로부터 직접 측정하는 방법은 비용과 노력이 들지만 기존 효용값을 인용하는 데 따른 문제점을 피할 수 있다. 효용을 직접 측정하는 데는 여러 방법이 있는데 크게 분류하자면 건강상태를 제시하고, 이에 대한 응답자의 선호를 직접 묻는 방법과, 사전 결정된 선호체계를 이용하여 간접적으로 측정하는 방법 두 가지가 있다. 사전 결정된 선호체계를 이용하는 방법은 대규모 인구집단을 대상으로 각각의 건강상태에 대한 선호를 조사한 후, 각 건강상태를 구성하는 영역(*domain*)과 수준(*level*)이 효용에 관계된 정도를 계량경제학적 방법을 이용하여 추정하고, 이를 매개로 건강수준별 효용을 추정하는 방법이다.

직접 측정하는 방법으로는 Rating Scale, Category Scale, Visual Analogue Scale과 Standard Gamble, Time Trade-off 등이 있으며, 기측정된 선호체계를 이용하는 방법으로는 QWB, EQ-5D, HUI, SF-6D 등의 도구를 이용하는 방법이 있다.

3) 효용측정의 대상문제

효용을 측정할 때 발생하는 문제는 "누구의 효용을 측정하는가"와 "누구에게 효용을 물어보는가"이다. 즉, 효용측정의 대상문제인데, 이에 대해서 해당 건강상태를 가진 사람에게 자신의 건강상태에 대한 효용평가를 하도록 하는 방법과 해당 건강상태를 가지지 않은 사람들에게 설문을 통해 가상적 건강상태를 제시하고 이에 대한 평가를 하도록 하는 방법의 두 가지가 있다.

첫째, 해당 건강상태를 가진 사람에게 자신의 건강상태에 대한 선호 정도를 표시하게 하는 방법이다. 예를 들면 환자를 대상으로 자신의 건강상태에 대한 선호를 조사하는 방식이다. 이 방법은 현재 자신의 건강상태를 가장 정확히 알고 있는 사람이 평가를 한다는 장점이 있다. 그러나 이미 자신의 건강상태에 적응이 된 환자의 경우, 일반인들에 비해 질병으로 인한 효용 감소를 낮게 평가하는 경향이 있다.

둘째, 해당 건강상태가 아닌 사람들에게 설문을 통해 가상적 건강상태를 제시하고 이에 대한 선호를 묻는 방법이다. 그러나 이 방법은 조사 대상자가 경험하지 않은 상태에 대해 설명만으로 이를 상상하게 만드는 것이 쉽지 않다는 문제점이 있다. 이에 일각에서는 해당 건강상태에 대한 지식을 가진 의료전문가를 대상으로 선호를 조사하기도 하였다. 그러나 의사나 간호사와 같은 전문인들을 대상으로 건강상태에 대한 선호를 묻는 것도 권장되지는 않는데, 이는 전문가의 선호와 환자 혹은 일반인의 선호가 서로 다르기 때문이다.

4) 효용측정방법

효용측정방법에는 Rating Scale, Visual Analogue Scale, Standard Gamble(SG), Time Trade-off(TTO) 등이 있다. 이 중 대표적 방법을 소개하면 다음과 같다.

(1) Rating Scale
이 방법은 0을 "죽음", 100을 "완전한 건강"이라 하였을 때 주어진 건강상태에 대한 자신의 선호에 가장 가까운 숫자를 고르도록 하는 것이다. 이 방법은 간단하다는 장점 때문에 널리 이용되고 있으나, 이를 통해 측정되는 선호가 구간 척도가 아니라는 비판도 있다. 즉, 극한값을 선택하기를 주저하여 가운데로 선호가 집중되는 경향(end-of-scale bias)이 있고, 서로 다른 건강상태의 선호를 측정함에 있어 일정정도 간격을 두려고 하는 경향(spacing out bias)도 있다고 한다. 이는 모두 잘못된 측정결과를 가져올 수 있다. 따라서 최근에는 Rating Scale을 단독으로 이용하기보다, 본격적으로 SG이나 TTO로 효용을 측정하기 전, 응답자를 이어질 질문에 익숙하게 하기 위해 먼저 Rating Scale로 평가하는 등 보완적으로 사용하는 경우가 많다.

(2) Standard Gamble

이 방법은 노이만(Neumann)과 모겐스턴(Morgenstern)에 의해 소개된 효용이론의 기본 공리에 직접적으로 의존하고 있는 방법으로 보건의료분야를 비롯한 여러 의사결정 분야의 분석에 폭넓게 사용되어 왔다.

〈그림 13-2〉는 두 가지 대안을 설명하고 있다. 대안 1은 p의 확률로 건강을 회복하여 남은 t년 동안 건강하게 살아가거나 1 - p의 확률로 즉시 사망하는 것이고, 대안 2는 남은 t년 동안 i의 건강상태로 살아가는 것이다. 대상자에게 두 가지의 대안을 보여주고 이 중 어느 대안을 선호하는지 질문한다. 만약 응답자가 대안 1을 선택하였다면, 다음에는 확률 p를 낮추어 다시 질문을 반복한다. 이 과정을 확률 p를 변화시키면서 두 대안에 대한 선호가 차이가 없을 때까지 진행한다. 두 대안의 선호 차가 사라지는 확률 p가 건강상태 i의 효용이라고 할 수 있다.

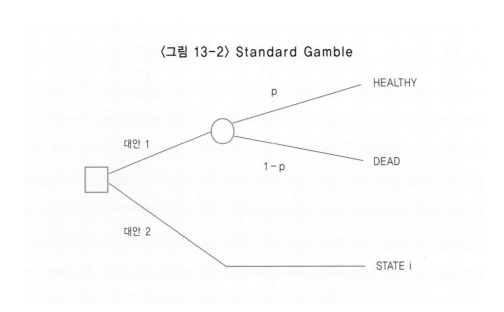

〈그림 13-2〉 Standard Gamble

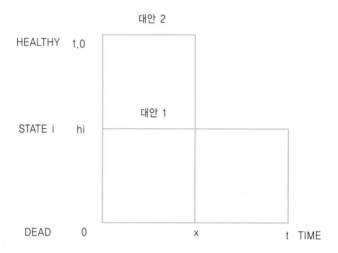

〈그림 13-3〉 Time Trade-off

대안 2

HEALTHY   1.0

대안 1

STATE i   hi

DEAD   0   x   t   TIME

(3) Time Trade-off

이 방법은 응답자들이 확률에 익숙하지 않다는 문제점을 극복하기 위해 토랜스 등 (Torrance et al., 1972)에 의해 개발되었다. 〈그림 13-3〉은 두 가지 대안을 설명하고 있다. 대안 1은 남은 여생인 t년 동안 i의 건강상태로 살아가는 것이고, 대안 2는 t보다 작은 x시간 동안 완전한 건강상태로 살아가는 것이다. 두 대안에 대한 선호에 차이가 없을 때까지 시간 x를 변화시킨다. 평형상태의 x값을 t로 나눈 x/t가 건강상태 i의 효용이라 할 수 있다.

Rating Scale, SG, TTO 방법 중에서 어느 방법으로 선호를 측정하였느냐에 따라 점수는 다르게 나온다. 일반적으로 SG로 측정한 점수가 TTO보다 높고, TTO로 측정된 점수가 Visual Analogue Scores보다 높다고 한다. SG은 위험 회피적인 속성 때문에, TTO에 의한 값은 시간 선호도가 반영되지 않아 그 값이 높다는 지적이 있다. 그러나 이들 간의 관계는 곡선적이어서 이들 점수간의 관계를 파악하면 점수들의 상호 전환도 가능할 것이라고 한다(Gold et al., 1996).

7. 모델

보건의료분야에서 이루어진 경제성 평가 연구를 보면 모델을 통해 비용과 효과를 추정한 경우를 흔히 볼 수 있다. 모델을 구축하는 이유로는 여러 가지가 있으나, 가장 대표적인 것은 자료의 부족 때문이라 할 수 있다. 비용-효과 분석을 통해 평가하고자 하는 것은 보건의료 중재의 비용과 건강 결과인데, 최종 결과를 알 수 있는 자료는 없고, 중간 단계의 결과지표만 관찰하였다면 흔히 모델을 통해 최종 결과를 예측한다. 물론 모델을 구축하는 이유가 이뿐만은 아니다. 서로 다른 자료원을 통해 얻은 정보를 종합하기 위해서도 모델이 사용된다. 다음은 보건의료 경제성 평가에서 흔히 사용되는 모델의 종류이다.

1) 결정수형

결정수형은 불확실한 조건하에서의 선택과, 그로 인해 발생 가능한 결과를 논리적으로 구조화한 그림이다. 결정수형에는 선택대안(*alternatives*)과 발생 가능한 사건들(*event*), 그리고 이러한 사건들이 발생할 확률(*probabilities*), 결과들(*outcomes*)이 포함된다. 그리고 이를 그림으로 나타내는 과정에서 결정마디(*decision node*), 확률마디(*chance node*), 확률, 결과의 4 요소를 사용한다.

  그러나 만성질환의 경우처럼 건강상태의 변화가 반복적인 경우는 이를 결정수형으로 표현하기가 복잡해진다. 또한 결정수형에서는 경과시간이 표현되지 않기 때문에 할인이나, QALY 계산처럼 사건 발생 시점과 지속시간에 대한 정보가 필요한 경우 사용하기 어렵다

2) 마콥모형

마콥모형은 결정분석의 한계, 즉 질병의 경과가 반복적이고, 복잡한 경우도 처리 가능하며, 특정 건강상태에서의 경과 시간도 추적 가능하여 만성질환을 모형화하는 데 자주 사용된다. 마콥모형은 각 개인, 혹은 코호트가 시간의 흐름에 따라 서로 다른 건강상태를 거쳐가는 과정을 추적하여 일정 기간의 비용과 효과를 누적 집계

하는데, 이를 위해서는 특정 질병과 연관된 건강상태를 구분하여야 하고, 그리고 각 건강상태로 전이(transition)되는 확률을 알고 있어야 한다.

마콥모형의 가장 큰 한계라고 하면, 과거의 이력을 기억하지 못한다는 것이다. 즉, 특정 시점에 처해 있는 건강상태가 무엇이냐에 따라 다음 건강상태로 전이될 확률이 결정되지, 그 이전에 어떤 건강상태를 경험하였는지는 불문에 부친다는 것이다. 이를 마콥가정(Markovian assumption)이라 한다. 물론 최근에는 질병 이력이 문제가 되는 주요 건강상태에 대해서는 이력에 따라 건강상태를 분리하거나, 개별적으로 시뮬레이션 하는 방법을 사용하기도 한다. 자세한 논의는 관련 문헌을 참고하기 바란다.

8. 불확실성

경제성 평가를 하는 과정에서는 불확실성이 개입된다. 정도의 차이는 있지만 분석에 포함되는 비용과 효과 자료에도 불확실성이 존재하고, 때로 분석모형 자체에도 불확실성이 존재한다. 문제는 이러한 불확실성이 분석결과에 미치는 영향이다. 과정에서의 불확실성이 분석결과에 별 영향을 미치지 않는다면, 문제가 되지 않으나, 과정에서의 작은 불확실성이 분석결과를 뒤바꿀 수 있는 정도의 영향을 발휘한다면, 이는 분석결과의 신뢰성을 떨어뜨릴 수 있다. 따라서 모든 경제성 평가에서는 민감도분석을 통해 불확실성의 영향을 평가하도록 하고 있다. 민감도분석은 다른 변수값은 고정한 상태에서 불확실한 하나 혹은 다수의 변수를 합리적 범위 내에서 변화시켜 보았을 때 분석결과가 어떻게 달라지는지를 확인하는 방법이다. 한 번에 한 변수만을 변화시키는 것을 일원 민감도분석이라 하고, 한 번에 둘 이상의 변수를 동시에 변화시켜 그 영향을 살펴보는 것을 다원 민감도분석이라 한다. 최근에는 확률적 민감도분석도 자주 사용되는데, 이는 불확실한 모든 변수에 대하여 모수의 분포를 가정하고, 이 분포로부터 변수값을 추출하여 분석하는 식으로 반복적 시뮬레이션을 통해 분석결과의 기댓값과 분포를 구하는 방법이다.

9. 경제성 평가의 위치 및 한계

의사결정 과정에서 경제성 평가의 위치를 〈그림 13-4〉와 같이 나타낼 수 있다.

경제성 평가는 선택의 상황에서 하나의 기준을 제시한다. 그러나 경제성 평가가 선택과 관련된 모든 문제에 해답을 줄 수 있는 것은 아니다.

그 이유는 첫째, 경제성 평가가 선택의 문제에서 유일한 기준이 아니기 때문이다. 의사결정 과정에서 경제성 평가에 의해 표현된 효율성은 중요한 평가요소의 하나이지만, 그 외에도 형평성과 그 밖의 여러 요인도 고려되어야 하기 때문이다.

둘째, 경제성 평가는 기술적 평가(technical appraisal)를 대치하는 것이 아니라 보충하는 것이다. 적절하게 이루어진 기술적 평가가 없다면 경제성 평가를 수행하는 것은 의미가 없다. 예를 들어, 금연프로그램 시행에 대한 경제성 평가는 금연프로그램의 효과에 대한 잘 설계된 역학연구 등이 있어야 이를 바탕으로 경제성 평가를 수행할 수 있지만, 이러한 기술적 평가가 없다면 경제성 평가는 불가능하다.

〈그림 13-4〉 의사결정 과정에서의 경제성 평가의 위치

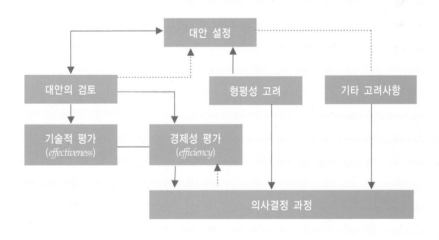

자료: Drummond (1980).

부록 : 기초경제학

경제학의 이해

1. 경제학이란?

인간의 삶에는 항상 어려운 문제가 발생하기 마련이다. 그중에서도 재화나 용역을 생산(生産), 분배(分配), 소비(消費)하는 경제활동에서 발생하는 경제문제는 인간의 생존과 직결되는 것이기에 중요한 문제가 아닐 수 없다. 그러면 이러한 경제문제가 왜 발생하는가?

만일 우리가 원하는 것을 언제 어디서나 구할 수 있다면 경제적인 문제는 그다지 중요하지 않을 것이다. 그러나 인간의 욕구는 무한한 데 비해 그 충족수단은 유한하다. 이와 같은 자원의 희소성(稀少性, scarcity) 때문에 인간은 언제나 유한한 자원으로 최대의 효과를 얻을 수 있는 방법을 생각해야 하고 경제학은 이러한 경제문제를 의식하고 그것을 해결하기 위한 사고의 체계라 할 수 있다.

한정된 자원으로 끝없는 인간 욕망을 충족시키기 위해서는 자원 사용 방법에 대한 선택(choice)의 문제가 제기되고 여기서 경제학은 출발점을 찾게 된다. 그런 점에서 희소성과 선택은 분리할 수 없는 밀접한 관계를 갖게 된다. 이처럼 희소한 자원을 최선의 방법으로 활용하는 방법을 찾는다는 의미에서 흔히 경제학을 '제한된 수단의 선택에 관한 학문'이라고 정의하기도 한다.

희소한 자원을 최선의 방법으로 사용하는 데에는 경제법칙과 경제원칙에 의거할 필요가 있다. 경제법칙(經濟法則)이란 어떤 선택에 있어 득(得)이 있으면 실(失)이 있다는 것이다. 예를 들면 경제개발을 위해서는 어느 정도의 환경파괴를 감수해야 하고, 중공업에 주력하면 소비재 산업이 상대적으로 약화될 수밖에 없다. 어떤 하나를 선택한다는 것은 다른 것을 선택할 수 있었음에도 이를 포기했음을 의미한다. 이와 같은 선택의 대가를 경제학에서는 기회비용(機會費用, opportunity cost)이라고 한다. 기회비용을 좀더 엄밀하게 정의하면 어떤 것의 기회비용이란 그것을 선택함으로써 포기할 수밖에 없었던 많은 선택 가능성 중 가장 가치 있는 것이 지니는 가치를 의미한다.

한편 경제원칙(經濟原則)이란 어떤 효과를 최소비용으로 달성할 수 있는 최소비용의 원칙이나 또는 같은 비용으로 최대의 효과를 거둘 수 있는 최대효과의 원칙을 선택하는 것이다. 경제원칙은 희소한 자원의 배분에 관한 선택의 적정성 여부를 판단하는 기본이 된다. 자원배분의 기준으로는 효율성(效率性, efficiency)과 형평성(衡平性, equity)이 있다. 즉, 무엇을 얼마나 생산할 것인가(what and how much to produce), 어떤 방법으로 생산할 것인가(how to produce), 그리고 생산한 상품을 누구에게 분배할 것인가(for whom to produce) 하는 문제는 국민경제에서 매우 중요한 문제다. 이것을 경제의 3대 기본문제라고도 한다.

자원배분의 효율성과 형평성을 동시에 만족시키기는 어렵다. 단기적 효율을 위해 형평을 포기해야 하고 형평을 위해 효율을 희생해야 하는 경우가 있다. 그러나 장기적으로는 효율과 형평이 서로 상충되지 않고 조화를 이루는 경우가 많다.

2. 경제학의 접근방법

1) 미시경제학과 거시경제학

전통적으로 경제학은 미시경제학(微視經濟學, microeconomics)과 거시경제학(巨視經濟學, macroeconomics)의 두 분야로 구분되어 왔다. 미시이론은 가격이론(價格理論)이라고도 하며 개인이나 기업이 주어진 여건하에서 자신의 최대 이익을 위해 어떤 경제행위를 하게 되며 그 활동의 결과 여러 가지 재화나 용역, 그리고 생산요소의 가격과 수급량이 어떻게 결정되는가 하는 문제를 연구대상으로 하는 분야이다.

거시이론은 국민소득이론(國民所得理論)이라고도 하며 재화 및 용역 총량의 전체적인 흐름에 초점을 두는 이론분야이다. 국민경제 전체의 견지에서 볼 때 국민소득이나 고용수준, 그리고 물가수준이 어떻게 결정되며 국민소득 중에서 어느 정도가 소비되고 저축되는가, 또 투자는 무엇에 의해 결정되는가 하는 문제를 연구대상으로 한다.

전통저으로 미시경제학에서는 실업과 인플레이션 능을 무시한 채 개별 시장이 자원을 어떻게 배분하는가 하는 것에 주목해온 반면, 거시경제학에서는 개인이나 기업의 인적, 물적 자원의 배분에 관한 세부사항은 경제 전체의 실업과 인플레이션에 대해 부차적 문제로 취급해왔다. 그러나 자원배분을 위한 미시경제 기능이 원활하지 않을 경우 많은 거시경제 연구는 그 중요성이 퇴색할 수밖에 없고, 거시경제가 성공적으로 운용되지 못하면 미시경제학의 연구가 그 의의를 잃고 만다. 더욱이 많은 거시경제 연구가 미시경제적 분석의 기초 위에서 발전하고 있는 점을 고려할 때 경제학의 논리적인 사고의 틀을 갖추기 위해서는 미시경제학의 관문을 반드시 통과해야 한다는 사실이다.

2) 실증경제학과 규범경제학

경제학에는 그 연구목적과 방법에 따라 두 가지 상이한 측면이 있다. 하나는 실증경제학(實證經濟學, *positive economics*)이고 다른 하나는 규범경제학(規範經濟學, *normative economics*)이다. 전자는 현존하는 사실의 설명을 추구하며, 후자는 어떤 경제현상이나 경제정책이 바람직한가 하는 가치판단의 문제를 다룬다. 그러므로 실증경제학은 어떤 경제현상이 사실이냐(*what is*) 아니냐의 여부가 중요할 뿐 바람직한가 그렇지 않은가는 문제가 되지 않는다. 따라서 판단자의 주관적 가치판단(價值判斷, *value judgement*)은 전혀 개입될 여지가 없고 오직 객관적 사실만이 판단기준이 된다. 반면에 어떤 것이 옳은가(*what ought to be*)의 여부를 묻는 규범경제학은 주관적인 가치판단이 필연적으로 개입될 수밖에 없으며, 판단을 내리는 사람의 주관적인 생각이 당연히 개입된다.

사람마다 가치관이나 세계관이 다르기에 한 현상에 대해 내리는 가치판단 역시 사람마다 천차만별일 수밖에 없는데, 이러한 혼란상태에서 학문이 성립할 수 있을까 하는 의문이 꾸준히 제기되어 왔다. 하나의 학문이 성립되기 위해서는 어떤 일반성이나 객관성이 필수적인데 주관적인 평가만 난무하고 어떤 보편성이 결여되어 있다면 그 학문의 존립기반이 붕괴되는 것이다.

그렇다고 경제학에서 가치판단이 개입되어서는 안 된다는 명제를 지나치게 강조해서도 안 된다. 경제학의 연구목적은 단순히 경제현상에 대한 이해가 목적이 아니라 더욱 실천적으로 사회의 모순을 제거하고 좀 더 살기 좋은 사회를 만드는 데 있기 때문이다. 경제학이라는 학문은 경제정책을 떠나서는 그 의의가 반감되는데 가치판단 없는 경제정책은 있을 수 없다. 경제학이라는 학문은 자연과학과 같은 수준으로 몰가치적인 학문이 될 수 없고 또되어서도 안 된다. 이런 의미에서 경제학자는 어떤 면에서는 정치학자이어야 하고 어떤 점에서는 역사학자이자 철학자가 되어야 한다는 케인스의 말은 음미할 만한 가치가 있다.

3. 경제학적 분석도구

경제학적 분석에서는 여러 가지 분석도구가 사용된다. 가장 빈번히 사용되는 간편한 분석도구는 그래프 분석이다. 그래프 분석의 목적은 경제적 변수 간의 관계를 도시하는 것이다. 또 하나의 분석도구는 논리이다. 이론을 통해서 우리는 특정의 조건 아래 어떤 관계가 성립하는가에 대한 추론(推論)을 이끌어낼 수 있다.

1) 그래프 분석

우선 그래프 분석을 보자. 어떤 병원에서 진료비를 4천 원으로 책정할 때 하루에 방문하는 환자수가 한 명도 되지 않고, 3천 원으로 책정할 때에는 10명, 2천 원으로 책정할 때에는 20명, 1천 원으로 책정할 때에는 30명이 된다고 가정해 보자. 이 경우에 우리는 진료비와 환자수의 관계를 그래프로 나타낼 수 있다.

　〈그림 Ⅰ-1〉에서 볼 수 있는 바와 같이 각각의 진료비 수준에 대응하는 환자수는 하나의 점으로 표시된다. 만약 우리가 위의 네 가지 경우만을 알고 있다면 우리는 이 관계를 〈그림 Ⅰ-1〉의 실선과 같이 나타낼 수 있다. 그러나 진료비 수준과 환자수의 조합이 이외에도 무수히 많다면 우리는 이 모든 점들을 연결하는 하나의 연속적 곡선을 그릴 수 있다. 이것이 〈그림 Ⅰ-1〉의 점선으로 표시되어 있는데, 일단 연속적인 곡선을 그리고 나면 우리는 진료비와 환자수 사이의 관계를 더욱 구체화할 수 있다. 어떤 진료 수준에 대해서도 그에 상응하는 환자수를 찾아낼 수 있는 것이다.

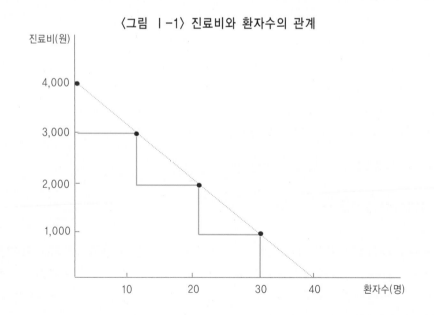

〈그림 Ⅰ-1〉 진료비와 환자수의 관계

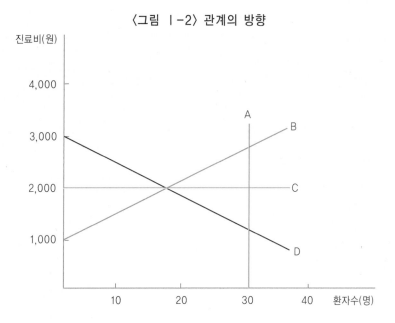

〈그림 Ⅰ-2〉 관계의 방향

이제 두 변수 간의 관계의 성질에 관하여 살펴보자. 첫째는 관계의 방향(direction)이
다. 관계의 방향에는 네 가지가 있다. 〈그림 Ⅰ-2〉의 곡선 B와 같이 양(+)의 관계인
경우는 진료비 수준이 높으면 높을수록 환자수도 많아진다. 만약 진료비와 환자수 사이
에 인과관계가 있고 인과의 방향이 진료비에서 환자수로 흐른다면, 우리는 진료비가 상
승함에 따라 환자수가 늘어날 것이라는 가설을 세울 수 있다. 이와 정반대의 관계는 곡
선 D로 나타난다. 이 관계는 음(-)의 관계로서 진료비가 높을수록 환자수가 적어진다
는 것을 말한다. 따라서 높은 진료비 수준과 적은 환자수가 관련되어 있다. 관계의 세
번째 형태는 곡선 C이다. 이 관계(좀 더 정확히 말해 무관계)는 환자수가 어떻게 변하
든 진료비 수준은 동일함을 보여준다. 마지막으로 곡선 A도 무관계로서 진료비가 어떻
게 변하든 환자수는 일정하게 유지된다는 것을 보여준다.

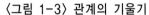

〈그림 1-3〉 관계의 기울기

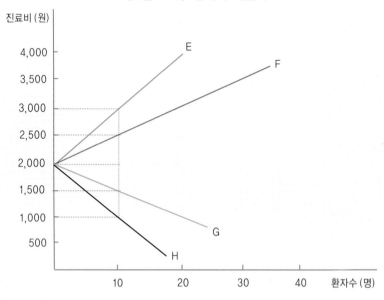

기하학적 관계의 기울기는 한 변수가 관련 변수의 일정한 변화에 대해 얼마만큼 변하는가를 나타낸다. 〈그림 Ⅰ-3〉에서 우선 곡선 F를 보자. 곡선 F는 진료비가 2천 원일 때 세로축과 만나고 있다. 이 진료비 수준에서 환자수는 0이다. 만약 진료비를 500원만큼 인상하여 2,500원이 되게 하면 이와 관련된 새로운 환자수는 10명이다. 곡선 F에서 볼 수 있듯이 진료비를 500원만큼 인상하는 것은 환자수가 10명 늘어나는 것과 연관되어 있다. 따라서 곡선 F의 기울기는 가로축에 대해 500/10이 된다. 관계 F가 직선이므로 기울기는 F선상의 모든 점에서 일정하게 유지된다. 양의 기울기를 가진 두 번째 관계는 곡선 E이다. 그림에서 볼 수 있는 바와 같이 관계 E는 관계 F에 비해 주어진 환자수 변동에 비해 진료비 변동이 훨씬 크다. 진료비가 2천 원일 때 환자수가 0이었는데 환자수가 10명만큼 늘어나면 이와 관련된 진료비는 2천 원에서 3천 원으로 증가한다. 이 경우 기울기는 가로축에 대해 1,000/10이 된다.

관계 G와 H도 비슷한 방법으로 설명할 수 있으나 관계의 방향이 E, F와는 반대란 사

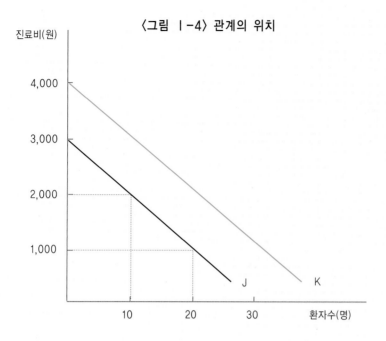

〈그림 Ⅰ-4〉 관계의 위치

실만 주의하면 되겠다. 예컨대 관계 G는 진료비가 500원만큼 떨어질 때 환자수가 10명 증가하는 기울기를 가지고 있다.

다음으로 우리가 살펴볼 것은 관계의 위치이다. 〈그림 Ⅰ-4〉에서 관계 J와 K는 비슷한 기울기를 가지고 있지만 위치가 서로 다르다. 각 관계는 진료비가 1천 원만큼 변할 때 환자수가 10명씩 변하게 된다. 그러나 곡선 J는 진료비가 3천 원일 때 환자가 전혀 없고, 2천 원일 때 10명의 환자가 방문하고 1천 원일 때 20명의 환자가 방문한다. 이 예에서 핵심은 두 관계가 서로 어떻게 위치하고 있는가 하는 것이다. 관계 K는 주어진 진료비에 상응하는 K선상의 어떤 점에서도 이와 관련된 환자수가 곡선 J 상의 환자수보다 항상 많다는 의미에서 J보다 크다고 한다.

지금까지 우리는 한 변수의 주어진 변화에 대해 다른 변수의 변화가 고정되어 있는 선형관계만을 보았다. 그러나 이것만이 관계의 유일한 형태는 아니다. 때로 우리는 비선형관계를 보게 되는데 비선형관계에서는 반응의 크기가 곡선을 따라가면서 변화한다.

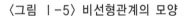

〈그림 Ⅰ-5〉비선형관계의 모양

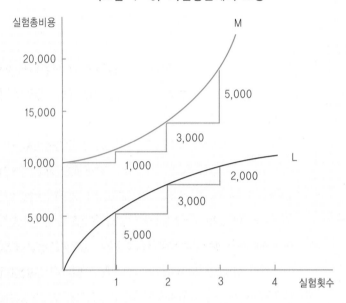

　〈그림 Ⅰ-5〉의 관계 L과 M은 이러한 두 예이다. 관계 M은 어떤 실험을 하는 데 드는 총비용과 실험횟수 간의 관계를 보여준다. 실험횟수가 0일 때 총비용은 1만 원이고, 1회일 때 총비용은 1만 1천 원, 2회일 때는 1만 4천 원, 그리고 3회일 때는 1만 9천 원의 총비용이 소요된다. 실험횟수가 많아짐에 따라 관계의 기울기가 변하는데, 첫 번째 실험에 대해 비용이 1천 원만큼 변하고, 두 번째 실험에 대해서는 비용이 3천 원만큼 변하며, 마지막에는 5천 원만큼 변한다. 가로축에 대해 기울기는 실험횟수가 증가함에 따라 증가한다. 곡선 M은 이러한 관계를 부드럽게 연결한 것이다.

　관계 L은 실험횟수가 0일 때 총비용은 0원이고, 1회일 때 총비용은 5천 원, 2회일 때는 8천 원, 그리고 3회일 때는 1만 원의 총비용이 소요된다. 실험횟수가 많아짐에 따라 관계의 기울기가 감소하는데, 첫 번째 실험에 대해서는 비용이 5천 원만큼 변하고, 두 번째 실험에 대해서는 비용이 3천 원만큼 변하고, 마지막에는 2천 원만큼 변한다. 이것은 실험횟수가 늘어감에 따라 추가적으로 늘어나는 비용이 감소한다는 것을 의미한다.

2) 논리를 통한 분석

이제 논리를 통한 경제학적 분석방법을 생각해 보자. 보건의료분야의 자원배분에 관한 설명은 대부분 어떤 조건의 결과를 나열하고자 하는 명제의 형태이다. 이들 명제는 "만약 ~이라면, ~일 것이다"의 형태를 가진다. 즉, "어떤 조건 x, y, z가 성립한다면, 그 결과로서 q라는 현상이 발생할 것이다"라는 형태를 띤다. 이렇게 함으로써 우리는 우리가 설명하고자 하는 현상을 일으키는 원인에 대해 예측할 수 있다. 여기서 "만약 ~이라면" 부분을 조건 혹은 가정이라고 부르고, "만약 ~이라면, ~일 것이다"의 전체를 결론 혹은 예측이라고 한다.

한 가지 예를 들어, 어떤 소비자가 의료서비스를 얼마만큼 수요할 것인가를 설명할 수 있는 모델을 하나 만들어 보자. 모델의 구성을 위해 몇 가지 가정이 필요한데, 첫째, 이 소비자에게 부과하는 의료서비스의 가격은 건당 2천 원이라고 가정한다. 둘째, 소비자의 소득은 4만 원이며 이것을 지출하여 재화를 구입한다. 바로 이 두 번째 가정은 소비자에 대한 제약조건(constraint)에 관한 가정으로서, 여기서 비로소 희소성이란 개념이 도입되므로 우리의 예가 경제학적 분석의 대상이 될 수 있는 것이다. 셋째, 소비자는 오직 의료서비스만을 구입한다고 가정한다.

이 세 가정하에서 소비자의 행동에 어떤 결과가 일어날 것인가? 이 소비자는 20건의 의료서비스를 소비할 것이다. 자신의 경제적 상황이 두 번째 가정과 같이 주어졌을 때 20건의 의료서비스는 이 소비자가 소비할 수 있는 전부인 것이다. 그리고 이 소비자는 의료서비스만을 소비하므로 20건 이하의 의료서비스를 소비하려고 하지 않을 것이다. 이 결과가 우리의 지극히 간단한 이론적 모형에서 얻어낸 논리적 예측인 것이다.

4. 경제분석의 특징

경제학은 복잡한 사회현상 속에 존재하는 일정한 질서들을 찾아 이들을 분석하고 이론화하여 현실 설명력과 미래예측 능력을 갖고자 하는 가장 정치(精緻)한 사회과학의 한 분야이다. 이러한 경제학적 분석과정에는 몇몇 특징적인 기법과 도구들이 긴요하게 사용되고 있는데 중요한 것으로는 합리성의 가정, 추상화(抽象化), 한계분석, 그리고 모형설정 등이 있다.

1) 합리적인 의사결정

경제학자들은 보통 의사결정자들이 합리적 존재라는 가정하에 인간의 경제행위의 문제에 접근한다. 만약 이 합리성의 가정이 부정된다면 경제학의 전 이론체계가 근본적으로 동요할 수밖에 없을 만큼 합리성의 가정은 중요하다.

합리성이란 주어진 자원의 한계 내에서 자신의 목표를 가장 잘 달성할 수 있는 의사결정이라고 규정할 수 있는데 어떤 이들은 이 합리성의 가정에 강한 의문을 제기하기도 한다. 인간의 합리성에는 한계가 있음에도 완벽한 합리성을 전제로 한 경제학적 이론은 비현실적일 수밖에 없다는 것이다.

사실 모든 사람이 어느 정도의 비합리성을 가지고 있음은 부인할 수 없다. 하지만 경제학자들은 우선 합리성의 가정이 현실의 사회현상에 대해 유용한 예측을 제공해 주고 있다는 사실에 주목하고 그 유용성이 계속 인정될 수 있는 한 구태여 다른 가정으로 대체할 필요가 없다고 주장한다.

합리성의 가정이 유용한 예측을 제공한다는 사실은 모든 사회적 현상이 많은 사람들의 총체적 행동의 결과로서 나타난다는 사실과 밀접한 관련이 있다. 합리적 행위는 합목적적인 일관된 행위를 의미하며 따라서 체계적인 움직임을 의미하는 반면, 비합리적 행위는 행위에 일관성이 없이 오락가락하여 어떤 법칙을 찾기가 어렵다. 그런데 사회적 현상이 많은 사람들의 총체적 행동의 결과의 반영이라면 자연히 합리적 행동의 규칙성이 비합리적 행동의 불규칙성을 압도하고 전면에 나서게 될 것이다. 바로 이런 이유 때문에 사람들이 합리적으로 행동한다고 가정한 기초 위에 도출된 이론은 강력한 현실 예측력을 가진다고 볼 수 있다.

2) 추상적 개념의 사용

현대의 경제적 분석들이 갖는 또 하나의 특징은 세상을 추상화시켜 본다는 것이다. 주어진 현실에서 추상화의 수준이 지나친 것인지의 여부는 합리적인 토론의 문제이지 추상화 그 자체는 잘못이라 할 수 없다. 경제의 세부적인 현상들은 이를 즉각적으로 이해하기에는 본질적으로 너무 복잡하다. 예를 들면 뉴욕 증권거래소를 처음 방문하는 사람이 증권거래소의 혼란스런 시세의 동요를 한 번 관찰해 보는 것으로 금융경제를 이해한다는 것은 불가능할 것이다.

추상화의 한 방법으로 지도가 있다. 만약 우리가 워싱턴 시에 있는 국회도서관을 찾고자 할 때 완벽한 실제 사진은 큰 도움이 되지 않을 것이다. 왜냐하면 우리는 거리이름도 모를 뿐 아니라 지도상에는 건물들의 실제 외관이 나타나 있지 않기 때문이다. 차라리 우리는 정확하게 이름이 표시된, 그리고 국회도서관이라고 분명히 새겨진 지도를 선호할 것이다.

경제학에서 추상화는 설정된 모형을 직접적인 목적에 좀 더 유용하게 하기 위해 불필요한 세부사항들을 제거하는 일종의 기술이다. 추상화는 항상 필요하지만 그 과정에서 필요한 특징들이 제거되는 실수들이 종종 발견되기도 한다.

3) 한계 분석

주류경제학적 분석들은 오랫동안 최소한의 단위까지 합리성의 특징을 적용해 왔다. 의사결정자는 적절한 선택을 위해 다음 단위, 즉 한계단위에서 발생하는 편익은 물론 소요되는 비용까지도 알아야 한다. 예를 들어 어떤 소비자가 쇠고기를 살 때 사고자 하는 마지막 단위(근)가 과연 그 비용만큼의 가치가 있는지 여부를 한동안 생각해 봄으로써 그가 사고자 하는 쇠고기 전체의 양을 적절하게 조절할 수가 있다.

한계비용, 한계수입, 한계대체율 등 경제학 교재에 자주 등장하는 한계(marginal)라는 개념은 자신이 원하는 것은 가능한 한 극대화하고 원치 않는 것은 극소화하여 경제주체가 가장 바람직하다고 생각하는 상태를 만들기 위한 일련의 최적화 과정과 밀접한 관련을 맺고 있다. 미분에서 극대화, 극소화의 필요조건이 제1계 도함수의 값이 0으로 주어지는데 이것은 경제학에서 '한계'라는 개념과 같다. 따라서 경제학에서 한계라는 개념이 그처럼 널리 활용되고 있는 이유는 이를 통해 최적화의 문제에 논리적으로, 그러면서도 간편하게 접근하려는 의도에 있다고 볼 수 있다.

4) 모형의 사용

경제학은 대상문제를 설명하기 위해 모형을 설정한다. 그 모형들은 말이나 그래프, 또는 수식으로 표현된다. 우리는 이 책에서 주로 말과 그래프를 사용할 것이다. 이 복잡한 현실 그대로는 어떤 체계적 질서를 파악하기 어려우며 기껏해야 사물의 단편적 이해만이 가능할 것이다. 따라서 현실세계의 복잡성을 추상화하여 개별적 사실들을 관통하는 질서를 파악하기 위해 단순화의 과정이 필요하다. 이 과정을 통해 이론화의 첫 단계에서 생겨나는 것이 바로 모형(model)이다.

우리는 단순화된 모형을 분석의 대상으로 삼음으로써 현실 그 자체를 가지고 분석해야 하는 고통으로부터 해방될 수 있다. 여기서 주의하여야 할 것은 경제모형(*economic model*)이 경제현실의 모든 측면을 마치 축소 복사하듯이 내용은 변함이 없이 크기만 달라서는 안 된다는 사실이다. 있는 그대로의 같은 모양의 축소판은 경제적 분석에 별 도움이 되지 않는다. 경제적 분석에서 모형은 흔히 추상성을 띠게 되는데, 그런 점에서 경제모형의 요체는 우리가 경제현실을 이해하는 데 중요하다고 생각되는 부분은 그대로 살리고 긴요하지 않다고 생각되는 부분은 과감히 사상(捨象)해 버리는 데 있다. 그렇기 때문에 모형은 너무 복잡하거나 너무 단순해서도 안 된다.

적절하게 단순화된 모형은 경제학에서는 물론 일상생활에서조차 우리가 세상을 이해하는 데 도움을 준다. 태양계가 뭐냐고 묻는 아이들에게는 태양과 행성들에 관한 친근한 그림을 보여주는 것이 효과적일 수 있다. 아이들은 그 그림을 쉽게 이해하겠지만 어느 누구도 하늘은 밤이든 낮이든 이와 같다고 주장하지는 않을 것이다.

하지만 좋은 모형이 되기 위해서는 다음의 몇 가지 점에서 검증을 받아야 한다. 첫째는 그 모형이 현실성(*reality*)이 있는지, 둘째는 논리적 전개에 이론적 결함은 없는지, 셋째는 그 모형이 어느 정도의 일반성(*generality*)을 가지는지, 마지막으로 모형의 예측이 어느 정도의 정확성(*accuracy*)을 가지는지 평가해야 한다.

5. 국가경제의 5대 목표: 경제학적 관점

앞에서 설명한 경제의 세 가지 주요 과제라는 틀 안에서 국가경제가 추구하는 구체적인 5대 목표는 다음과 같다.

1) 물가안정 (*Price Stability*)

물가의 불안정에는 물가가 상승하는 인플레이션과 물가가 하락하는 디플레이션이 있다. 이 중 인플레이션이란 일반 물가수준이 지속적으로 상승하는 현상을 말한다. 인플레이션일 때에는 우선 고정임금 근로자의 실질소득이 감소한다. 임금상승보다 물가상승이 앞서므로 실질임금은 줄어들어 소득분배에 영향을 준다.

또한 인플레이션일 때에는 채무자는 유리하나 채권자는 불리하다. 즉, 채권자에서 채무자에게로 부와 소득의 재분배 효과(*wealth redistribution effect*)가 일어나게 된다. 그 이유는 한 나라의 경제에는 현금이나 증권과 같은 화폐자산과 집이나 부동산과 같은 실물자산이라는 두 가지 형태의 자산이 있기 때문이다. 인플레이션이 발생하면 실물자산의 가격만 상승하고 화폐자산의 가격은 상승하지 않으므로 봉급생활자나 화폐자산을 보유하고 있는 채권자는 손해를 보게 된다. 부와 소득이 노력의 대가로 분배되지 않고 인플레이션 때문에 강제로 분배된다면 이는 자본주의 경제의 보수체계에 혼란을 가져올 수도 있다.

인플레이션은 한 국가의 국제수지에도 영향을 미친다. 자국의 물가상승률이 외국보다 높을 때는 수입이 증가하고 수출이 감소하여 국제경쟁력이 떨어진다. 따라서 무역수지가 악화된다.

인플레이션은 이러한 해악 때문에 동서고금을 막론하고 실업문제와 함께 거시경제학이 해결해야 할 중요한 과제가 된다.

2) 저실업정책 (*Low Unemployment*)

실업이란 일할 능력과 의사가 있음에도 불구하고 일자리가 없는 상태를 말한다. 실업은 우선 개인적으로 소득의 감소를 초래하고 개인의 기술축적의 중단을 초래한다. 또한 실업은 경제적 차원을 넘어 빈곤이나 질병과 같은 불행의 원인이 될 수 있다.

사회적 관점에서 볼 때 실업은 자원의 낭비를 의미한다. 왜냐하면 실업자들이 생산에 참여했더라면 거기서 생산된 재화나 서비스가 누군가에 의해 사용될 수 있었을 것인데 실업은 이러한 가능성을 배제해 버리기 때문이다. 이 밖에도 실업은 사회적 범죄와 정치적 불안정을 초래할 수 있는 위험성도 안고 있다.

이상적으로 실업률이 제로(零)라면 좋을 것이다. 그러나 한 사회에는 농업이나 건축 등 옥외 노동이 1년 중 특정 시기에 집중되기 때문에 생기는 계절적 실업이나, 노동시장의 불완전성으로 인한 노동력의 이동이 원활치 않아 생기는 마찰적 실업 등은 불가피하기 때문에 이러한 현실적 한계로 인하여 완전고용(完全雇傭, *full employment*), 즉 제로실업은 달성하기 어렵다. 나라마다 경제구조나 구조의 동태적 변화에 따라 다르지만 보통 실업률이 4~6% 정도면 고용정책이 성공적인 것으로 평가되는데, 예를 들어 미국은 이 수준을 6% 정도로 보지만 우리나라는 3%를 완전고용에 준하는 수준으로 볼 수 있다.

3) 효율성 (*Efficiency*)

우리가 사용할 수 있는 경제적 자원은 한정되어 있기 때문에 한정된 자원의 효율적 활용을 통해 최대한의 편익을 얻어야 한다. 즉, 자원의 불필요한 낭비를 방지하기 위해 투입요소의 최적조합을 통해 산출의 최적조합을 만들어내는 것이다.

효율성에는 두 가지 차원이 있는데 하나는 한정된 자원으로 어떤 재화와 서비스를 얼마만큼 생산할 것인가에 대한 분배적 효율(分配的 效率)과, 생산하기로 결정된 재화와 서비스를 어떤 방법으로 생산할 것인가, 즉 자본보다 노동을 더 투입할 것인지, 어떤 기계와 원료를 사용할 것인가에 대한 기술적 효율(技術的 效率) 문제가 있다.

4) 형평성 (*Equity*)

효율성과 함께 자원배분의 기준으로 사용되는 것이 형평성이다. 생산된 상품이 소수에게 집중되어 부와 소득의 분배가 불평등하게 이루어진다면 효율성 측면에서는 문제가 없다 할지라도 자원배분이 부익부 빈익빈(富益富 貧益貧)의 양상을 띠는 배분방식은 바람직하지 않을 것이다.

그렇다고 모든 사람에게 균등하게 분배하는 것이 공평한 분배는 아니며 국가는 국민에게 각자의 부담 능력에 따라 배분을 하되 최소한의 생존욕구는 충족시켜야 한다. 우리 경제가 형평성을 제고하기 위해 이용할 수 있는 가장 보편적인 방법은 누진세와 같은 세금에 의한 소득재분배 방법이다.

5) 경제성장 (*Economic Growth*)

한 국가의 경제성장은 국민생활 수준의 향상과 직결된다. 흔히 경제성장을 GNP(*gross national product*) 또는 1인당 국민소득의 지속적 증가로 정의한다. 이런 의미에서라면 인류는 유사 이래 끊임없는 경제성장을 해온 셈이다. 하지만 GNP는 어디까지나 추계치이며 자칫 과대평가될 가능성이 있고 여가(*leisure*)가 계상되지 않는다. 그리고 도시의 인구집중, 공해, 사고증가와 같은 외부 불경제로 인한 효용의 감소는 공제되지 않는다.

공해제거 비용이 GNP를 증가시킨다는 것은 역설이 아닐 수 없다. 그만큼 GNP는 복지를 실제보다 과장하기에 중요한 것은 실질적인 국민소득의 증가다. 최근에는 이러한

GNP의 한계를 극복하기 위해 삶의 질이나 환경의 질을 고려한 복지지표들, 예를 들면 GGNP(*green GNP*) 혹은 HGNP(*happy GNP*)와 같은 개념들이 소개되고 있다.

경제성장과 경제발전은 관련은 있으나 서로 다른 개념이다. 일반적으로 경제발전 (*economic development*)은 1인당 국민소득이 증가하는 현상을 말하며, 경제성장은 앞서 얘기된 대로 국가경제규모의 추계치인 GNP 혹은 GDP(*gross domestic product*: 국내총생산)의 증가를 의미한다.

1. 수요곡선

1) 수요곡선의 도출 - 수요의 법칙

수요곡선을 쉽게 도출하거나 이해하는 방법은 수요의 법칙을 이용하는 방법이다. 수요의 법칙은 소비자가 어떤 재화나 서비스를 소비하는 데 있어서 가격의 변화에 대하여 보이는 보편적 행태를 일컫는다. 즉, 어떤 재화를 소비함에 있어서 소비자는 재화의 가격이 높아지면 더 적은 양을 구매하고 가격이 하락하면 반대로 더 많은 양을 구매하게 된다는 것이다. 즉, 재화의 가격과 수요량은 서로 음(陰, $negative$)의 상관관계를 갖는다는 것이 수요의 법칙이다. 예를 들어, 식빵의 가격이 오르면 수요자인 소비자는 식빵의 구매를 줄이게 되고, 반대로 가격이 하락하면 구매자는 이전보다 더 많은 식빵을 사 먹게 된다.

수요의 법칙을 그림으로 나타내면 수요곡선이 얻어지며 〈그림 Ⅱ-1〉에서처럼 수요곡선은 일반적으로 우하향(右下向)하는 형태를 갖게 된다. 그것이 우하향하는 것은 가격과 수요량 간에 음(陰)의 관계가 성립하기 때문이다. 즉, 가격이 P_1일 때 수요량은 Q_1인데 가격이 P_2로 상승하면 수요량은 Q_2로 감소한다.

수요의 법칙은 말 그대로 '법칙'이다. 우리네 사회 속에 존재하는 법을 위반히는 탈법이 있듯이 수요의 법칙을 따르지 않는 재화나 소비자가 물론 있을 수는 있다. 하지만 대부분의 재화나 소비자는 수요의 법칙에 준하는 소비행태를 보이기에 우리는 이것을 법칙이라 부르고 그것을 평균적인 소비자가 당연히 받아들이는 준칙으로 삼게 되며, 이러한 준칙의 틀 속에서 우하향하는 수요곡선이 존재하는 셈이다.

2) 수요곡선의 도출 – 무차별곡선과 예산선[1]

수요곡선을 도출하기 위해서는 무차별곡선과 예산선의 개념에 대한 설명이 필요하다. 만약 어떤 소비자에게 몇 개의 상품묶음을 제시하고 그중에서 하나를 선택하라고 한다면 물론 가장 효용이 큰 묶음을 선택하겠지만 실제적으로 소비자는 상품의 구입에 사용할 수 있는 소득에 제약을 받는다. 따라서 현실적인 선택은 이 제약 안에서만 이루어져야 한다.

여기서는 무차별곡선과 예산제약이 구체적으로 무엇인지를 살펴본 후 예산하의 효용 극대화를 위한 노력이 소비자로 하여금 어떤 상품묶음을 선택하게 하는가, 나아가 주어진 제약조건이 변할 때 소비자의 선택은 어떤 영향을 받는가 하는 것을 알아보는 과정에서 상품에 대한 개별 소비자의 수요곡선이 도출되는 것을 볼 수 있을 것이다.

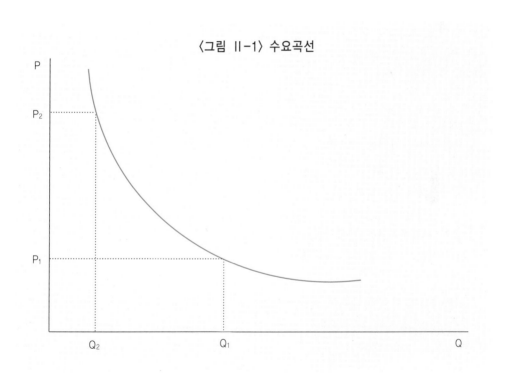

〈그림 II-1〉 수요곡선

---

1 경제학 개념에 익숙지 않은 사람은 앞 절인 '1) 수요곡선의 도출 – 수요의 법칙'을 읽고 난 후, 이 절을 뛰어넘어 바로 다음 절인 '3) 개별수요와 시장수요'로 넘어가도 무방하다.

(1) 무차별곡선

무차별곡선(無差別曲線, *indifference curve*)을 설명하기 전에 한계효용이론에 대한 언급이 선행되는 것이 자연스러울 것이다. 소비이론에서 등장하는 한계효용이론은 효용(效用, *utility*)이 수량적으로 측정될 수 있다는 것을 전제로 한다. 다시 말하면 한계효용이론은 모든 재화에 대해 소비자가 느끼는 효용을 구체적인 숫자로 표시할 수 있으며(效用의 可測性), 재화 간의 효용비교가 가능하다(效用의 比較可能性)는 기수적 효용(基數的 效用, *cardinal utility*)의 개념에 기초를 두고 있다.

그러나 무차별곡선이론은 효용의 가측성과 비교가능성의 가정을 배격한다. 무차별곡선이론에 따르면 효용은 측정하거나 비교할 수 있는 성질의 것이 아니다. 따라서 무차별곡선이론은 기수적 효용개념 대신에 재화들 간의 효용의 서열관계만을 나타내는 서수적 효용(序數的 效用, *ordinal utility*)의 개념에 기초를 두고 있다. 그래서 무차별곡선이론에서는 X재와 Y재 중 어느 것의 효용을 소비자가 더 크게 느끼고, 어느 것이 선택상의 우위를 차지하는가만 알면 충분하다.

무차별곡선을 정의해 보자. 소비자에게 똑같은 수준의 효용을 주는 상품들의 묶음의 집합을 그림으로 나타낸 것이 무차별곡선이다. 무차별곡선은 소비자에게 동일한 만족을 주는 X재와 Y재의 조합들의 궤적이므로 소비자 입장에서는 무차별곡선상의 어떤 점에서나 동일한 만족을 나타낸다. 〈그림 Ⅱ-2〉는 그림으로 무차별곡선을 나타낸 것이다.

무차별곡선이 가지는 몇 가지 중요한 성질을 열거해 보면 다음과 같다.

① 무차별곡선은 우하향한다.
② 원점에서 멀리 떨어진 무차별곡선일수록 높은 효용수준을 나타낸다.
③ 두 무차별곡선은 서로 교차할 수 없다.
④ 무차별곡선은 원점에 대해 볼록하다.

무차별곡선이 원점에 대하여 볼록하다는 것은 한계대체율(限界代替率, MRS: *marginal rate of substitution*)이 체감한다는 것을 의미한다. 한계대체율이란 동일한 효용수준에서 한 재화의 소비 감소분(Δy)과 다른 재화의 소비 증가분(Δx)의 비율($-\frac{\Delta y}{\Delta x}$)을 말한다(〈그림 Ⅱ-3〉). 즉, 한계대체율이란 소비자가 동일한 만족을 유지하기 위하여 x재의 한 단위를 얻는 대가로 기꺼이 포기하는 y재의 양을 말한다. 한 상품은 더하고 다른 상품은 덜기 때문에 Δx와 Δy는 반대부호를 갖게 되어 이를 양(+)이 되도록 하기 위해 음(-)을 덧붙여 준다.

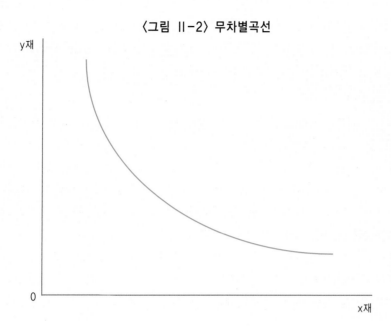

〈그림 Ⅱ-2〉 무차별곡선

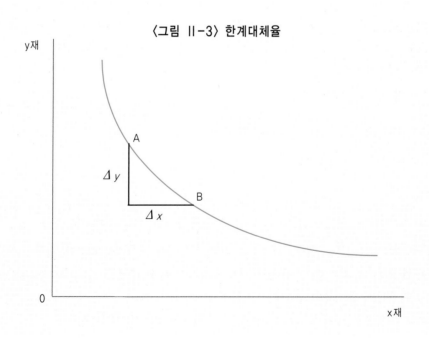

〈그림 Ⅱ-3〉 한계대체율

만일 x재와 y재 사이의 한계대체율이 2라면, 소비자가 현재 가지고 있는 상품묶음에서 y재 2단위를 포기하고 대신 x재 1단위를 추가하더라도 소비자의 효용수준에는 변화가 없다는 뜻이다. 다시 말하면 그 소비자는 x재에서 얻고 있는 한계효용(MUₓ)이 y재에서 얻고 있는 한계효용(MUy)의 2배라는 뜻이다.

위 내용을 요약하면 다음과 같다.

$$MRS_{x,y} = -\frac{\Delta y}{\Delta x} = \frac{MU_x}{MU_y} = \quad - \text{무차별곡선의 기울기}$$

(2) 예산선

앞에서 우리는 소비자의 주관적 선호를 나타내는 무차별곡선에 대하여 알아보았다. 이제 소비자행동의 객관적 제약조건이 되는 예산선(豫算線, *budget line*)에 대하여 고찰해 보자. 부록 Ⅰ장에서 인간의 욕망은 무한한 데 비해 이를 충족시켜 주는 수단은 한정되어 있다는 사실에서 경제학이 출발한다고 설명한 바 있다. 즉, 소비자는 주어진 소득의 범위 내에서만 상품을 구입하여 소비할 수 있다.

소비자의 소득(I), x재 가격과 y재 가격이 일정하게 주어져 있다고 가정하자. 이때 소비자가 소득의 전부를 x재와 y재를 구입하는 데에만 지출하는 경우 다음과 같은 조건식이 성립한다.

$$I = P_x \cdot x + P_y \cdot y$$

여기서 Pₓ는 x재의 가격, Py는 y재의 가격, x는 x재 구입량, y는 y재 구입량을 나타낸다. 이 식을 y에 관하여 풀면 다음과 같다.

$$y = -\frac{P_x}{P_y} \cdot x + \frac{I}{P_y}$$

이 식을 그림으로 옮겨 보면 〈그림 Ⅱ-4〉에서 볼 수 있는 바와 같이 기울기가 $(-)\frac{P_x}{P_y}$이며 Y축상의 절편이 $\frac{I}{P_y}$인 직선을 얻는데 이를 예산선 혹은 가격선(*price line*)이라고 부른다. 따라서 예산선이란 주어진 가격에서 일정한 소득으로 최대한 살 수 있는 두 재화의 조합들로 이루어진 선이라고 정의할 수 있다.

그런데 예산선은 소비자의 소득, x재 가격 및 y재 가격이 변함에 따라 이동한다. 재화의 가격이 일정할 때 소득이 증가(I₁→I₂)하면 〈그림 Ⅱ-5〉처럼 예산선은 우측으로

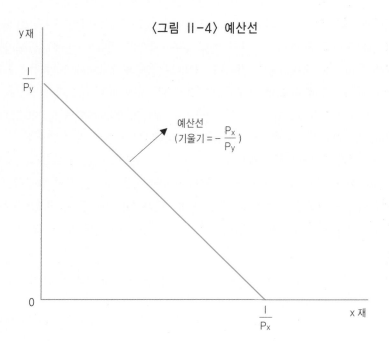

〈그림 II-4〉 예산선

예산선
(기울기 $= -\dfrac{P_x}{P_y}$)

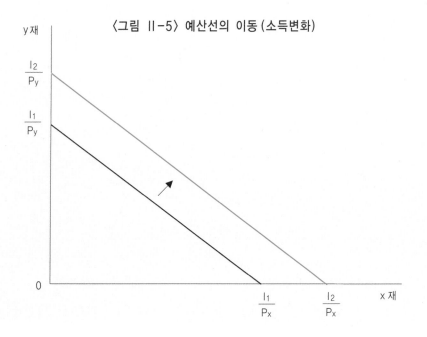

〈그림 II-5〉 예산선의 이동 (소득변화)

평행이동하며, 반대로 소득이 감소하면 예산선은 좌측으로 평행이동한다.

만약 소득이 일정할 때 두 재화의 가격이 비례적으로 상승한다면 〈그림 Ⅱ-6〉의 (a) 처럼 가격선은 좌측으로 평행이동하며 반대로 두 재화의 가격이 비례적으로 하락한다면 가격선은 우측으로 평행이동할 것이다. 그리고 소득과 두 재화의 가격이 동시에 똑같은 비율로 증가하거나 감소할 경우 가격선은 전혀 이동하지 않는다.

가격선의 기울기는 두 재화의 가격비($\frac{P_x}{P_y}$), 즉 상대가격을 나타낸다. 그러므로 상대가격이 달라지면 가격선의 기울기가 달라진다. 상대가격이 달라지는 경우는 두 가지가 있는데, ① 두 재화 가격이 모두 변하지만 서로 다른 비율로 변하는 경우와, ② 한 재화의 가격은 일정한데 다른 재화의 가격이 변하는 경우이다. 다른 조건이 일정하고 x재 가격만 P_{X_1}에서 P_{X_2}로 오르면 〈그림 Ⅱ-6〉(b)처럼 가격선은 좌측으로 회전이동하고 x재 가격이 P_{X_1}에서 P_{X_3}로 하락하면 가격선은 우측으로 회전이동한다.

〈그림 Ⅱ-6〉 예산선의 이동(가격변화)

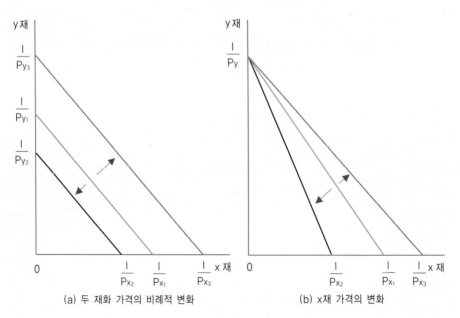

(a) 두 재화 가격의 비례적 변화   (b) x재 가격의 변화

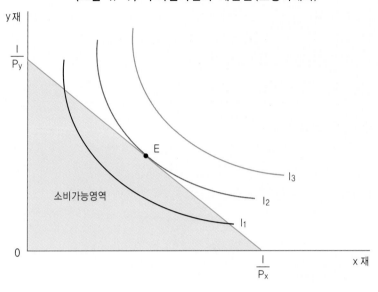

〈그림 Ⅱ-7〉무차별곡선과 예산선(효용극대화)

이제 소비자가 주어진 예산 내에서 어떻게 효용을 극대화시키는가를 〈그림 Ⅱ-7〉을 통해 알아보자. 주어진 예산제약하(소비가능영역)에서 소비자는 I_3의 효용수준을 달성할 수 없고, I_1의 효용수준은 I_2보다 효용수준이 낮으므로 효용수준 I_2에서 효용이 극대화됨을 알 수 있다. 그러므로 무차별곡선과 가격선이 만나는 점(E)에서 소비자의 효용은 극대화된다. 즉, 소비자 균형은 무차별곡선의 기울기($MRS_{x,y}$)와 가격선의 기울기($-\frac{P_x}{P_y}$)가 접하는 점에서 결정된다.

$$MRS_{x,y} = \frac{MU_x}{MU_y} = \frac{P_x}{P_y}$$

(3) 수요곡선의 도출

소득(I)과 옷의 가격(P_y)은 불변인 상태에서 쌀의 가격(P_x)만 계속 하락한다면 예산선은 Y축의 절편을 회전축으로 하여 시계바늘의 반대방향으로 회전한다. 이에 따라 소비자의 최적 선택점도 $E_1 \rightarrow E_2 \rightarrow E_3$로 옮겨가는데 이들의 궤적을 모아 곡선을 만들면

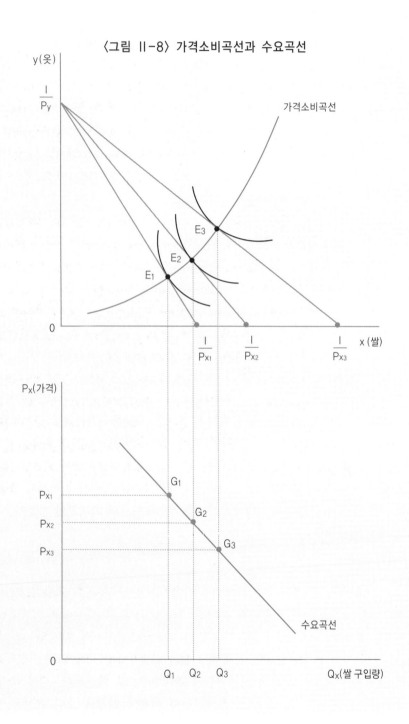

〈그림 II-8〉 가격소비곡선과 수요곡선

y(옷)

$\dfrac{I}{P_y}$

가격소비곡선

E_3

E_2

E_1

0

$\dfrac{I}{P_{x_1}}$ $\dfrac{I}{P_{x_2}}$ $\dfrac{I}{P_{x_3}}$

x (쌀)

P_x(가격)

P_{x_1} G_1

P_{x_2} G_2

P_{x_3} G_3

수요곡선

0

Q_1 Q_2 Q_3

Q_x(쌀 구입량)

가격소비곡선(價格消費曲線 〈그림 Ⅱ-8〉)이 된다. 여기서 가격소비곡선을 쌀 구입량 (Q_x)과 쌀의 가격(P_x)을 두 축으로 하는 그림으로 옮길 수도 있는데, 그 결과 얻어지는 것이 바로 개인의 쌀에 대한 수요를 나타내는 곡선(〈그림 Ⅱ-8〉)이다.

〈그림 Ⅱ-8〉에서 E_1은 쌀의 가격이 P_{x1}일 때 쌀의 구입량, 즉 수요량은 Q_1이 되고, E_2점은 P_{x2}의 가격에서 수요량은 Q_2, 그리고 E_3점은 P_{x3} 가격에서 수요량은 Q_3가 선택되는 것을 보여주고 있다. 이 정보의 그림을 바로 아래의 그림에 옮겨 놓으면 G_1, G_2, G_3의 세 점이 된다. 이처럼 수요곡선은 가격소비곡선으로부터 유도할 수 있다.

3) 개별수요와 시장수요

위에서 본 수요곡선은 어디까지나 개별 소비자의 것이지 시장 전체와 관련된 것은 아니다. 그렇다면 시장 전체의 수요곡선은 어떻게 도출할 수 있을까? 시장 수요곡선은 개별 소비자의 수요곡선들을 수평방향으로 모두 더함으로써 도출할 수 있다.

개별수요와 시장수요의 관계는 〈그림 Ⅱ-9〉에 나타나 있다. 개별수요곡선이 d_b와 d_k 그리고 d_j라면 방문당 가격이 20원일 때 B씨는 세 번, K씨는 두 번 의사를 방문하고,

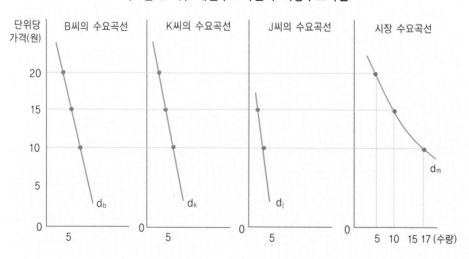

〈그림 Ⅱ-9〉 개별수요곡선과 시장수요곡선

J씨는 의사를 방문하지 않을 것이다. 방문당 가격이 10원일 때 이 세 사람의 방문횟수는 각각 7, 6, 4회가 될 것이다. 이와 같은 각 개인의 수요곡선과 사람수에 대한 정보로부터 우리는 시장 수요곡선을 도출할 수 있다.

각 사람의 수요곡선이 주어졌을 때 시장 수요량은 각 개인의 수요량을 합한 것과 같다. 단위당 가격이 20원일 때 시장 수요량은 5회, 가격이 10원일 때 17회가 되는 것이다. 이런 과정을 거쳐 도출된 시장 수요곡선이 개별 수요곡선의 우측에 나타나 있다(〈그림 Ⅱ-9〉). 다시 말해 각 개별 소비자들의 수요곡선을 수평으로 더함으로써 시장 수요곡선을 도출할 수 있다.

4) 수요와 수요량

어떤 재화나 용역에 대한 수요는 그 재화의 가격은 물론 그 재화와 관련된 다른 재화들의 가격에 의해서도 영향을 받는다. 대체재 또는 보완재의 가격변동과 무관할 수가 없고 소비자의 소득수준이나 기호(嗜好), 인구의 크기, 소득분포에 의해서도 영향을 받는다. 그런데 이 6개의 변수를 포함하는 수식을 그림으로 표현하기 위해서는 6차원의 그림을 그려야 하는데 이는 불가능하다. 따라서 독립변수들 중 수요량에 가장 의미 있는 영향을 미치는 것을 골라 그것의 변화만을 허용하고 이에 따른 결과의 변화에 초점을 맞추는 전략이 불가피해진다. 이에 따라 다른 독립변수들은 변화하지 않는다고 일단 가정하는 것이다.

그런데 어떤 재화의 수요에 영향을 미치는 6개의 독립변수 중 가장 직접적인 요인은 그 재화의 가격이며 나머지 다섯 가지는 간접적 변수라고 할 수 있다. 따라서 "다른 조건이 불변이라면"(*other things being equal*) 어떤 가격에서 소비자들이 구매하고자 하는 양을 수요량(需要量, *quantity demanded*)이라 한다. 반면 '여건불변'의 가정에 묶여 있던 다른 독립변수들이 변할 때 여러 다양한 가격에서 소비자들이 구매하고자 하는 재화량을 수요(*demand*)라 한다. 이처럼 수요와 수요량은 크게 다른 개념이다.

수요량의 변화는 가격변화에 따른 수요곡선상의 변동(*movement along the demand curve*)인 반면, 수요의 변화는 수요곡선의 이동(*shift in the demand curve*)으로 나타난다.

예를 들어 설명하면 다음과 같다. 〈표 Ⅱ-1〉과 〈그림 Ⅱ-10〉에서 d_1 수요곡선상의 a와 b는 다른 요인들이 일정하여 불변일 때 가격의 변화에 따른 수요량의 변화를 나타낸다. 즉, 방문당 가격이 5천 원일 때 의사방문 횟수가 4회인 데 반해, 방문당 가격이 4천 원으로 인하될 때 의사방문 횟수가 5회로 증가할 것임을 보여준다. 이렇듯 수요량의 변화는 주어진 수요곡선상의 변동으로 나타난다.

이에 비해 다른 요인들이 일정하지 않고 변화하게 되면 수요곡선 자체가 d_1에서 d_2로 이동한다. 여기서는 수요가 증가하여 수요곡선이 오른쪽으로 이동하는 예를 들었으나 만일 수요가 감소하면 수요곡선은 왼쪽으로 이동할 것이다. d_1과 d_2를 비교해 보면 방문당 가격이 5천 원일 때 d_1에서는 의사방문 횟수가 4회인 데 비해, d_2에서는 동일한 가격하에서도 의사방문 횟수가 5회로 증가됨을 알 수 있다.

〈표 II-1〉 수요의 변화와 수요량의 변화

방문당 가격	d_1 수요곡선상의 수요량	d_2 수요곡선상의 수요량
2,000	7	8
3,000	6	7
4,000	5	6
5,000	4	5
6,000	3	4
7,000	2	3

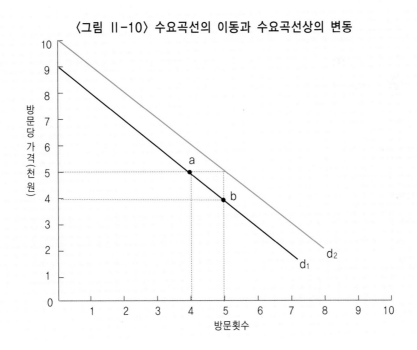

〈그림 II-10〉 수요곡선의 이동과 수요곡선상의 변동

2. 수요의 가격탄력성

우리는 앞에서 특정한 독립변수의 변화와 수요의 변화방향에 대해 알아보았는데 이제는 한 걸음 더 나아가 특정 독립변수의 변화에 대한 수요량의 변화 크기에 대해서도 알아볼 필요가 있다. 이처럼 가격변화에 대해 수요량이 얼마나 민감하게 반응하는가를 나타내는 척도로서 수요의 가격에 대한 탄력성, 줄여서 수요의 탄력성(elasticity of demand)이란 개념을 사용한다. 이때 가격을 독립변수로 보고 수요의 가격탄력성이라는 표현을 쓴다. 이 가격탄력성은 하나의 수요곡선상에서 가격만이 변하고 다른 여건은 불변일 때 그것에 따르는 수요량의 변화 정도를 한 점에서 혹은 두 점 사이에서 측정할 때 사용된다. 전자처럼 한 점에서의 탄력성을 점탄력성(point elasticity)이라 하고, 후자와 같이 두 점 사이에서의 탄력성을 호탄력성(arc elasticity)이라 한다.

수요의 가격탄력성은 측정단위(units of measurement)와는 무관하다. 즉, 탄력성은 상대적인 변화의 크기를 측정하는 것이기 때문에 가격의 단위가 '원'에서 '천 원'으로 바뀌거나 또는 수량의 단위가 '개'에서 '천 개'로 변해도 탄력성은 변하지 않는다. 따라서 탄력성은 순수하게 변화의 크기를 측정할 수 있는 개념이라 할 수 있다.

수요의 가격탄력성은 가격변화에 대한 수요량 변화의 반응 정도를 나타내는 수치이므로, %로 표시된 수요량의 변화율을 %로 표시된 가격의 변화율로 나누어 구한다. 즉, 수요탄력성은 다음과 같이 정의된다.

$$E = \frac{\text{수요량의 변화율}(\%)}{\text{가격의 변화율}(\%)} = \frac{\Delta Q/Q}{\Delta P/P} = \frac{\Delta Q}{\Delta P} \cdot \frac{P}{Q}$$

여기서 E는 탄력성을 표시하는 기호이고 초기의 수량과 가격을 각각 Q_1과 P_1, 변화 후의 수량과 가격을 각각 Q_2와 P_2로 가정할 때 ΔQ는 수량의 변화로서 $Q_2 - Q_1$을 의미하고 ΔP는 가격의 변화로서 $P_2 - P_1$을 의미한다.

이때 과연 P와 Q의 값을 무엇으로 사용할 것인가, 다시 말해 초기의 값을 사용할 것인가, 아니면 변화 후의 값을 사용할 것인가가 문제가 된다. 만일 가격의 변화와 수량의 변화가 큰 폭으로 이루어진다면 우리는 호탄력성을 측정하게 된다. 이것은 수요곡선상의 두 점의 평균을 취하여 그것을 탄력성 공식에 대입하는 방법이다.

$$\text{호탄력성} \quad = \frac{\dfrac{\Delta Q}{(Q_1+Q_2)/2}}{\dfrac{\Delta P}{(P_1+P_2)/2}} = \frac{\Delta Q}{\Delta P} \cdot \frac{P_1+P_2}{Q_1+Q_2}$$

P와 Q의 변화 정도가 줄어듦에 따라 호탄력성의 값은 점탄력성의 값에 점점 가까워진다. 만일 가격과 수요량의 변화가 아주 작은 폭으로 이루어질 때 우리는 점탄력성을 이용하여 탄력성을 계산하게 된다. 점탄력성은 한 점에서의 탄력성을 측정하는 방법인데 흔히 가격과 수량의 초기의 값을 공식에 대입하게 된다.

$$\text{점탄력성} = \frac{\Delta Q/Q_1}{\Delta P/P_1} = \frac{\Delta Q}{\Delta P} \cdot \frac{P_1}{Q_1}$$

예를 들어 보자. 갑이라는 보건소에서는 지금까지 한 건에 3천 원이던 간염검사 가격을 한 건당 3,250원으로 인상하였다. 그러자 종전에는 1,200건이었던 검사건수가 가격인상 후 1,150건으로 줄어들었다. 이때 수요의 가격탄력성은 얼마인가?

탄력성은 주어진 수요곡선상에서 가격변화에 따른 반응의 정도를 측정하는 것이다. 즉, 가격을 제외한 다른 요인은 일정하다고 가정하는 것이다. 만일 다른 요인들이 변화한다면 수요곡선 자체가 이동하기 때문에 탄력성의 계산은 불가능해진다. 위의 예에서는 가격을 제외한 다른 요인들이 일정하다고 가정하자. 이 경우 점탄력성은 공식에 의해 쉽게 구할 수 있다.

$$\text{점탄력성} \quad = \frac{\Delta Q}{\Delta P} \cdot \frac{P_1}{Q_1} = \frac{-50}{250} \cdot \frac{3,000}{1,200} = -0.5$$

위의 예에서 초기점에서의 탄력성은 -0.5로 계산되었다. 이러한 탄력성의 크기는 가격의 변화에 대해 소비자지출(*consumer expenditure*)이 어떻게 변화할 것인지와 밀접한 관계가 있다. 위의 예에서 가격이 상승하기 이전의 총소비자지출(가격 × 수량)은 3,600,000원이었으나 가격이 상승한 후에는 3,737,500원으로 증가하였다. 탄력성의 특성으로 인해 총소비지출이 137,500원만큼 증가한 것이다. -0.5라는 탄력성은 일반적으로 반응도가 낮다고 할 수 있다.2 즉, 가격의 변화율에 비해 수량의 변화율이 더

〈표 II-2〉 수요의 탄력성과 소비자의 총지출액과의 관계

수요의 탄력성의 절대값	수요량 변화율과 가격변화율 관계	총지출액의 증감여부	
		가격하락 시	가격상승 시
$\|E\| > 1$	$\|\frac{\Delta Q}{Q}\| > \|\frac{\Delta P}{P}\|$	총지출액 증가	총지출액 감소
$\|E\| = 1$	$\|\frac{\Delta Q}{Q}\| = \|\frac{\Delta P}{P}\|$	총지출액 불변	총지출액 불변
$\|E\| < 1$	$\|\frac{\Delta Q}{Q}\| < \|\frac{\Delta P}{P}\|$	총지출액 감소	총지출액 증가

작다는 것을 의미한다. 가격이 1% 상승할 때 수량은 0.5%만큼만 감소하게 되므로 총지출은 당연히 증가한다.

반대로 -0.5의 탄력성일 때 가격이 하락했다고 가정해 보자. 이때의 총지출은 감소한다. 왜냐하면 수요량이 설사 증가한다 해도 가격의 하락률보다 수량의 증가율이 작기 때문이다. 이와 같은 논리를 적용해서 탄력성의 절대값이 1보다 클 때와 작을 때, 그리고 탄력성의 절대값이 1일 때 가격의 상승과 하락에 따른 총지출의 증감을 생각해 볼 수 있을 것이다. 이것을 요약한 것이 〈표 Ⅱ-2〉에 나타나 있다.

수요의 가격탄력성은 여러 가지 범위의 값을 취할 수 있다. 수요의 가격탄력성이 취할 수 있는 모든 범위의 값에 대하여 살펴보기로 하자. 첫째, 탄력성이 0인 경우로서, 이를 완전비탄력적(*perfectly inelastic*)이라고도 하는데, 이 경우에는 가격이 변화할 때 수요량은 전혀 변화하지 않는다. 둘째, 탄력성의 절대값이 0보다 크고 1보다 작은 경우로, 이를 비탄력적(*inelastic*)이라고도 하는데, 이때는 수요량의 변화율이 가격변화율보다 작다. 셋째, 탄력성의 절대값이 1일 때 우리는 이를 단위탄력적(*unitary elastic*)이라 한다. 이 경우 수요량의 변화율이 가격변화율과 동일하다. 넷째, 탄력성의 절대값이 1보다 크고 무한대(∞)보다 작을 때 우리는 이를 탄력적(*elastic*)이라고 한다. 이때

---

2 수요의 가격탄력성 앞에 붙인 음(–)의 부호는 가격이 상승하면 수요가 감소하고 가격이 하락하면 수요가 증가한다는 수요법칙에 따른 필연적인 결과로서 그 부호 자체가 특별한 의미를 갖는 것은 아니다.

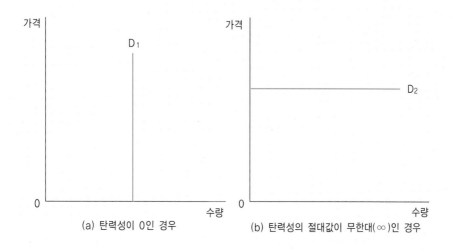

〈그림 Ⅱ-11〉 탄력성과 수요곡선

(a) 탄력성이 0인 경우

(b) 탄력성의 절대값이 무한대(∞)인 경우

수요량의 변화율이 가격변화율보다 크다. 마지막으로 탄력성의 절대값이 무한대(∞)인 경우 이를 완전탄력적(*perfectly elastic*)이라고 한다. 이때 가격이 어느 수준에 있으면 소비자들은 얼마든지 구매할 용의가 있다. 〈그림 Ⅱ-11〉에 탄력성이 0일 때와 탄력성의 값이 무한대(∞)일 때의 수요곡선이 그려져 있다.

　수요의 탄력성은 수요곡선의 형태에 따라 그 크기가 달라지지만 동일한 수요곡선상에 있더라도 측정대상이 되는 점의 위치에 따라 크기가 달라진다. 여기서 증명은 생략하겠지만 일반적으로 수요곡선이 직선인 경우에 수요곡선상의 측정대상점이 수요곡선을 따라 아래로 내려갈수록 점탄력성의 크기는 감소한다. 소비자의 총지출이 판매자의 입장에서는 총수입이 되므로 여기서는 앞에서 고찰한 바 있는 탄력성과 총지출과의 관계를 탄력성과 총수입과의 관계로 확인해 보자.

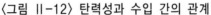
〈그림 II-12〉 탄력성과 수입 간의 관계

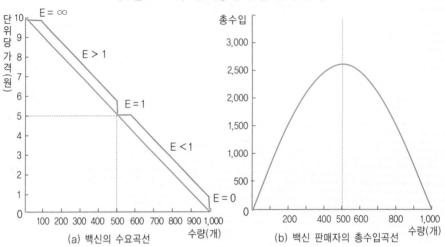

(a) 백신의 수요곡선

(b) 백신 판매자의 총수입곡선

　어떤 백신의 수요곡선이 〈그림 II-12〉의 (a)에 나타나 있다. 가격이 10원일 때 수요량이 0이었으니 가격이 1원씩 하락할 때마다 백신에 대한 수요량은 100개씩 증가한다. 예를 들어 9원일 때 수요량이 100개이고 8원일 때의 수요량은 200개이다. 〈그림 II-12〉의 (b)에는 각 판매수준에서의 총수입이 나타나 있다. 예를 들어, 100개의 백신이 팔리면 900원의 수입이 생기고 200개의 백신이 팔리면 1,600원의 수입이 생긴다(9원 × 100개 = 900원, 8원 × 200개 =1,600원).

　앞에서 언급한 것처럼 탄력성은 수요곡선을 따라 내려갈수록 그 크기가 감소한다. (a)와 (b)를 비교해 보면 탄력성의 절대값이 1보다 큰 구간에서는 가격이 하락함에 따라 총수입이 증가하며 탄력성의 절대값이 1일 때 총수입은 최대가 된다. 탄력성의 절대값이 1보다 작은 구간에서는 가격이 하락함에 따라 총수입이 감소함을 알 수 있다. 즉, 앞서 살펴본 〈표 II-2〉와 일치되는 결과를 확인할 수 있다. 또는 위의 결과로부터 수요의 가격탄력성은 소비자가 수요곡선상의 어느 지점에 위치하고 있느냐에 따라 달라진다는 사실을 기억해야 한다.

　탄력성의 개념을 좀 더 이해하기 위해 그림을 통해서 예를 들어보자. 두 개의 서로 다른 시장에서의 아스피린에 대한 소비를 생각해 보자.

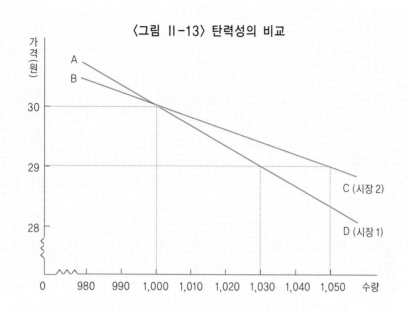

〈그림 Ⅱ-13〉 탄력성의 비교

각각을 시장 1, 2라고 하자. 〈그림 Ⅱ-13〉에서 보면 시장 2의 소비자들은 시장 1의 소비자들에 비해 가격의 하락에 더 민감한 반응을 보임을 알 수 있다. AD를 시장 1의 수요곡선이라 하고 BC를 시장 2의 수요곡선이라 하자. 이제 가격이 단위당 30원에서 29원으로 하락하였다고 하자. 가격이 하락하기 전의 수요량은 두 시장 모두 1천 개였으나 가격이 하락함에 따라 시장 1의 수요량은 1,030개로 30개만큼 증가한 데 비하여, 시장 2의 수요량은 1,050개로 50개만큼 증가하였다. 1천 개의 아스피린에서의 시장 1의 탄력성은,

$$E_1 = \frac{\Delta Q}{\Delta P} \cdot \frac{P}{Q} = \frac{30}{-1} \cdot \frac{30}{1,000} = -0.9$$

이고, 마찬가지로 1천 개의 아스피린에서의 시장 2의 탄력성은,

$$E_2 = \frac{\Delta Q}{\Delta P} \cdot \frac{P}{Q} = \frac{50}{-1} \cdot \frac{30}{1,000} = -1.5$$

이다. 즉, BC 수요곡선은 AD 수요곡선에 비해 상대적으로 가격변화에 더 민감한 반응을 보이는 소비자들로 구성되어 있음을 알 수 있다.

생산과 비용함수 ━━━━━━━━━━━━━━━━━━━━ III

1. 생산과 공급자

1) 생산의 개념

생산이란 개념은 광의로 해석하느냐 또는 협의로 해석하느냐에 따라 그 내용이 포함하는 범주가 크게 달라진다. 먼저 광의로 해석한다면, 생산이란 인간의 효용을 증가시키는 모든 행위를 지칭한다. 광의적 생산의 범주에는 기존 재화의 교환, 운반, 저장과 기존 재화의 변형, 개조, 가공 등을 통한 새로운 재화의 창출, 그리고 서비스(예: 의사의 진료, 이발사의 이발)의 창출 등이 속한다. 생산의 협의적 개념은 이러한 광의의 여러 내용 중 기존 재화의 변형, 개조, 가공 등을 통한 새로운 재화의 창출만을 의미한다.

고전파 경제학에서는 생산을 협의적 개념으로 파악하여 재화의 창출을 위한 활동만을 생산적인 노동이라고 보고 그 이외의 활동은 비생산적인 노동으로 간주한다. 반면 근대경제학에서는 재화를 최종적으로 소비하는 행위 이외의 거의 모든 행위를 생산으로 간주한다.

생산을 협의적 개념으로 파악하거나 광의적 개념으로 파악하거나를 막론하고, 경제학의 생산이론은 양자 모두에 적용된다. 물론 적용범위에서 어느 정도의 차이는 불가피한 일일 것이다. 경제학의 다른 이론과 마찬가지로 생산이론 역시 가치관이 배제되어 있다. 즉, 생산의 개념에는 인간에게 유익한 것뿐만 아니라 유해한 것의 생산까지도 포함되어 나타난다.

2) 생산의 주체

모든 경제주체 ― 개인·기업·정부 ― 는 여러 가지 생산활동에 종사하고 있다. 그런데 이러한 경제주체의 생산활동 중 경제이론에서는 기업부문이 담당하는 생산을 가장 전형적인 형태로 보고 있다. 경제주체 중에서도 생산의 가장 기본적인 주체가 되는 기업이란 제품이나 서비스를 생산하는 경영체라고 할 수 있다. 이 경우 기업은 그 크기에 따라 한 개의 공장이나 플랜트(*plant*)를 소유·운영할 수도 있고 여러 개의 공장이나 플랜트를 소유·운영할 수도 있다.

그러면 가장 전형적인 생산의 주체인 기업과 산업과는 어떤 연관관계가 있는지 살펴보기로 하겠다. 일반적으로 산업이란 어떤 한 개의 제품 또는 상호 밀접히 연관되어 있는 제품을 생산하는 기업으로 구성된다고 정의하고 있다. 그러나 한 제품 또는 상호 밀접하게 연관되어 있는 제품을 규정하는 데 그 범위를 정의한다는 것은 매우 어렵다. 예를 들어 섬유산업의 경우에는 무수히 많은 산업들로 이루어져 있다. 정확을 기한다 하여 섬유산업을 '면직물산업', '견직물산업' 등으로 세분하였을 경우, 면직물도 견직물도 아닌 제품은 어떤 산업부분에 속하는 것인지 모호해진다. 따라서 산업을 엄밀하고 정확하게 정의하고 각 산업 간에 명확한 경계선을 긋는다는 것은 거의 불가능한 일이라고 하겠다.

3) 생산의 동기

가장 전형적인 생산주체인 기업에서 생산의 동기는 다양한 형태로 나누어진다. 기업의 생산동기에는 이윤의 극대화, 기업성장의 극대화, 판매액의 극대화, 기업 또는 경영자의 사회적 명성의 극대화 등이 있다. 이러한 생산의 여러 가지 동기 중에서 "생산의 동기가 이윤극대화에 있다"는 이윤극대화 가설이 생산이론 중에서는 가장 유력시되고 있지만 주식회사의 경우는 이러한 이윤극대화 가설에 의문점을 제기한다. 즉, 소유와 경영이 분리되어 있는 주식회사에서 경영자들이 과연 이윤극대화 목표만을 위해 생산을 하고 있느냐는 것이다. 회사성장이나 경영자의 명성 등 기타 변수들이 작용하리라는 것이 이윤극대화 가설을 반대하는 입장의 논리이다. 그러나 일반적으로 생산의 동기를 파악하여 볼 때, 이윤극대화가 생산에서 상당히 큰 동기로 작용하고 있음을 부인할 수는 없다. 특히 기업의 생산과 이윤을 연관시키는 현실적인 측면에서 볼 때 이윤극대화 가설은 상당한 타당성을 지닌다고 볼 수 있다.

4) 공급자의 유형

생산의 주체인 공급자의 유형에는 그 생산활동의 내용, 규모 및 업적 형태에 따라 무수히 많은 종류가 있으나, 대별하여 보면 개인회사, 합명회사, 합자회사 그리고 주식회사의 네 가지로 나누어진다. 개인회사는 개인이 그 기업의 전부를 소유하는 경우로 소유주가 기업의 모든 의사결정을 하며 기업경영에 무한책임 — 기업의 손실에 대해 기업 소유주가 자신의 개인재산까지도 담보하는 것 — 을 지는 형태이다.

합명회사는 2인 이상이 합자를 하여 회사를 설립하는 경우로, 소유주들 가운데 어느 한쪽이 기업에 대해 행한 의사결정의 결과에 대하여 소유주 전체가 무한책임을 지는 형태이다.

합자회사는 무한책임사원과 유한책임사원(회사부채에 대해 출자액의 한도 내에서만 변상책임이 있음)으로 구성되는데, 무한책임사원의 책임과 권한은 합명회사의 소유주와 같고, 유한책임사원은 업무를 집행하지 않으며 회사의 부채에 대하여만 유한적으로 책임을 진다. 이는 합명회사의 단점을 보완하기 위해 나타난 형태이다.

주식회사는 법인으로서, 여러 가지 인격적 행위 — 계약·소송·재산의 소유·금전의 대차 등 —를 할 수 있다. 주식회사의 설립목적은 주식시장을 통하여 많은 사람들로부터 자본을 조달받고 또한 책임을 분산하자는 데 있다. 주식소유자들은 고유주식에 대해 이익배당을 받으며 회사가 해체되는 경우는 회사의 모든 채무를 계산한 후 남은 것을 주식수에 따라 배당받는다. 회사가 파산한다 해도 주식소유자는 자기가 주식을 사기 위해 투자한 것 이외의 위험부담은 없다. 주식소유자들은 주식수에 따라 이사를 선출하며, 이사들로 구성된 이사회가 경영권을 갖는다. 주식회사는 오늘날 가장 보편적이고 핵심적인 기업형태이다.

이상은 일반재화에서 공급자의 유형에 대하여 살펴보았다. 이제 보건의료의 경우 공급자의 유형에는 어떤 형태가 있는지 살펴보기로 하자. 보건의료의 공급자 유형은 그 시설규모에 따라 의원, 병원, 종합병원으로 나누어진다. 의원은 진료에 지장이 없는 시설을 갖춘 곳으로서 의사(한의사) 한 명이 단독으로 개업을 하는 단독개업의 경우와 2인 이상이 공동으로 개업하는 집단개원의 경우가 있다. 병원은 입원환자 30명 이상을 수용할 수 있는 시설을 갖춘 곳을 의미한다. 종합병원은 입원환자 100명 이상을 수용할 수 있는 시설을 갖추고 진료과목이 적어도 내과·외과·소아청소년과·산부인과·영상의학과·마취통증의학과·진단검사의학과 또는 병리과·정신과 및 치과가 포함되어 있으며 각 과마다 필요한 전문의를 갖춘 의료기관을 말한다.

2. 생산함수와 생산방법

1) 생산요소

생산요소란 어떤 생산물을 생산하기 위하여 투입되는 모든 요소들을 말한다. 생산요소에는 여러 가지가 있지만 경제학에서는 전통적으로 토지, 노동, 자본의 세 가지로 대별하고 있다. 토지란 땅·바다·대기 등의 자연에 의하여 제공받는 생산요소 일체를 지칭하고, 노동이란 인간에 의해 제공되는 생산력이며, 자본이란 공장·기계 등과 같이 사람들이 만들어낸 생산요소이다. 현대에 와서는 이들 토지, 노동, 자본 이외에 경영을 추가하여 생산요소를 넷으로 분류하기도 한다. 이 장에서는 생산요소를 단순히 노동과 자본으로 구분하여 논의를 전개하고자 한다.

2) 생산함수

생산함수란, 기업이 어떤 생산물을 산출하기 위하여 생산요소를 투입할 때 나타나는 생산요소의 투입과 생산물의 산출 간의 일정한 기술적 관계를 말한다. 예를 들어 노동 L과 자본 K를 써서 어떤 생산물 Q가 결정된다는 것을 의미한다. 일반적으로는 L, K의 투입량이 증가할수록 Q의 수량도 증가하는데 이를 수식으로 나타내면 식①과 같다.

$$Q = f(L, K)$$ ·· 식①

생산함수의 분석은 두 가지 측면에서 이루어진다. 첫째는, 두 가지 생산요소를 써서 생산품을 생산하고자 할 때 한 생산요소의 양이 고정되어 불변인 경우인데, 이러한 함수에서는 수확체감의 법칙이 나타난다. 둘째는, 두 가지 생산요소의 양이 모두 가변적인 경우인데 여기에는 경제적 효율과 기술적 효율의 개념이 적용된다.

3) 수확체감의 법칙

수확체감의 법칙이란 두 종류의 생산요소 중 어떤 한 개의 생산요소의 투입을 고정시키고 다른 한 개의 생산요소의 투입을 매 기간 단위당 똑같은 양으로 증가시킬 경우에 총생산량은 증가하지만 투입요소가 일정량을 넘어서면 그 증가율이 점차 감소한다는 법칙이다. 수확체감의 법칙은 한계생산이 체감한다는 의미에서 '한계생산체감의 법칙'이

<表 Ⅲ-1> 병상용 침대의 생산함수

(1) K 기계	(2) L 노동	(3) TP 총생산량 (병상용 침대)	(4) MPP 한계실물생산 (노동)	(5) APP 평균실물생산 (노동)	
1	1	4	4	4	1 단계
1	2	9	5	4.5	
1	3	15	6	5	
1	4	20	5	5	2 단계
1	5	24	4	4.8	
1	6	27	3	4.5	
1	7	29	2	4.1	
1	8	30	1	3.8	
1	9	30	0	3.3	3 단계
1	10	29	−1	2.9	
1	11	25	−2	2.3	

라고도 불린다.

이제 수확체감의 법칙을 좀 더 명확하게 이해하기 위해 어떤 제품의 생산을 예로 들어 보기로 하자. <표 Ⅲ-1>은 병상용 침대를 생산하는 기업이 기계의 수는 한 대로 고정시키고, 노동의 수를 매 단위 증가시킴에 따라 나타나는 변화를 나타낸 것이다.

<표 Ⅲ-1>에서 (1), (2)항은 생산요소의 투입량을, (3)항은 각 생산요소에 대응하는 병상용 침대의 총생산량을 나타낸다. (4)항은 노동의 한계(실물)생산(MPP: *marginal physical product*)을 나타내는데, 이는 노동 1단위의 투입에 따른 총생산량의 변화분을 의미한다. (5)항은 노동의 평균(실물)생산(APP: *average physical product*)을 나타내는데 이는 총생산량을 노동의 투입량으로 나눈 것이다.

<표 Ⅲ-1>을 그림으로 도시해 보면 <그림 Ⅲ-1>의 (b)의 X축은 기계 1단위에 대한 노동의 투입량을, Y축은 총생산을 표시한다. 그림 (a)의 X축은 기계 1단위에 대한 노동의 투입량을, Y축은 한계생산, 평균생산을 나타낸다. 그림에서 총생산곡선의 기울기는 한계생산곡선으로 나타난다. 왜냐하면 한계생산곡선(MP)은 dTP/dL〔노동투입량 L에 대한

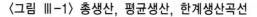

〈그림 Ⅲ-1〉 총생산, 평균생산, 한계생산곡선

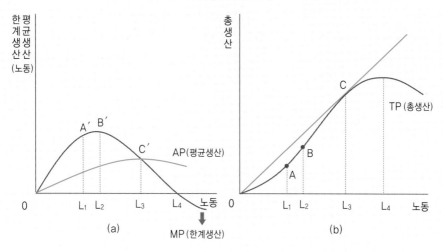

(a)

(b)

총생산(TP)의 1차 도함수)를 의미하기 때문이다. 예를 들어 노동의 투입량이 L_1일 경우 노동의 한계생산은 그림 (a)에서는 L_1A'로 나타난다. 노동의 평균생산은 총생산물을 노동의 투입량으로 나눈 수치이기 때문에 이것을 그림 (b)에서 총생산곡선상의 한 점과 원점을 이은 선분의 기울기로 나타낸다. 예를 들어 그림 (b)에서 노동의 투입량이 L_3일 때 노동의 평균생산은 L_3C/L_3O이기 때문에 이것은 C점과 원점을 잇는 선분의 기울기와 같게 된다. 이것은 그림 (a)에서 L_3C'로 나타난다.

노동투입의 변화에 따른 생산함수는 3단계로 구분되는데, 이제 〈표 Ⅲ-1〉과 〈그림 Ⅲ-1〉을 토대로 하여 각 단계별로 나누어 생산과정을 설명하고자 한다.

1단계는 OL_3까지의 단계이다. 여기서는 그림 (b)에서 변곡점 B에 이를 때까지 총생산곡선의 기울기가 증가하기 때문에 한계생산이 증가하며, 따라서 그림 (a)에서 한계생산곡선이 올라간다. 그러나 B점 이후부터는 그림 (b)의 총생산곡선의 기울기가 감소하기 때문에 한계생산이 감소하여 그림 (a)에서 한계생산곡선은 내려온다. 노동이 OL_3에 이르렀을 때 노동의 평균생산이 극대에 달하고 평균생산과 한계생산이 일치한다. 1단계에서 초기에 노동이 증가함에 따라 침대의 한계생산이 체증(한계생산이 증가하되 증가폭이 커짐)하는 이유는, 노동의 수가 늘어감에 따라 여러 가지 잡다한 일을 전문적으로 분담함으로써 작업상의 비효율이 제거되기 때문이다. 이러한 현상은 침대의 생산량이 일정량을 넘어서면 지속되지 않고, 노동의 증가에 따라 한계생산이 체감(총생산이 증가는 하되 그 증가폭이 감소)하는 이른바 한계생산체감의 법칙이 나타나게 된다.

2단계는 L_3L_4의 단계이다. 이 단계에서 총생산은 증가하지만 평균생산은 점점 감소하고 한계생산 역시 감소한다. 이 단계에서는 평균생산이 한계생산보다 크다. 노동이 L_4에 달하면 총생산이 극대가 되고 한계생산은 0이 된다. 3단계는 L_4 이후의 단계로 총생산이 감소하며 아울러 한계생산이 부(負)의 형태로 나타난다.

다음으로 그림 (a)를 토대로 하여 평균생산과 한계생산과의 관계를 간략히 살펴보자. 그림 (a)에서 평균생산이 증가하고 있을 때 한계생산은 평균생산보다 크게 나타난다. 반대로 평균생산이 감소하고 있을 때 한계생산은 평균생산보다 작게 나타나고 있다. 이러한 평균과 한계와의 관계는 생산곡선뿐만 아니라 비용곡선에도 마찬가지로 나타난다.

이제 이상의 각 단계별 분석을 토대로 기업가가 생산을 위해 얼마만큼의 노동을 고용하는 것이 유리한가에 대해서 살펴보기로 하자. 1단계에서는 노동의 평균생산이 증가한다. 즉, 노동을 증가시킬수록 노동 1단위로부터 얻는 생산량이 증가하므로 이는 곧 노동의 효율이 증가함을 의미한다. 따라서 기업가는 생산을 할 때 1단계를 넘어서는 수준의 노동을 고용할 것이다.

2단계에서는 노동의 평균생산(즉, 노동의 효율)이 감소하고 있다. 그러나 한계생산은 (+)의 값을 나타내고 있다. 따라서 기업가는 노동의 증가로 인한 비용과 한계생산으로부터 얻는 수익을 비교하여 노동의 추가비용이 한계수익보다 크지 않은 경우, 즉 노동의 추가비용과 한계수익이 일치하는 수준에서 노동의 고용을 결정할 것이다. 만약 추가되는 노동의 가격이 0일 경우 기업가는 OL_4의 노동을 고용할 것이다. 그런데 노동의 가격은 (-)가 될 수 없으므로 기업가는 OL_3과 OL_4 사이의 어떤 점에서, 즉 노동의 증가로 인한 비용의 증가와 한계수익이 같아지는 점에서 노동의 고용을 결정할 것이다. 그러므로 노동의 고용은 2단계의 어떤 수준에서 이루어진다.

3단계에서 기업이 생산을 하는 일은 없을 것이다. 왜냐하면 노동이 OL_4를 초과할 경우 총생산은 감소하며, 한계생산 역시 (-)의 값을 가지게 되어 이 단계에서 기업이 생산을 할 경우 기업은 손해를 보기 때문이다.

3. 생산비용

생산비용이란 어떤 재화 또는 서비스를 생산하기 위하여 투입된 생산요소의 가치를 화폐가치로 환산한 것으로 여기에는 첫째, 임금·지대·이자 등의 요소비용, 둘째, 자본재 소모분의 가치, 셋째, 보험료 등의 위험부담비와 조세 그리고 기업가의 정상이윤 등이 포함된다. 기업가의 정상이윤이란 기업주가 외부에 지급하지는 않았지만 마땅히 생산비로 계산되어야 할 기업가 자신의 노동이나 자본에 대한 기회비용을 의미한다. 이는 귀속비용(imputed cost) 또는 암묵적 비용(implicit cost)이라고도 불린다.

기업은 가능하면 생산비를 극소화하려고 노력한다. 왜냐하면 기업의 이윤(Ⅱ)은 제품의 판매액(R) - 생산비(C)이기 때문에 생산비를 절감하여야만 이윤을 극대화할 수 있기 때문이다.

4. 비용함수

비용함수(cost function)란 생산량의 변화에 따른 생산비의 변화관계를 나타낸 것을 말한다. 이때 비용함수에서 전제되는 것은 생산량이 얼마든지 간에 항상 생산비를 최저로 하는 생산방법을 선택한다는 것이다. 〈그림 Ⅲ-2〉는 비용함수, 생산량과 총비용 간의 관계를 도시한 것이다.

〈그림 Ⅲ-2〉에서 총비용 곡선상의 각 점(예: A, B, C, D)은 각 단위의 생산량을 생산하기 위한 최저비용점을 나타낸다. 즉, 60단위의 생산량을 생산하기 위해 기업은 최소 5천 원 이상의 비용을 부담해야 한다. 즉, 5천 원 이하로는 60단위를 산출할 수 없다. 따라서 총비용곡선상이나 그 윗부분은 기업이 도달가능한 점이 되고, 그 아랫부분은 도달 불가능한 점이 된다.

총비용으로부터 도출되는 것이 평균비용과 한계비용이다. 평균비용(AC: average cost)이란 총비용(TC: total cost)을 생산량으로 나눈 것이며, 한계비용(MC: marginal cost)이란 생산량의 변화에 따른 총비용의 변화를 나타낸다. 〈표 Ⅲ-2〉는 총비용과 이에 따른 한계·평균비용의 변화를 나타낸다. 한계·평균비용을 그림으로 도시하면 〈그림 Ⅲ-3〉과 같다.

평균비용과 한계비용과의 관계를 살펴보면, 이는 한계생산·평균생산과의 관계에서 전술한 내용과 같다. 즉, 평균비용이 감소할 경우 한계비용은 평균비용보다 작고, 평

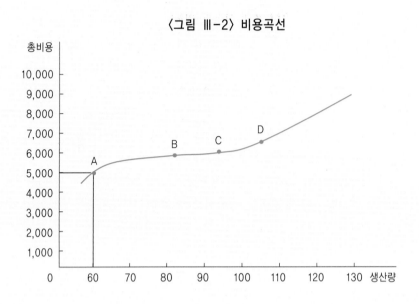

〈그림 Ⅲ-2〉 비용곡선

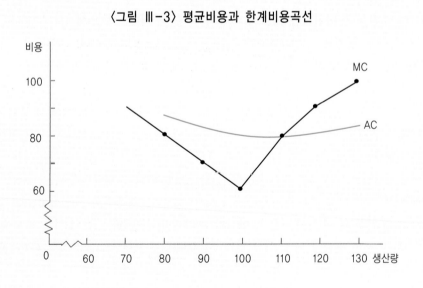

〈그림 Ⅲ-3〉 평균비용과 한계비용곡선

〈표 Ⅲ-2〉 생산량과 비용 간의 관계

생산량(단위)	총비용(원)	한계비용(원)	평균비용(원)
60	5,000		83.3
70	5,900	90	84.3
80	6,700	80	83.8
90	7,400	70	82.2
100	8,000	60	80.0
110	8,800	80	80.0
120	9,700	90	80.8
130	10,700	100	82.3
140	11,900	120	85.0

균비용이 증가할 경우 한계비용은 평균비용보다 크며, 한계비용은 평균비용의 최저점을 통과한다. 즉, 평균비용의 최저점에서 평균비용은 한계비용과 동일하다.

비용함수는 그 전제되는 기간의 장단에 따라 장기비용함수와 단기비용함수로 구분된다. 장기라 함은 생산시설을 새로이 신설·폐기할 수 있을 정도로 기간이 긴 것을 의미하며, 단기라 함은 어떤 생산요소—예를 들면 공장이나 설비 등—를 변화시킬 수 없을 정도로 짧은 기간을 말한다. 따라서 단기에서는 생산시설의 신설이나 확장이 문제가 아니라, 기존 시설을 얼마나 잘 가동할 수 있느냐가 문제가 된다.

5. 각종 비용곡선

1) 단기비용곡선

단기비용함수란 단기를 전제로 하였을 때 생산량의 변화에 따른 생산비용의 변화를 나타낸 것이다. 단기란 기업이 기존 생산시설의 이용률을 변화시킬 수 있으나 생산시설 자체의 규모를 변경시킬 수 없는 기간을 의미한다. 단기에서 총비용(TC)은 고정비용(TFC: *total fixed cost*)과 가변비용(TVC: *total variable cost*)으로 구성된다. 즉, TC = TFC + TVC이다.

고정비용은 공장·기계 등과 같이 생산량의 변화에 대응하지 않는, 생산량과는 무관한 일정한 비용을 의미한다. 생산량이 0인 경우에도 기업은 고정비용만큼 부담을 지게 된다. 가변비용은 노동·원료 등과 같이 생산량의 변화에 따라 변화하는 생산요소의 비용을 의미한다. 생산이 0일 때 가변비용은 0이 되며 생산이 증가함에 따라 가변비용은 증가한다. 생산량의 변화에 따른 각 비용의 변화를 표현하는 단기비용함수를 표시한 것이 〈표 Ⅲ-3〉이고 이를 도시하여 나타낸 것이 〈그림 Ⅲ-4〉이다.

〈표 Ⅲ-3〉, 〈그림 Ⅲ-4〉에 나타난 결과를 토대로 하여, 단기비용함수에서 다음과 같은 결론이 도출될 수 있다. 첫째, 평균고정비용(AFC)은 생산량이 증가함에 따라 계속 감소한다. 생산량이 두 배가 되면 평균고정비용은 절반으로 줄어든다. 따라서 평균고정비용은 직각 쌍곡선의 형태를 갖는다. 둘째, 평균가변비용(AVC)은 생산량이 증가함에 따라 점점 하락하며, 생산량이 일정단위를 넘어서면 생산이 증가함에 따라 평균가변비용은 증가한다.

〈표 Ⅲ-3〉 단기비용함수의 예

생산량 (Q)	고정비용 (FC)	가변비용 (VC)	총비용 (TC)	평균고정비용 (AFC)	평균가변비용 (AVC)	평균총비용 (AC)	한계비용 (MC)
0	1,000	0	1,000				
100	1,000	170	1,170	10.00	1.70	11.70	1.70
200	1,000	320	1,320	5.00	1.60	6.60	1.50
300	1,000	450	1,450	3.33	1.50	4.83	1.30
400	1,000	570	1,570	2.50	1.43	3.93	1.20
500	1,000	700	1,700	2.00	1.40	3.40	1.30
600	1,000	840	1,840	1.67	1.40	3.07	1.40
700	1,000	1,100	2,100	1.43	1.57	3.00	2.60
800	1,000	1,400	2,400	1.25	1.75	3.00	3.00
900	1,000	1,750	2,750	1.11	1.94	3.05	3.50
1,000	1,000	2,160	3,160	1.00	2.16	3.16	4.10
1,100	1,000	2,640	3,640	0.91	2.40	3.31	4.80
1,200	1,000	3,200	4,200	0.83	2.67	3.50	5.60
1,300	1,000	3,850	4,850	0.77	2.96	3.73	6.50
1,400	1,000	4,600	5,600	0.71	3.29	4.00	7.50
1,500	1,000	5,460	6,460	0.67	3.64	4.31	8.60

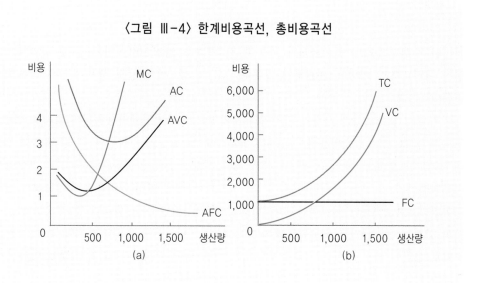

〈그림 Ⅲ-4〉 한계비용곡선, 총비용곡선

즉, 평균가변비용은 U자형의 형태를 띠게 된다. 평균총비용(AC)도 평균가변비용과 같은 특성을 갖는다. 평균가변비용과 평균총비용이 U자형의 형태를 갖는 까닭은 한계생산체감의 법칙이 작용하기 때문이다. 한계생산이 체감한다 함은 가변요소를 더 많이 투입하면 할수록 그것이 총생산의 증가에 기여하는 정도가 감소한다는 것을 의미하는데, 이것은 달리 해석하면 생산량을 증가시킴에 따라 그 한계비용이 체증한다는 것을 의미한다. 셋째, 한계비용(MC)은 생산을 1단위 증가시키는 데 필요한 총비용의 증가분을 의미한다. 그런데 고정비용은 생산량과는 관계없이 일정하므로 생산의 증가에 따른 고정비용의 증가는 없게 된다. 즉, 한계고정비용은 0이다. 따라서 한계비용이란 생산의 변화에 따른 가변비용의 변화만을 의미하며 그 형태는 평균비용(AC)과 마찬가지로 U자형이 된다.

2) 장기평균비용곡선

장기란 생산시설의 신설·확대가 가능한 긴 기간을 일컬으며, 장기에서는 단기에서와 같이 고정비용의 개념이 존재하지 않는다. 즉, 공장·기계 등도 장기에서는 모두 가변비용이 된다.

여기서는 생산요소의 가격이 불변이라는 가정하에 장기평균비용곡선의 형태를 설명해 보고자 한다. 장기평균비용곡선(LRAC: *long-run average cost*)에는 세 가지 유형이 있는데 〈그림 Ⅲ-5〉와 같다. 그림의 (a)는 규모의 경제(*economies of scale*)를 가지는 장기평균비용곡선인데, 규모의 경제란 기업의 생산규모가 커짐에 따라 평균비용이 감소하는 것을 의미한다. 평균비용이 감소하는 것은 비용단위당의 수익이 증가한다는 것과 같으므로 규모의 경제는 수익증가(*increasing return*)라고도 불린다. 규모의 경제가 작용하는 이유는, 첫째로 분업에 의한 생산요소의 전문화이다. 예를 들어 기업의 규모가 커짐에 따라 생산을 담당하는 각 개인이 여러 가지 잡다한 일을 하다가 한 가지 일만 전념한다면 생산효율의 증가를 기할 수 있을 것이다. 둘째로, 기업규모의 확대에 따른 생산요소 간 대체의 용이성이다. 현실적으로 대규모 생산의 경우 대부분 자본이 노동을 대체함으로써 평균생산비를 절감시키고 있다는 것은 주지의 사실이다.

〈그림 Ⅲ-5〉 장기평균비용곡선

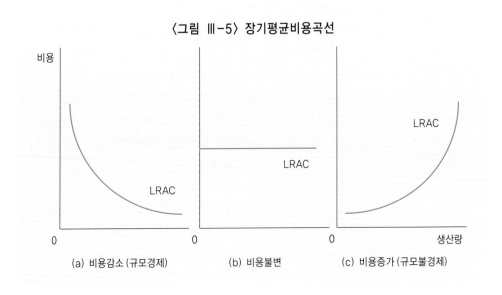

(a) 비용감소 (규모경제)　　(b) 비용불변　　(c) 비용증가 (규모불경제)

〈그림 III-5〉의 (b)는 수익불변(비용불변)의 장기평균비용곡선인데, 이는 기업의 크기가 일정한 수준에 도달해 그 이상 규모를 확장해도 평균비용이 내려가지 않는 경우를 의미한다. 현실적으로 볼 때 기업은 보통 수익불변인 경우가 많다. 왜냐하면 규모를 확장하여도 평균비용이 더 이상 내려가지 않는 경우에, 기업은 보통 기존 업체를 그대로 두고 그 기존 업체와 동일한 또 하나의 업체를 만들어 수익을 배가시키려 할 것이기 때문이다.

〈그림 III-5〉의 (c)는 규모의 불경제(*diseconomies of scale*)를 가지는 장기평균비용곡선이다. 규모의 불경제란 기업의 시설이 확장됨에 따라 평균비용이 오히려 증가하는 경우를 의미한다. 단기에서는 수확체감의 법칙이 작용하나 장기에서는 생산시설을 변화시키는 것이 가능하므로 수확체감의 법칙이 작용하지 않는다. 수확체감의 법칙이 작용하지 않는데도 평균비용이 증가하는 이유는 첫째, 생산규모의 확대에 따른 기업 내 최고경영진 확보의 어려움, 둘째, 기업 내 인력 및 각종 시설의 조정 및 통제의 어려움과 이로 인한 여러 가지 비능률과 불합리의 증가가 있다. 셋째로는 생산규모의 확장에 따라 생산요소가격이 증가하거나 또는 가격이 상승하지 않았다 하더라도 생산요소의 질이 떨어져 생산성이 감소하는 경우가 있다. 이러한 경우 장기평균비용곡선은 상승한다.

3) 비용곡선의 위치결정

앞에서는 비용곡선이 어떤 형태로 도출되느냐에 대하여 논하였다. 이제 비용곡선이 어떤 영향 하에서 그 위치가 변경되는지 그 원인을 평균비용곡선(AC)을 중심으로 분석해 보기로 한다.

평균비용곡선 자체의 이동(AC$_1$에서 AC$_2$로의 이동, 또는 AC$_2$에서 AC$_1$으로의 이동)은 생산량의 증감과는 무관한 제3의 외생변수 변화에 의해 이루어진다. 〈그림 III-6〉에는 위치가 다른 평균비용곡선 AC$_1$과 AC$_2$가 나타나 있다. 최초의 비용곡선 AC$_1$에서 AC$_2$로의 이동이 이루어졌다고 가정하자. Q*라는 동일산출량을 생산하는 데 AC$_1$에서는 1단위당 OP$_1$의 비용이 들고, AC$_2$에서는 생산 1단위당 OP$_2$의 비용이 든다. 즉, AC$_2$의 평균비용이 AC$_1$보다 더 높다. 생산 1단위당 평균비용이 상승하는 원인은 무엇인가? 즉, 비용곡선이 AC$_1$에서 AC$_2$로 이동하는 원인은 무엇인가? 그 원인으로는 생산요소가격의 상승과 경영상의 비능률을 들 수 있다. 즉, 자본이나 노동의 가격이 상승함에 의해, 또는 경영상의 비능률로 인해 이것이 생산 1단위당 비용을 증가시켜 비용곡선을 AC$_1$에서 AC$_2$로 이동시키는 것이다.

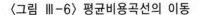

〈그림 Ⅲ-6〉 평균비용곡선의 이동

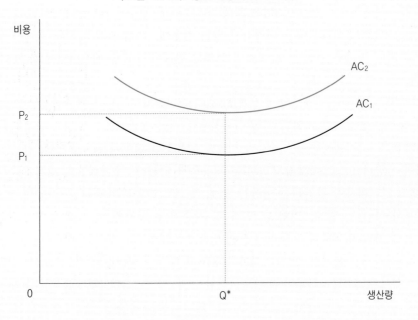

　　보건의료에서도 이와 같은 비용곡선의 이동이 나타나는데, 이의 원인 역시 일반재화
의 경우와 마찬가지다. 즉, 보건의료에서 비용곡선이 AC_1에서 AC_2로 이동하는 원인은
노동·자본가격의 상승, 경영상의 비능률 등의 이유 때문이다. 노동가격의 상승원인으
로는 보건의료산출 1단위당 의료인력의 과다사용, 의료인력 중에서 고급인력비율의 상
대적 증가, 또는 의료인력의 임금상승 등을 들 수 있다. 자본가격 상승원인으로는 고가
약이나 고가 의료기자재의 신규사용, 필요 이상의 과다투약·치료·처방, 의약관계 원
료가격의 상승, 환율상승 등을 들 수 있다.

공급곡선과 탄력성 ————————————————————————————— IV

1. 공급곡선

1) 공급곡선의 도출

부록 제 II장에서는 무차별곡선과 예산선을 이용하여 수요곡선을 도출할 수 있었다. 공급곡선도 비슷한 개념인 등량선(*isoquant*)과 등비용곡선(*isocost*)을 이용하여 도출할 수 있다. 그러나 이해의 편의를 위하여 공급곡선은 공급의 법칙을 이용하여 도출하고자 한다.

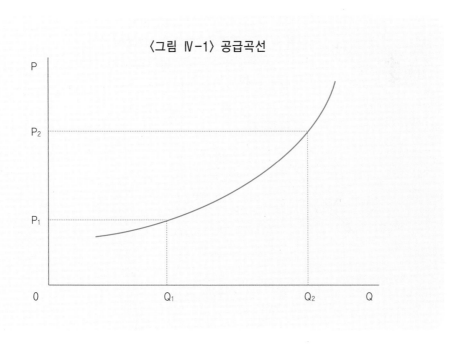

〈그림 IV-1〉 공급곡선

어떤 재화를 공급하는 공급자는 재화의 가격이 높아지면 더 많은 양을 공급하고 가격이 하락하면 반대로 더 적은 양을 공급한다. 즉, 재화의 가격과 공급량은 서로 양의 상관관계를 갖는다는 것이 공급의 법칙이다. 예를 들어, 자동차의 가격이 오르면 자동차 회사는 생산을 독려하여 더 많은 자동차를 시장에 내놓게 되며, 반대로 가격이 하락하면 생산라인이 줄면서 출고되는 자동차의 수도 줄어든다.

공급의 법칙을 그림으로 나타내면 공급곡선이 얻어지며 〈그림 IV-1〉에서처럼 공급곡선은 일반적으로 우상향(右上向)하는 형태를 갖게 된다. 그것이 우상향하는 것은 가격과 공급량 간에 양(陽)의 관계가 성립하기 때문이다. 즉, 가격이 P_1일 때 공급량이 Q_1인데 가격이 P_2로 상승하면 공급량은 Q_2로 증가한다.

2) 개별공급과 시장공급

위에서 본 공급곡선은 어디까지나 개별 공급자의 것이지 시장 전체와 관련된 것은 아니다. 그렇다면 시장 전체의 공급곡선은 어떻게 도출할 수 있을까? 시장 공급곡선은 시

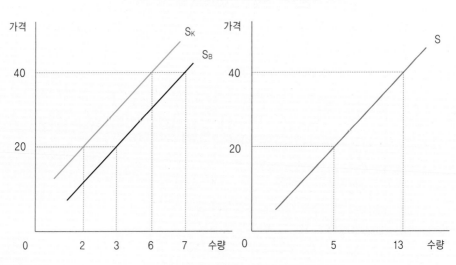

〈그림 IV-2〉 개별공급곡선과 시장공급곡선

장수요의 경우와 마찬가지로 개별 공급자의 공급곡선들을 수평방향으로 모두 더함으로 써 도출할 수 있다.

개별공급과 시장공급의 관계는 〈그림 IV-2〉에 나타나 있다. 공급자 B와 공급자 K의 개별 공급곡선은 그림에서 S_B와 S_K로 표시되어 있다. 자동차 가격이 20원일 때 B회사 는 세 개, K회사는 두 개의 자동차를 공급하고, 자동차의 시장가격이 40원일 때 이 두 회사의 공급대수는 각각 7, 6개가 될 것이다. 이와 같은 각 회사의 공급곡선과 회사수 에 대한 정보로부터 우리는 시장 공급곡선을 도출할 수 있다.

두 회사의 공급곡선이 주어졌을 때 시장 공급량은 각 회사의 공급량을 합한 것과 같 다. 즉, 단위당 가격이 20원일 때 시장 공급량은 5대이고 가격이 40원일 때는 13대가 되는 것이다. 이러한 과정을 거쳐 도출된 시장 공급곡선이 개별 공급곡선의 우측에 나 타나 있다. 다시 말해 각 개별 소비자들의 공급곡선을 수평으로 더함으로써 시장 공급 곡선을 도출할 수 있다.

3) 공급과 공급량

어떤 재화나 용역에 대한 공급은 그 재화의 시장가격은 물론 기타 관련요인의 영향도 받는다. 대체재 또는 보완재의 가격변동과 무관할 수가 없고, 투입되는 생산요소의 가 격이나 생산기술에 의해서도 영향을 받는다. 그런데 이러한 여러 변수를 포함하는 수식 을 그림으로 표현하기 위해서는 다차원(多次元)의 그림을 그려야 하는데 이는 불가능 하다. 따라서 독립변수들 중 공급량과 가장 밀접한 변수를 골라 그것의 변화만을 허용 하고 이에 따른 결과의 변화에 초점을 맞추는 전략이 불가피해진다. 이에 따라 다른 독 립변수들은 변화하지 않는다고 일단 가정되는 것이다.

그런데 어떤 재화의 공급에 영향을 미치는 독립변수 중 가장 직접적인 요인은 그 재 화의 가격이며 나머지는 간접적 변수라고 할 수 있다. 따라서 "다른 조건이 불변이라 면"(other things being equal) 어떤 가격에서 공급자들이 공급하고자 하는 양을 공급량 (quantity supplied)이라 한다. 반면 '여건불변'의 가정에 묶여 있던 다른 독립변수들이 변할 때 여러 다양한 가격에서 공급자들이 공급하고자 하는 재화량을 공급(supply)이라 한다. 이처럼 공급과 공급량은 크게 다른 개념이다.

가격이 변화하면 공급량이 변하게 되는데 이는 곧 공급곡선상의 이동(movement along the supply curve)인 반면, 공급의 변화는 공급곡선의 이동(shift in the supply curve)으로 나타난다.

예를 들어 설명하면 다음과 같다. 〈표 IV-1〉과 〈그림 IV-3〉에서 S_1 공급곡선상의 a
와 b는 다른 요인들이 일정하여 불변일 때 가격의 변화에 따른 공급량의 변화를 나타낸
다. 즉, 자동차 가격이 5천 원일 때 공급대수가 5대인 데 반해 자동차 가격이 4천 원으
로 인하될 때 공급대수가 4대로 감소함을 보여준다. 이렇듯 공급량의 변화는 주어진 공
급곡선상의 변동으로 나타난다.

〈표 IV-1〉 공급의 변화와 공급량의 변화

자동차 가격	S_1 공급곡선상의 공급량	S_2 공급곡선상의 공급량
7,000	7	8
6,000	6	7
5,000	5	6
4,000	4	5
3,000	3	4
2,000	2	3

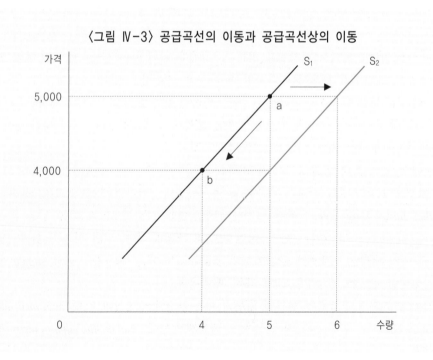

〈그림 IV-3〉 공급곡선의 이동과 공급곡선상의 이동

이에 비해 다른 요인들이 일정하지 않고 변화하게 되면 공급곡선 자체가 S_1에서 S_2로 이동하게 된다. 여기서는 공급이 증가하여 공급곡선이 오른쪽으로 이동하는 예를 들었으나 만일 공급이 감소하게 되면 공급곡선은 왼쪽으로 이동할 것이다. S_1과 S_2를 비교해 보면 자동차 가격이 5천 원일 때 S_1에서는 자동차 공급대수가 5대인 데 비해 S_2에서는 동일한 가격 하에서도 공급대수가 6대로 증가됨을 알 수 있다.

2. 공급의 가격탄력성

앞의 수요의 경우와 마찬가지로, 가격변화에 대해 공급량이 얼마나 민감하게 반응하는지 나타내는 척도로서 공급의 가격에 대한 탄력성, 줄여서 공급의 탄력성(*elasticity of supply*)이란 개념을 사용한다. 이 가격탄력성은 하나의 공급곡선상에서 가격만이 변화하고 다른 여건은 불변일 때 그것에 따르는 공급량의 변화 정도를 한 점에서 혹은 두 점 사이에서 측정할 때 사용된다. 전자처럼 한 점에서의 탄력성을 점탄력성(*point elasticity*), 후자와 같이 두 점 사이에서의 탄력성을 호탄력성(*arc elasticity*)이라 한다.

공급의 가격탄력성은 측정단위(*units of measurement*)와는 무관하다. 즉, 탄력성은 상대적인 변화의 크기를 측정하는 것이기 때문에 가격의 단위가 '원'에서 '천 원'으로 바뀌거나 또는 수량의 단위가 '개'에서 '천 개'로 변해도 탄력성은 변하지 않는다. 따라서 탄력성은 순수하게 변화의 크기를 측정할 수 있는 개념이라 할 수 있다.

공급의 가격탄력성은 가격변화에 대한 공급량 변화의 반응도를 나타내는 수치이므로 백분율(%)로 표시된 공급량의 변화율을 백분율(%)로 표시된 가격의 변화율로 나눠서 구한다. 즉, 공급탄력성은 다음과 같이 정의된다.

$$ E = \frac{\text{공급량의 변화율}(\%)}{\text{가격의 변화율}(\%)} = \frac{\Delta Q/Q}{\Delta P/P} = \frac{\Delta Q}{\Delta P} \cdot \frac{P}{Q} $$

여기서 E는 탄력성을 표시하는 기호이고 초기의 수량과 가격을 각각 Q_1과 P_1, 변화 후의 수량과 가격을 각각 Q_2와 P_2로 가정할 때 ΔQ 수량의 변화로서 $Q_2 - Q_1$을 의미하고 ΔP는 가격의 변화로서 $P_2 - P_1$을 의미한다.

이때 과연 P와 Q의 값을 무엇으로 사용할 것인가, 다시 말해 초기의 값을 사용할 것인지, 아니면 변화 후의 값을 사용할 것인지가 문제가 된다. 만일 가격변화와 수량 변화가 큰 폭으로 이루어진다면 우리는 호탄력성을 측정한다. 이것은 공급곡선상의 두 점의 평균을 취해 그것을 P와 Q의 값을 이용해 탄력성 공식에 대입하는 방법이다.

$$호탄력성 = \frac{\dfrac{\Delta Q}{(Q_1+Q_2)/2}}{\dfrac{\Delta P}{(P_1+P_2)/2}} = \frac{\Delta Q}{\Delta P} \cdot \frac{P_1+P_2}{Q_1+Q_2}$$

P와 Q의 변화 정도가 줄어듦에 따라 호탄력성의 값은 점탄력성의 값에 점점 가까워진다. 만일 가격과 공급량의 변화가 아주 작은 폭으로 이루어질 때 우리는 점탄력성을 이용하여 탄력성을 계산하게 된다. 점탄력성은 한 점에서의 탄력성을 측정하는 방법인데 흔히 가격과 수량을 P_1와 Q_1의 값을 이용하여 공식에 대입하게 된다.

$$점탄력성 = \frac{dQ/Q_1}{dP/P_1} = \frac{dQ}{dP} \cdot \frac{P_1}{Q_1}$$

공급의 탄력성은 공급곡선의 형태에 따라 그 크기가 달라지지만 동일한 공급곡선상에 있더라도 측정대상이 되는 점의 위치에 따라 크기가 달라진다. 여기서 증명은 생략하겠

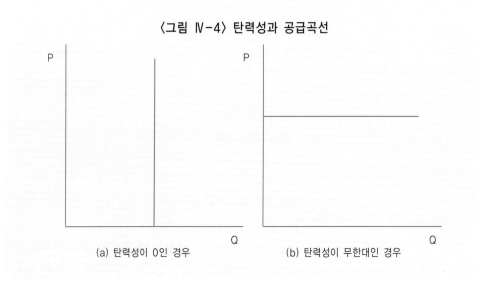

〈그림 Ⅳ-4〉 탄력성과 공급곡선

(a) 탄력성이 0인 경우   (b) 탄력성이 무한대인 경우

지만 일반적으로 공급곡선이 직선인 경우에 공급곡선상의 측정대상점이 공급곡선을 따라 아래로 내려갈수록 점탄력성의 크기는 감소한다. 형태에 따른 탄력치를 보면 공급곡선이 편편할수록 탄력치는 커지며 반대로 기울기가 클수록 탄력치는 작아진다. 기울기가 큰 공급곡선의 경우 계산된 탄력치가 1.0보다 작으면 비탄력적인 공급곡선이라고 칭하고, 반대로 탄력치가 1.0보다 크면 탄력적인 공급곡선이라 구분한다. 탄력치가 1.0인 경우는 매우 특수한 경우로서 단위탄력적이라고 한다.

경제학의 분석모형 ─────────────────── V

1. 경쟁시장모형

경쟁시장모형은 전통적인 수요-공급 모형을 이용하여 의료시장의 가격 및 이용량 변화를 설명한다. 이러한 경쟁모형을 의료시장의 분석에 사용하기 위해서 생산되어 이용되는 모든 의료서비스의 질이 동일하며, 소비자는 의료서비스의 특성과 이용 시 발생하는 편익에 관해 완전한 정보를 가지고 있다고 가정해 보자. 또한 소비자는 자신이 언제 아플지, 그리고 언제 수요가 발생하는지 잘 알고 있으며 의사가 소비자의 기호 및 선택에 직접적인 영향을 미칠 수 없다고 가정해야 한다.

경쟁모형에서의 의료에 대한 시장수요곡선은 〈그림 V-1〉에 나타나 있다. 시장수요곡선 D에 의하면 방문당 가격이 2,500원일 때는 수요량이 500단위이고, 2,400원일 때는 600단위, 2천 원일 때는 1천 단위임을 알 수 있다. 만일 소득이나 기호의 변화와 같은 독립적 변수들이 작용하면 수요의 변화를 초래해 수요곡선을 이동시키게 될 것이다(부록 Ⅱ장 참조).

공급은 공급자인 의사에 의해서 이루어지는데, 〈그림 V-1〉에는 시장공급곡선 S로 나타나 있다. 시장공급곡선 S는 개별 의사의 한계비용곡선을 합한 것으로 정의된다.[3] 그림에 표시된 바에 의하면 방문당 가격이 1,700원일 때의 공급량은 700단위, 1,800원일 때는 800단위, 2천 원일 때는 1천 단위임을 알 수 있다.

완전경쟁적인 의료시장이 성립하기 위해서는 앞서 언급한 의료서비스의 동질성, 의료서비스에 관한 완전한 정보 이외에도 다수의 수요자 및 공급자, 그리고 생산요소의 자유로운 이동 등의 조건이 충족되어야 한다. 현실적으로 이런 완전경쟁의 조건을 모두 충족시키는 시장은 존재하지 않는다. 그러나 의료서비스 시장에 관한 완전경쟁적 모형은 다음에서 다룰 독점시장모형과 함께 좀 더 현실적인 의료시장의 분석을 위해서 중요한 기초를 제공해 주고 있다. 의료시장을 완전경쟁적이라고 가정할 때 의료부문에서 자원이 배분되는 방법에 관하여 다음과 같은 결론을 얻을 수 있다.

---

3 개별공급자의 한계비용곡선은 개별 공급곡선이 되는데 이것은 완전경쟁시장에서만 가능하다. 불완전 경쟁시장에서 한계비용곡선과 공급곡선은 일치하지 않는다. 이 부분에 관한 구체적인 이론적 배경은 《미시경제학》 교과서 참조.

〈그림 V-1〉 경쟁시장의 수요·공급곡선

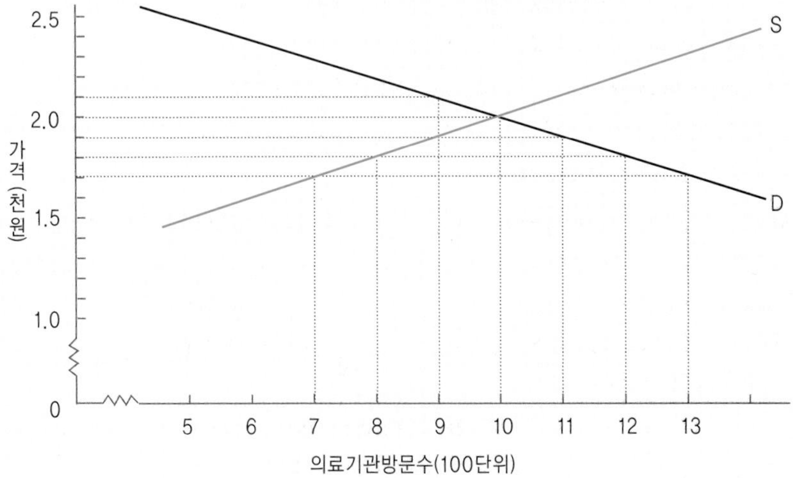

1) 시장가격

경쟁시장에서 수요와 공급이 만나는 점을 균형점이라고 하며, 균형점에 해당하는 가격은 균형가격, 그리고 수량은 균형거래량이라고 한다. 균형거래량은 수요와 공급이 만나는 점에 있기 때문에 균형수요량이면서 동시에 균형공급량이 된다. 〈그림 V-1〉에서 균형은 가격이 2천 원, 거래량이 1천 단위일 때 이루어짐을 알 수 있다. 만일 가격이 상승하여 가격이 2,100원이 되면 공급측은 1,100단위를 공급하려 들지만 수요량은 900단위밖에 안되어 초과공급이 발생한다. 이때 공급자인 의사들이 초과공급을 없애기 위하여 공급량과 함께 가격을 낮추면 수요량이 증가하는데 이런 조정과정을 반복하면 수요와 공급이 상호작용하여 다시 균형점으로 돌아온다. 반대로 방문당 가격이 2천 원 이하일 때에도 비슷한 과정을 거쳐 역시 균형점으로 돌아온다.

이런 과정의 최종결과는 모든 생산자가 부과한 가격에 의해 시장에서 하나의 가격이 형성된다는 것이다. 어떤 의사가 자신의 서비스 수가를 균형가격보다 높게 설정하면 다른 의사들의 수가를 충분히 알고 있는 환자가 다른 곳에 가서 의료서비스를 이용하게 될 것이므로 그 의사는 다른 의사들이 설정한 가격수준으로 자신의 가격을 내리지 않을 수 없을 것이다. 반대로 의사가 수가를 균형가격 수준 이하로 내리면 환자들이 몰려들어 의사는 업무량의 과다에 직면하게 된다. 만일 이 의사의 한계비용곡선이 우상향한다면 추가로 판매한 단위당 이윤이 감소하게 되는데 이때 의사는 최고가격인 시장가격에서 의료를 공급함으로써 좀 더 많은 이윤을 얻을 수 있다. 결국 완전경쟁적 시장모형에서는 유일한 시장가격이 형성됨을 알 수 있다.

2) 수요의 변화

경쟁시장모형에서 수요에 영향을 미치는 독립적인 변수의 변화가 있을 때 수요곡선은 상하로 움직인다. 〈그림 V-2〉에서 이것을 확인해 보면, D_1은 독립변수의 초기값이 주어졌을 때 이에 해당하는 수요곡선이며, S는 공급곡선이다. 이때 균형가격은 P_1(2천 원), 균형량은 Q_1(1천 단위)인데, 만일 수요에 영향을 미치는 어떤 독립변수가 변하여 수요가 D_2로 이동하게 되면 균형가격과 균형량이 각각 P_2, Q_2로 변한다.

  이때에 시장가격이 상승했음을 알 수 있는데, 이것은 소비자들이 각각의 가격수준에서 더 많이 소비하려는 의지의 결과이다. 그리고 생산자는 산출량의 증가(1,200단위)로 더욱 큰 이윤을 얻게 된다.

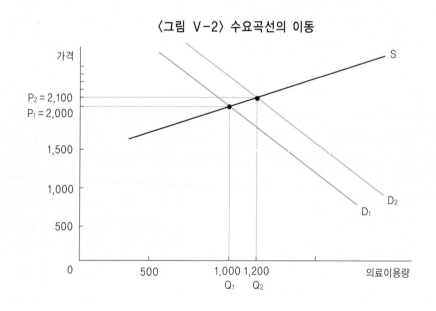

〈그림 V-2〉 수요곡선의 이동

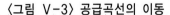

〈그림 V-3〉 공급곡선의 이동

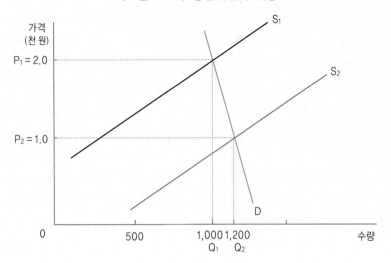

이러한 수요의 증가는 소비자의 소득이 증가하거나 전체 인구의 유병률이 증가할 때 일어나며, 또 의료보험이 확대될 때도 수요곡선이 우측으로 이동하게 되는데 각각의 경우에도 결과는 동일하다. 즉, 새로운 균형점은 더 높은 가격수준과 더 많은 의료이용량에서 결정된다. 반대로 독립변수의 변화가 수요곡선을 왼쪽으로 이동시킨 경우에는 더 낮은 가격과 더 적은 의료이용량에서 균형이 이루어진다.

여기서 이용(utilization)이란 용어의 의미를 잠깐 생각해 보자. 이용량(quantity utilized)은 의료시장에서 실제 거래된 양을 말하는데, 이것을 수요량과 혼동해서는 안 된다. 왜냐하면 불균형이 존재하여 수요량이 공급량보다 큰 경우에는 수요량만큼 이용되지 않기 때문이다. 또한 공급량과도 구별해야 하는데, 왜냐하면 어느 가격수준에서 소비자가 구매하려는 양보다 공급량이 클 경우에는 공급된 것이 모두 다 이용되지 않기 때문이다.

3) 공급의 변화

〈그림 V-3〉은 공급이 증가할 때 가격과 공급량간의 관계를 나타낸다. 수요곡선이 불변인 상태에서 공급곡선이 S_1에서 S_2로 이동하면 이용량이 증가하고 가격은 하락하게 된다. 물론 반대방향으로 공급곡선이 이동할 경우에는 가격과 이용량에 대해 각각 반대의 결과가 나타난다.

공급의 변화는 공급곡선의 이동으로 인하여 전과 동일한 가격수준에서 공급량이 변하는 것을 의미하고, 공급곡선 자체의 이동 없이 단순히 가격의 변화에 의해서 공급곡선을 따라 공급량이 변하는 것과는 구별된다. 공급의 변화는 공급자가 통제할 수 없는 상황의 변화 때문에 생길 수도 있고, 현재 혹은 미래의 공급자 스스로 유발하는 변화 때문에 생길 수도 있다. 전자의 경우는 의료보조요원(paramedics)에 대한 시장에서의 변화 때문에 의사가 이들에게 지불하는 비용이 증가할 때 일어난다. 예를 들어, 병원이 의료보조요원을 고용하기로 결정했다면 이들에 대한 수요가 증가하는 반면, 공급은 단기적으로는 안정되어 있기 때문에 모든 시장 참여자가 지불해야 하는 의료보조요원의 고용가격이 오를 것이다. 의료보조요원의 고용가격상승은 이를 이용하는 의료공급자의 공급곡선을 왼쪽으로 이동시키며 나아가 시장공급곡선을 왼쪽으로 이동시키게 되어 결국 의사가 공급하는 의료의 가격을 상승시키게 된다.

한편 공급자가 유발하는 공급곡선의 이동은 이런 변화가 잠재적으로 이윤을 증가시킬 가능성을 가지고 있을 때 이윤을 추구하는 공급자들에 의해 발생한다. 이것은 다음과 같은 세 가지 경우에 나타난다. 첫째, 기존공급자들의 투입요소 배합의 변경, 둘째, 기존 공급자의 자본재고의 증가, 셋째, 잠재적인 공급자의 시장진입이 그런 경우에 해당된다.

첫째 상황, 즉 투입요소 배합의 변경은 의사가 자신의 서비스에 대하여 부분적으로나마 값싼 대체인력, 즉 의료보조요원을 고용하여 대체할 때 일어난다. 이때 평균비용곡선(AC)과 한계비용곡선(MC)이 모두 아래로 이동하게 되는데, 경쟁시장하에서 개별 공급자의 이러한 변화는 시장 공급곡선을 별로 이동시키지 못하지만 전체 공급자가 이러한 변화를 시도할 경우에는 시장공급곡선이 우측으로 크게 이동한다. 그 결과 의료수가가 하락하며 소비자에게도 혜택이 돌아간다. 여기서 산출물의 가격이 하락하기 때문에, 전체 공급자의 투입요소배합을 변경시킨 후에 각 공급자의 순이윤은 이선보다 커지지 않을 수도 있다. 그러나 경쟁시장의 상황이기 때문에 공급자들은 비용을 감소시키기 위한 시도를 할 것이다. 또한 경쟁시장이므로 공급자들의 담합행위도 나타나지 않는다. 따라서 이 경우에 투입요소 배합을 변경시킨 결과 최종적으로는 더 낮은 가격으로 좀 더 많은 의료가 이용된다.

다음으로 기존 공급자의 설비투자로 인해 공급곡선이 이동하는 경우를 살펴보자. 공급자의 추가적인 자본지출은 결과적으로 단위비용을 낮추어 이윤이 증가할 것이라는 예상에 의하여 일어난다. 그런데 예상대로 이런 투자가 비용을 절감시킨다면 가격이 하락하고 이용량이 증가하는 순효과를 가져오게 되지만 최종적으로 공급자의 이윤은 전보다 크지 않을 수도 있다. 실제로 이런 결과가 나타나기까지는 상당한 시간이 걸린다. 왜냐하면 잠재적인 이윤이 실현되어야 하고 투자증대계획과 금융지원계획을 세워야 하며, 추가적인 자본설비를 설치하여 사용해야 하는데, 그 결과로 공급이 증가하고 가격이 하락하는 데까지는 수개월 심지어 수년이 걸릴 수도 있기 때문이다. 이런 이유로 평균비용곡선과 한계비용곡선을 이동시키는 추가적인 자본지출을 행하는 공급자의 행태에 관한 분석은 장기분석이라고 할 수 있다.

공급에 변화를 유발하는 세 번째 상황은 높은 이윤에 반응해서 새로운 공급자가 시장에 참여할 때 일어난다. 새로운 공급자가 시장에 진입하면 공급이 증가하므로 가격이 하락하고 이용량이 증가한다. 이런 경우에 기존 공급자의 비용조건은 전과 동일하기 때문에 공급자의 이윤수준은 감소한다. 한편 잠재적 공급자가 자유롭게 어떤 산업에 참여하여 시장에 제품을 내놓을 수 있을 때 시장진입의 조건이 형성되었다고 말한다. 그런데 일부 산업에서는 시장진입 시 자본의 설치비용이 엄청나게 커서 시장진입에 어려움을 줄수도 있다. 일부 의료산업, 특히 자본집약적 성질이 강한 외과수술과 같은 경우에는 이러한 재정적인 장애가 존재한다. 그러나 대부분의 의료산업에서는 재정적인 요인이 시장진입에 중요한 장애요소가 되지는 않는다. 오히려 법에 의한 의료인력과 시설에 대한 면허제도가 시장진입을 막는 요소가 된다. 즉, 잠재적 공급자가 시장에 진입하고자 할 때, 면허제도는 기존의 공급자들에게 상당한 정도의 법적 독점권을 제공하기 때문에 시장진입의 장애요인이 된다.

4) 수요, 공급의 변화

수요나 공급에 영향을 미치는 기본적인 변수의 변화는 수요곡선 또는 공급곡선만의 이동뿐 아니라 두 곡선을 동시에 이동시키기도 한다. 이때 수요곡선과 공급곡선이 각각 별개의 변수에 의해서 영향을 받을 수 있다. 예를 들어 새로운 의사가 시장에 진입하는 동시에 유병률이 증가하는 경우가 여기에 해당되는데, 이때 유병률의 증가는 수요를 증가시키고 의사수의 증가는 공급을 증가시킨다. 〈그림 V-4〉에서 수요의 변화는 D_1에서 D_2로, 공급의 변화는 S_1에서 S_2로 나타나 있다. 이때 의료의 이용량은 증가하지만 가격에 미치는 영향은 불확실하게 되는데, 가격의 변화는 두 곡선의 이동 정도에 의존하기 때문이다. 즉, 가격의 변화 여부는 독립변수가 변화하는 정도와 이들이 수요

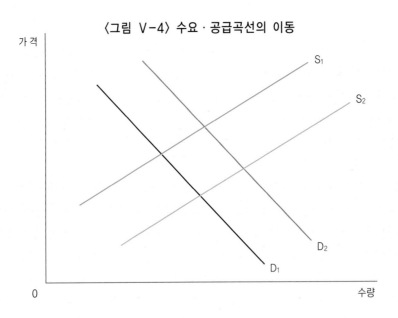

〈그림 V-4〉 수요·공급곡선의 이동

와 공급을 이동시키는 정도에 의해 결정된다. 〈그림 V-4〉는 가격이 하락하는 경우를 설명하고 있다.

동일한 변수가 수요와 공급에 독립적으로 영향을 미칠 때에도 수요곡선과 공급곡선이 동시에 이동할 수 있다. 예를 들어, 의료의 질이 향상될 때 공급은 감소하고 수요는 증가할 수 있다.

수요가 증가하고 공급이 감소한다면 가격이 상승할 것이 분명하지만 의료이용량은 두 곡선의 이동정도에 따라 증가하거나 감소하거나 혹은 변하지 않기도 한다. 수요와 공급이 동시에 이동하는 또 다른 행태로는 의사가 수요를 창출하는 경우와 같이 수요와 공급의 변화가 상호독립되어 있지 않은 경우가 해당된다.

2. 독점시장모형

여기서는 또 다른 방식으로 시장구조에 대한 설명을 제공하는 독점시장모형을 이용하여 가격과 산출량, 그리고 이에 영향을 미치는 요인을 분석해 보자. 독점시장은 상품의 판매자가 하나뿐인 시장으로서 그 상품을 공급하는 다른 공급원이 없기 때문에 독점공급자는 상품의 가격을 어떤 수준이든 임의로 정할 수 있다. 이때 구매량과 가격은 양자의 관계를 나타내는 수요곡선에 의하여 결정된다. 〈표 V-1〉과 〈그림 V-5〉의 가상적인 예에서 이윤극대화를 추구하는 독점공급자의 행동을 살펴보자.

〈표 V-1〉의 (1)열과 (2)열은 가상적인 시장에서의 수요관계를 나타내고 있는데 이것을 수요곡선으로 나타낸 것이 〈그림 V-5〉의 D에 해당된다. 〈표 V-1〉의 (3)열은 총수입으로서 산출량(Q)과 가격(P)을 곱한 값인데, 가격이 하락함에 따라 증가하다가 다시 감소하고 있다. (4)열은 산출량이 한 단위 증가할 때 총수입의 증가분을 의미하는 한계수입(MR)을 나타낸다. 여기서 산출량이 증가함에 따라 한계수입은 계속 감소한다. (5)열은 산출량이 한 단위 증가함에 따라 늘어나는 생산비용의 증가를 의미하는 한계비용(MC)인데 한계비용은 4,500원으로 일정하다고 가정하고 있다. (6)열은 생산에 소요되는 고정비용이 2천 원인 경우에 고정비용과 가변비용의 합인 총비용을 나타낸다. (7)열은 총수입에서 총비용을 뺀 이윤을 나타낸다.

〈표 V-1〉 독점시장에서의 수입과 비용

(단위: 천 원)

(1) 산출량 (Q)	(2) 가격 (P)	(3) 총수입 (TR)	(4) 한계수입 (MR)	(5) 한계비용 (MC)	(6) 총비용 (TC)	(7) 이윤 (TR−TC)
1	9.0	9.0	9.0	4.5	6.5	2.5
2	8.0	16.0	7.0	4.5	11.0	5.0
3	7.0	21.0	5.0	4.5	15.5	5.5
4	6.0	24.0	3.0	4.5	20.0	4.0
5	5.0	25.0	1.0	4.5	24.5	0.5
6	4.0	24.0	−1.0	4.5	29.0	−5.0
7	3.0	21.0	−3.0	4.5	33.5	−12.5
8	2.0	16.0	−5.0	4.5	38.0	−22.0
9	1.0	9.0	−7.0	4.5	42.5	−33.5
10	0.0	0.0	−9.0	4.5	47.0	−47.0

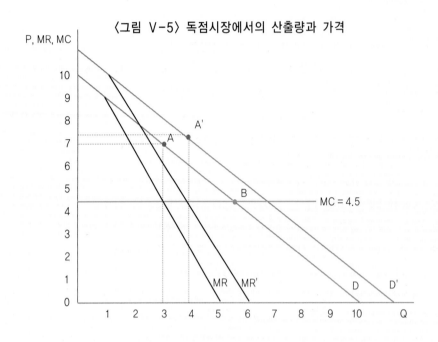

〈그림 V-5〉 독점시장에서의 산출량과 가격

이제 이윤극대화를 추구하는 독점공급자를 가정하고 그의 균형점을 살펴보자. 독점공급자는 산출량을 자신의 임의대로 공급할 수 있기 때문에 이윤을 극대화시키는 산출수준을 택할 것이다. 처음에 공급자가 9천 원의 가격으로 한 단위를 공급할 때 공급자의 독점이윤은 2,500원이 된다. 만일 가격을 8천 원으로 낮추어 두 단위를 공급하면 이로 인해 추가적 수입(한계수입 MR)은 7천 원이고 추가적 비용(한계비용 MC)은 4,500원이므로 2,500원의 이윤이 증가하여 총이윤은 5천 원이 될 것이다. 다시 가격을 7천 원으로 낮추면 순이윤이 500원 증가하여 총이윤은 5,500원이 된다. 가격을 6천 원으로 낮추어 네 단위를 판매하면 총수입은 2만 4천 원으로 늘지만 총이윤은 오히려 4천 원으로 감소한다. 이런 과정을 계속하여 공급량을 늘려갈수록 이윤이 계속 줄어든다는 것을 알 수 있다. 그러므로 독점공급자는 최종적으로 7천 원의 가격으로 세 단위의 상품을 공급하기로 할 것이다. 이것을 〈그림 V-5〉에서 살펴보면 한계수입(MR)과 한계비용(MC)이 일치하는 수준인 7천 원의 가격과 3단위의 산출량에 거의 가까운 곳(그림의 A점)에서 균형이 이루어짐을 알 수 있다. 〈그림 V-5〉는 연속적인 곡선으로 표시되어 있으므로 〈표 V-1〉의

결과와는 약간의 차이가 있을 수 있다.[4]

만일 시장진입이 자유롭다면 독점공급자가 누리는 초과이윤을 보고 자신도 이윤을 얻기 위해서 시장에 새롭게 진입하여 기존의 공급자보다 낮은 가격으로 상품을 공급하려는 공급자가 생기게 된다. 이윤이 존재하는 한 계속해서 새로운 공급자가 시장에 진입하게 되어 공급자들 사이의 경쟁으로 가격은 계속 낮아지고 산출량은 증가할 것이다. 극단적으로는 가격과 한계비용이 같아지는 수준까지 이르게 되는데 이것은 〈그림 V-5〉에서 D와 MC가 만나는 점 B로 표시된다. 경쟁이 고도화된 상태의 균형인 B점과 독점상태에서의 균형점 A를 비교해 보면, 독점으로 인해 산출량은 줄어들고 가격은 높아짐을 알 수 있다. 즉, 경쟁은 가격을 낮추고 시장에서의 산출(매출)을 늘리는 시장효과를 가져온다.

한편, 〈그림 V-5〉에서 의료보험 혹은 기타의 이유로 의료수요가 증가하여 수요곡선이 D에서 D′로 우상향 이동하면 독점의료기관의 한계수입은 MR에서 MR′로 이동할 것이고, 한계비용이 MC로 불변인 상황에서 독점의료기관의 균형점은 A에서 A′로 옮겨간다. 이때 독점의료기관의 산출량은 증가하고 서비스 단위당 가격도 오르게 된다.

〈표 V-1〉의 수치에 국한되지 않고 무한히 많은 수치를 가정하여 위의 독점현상을 연속곡선으로 표시하면 〈그림 V-6〉과 같이 그릴 수 있다. 독점시장에서 이윤극대화를 추구하는 독점자는 (대부분의 독점자가 그러하다고 해도 무방함) 균형점 E_m에서 P_m의 가격을 책정하고 Q_m의 산출량을 공급하게 된다.

만일 이 시장이 완전경쟁이라면, 시장수요 D와 시장공급 S(즉, MC 곡선에 해당)가 만나는 E_c의 균형이 성립될 것이며, 이 경우 해당재화의 시장가격은 P_c가 되고 Q_c의 산출량이 시장에 공급되고 소비가 된다. 〈그림 V-6〉에서 우리는 완전경쟁시장과 독점시장의 현격한 차이를 살펴볼 수 있는데, 독점시장의 가격은 완전경쟁시장의 그것보다 크게 높으며($P_m > P_c$), 독점시장에서 소비자는 더 적은 양을 소비할 수밖에 없게 된다($Q_m < Q_c$). 즉, 독점자는 이윤을 극대화하는 반면에, 소비자는 더 적은 양의 재화를 더 비싼 가격에 소비하게 되기에, 독점공급자는 최대 이윤을 그러나 소비자가 얻게 되는 효용(만족)의 크기는 경쟁시장에 비하여 크게 축소하게 된다. 한마디로, 소비자의

---

4 이윤(Π)＝총수입(TR)－총비용(TC)에서 이윤이 최대가 되는 점은 이윤(Π)을 산출량(Q)에 대하여 1차 미분을 하였을 때 1차미분의 값 ($\frac{\partial \pi}{\partial Q}$)이 '0'이 되는 수준이다.

$$\frac{\partial \pi}{\partial Q} = \frac{\partial TR}{\partial Q} - \frac{\partial TC}{\partial Q} = 0$$

위 식에서 $\frac{\partial TR}{\partial Q}$는 한계수입 MR이고 $\frac{\partial TC}{\partial Q}$는 한계비용 MC이기 때문에 결국 MR － MC ＝ 0인 점, 즉 MR ＝ MC에서 기업이윤이 극대화되며 기업은 균형을 갖게 된다.

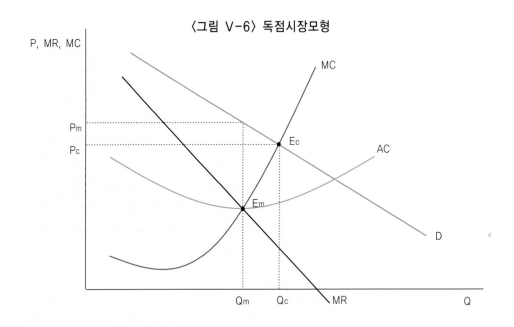

〈그림 V-6〉 독점시장모형

효용상실분을 독점자는 극대이윤으로 얻게 되며, 이 경우 소비자에게서 공급자인 독점자에게로 상당한 부의 이전이 발생하게 된다.

3. 독점자 규제

〈그림 V-6〉에서 나타나듯이 독점은 시장기능의 원활한 작동을 저해하는 현상이며, 독점자는 일방적으로 이득을, 그러나 소비자는 큰 효용상의 손실을 안게 된다.[5] 이것으로 말미암아 경제는 전체적으로 효율의 상실을 안게 되고(자중손실, *deadweight loss*), 대다수 소비자는 피해자로 남게 된다. 시장이 독점시장인 경우 생산 및 소비에서 잃는 것이

---

5 경제학에서는 이 현상을 소비자잉여와 공급자잉여의 개념으로 설명하기도 한다. 즉, 독점으로 소비자잉여는 위축되고 공급자잉여는 확대되며, 시장 전체는 잉여의 상당부분을 잃게 되고, 이것을 자중손실(*deadweight loss*)이라는 개념으로 표현한다.

크기에 우리는 이러한 현상을 시장실패(*market failure*)의 하나라고 규정하고, 대부분 국가의 경제체제에서 독점자 규제정책을 통하여 독점으로 인한 시장의 효율손실을 구조적으로 제어한다.

각 국가경제는 공정거래법을 제정하고, 속칭 공정거래위원회(*Fair Trade Commission*)를 두고서 이 위원회로 하여금 독점자의 독점행위를 규제하게 한다. 이 경우, 가장 빈번히 채택되는 규제정책은 한계비용가격설정(MC Pricing: *marginal cost pricing*)이다. 이 방법은 한계비용과 수요곡선이 만나는 점, 즉 〈그림 V-6〉의 P_c를 강제적으로 재화의 가격으로 설정하여 독점자로 하여금 그 가격을 판매가격으로 준수하게 한다. 이 경우 이윤극대화 독점자는 자연적으로 Q_c를 생산-공급하게 될 것이며(MR과 MC가 만나는 점이기에), 시장에서 나타나는 MC Pricing의 결과는 P_c와 Q_c로서, 이는 마치 시장이 경쟁시장인 경우의 가격-소비량과 같은 결과를 얻게 되어 비록 강제적이지만 시장의 비효율을 그만큼 줄일 수 있게 된다.

그러나 이러한 경우에도 효율 상으로 완전경쟁과 동일하다고 말하기는 어려운 것이 독점자규제에 따르는 거래비용(*transaction costs*)이 발생하기 때문이다. 공정거래위원회의 운영, 시장 관리, 가격 동향 파악 등 적지 않은 행정비용이 거래비용으로 수반되기에, 우리는 MC Pricing을 최우선이 아닌 차선책(*second best*)이라고 일컫는다.[6]

---

6 독점자규제의 다른 수단으로 평균비용 가격정책(AC Pricing: *average cost pricing*)이 있는데, 이것은 특히 독점자의 평균비용곡선이 지속적으로 하락하는 특별한 경우에 물리적으로 MC Pricing이 가능하지 않기 때문에 구사하는 규제책인데, 이는 특별한 경우에 해당되기에 여기서는 그 내용에 대한 소개를 생략한다. AC Pricing에 관심 있는 사람은 미시경제학 교과서를 참고하기 바란다.

참고문헌

국민건강보험공단, 《건강보험통계연보》, 각 연도.

_____, 《건강보험환자의 본인부담 진료비 실태조사》, 각 연도.

_____, www. nhis. or. kr, 2014.

권순만·김수진·김태수·정연·허재헌, "국내외 제네릭 약가비교 연구", 서울대학교, 2010. 5.

김정순, 《역학원론》, 신광출판사, 1993.

김진현, "의사인력의 수급실태와 바람직한 해결방안", 〈건강보장정책〉, 제 11권 제 2호, 2012.

_____, "간호인력의 수급 현황과 전망", 간호행정학회 춘계학술대회, 2013.

_____ ·임은실·서구민·최숙자, 《7개 질병군 포괄수가제 확대적용방안》, 국민건강보험·
        서울대학교, 2012.

김혜련·여지영·강성욱·정영호·이수형, 《OECD 보건통계로 본 한국의 보건의료 위상과
        성과 및 함의》, 한국보건사회연구원, 2012.

대한간호협회, 《간호통계연보》, 각 연도.

_____, 《간호통계》, 2013.

박민정·최영순·태윤희·최재혁·백수진·이호용, 《2010년도 건강보험환자 진료비 실태조
        사》, 국민건강보험공단 건강보험정책연구원, 2011.

명재일, "한국의 국민의료비 추계결과: 1985~1992", 〈보건경세연구〉, 제 1권, 1995.

박실비아, "개원의의 의약품 처방에 영향을 미치는 요인", 서울대학교 보건대학원, 1998.

배은영, "의약품 시장점유율 결정요인에 대한 연구", 〈보건경제연구〉, 제 6권 제 2호, 2000.

_____ ·김정회·최상은, "의약품 보험급여제도에서 경제성 평가자료의 활용방안 및 평가지
        침 개발", 건강보험심사평가원, 2005a.

_____ ·김동숙·이의경, "본인부담금이 의약품 사용에 미치는 영향분석: 조건부가치측정법을
        이용한 평가", 〈보건경제와 정책연구〉, 제 11권 제 2호, 2005b.

보건복지부, 《보건복지통계연보》, 각 연도.

사공진·임현아·조명덕, "만성질환자의 의료이용과 의료비 지출의 형평성 분석", 〈보건경제와 정책연구〉, 제18권 제3호, 79~101쪽, 2012.

서남규·안수지·황연희 외, 《한국의료패널로 살펴 본 우리나라 보건의료(2008~2011년)》, 국민건강보험·한국보건사회연구원, 2013.

서남규·이옥희·강태욱·태윤희·서수라·안수지·이혜정, 《2012년도 건강보험환자 진료비 실태조사》, 국민건강보험공단 건강보험정책연구원, 2013.

신영석·황도경·강길원·배은영·이수연·이충섭, 《건강보험정책현황과 과제》, 한국보건사회연구원, 2010.

신주영·최상은, "제네릭 의약품 가격이 점유율에 미치는 효과 분석", 〈보건경제와 정책연구〉, 제14권 제1호, 2008.

신현웅·윤장호·김현정·하솔잎·이슬기, 《진료비 지출요인 분석 및 거시적 관리방안》, 한국보건사회연구원, 2013.

양봉민·김윤미, "의료보험 관리단위의 적정규모에 관한 연구", 〈보건경제연구〉, 제4권, 1998.

_____ 외, "보건의료재원조달의 형평성", 〈보건경제연구〉, 제9권 제2호, 11쪽, 2003.

오영호·신호성·이상영·김진현, 《보건의료 인력자원의 지역별 분포 적정성과 정책과제》, 한국보건사회연구원, 2007.

_____·조재국·김진현·지영건, 《보건의료인력 중장기 수급추계연구》, 한국보건사회연구원, 2010.

유승훈·김태유, "조건부 가치측정법을 이용한 서울시 오존오염저감정책의 편익분석", 〈한국정책학회보〉, 제8권 제3호, 1999.

윤강재·김대중·이봉용·형남원·문성훈·박소라·유형석·천재영, 《제약산업 구조분석과 발전방향》, 한국보건사회연구원, 2012.

임국환·이준협, "의료기관 종별 소득계층 간 의료이용 불평등", 〈보건경제와 정책연구〉, 제16권 제2호, 39~56쪽, 2010.

전병목. "우리나라 의료수요 탄력성 추정", 〈재정포럼〉, 제14권 제10호, 8~26쪽, 2009.

정형선·김진현·박형근·이왕준·한동운, 《적정 의사인력 및 전문분야별 전공의 수급추계연구》, 연세대학교 의료복지연구소, 2011.

최지숙·조창익·김세라·최용준, "의료급여 1종 외래본인부담 대상자의 의료수요의 변화에 관한 연구", 〈보건경제와 정책연구〉, 제16권 제3호, 91~114쪽, 2010.

한국보건산업진흥원, 《2011년 의약품산업 분석보고서》, 2011.

_____, "국민의료비 규모의 추이", 〈보건산업통계〉, http://125.60.29.108/stat_html/statHtml.do(접속일자: 2015. 2. 3).

함명일, "신의료기술의 도입확산의 경향성과 영향요인: MRI를 중심으로", 연세대학교 대학
    원 박사학위논문, 2005.

허재헌, "보험약가, 의약품 시장구조와 기업행동", 서울대학교 대학원, 2011.

Abel-Smith, B., "Value for Money in Health Services", *Social Security Bulletin*, No. 37,
    Social Security Administration, USA, 1974.

_____, "Who is the Odd Man out?: The Experience of Western Europe in Containing
    the Costs of Health Care", *Milbank Memorial Quarterly / Health and Society*,
    63(1), 1985.

Acton, J., "Non-monetary Factors in the Demand for Medical Services: Some Empirical
    Evidence", *Issues in Health Economics*, Aspen Pub, 1982.

Auster, R., Leveson, I., & Sarachek, D., "The Production of Health: An Exploratory
    Study", *Journal of Human Resources*, 1974.

Banta, H. D., & Luce, B. R., *Health Care Technology and Its Assessment: An Inter-
    national Perspective*, Oxford University Press, 1993.

Barros, P. & Olivella, P., "Hospitals: Teaming up", in Glied, S. & Smith, P.
    (eds.), *The Oxford Handbook of Health Economics*, Oxford University Press,
    2011.

Bloor, K. & Freemantle, N., "Lessons from International Experience in Controlling
    Pharmaceutical Expenditure II: Influencing Doctors", *BMJ*, 312, pp. 1525~
    1527, 1996.

Briggs, A. H. & O'Brien, B. J., "The Death of Cost-minimization Analysis?", *Health
    Econ*, 10(2), pp. 179~184, 2001.

Busse, R., Geissler, A., Quentin, W., & Wiley, M. (Eds.), *Diagnosis-related Groups
    in Europe*, Open University Press, 2011.

Caves, R. E., Whinston, M. D. & Hurwitz, M. A., *Patent Expiration, Entry, and
    Competition in the U.S. Pharmaceutical Industry*, Brooking Papers, Micro-
    economics, 1991.

Chang, D., Cyril, F., Price, S. A., & Pfoutz, S. K., *Economics and Nursing*, FA
    Davis Company, 2001.

Chen, Z., "Launch of the Health-care Reform Plan in China", *The Lancet*, 373(9672),
    pp. 1322~1324, 2009.

Chollet, D. J. & Paul, R. R., *Community Rating: Issues and Experience*, Technical

Report, Washington, D. C. : Alpha Center, 1994. 12.

CNN, "Obama Care, A Few Changes Coming in 2013", 2013. 1. 4.

Cohen, J. W. & Spector, W. D., "The Effect of Medicaid Reimbursement on Quality of Care in Nursing Homes", *Journal of Health Economics*, 15, pp. 23~48, 1996.

Daniels, N., *Just Health: Meeting Health Needs Fairly*, p. 246, Cambridge University Press, 2008.

Danzon, P. M., "Merger Mania", *Health Systems Review*, 27(6), pp. 18~28, 1994.

_____, "The Economics of Parallel Trade," *Pharmacoeconomics*, 13(3), pp. 293~304, 1996.

_____ & Towse, A., "Differential Pricing for Pharmaceuticals: Reconciling Access, R&D and Patents", *Int J Health Care Finance Econ*, 3(3), pp. 183~205, 2003.

Delattre, E., Dormont, B.. "Fixed Fees and Physician-induced Demand: A Panel Data Study on French Physicians", *Health Econ*, 12(9), pp. 741~54, 2003.

DiMasi, J. A., Hansen, R. W. & Grabowski, H. G., "The Price of Innovation: New Estimates of Drug Development Costs", *Journal of Health Economics*, 22, pp. 151~185, 2003.

Diewart, W. E., "An Application of the Shephard Duality Theorem: A Generalized Leontief Production Function", *Journal of Political Economy*, 79, pp. 481~507, 1971.

Donaldson, C., & Gerard, K., *Economics of Health Care Financing: The Visible Hand*, Macmillan, 1993.

Drummond M. F., *Principles of Economic Appraisal in Health Care*, Oxford, UK: Oxford University Press, p. 6. 1980.

Drummond M. F., Stoddart G. L., Torrance G. W., Methods for the Economic Evaluation of Health Care Programmes, 2nd ed., Oxford University Press, 1987.

_____ et al., *Methods for the Economic Evaluation of Health Care Programmes*, 3rd ed., Oxford University Press, 2005.

Estaugh, S. R., *Medical Economics and Health Finance*, 2nd ed., Auburn House Publishing Company, 1992.

Evans, R. G., "Supplier-induced Demand: Some Empirical Evidence and Implication", in Perlman, M. (ed.), *Economics of Health and Medical Care*, Halsted Press Book, 1974.

_____, Parish, E. M. & Sully, F., "Medical Productivity, Scale Effect and Demand Generation", *Canadian Journal of Economics*, 1973. 8.

Feldstein, P. J., *Health Care Economics*, 4th ed., Delmar Publishers Inc., 1993.

_____, *Health Care Economics*, 5th ed., Delmar Publishers Inc., 1999.

_____, *Health Care Economics*, 7th ed., Delmar Publishers Inc., 2012.

Folland, S., Goodman, A. C., & Stano, M., *The Economics of Health and Health Care*, 4th ed., Prentice Hall, 2004.

_____, Goodman, A. C., & Stano, M., *The Economics of Health and Health Care*, 6th ed., Prentice Hall, 2010.

Frenk, J. et al., "Health Professionals for a New Century: Transforming Education to Strengthen Health Systems in an Interdependent World", *The Lancet*, 376, pp. 1923~1958, 2010.

Gaynor, M., Vogt, W. B., "Competition among Hospitals", *The RAND Journal of Economics*, 34(4), pp. 764~785, 2003.

Gold, M. R., Siegel, J. E., Russell, L. B., & Weinstein, M. C., *Cost-effectiveness in Health and Medicine*, Oxford University Press, 1996.

Grabowski, H. G. & Vernon, J. M., *The Regulation of Pharmaceuticals Balancing the Benefits and Risks*, Washington, D. C.: American Enterprise Institute, 1983.

_____ & Vernon, J. M., "Brand Loyalty, Entry, and Price Competition in Pharmaceuticals after the 1984 Drug Act", *Journal of Law and Economics*, 35, 1992.

Harris, J., "The Internal Organization of Hospitals: Some Economic Implications", *The Bell Journal of Economics*, 8(2), pp. 467~482, 1977.

_____, "How Many Doctors are Enough?: Health Demand and Supply", in Luke & Bauer(eds.), *Issues in Health Economics*, Aspen Pub, 1986.

Harrison, T. D., "Consolidations and Closures: An Empirical Analysis of Exits from the Hospital Industry", *Health Econ*, 16(5), pp. 457~474. 2007. 5.

Hashimoto, M., "Health Services in Japan", in M. Raffel(ed.), *Comparative Health Systems*, Pennsylvania State University Press, University Park, 1984.

Hsiao, W., "What Lessons Can LCD Learn?", World Bank Conference on Health Care Financing, Bali, Indonesia, 1990. 12.

Hornbrook, M. C. & Berki, S. E., "Practice Mode and Payment Method," *Medical Care*, 23(5), 1985.

Jacobs, P., *The Economics of Health and Medical Care: An Introduction*, University Park

Press, 1980.

Klarman, H., Francis, J., Rosenthal, G.. "Cost Effectiveness Analysis Applied to the Treatment of Chronic Renal Disease", *Medical Care*, 6(1), pp. 48~54, 1968.

Koopmanschap, M. A., Rutten, F. F., van Ineveld, B. M., & van Roijen, L., "The Friction Cost Method for Measuring Indirect Costs of Disease", *Journal of Health Economics*, 14, pp. 171~89, 1995.

Lee, M. L., "A Conspicuous Production Theory of Hospital Behavior", *Southern Economic Journal*, 38, 1971. 7.

Lee, R. I. & Jones, L. W., *The Fundamentals of Good Medical Care: An Outline of Fundamentals of Good Medical Care and an Estimate of the Service Required to Supply the Medical Needs of the United States*, University of Chicago Press, 1993.

Lee, Tae-jin & Yang, Bong-min, "Progressivity in Health Financing in Selected Asian Economies", Presentation in the Flagship Course on Equity in the Health System, World Development Institute, World Bank, 2012. 10.

Lexchin, J., "Do Manufacturers of Brand-name Drugs Engage in Price Competition?: Analysis of Introductory Prices", *CMAJ*, 174(8), pp. 1120~ 1121, 2006.

Light, D. W., & Warburton, R., "Demythologizing the High Costs of Pharmaceutical Research", *BioSocieties*, 40, pp. 1~17, 2011.

Lu, Z. J. & Comanor, W. S., "Strategic Pricing and New Pharmaceuticals", Mimeo, University of California at Santa Barbara, 1994.

Luft, H. S., "HMO Performance: Current Knowledge and Questions for the 1980s", *Group Health Journal*, 1, 1980.

Magazzini, L., Pammolli, F., & Riccaboni, M., "Dynamic Competition in Pharmaceuticals", *Eur J Health Econ*, 5(2), pp. 175~182, 2004.

Markel, G. A., "Per-case Reimbursement for Medical Services", *DHEW Publication*, No. (PHS) 79-3230, Rockville, MD, USA, 1979.

Maynard, A., "Competition in the U. K. NHS: Mission Impossible?" *Health Policy*, Vol. 23, 1993.

Miller, R. H. & Luft, H. S., "Managed Care Plan Performance since 1980", *JAMA*, 271(19), 1994.

Murphy, G. T., Birch, S., MacKenzie, A., Alder, R., Lethbridge, L., & Little, L., "Eliminating the Shortage of Registered Nurses in Canada: An Exercise in Applied Needs-based Planning", *Health Policy*, 105(2/3), pp. 192~202, 2012.

Murray, C. J. L. & Lopez, A. D., *The Global Burden of Disease: A Comprehensive Assessment of Mortality and Disability from Diseases, Injuries and Risk Factors in 1990 and Projected to 2020*, Harvard University Press, 1996.

NBR(The National Bureau of Asian Research), "Health Care in India: A Call for Innovative Reform", 2012. 12.

Neumann, P. J., Weinstein, M. C., "The Diffusion of New Technology: Costs and Benefits to Health Care", in Gelijns, A. C. & Halm, E. A. (eds.), *The Changing Economics of Medical Technology*, National Academy Press, 1991.

New York Times, 2009. 11. 16.

Newhouse, J. P., "Toward a Theory of Nonprofit Institutions: An Economic Model of a Hospital", *American Economic Review*, 60, 1970. 3.

_____, *The Economics of Medical Care: A Policy Perspective*, Addison-Wesley, USA, 1978.

_____, "Has the Erosion of the Medical Marketplace Ended?", *Journal of Health Politics, Policy and Law*, 13, pp. 263~277, 1988.

_____, *Advanced Topics in Health Care Financing*, Graduate Course in Health Economics, Kennedy School of Government, Harvard University, 1990.

_____ et al., "Does the Geographic Distribution of Physicians Reflect Market Failure?" *The Bell Journal of Economics*, 13(2) (Autumn), 1982a.

_____ et al., *How Have Location Patterns Affected the Availability of Medical Services?*, Publication R-2872-HJK/HHS/RWJ, Rand, Santa Monica, CA, 1982. 5b.

Norman, C. & Thomas, S., "Health Care Financing and the Health System", in Guy Carrin(ed.), *Health Systems Policy, Finance, and Organization*, Elsevier Inc., 2009.

OECD, "The Reform of Health Care Systems: A Review of Seventeen OECD Countries", *Health Policy Studies*, 5, 1994.

_____, "New Directions in Health Care Policy", *Health Policy Studies*, 7, 1996.

_____, "Statistics on Health Care Resources and Utilization", DELS/ELSA/WPIHS2, 2004.

_____, *Health Care System: Efficiency and Policy Setting*, OECD Publishing, 2010.

_____, "A New Look at OECD Health Care Systems: Typology, Efficiency and Policies", in *Economic Policy Reforms 2011: Going for Growth*, 2011.

_____, *OECD Health Data*, 2012.

_____, *OECD Health Data*, 2013.

_____, *OECD Health Data*, 2014.

Olsen, K. R., Gyrd-Hansen, D., Sørensen, T. H., Kristensen, T., Vedsted, P., & Street, A., "Organisational Determinants of Production and Efficiency in General Practice: A Population-Based Study", *The European Journal of Health Economics*, 14(2), pp. 267~276, 2013.

Or, Z. & Hakkinen, U., "DRGs and Quality: For Better or Worse?", in Busse, R., Geissler, A., Quentin W., & Wiley, M. (eds.), *Diagnosis-related Groups in Europe*, Open University Press, 2011.

Paris, V., Devaux, M., & Wei, L., "Health Systems Institutional Characteristics: A Survey of 29 OECD Countries", *OECD Health Working Papers*, No. 50, OECD Publishing, 2010, http://dx.doi.org/10.1787/5kmfxfq9qbnr-en.

Pauly, M. & Redisch, M., "The Not-for-Profit Hospital as a Physicians' Cooperative", *American Economic Review*, 63(1), pp. 87~99, 1973.

Pauly, M. V., *Doctors and their Workshops: Economic Models of Physician Behavior*, The University Chicago Press, 1980.

Peden, E. A. & Freeland, M. S., "Insurance Effects on U.S. Medical Spending(1960 ~1993)", *Health Economics*, 7, pp. 671~687, 1998.

Public Citizen, *Rx R&D Myths: The Case Against The Drug Industry's R&D "Scare Card"*, Public Citizen's Congress Watch, 2001. 7.

Rapoport, J., "Diffusion of Technological Innovation among Nonprofit Firms: A Case Study of Radioisotopes in U.S. Hospitals", *Journal of Economics and Business*, 30(2), 1978.

_____, Robertson, R. L. & Stuart, B., *Understanding Health Economics*, Aspen Pub, 1982.

Reder, M., "Some Problems in the Economics of Hospitals", *American Economic Review*, 1965. 5.

Reinhardt, V. E., *Physician Productivity and the Demand for Health Manpower: An Economic Analysis*, Ballinger Pub. Co., 1975.

Rice, R., "Analysis of the Hospital as an Economic Organism", *Modern Hospital*, 1966. 4.

Roberts, M. et al., *Getting Health Reform Right: A Guide to Improving Performance and Equity*, Oxford University Press, 2004.

Russell, L. B. , *Technology in Hospitals*: *Medical Advances and Their Diffusion*, Washington
D. C. , The Brooking Institution, 1979.

Santerre, R. E. , & Neun, S. P. , *Health Economics*: *Theories*, *Insight*, *and Industry
Studies*, Irwin Publishing Co. , 1996.

_____, & Neun, S. P. , *Health Economics*: *Theories*, *Insight*, *and Industry Studies*, 4th
ed. , Irwin Publishing Co. , 2007.

Scheffler R. M. , "The Productivity of New Health Practitioners: Physician Assistants
and Medex", *Research in Health Economics*, Vol. 1, 1979.

Scherer, F. M. , *Industrial Market Structure and Economic Performance*, 2nd ed. , 1980.

_____, "Pricing, Profits, and Technological Progress in the Pharmaceutical Industry",
Journal of Economic Perspectives, 7 (3) , pp. 97~115, 1993.

Schieber, G. & Maeda, A. , "A Curmudgeon's Guide to Financing Health Care in
Developing Countries", *Innovations in Health Care Financing*, World Bank Discussion
Paper, No. 365, World Bank, 1997.

Schonfeld, H. K. , Heston, J. F. & Falk, I. S. . "Number of Physicians Required for
Primary Medical Care, " *New England Journal of Medicine*, 286 (11) pp. 571~576,
1972. 3. 16.

Schweitzer, S. O. , *Pharmaceutical Economics and Policy*, 2nd ed. , Oxford University
Press, 2007.

Sloan, F. A. , "Not-for-Profit Ownership and Hospital Behavior", in Culyer, A. J. &
Newhouse, J. P. (eds.) , *Handbook of Health Economics*, Amsterdam: North
Holland, 2000.

Stefos, T. , Burgess, J. F. Jr. , Cohen, J. P. , Lehner, L. , & Moran, E. , "Dynamics
of the Mental Health Workforce: Investigating the Composition of Physicians and
Other Health Providers", *Health Care Management Science*, 15 (4) , pp. 373~384,
2012, December, doi: 10. 1007/s10729-012-9203-1. Epub, 2012, June 22.

Stigler, G. J. , "Introduction", *Business Concentration and Price Policy*, National Bureau
of Economic Research, Princeton, NJ: Princeton University Press, 1955.

Terris, M. , Cornely, P. B. , Daniels, H. C. , Kerr, L. E. . "The Case for a National
Health Service", *Am J Public Health*, 67 (12) , pp1183~5. 1977.

The Commonwealth Fund, *International Profiles of Health Care Systems*, 2011.

Thomas, L. , 1975, *The Lives of a Cell*, Bantam Books, New York.

Thurston, N. K. & Libby, A. M. , "A Production Function for Physician Services

Revisited", *Review of Economics and Statistics*, 84(1), pp. 184~191, 2002.

Torrance, G. W., Thomas, W. H., & Sackett, D. L., "A Utility Maximization Model for Evaluation of Health Care Programs", *Health Services Research*, 7(2), pp. 118~133, 1972.

US Congress, Office of Technology Assessment, *Pharmaceutical R&D: Costs, Risks, and Rewards*, US Government Printing Office, 1993.

Weisbrod, B., "The Interplay of Health Care Insurance and Technological Change", *New Perspectives in Health Care Economics*, MEDIQ Ltd., 1991.

WHO(World Health Organization), *National Health Systems and Their Reorientation towards Health for All*, Public Health Papers, No. 77, Geneva, 1984.

_____, *The News Letter*, Council on Health Research Development, 32, 2003. 5.

Yang, B. M., "Do Physicians Induce Patient Demand for Medical Care?: Empirical Analysis", *Journal of Economic Development*, Ⅱ(2), 1986.

_____, "Physician Maldistribution and Health Manpower Policy in Korea", *Journal of Asia Pacific Academic Consortium in Public Health*, 2(2), 1987.

_____, "Production Function for Physician Services: Estimation and Implications for Health Policy in Korea", *Report submitted to WHO*, under contract No. (WP) MRO/ICP/HSR001, 1989. 9.

_____, "The Role of Health Insurance in the Growth of the Private Health Sector in Korea", *International Journal of Health Planning and Management*, 11, pp. 231~252, 1996.

_____, "Korea Country Case Study on Social Health Insurance", in *Social Health Insurance: Selected Case Studies from Asia and the Pacific*, WHO, Geneva, 2005.

_____ & Kim, J. H., *Production Function for Physician Services: Estimation and Implications for Health Policy*, WHO Funded Research, Final Report submitted to WHO, 1988. 10.

Zinn, J. S., "Market Competition and the Quality of Nursing Home Care", *Journal of Health Care Politics, Policy and Law*, 19, pp. 552~582, 1994.

찾아보기

양봉민

서울대 경제학과 졸업
미국 펜실베이니아주립대 경제학 박사
미국 펜실베이니아주립대, 매사추세츠주립대 경제학 교수,
서울대 보건대학원 교수 역임
현재 서울대 보건대학원 명예교수, 한국보훈복지의료공단 이사장

저서 및 논문
《보건경제학 원론》, 《위기의 보건의료》(역), 《보건경제학》
"Health Technology Assessment in Asia",
"Economic Evaluation and Pharmaceutical Reimbursement
Reform in South Korea's National Health Insurance",
"Impact of Economic Crisis on Health Sector"

김진현

서울대 경제학과 졸업 및 동 대학원 경제학 석사
미국 하버드대 케네디스쿨 행정학 석사
서울대 보건대학원 보건학 박사
현재 서울대 간호대학 교수

저서 및 논문
《간호관리학: 간호경영과 정책》
"A Causality Between Health and Poverty:
An Empirical Analysis and Policy Implications in the Korean Society"
"Delisting Policy Reform in South Korea: Failed or Policy Change?"
"A Cost-Benefit Analysis of the Tsutsugamushi Disease
Prevention Program in South Korea"

이태진

서울대 경제학과 졸업
영국 맨체스터대 보건관리학 박사
한림대 사회의학교실 보건경제학 교수 역임
현재 서울대 보건대학원 교수

저서 및 논문
《인구고령화와 보건의료》(공저)
《보건의료분야에서 비용 산출방법》(공저)
Handbook of Asian Aging(공저)
"The Incidence of Thyroid Cancer is Affected
by the Characteristics of a Healthcare System",
"Associations of Income and Wealth with Health Status
in the Korean Elderly",
"Cost of Illness and Quality of Life of Patients with
Rheumatoid Arthritis in South Korea"

배은영

서울대 약학대학 졸업
서울대 보건대학원 보건학 박사
한국보건사회연구원, 건강보험심사평가원 부연구위원,
상지대 보건과학대학 교수 역임
현재 경상대 약학대학 교수

저서 및 논문
《근기중심보건의료》(공저)
"Pharmacoeconomic Guidelines and Their Implementation
in the Positive List System in South Korea",
"Eliciting Public Preference for Health-Care Resource
Allocation in South Korea"